肿瘤患者全方位全生命周期
康复管理

ZHONGLIU HUANZHE QUANFANGWEI QUANSHENGMINGZHOUQI
KANGFU GUANLI

叶延程　主编

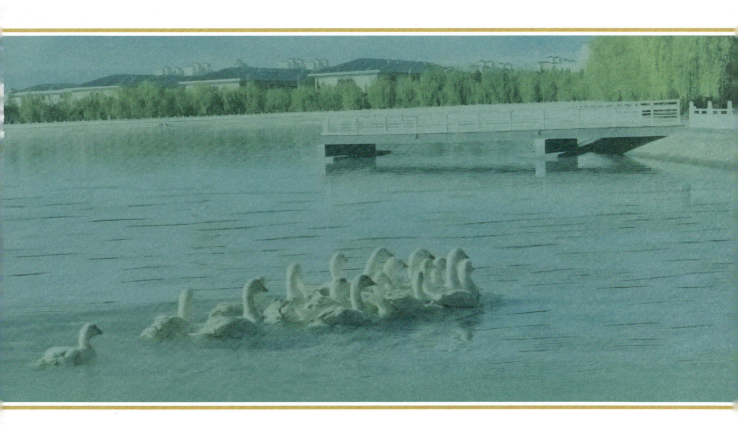

甘肃科学技术出版社

甘肃·兰州

图书在版编目（CIP）数据

肿瘤患者全方位全生命周期康复管理 / 叶延程主编.
兰州 ： 甘肃科学技术出版社，2025. 1. -- ISBN 978-7
-5424-3268-1

Ⅰ．R730.9

中国国家版本馆CIP数据核字第202545J89B号

肿瘤患者全方位全生命周期康复管理

叶延程　主编

责任编辑　陈学祥
封面设计　麦朵设计

出　版　甘肃科学技术出版社
社　址　兰州市城关区曹家巷1号　730030
电　话　0931-2131572(编辑部)　0931-8773237(发行部)

发　行　甘肃科学技术出版社　　　印　刷　甘肃兴业印务有限公司
开　本　880毫米×1230毫米　1/16　印　张　27.5　插　页　4　字　数　758千
版　次　2025年1月第1版
印　次　2025年1月第1次印刷
印　数　1~6200
书　号　ISBN 978-7-5424-3268-1　　定　价　198.00元

编 委 会

前　言

　　近几十年来，恶性肿瘤逐渐成为严重危害人群健康的重大疾病之一，是全球人口的主要死因之一。根据中国肿瘤登记数据显示，中国人群恶性肿瘤的发病率和死亡率呈现上升趋势，疾病负担逐渐加重。癌症的高发病率与死亡率已成为亟待解决的公共卫生问题之一。

　　清·程秀轩《医述》二引《千金方》："古之医者……上医医未病，中医医欲病，下医医已病。"中国古代医者早已发现，人类战胜疾病的契机在于预防，癌症也不例外。癌症的发生发展是个人机体内、外环境综合作用所导致的结果。一方面，癌症的发生与个人"内环境"息息相关，包括体质、基因、代谢、身体免疫力、心理状态等因素；另一方面，癌症的发生也深受人体"外环境"及个人生活习惯的影响，包括环境污染、病毒感染、职业因素、饮食、吸烟、饮酒、运动等因素。癌症的预防不仅需要关注外环境的影响，也需要关注内环境的变化，只有做到内外兼顾，才是根本之策。

　　从"内环境"上讲，体质是其中重要的因素。中医认为，体质是一种客观存在的生命现象，是在先天遗传和后天获得的基础上表现出来的形态结构、生理机能以及心理状态等方面综合的、相对稳定的特质，是人类在生长、发育过程中所形成的与自然、社会环境相适应的人体特征。研究体质的分类，就必须对复杂的体质现象进行广泛地比较分析，总结得出每种体质的共同特征及对某种疾病的易感性，以中医基础理论辨证论治为指导，以传统的针刺、艾灸、刮痧、按摩、中药等为方法，配合饮食调理、心理调摄、运动健身等方法，真正做到"未病先防，既病防变"。此外，基因也是决定人体健康的关键因素。众所周知，许多疾病都有遗传性，包括糖尿病、高血压、先天性心脏病及恶性肿瘤。人体细胞内肿瘤基因有原癌基因和抑癌基因，当这两种基因因为一些条件变异后，会产生癌症。正常情况下，这两种基因相互拮抗，维持协调与平衡，对细胞的生长、增殖和衰亡进行精确地调控。若在遗传、环境、免疫和精神等多种内、外因素的作用下，人体的这一基因平衡被打破，就会引起细胞增殖失控，导致肿瘤发生。人体中存在多种抗癌基因，其中P53基因最引人注目，因为P53

基因能敏锐地发现细胞水平的变异基因，对其进行修复，如无法修复则促其凋亡，将其清除，从而阻断癌症的发生与发展。另外，心理因素也深刻影响着机体的健康状况。不良的心理因素是一种强烈的"促癌剂"。有明显的心理障碍、性格缺陷的人，过于敏感、多愁善感、过于内向的人，长期抑郁、心胸狭窄、脾气暴躁等人群，有心理矛盾、恐惧心理的人，习惯压抑自己愤怒和情绪的人及长期受悲观失望情绪折磨的人，其癌症的发生率是正常人的4倍。祖国传统医学认为，情志心理因素可以导致机体脏腑功能失调，气滞血瘀，日久则形成积聚之类的恶性肿瘤。

生活中的"外环境"时时刻刻影响着人体健康，从公共卫生角度来说，癌症危险因素的分析、早诊早治筛查是预防癌症的重要方式。众所周知，癌症的发生发展是各种危险因素长期相互作用的结果，其中多数因素均可通过加强健康宣传教育，进而改变个人饮食及行为习惯等方式达到良好的预防效果。然而，不同地区、不同职业、不同性别的人群中各恶性肿瘤的危险因素也不尽相同，因此预防恶性肿瘤的首要前提是调查分析各种导致恶性肿瘤的危险因素。在对各恶性肿瘤危险因素分析的强有力的实证下，通过各种现场讲座、义诊活动及各种新闻媒体宣传的方式加强癌症防治知识普及与宣传教育，可有效提高居民远离危险因素的主动性和积极性，从而减少各种危险因素的暴露概率，从而从根源上实现恶性肿瘤的"一级预防"。国内外专家一致认为，癌症早期治愈率达到80%~90%，通过癌症早期筛查实现癌症的"早发现、早诊断、早治疗"是预防癌症的重要手段。近几十年来，随着疾病谱的变化，癌症逐渐成为严重威胁人类健康的重大公共卫生问题。国家从肿瘤登记工作、农村上消化道癌早诊早治工作、城市癌症早诊早治工作等多方面并举，展开对恶性肿瘤的报告监测、早期筛查工作，及时发现恶性肿瘤阳性病例，做到"早发现、早诊断、早治疗"的三早预防，以期降低人群恶性肿瘤的发病率与死亡率，努力推进"健康中国"战略的实现。因此，持续加强癌症早诊早治筛查力度与范围，切实保证癌症早诊早治质量不仅成为恶性肿瘤预防的首要方式，也成了提高居民生活质量、保障人民生命财产安全的重要举措。

正所谓"攘外必先安内"。在"内环境"和"外环境"的内外夹击下，只有先从"内环境"着手，增强身体免疫力，才能抵御一切"外环境"的侵袭，而运动无疑是最好的方式。中国是世界上最早应用运动防治疾病的国家。在马王堆汉墓出土的导引图中，可见当时的医疗体育形式。中国传统的方法有气功、按摩、五禽戏、太极拳、八段锦等。有些方法经过发展、完善而延续至今，并向世界各地推广。研究运动以及各种原因导致的运动缺乏所引起的医学问题，从而进一步提高医疗、预防、康复、功能训练等的疗效无疑成了当下的热点。

此外，心理健康也与癌症有着千丝万缕的联系。在社会飞速发展的今天，各种心理问题也越发严重，已成为亟待解决的社会问题。因此，文化疗法、艺术疗法、田园疗法等多种形式的治疗方式已成为一种创新的心理疏导方式，现已广泛地应用在心理健康领域，以提高人们的身心健康水平，这些治疗方式在癌症患者的治疗中也发挥着举足轻重的作用。在甘肃省武威医学科学研究院重离子中心，设有独特的东篱文化治疗馆，患者闲暇之余，可进入文化馆品味西北的记忆文化，接受健康管理文化的熏陶，在花海和田野中重温久违的田园生活，以种植和收获的方式锻炼身体，提升机体免疫水平。同时，还可以免费获取食材，在享受传统农业生活和文化中，用自己的耕耘，享受绿色食品，让患者在轻松愉快的氛围中度过无忧无虑的一天，忘却病魔带来的梦魇，回归恬淡静好岁月。

在甘肃省武威医学科学研究院重离子中心正式启用及国产首台重离子治疗系统接诊三周年之际，由甘肃省武威医学科学研究院组织中西医结合科、中医科、公共卫生科、重离子康复科、康复医学科、营养科、生物免疫中心、重离子综合办、重离子办公室等多个科室协同合作撰写此书，旨在通过中医药治疗、康复治疗、癌症早期预防、临床营养支持、生物免疫治疗及田园文化治疗等多方面阐述，为广大群众及肿瘤患者提供全方位全生命周期的肿瘤防治与康复管理。

叶延程

2024年5月

目 录

第一章 概 述

《"健康中国2030"规划纲要》指出，慢性病是影响我国居民健康的一类疾病，已成为影响我国经济社会发展的重大公共问题。随着我国人口老龄化、工业化、城镇化的不断加快，居民的生活方式、环境、食品安全等对健康的影响逐步显现。近年来，恶性肿瘤已成为中国居民的主要死因之一。因此，恶性肿瘤的防治工作显得尤为重要。本书综合以下几方面内容，为患者提供全方位、全生命周期恶性肿瘤预防、治疗及康复管理知识及理论。

一、中医肿瘤防治的探索与实践

追溯祖国医学，我们可以发现中医对肿瘤的认识最早出现在距今1600余年的殷商时期，研究表明当时甲骨文中已有"肿瘤"类疾病的相关记载。先秦重要古籍《山海经》也有肿瘤相关记载，其记载内容丰富，涉猎广泛，其中记载了动植物、矿物质及药草类120余种。时光后延，成书于西汉时期的《周礼·天官冢宰第一》中提出当时"有食医、疾医、疡医、兽医之分"，其中"疡医"大致相当于后世所谓外科，因此肿瘤在当时多属于外科治疗范畴。成书年代在春秋战国至汉代之间的《黄帝内经》已有积、聚、息积、息贲、肥气、伏梁、奔豚、瘕聚、血瘕、虫瘕、痕、水瘕痹、积气、肠覃、石瘕、疝瘕、虑瘕、筋溜、肠溜、昔瘤等按肿瘤的生长部位、形态及临床表现所命名的疾病，如《灵枢·邪气藏府病形》："肺脉……滑甚为息贲，上气。"《灵枢·本藏》："肝高，则上支贲，切胁挽，为息贲。"金元时期，医家对于恶性肿瘤的认识更进一步，相关文献表明最早关于"癌"字的使用。明代薛己所著的《女科撮要》以及窦梦麟的《疮疡经验全书·卷二·乳岩》，两者均对晚期乳腺恶性肿瘤的临床表现做了详尽地描述。清乾隆七年（1742年），由御医吴谦主编的《医宗金鉴》描述了唇癌的相关临床特点。

随着现代西方医学水平的不断提高及对祖国医学的不断重视，中医与西医相结合的方式在恶性肿瘤治疗中显现出独有的优势，探索中医防治肿瘤有了新的历史使命。

二、中医体质

体质学说，源于祖国深厚的传统医学底蕴，是通过深入探索正常人体的体质概念、形成机制、特征表现、类型划分以及体质差异规律而形成的学说。这一学说更进一步研究了体质对疾病发生、发展和演变过程的影响，并以此作为指导，对疾病进行精确诊断和有效防治。它融合了生物学、医学、社会学和心理学等多个领域的精华，不仅是研究人体生命、健康和疾病问题的重要医学科学组成部分，还是基础医学、临床医学中研究人类体质与疾病、健康关系的新兴分支。

中医关于体质的探讨，可追溯到西汉时期的《黄帝内经》。然而，长期以来，中医体质的相关内容散见于各种医著和文献之中，并未形成系统完整的学科体系。直到20世纪70年代，北京中医药大学的王琦教授开始致力于中医体质学说的理论研究、基础探讨与临床实践，逐步构建起了中医体质学的理论体系，并提出了众多具有创新性的理论观点。

王琦教授在深入研究机体形态结构、心理特征、生理功能、病理状态及发病倾向等方面的差异后，在《中医体质学》一书中首次为"体质"下了定义：体质，是指在人体生命过程中，基于先天禀赋和后天环境所形成的，涵盖形态结构、生理功能和心理状态等多方面，相对稳定且综合的固有特质。它反映了人体在生长、发育过程中，与自然、社会环境相适应所形成的个性特征。这些特征表现为个体在结构、功能、代谢以及对外界刺激反应等方面的差异性，对某些病因和疾病的易感性，以及在疾病转变过程中的倾向性。

在此基础上，王琦教授进一步提出了"体质可分、体病相关、体质可调"三个核心科学问题，构建了体质研究的总体框架。他还确定了九种基本体质类型的概念体系，包括平和体质（正常质）、气虚体质、阳虚体质、阴虚体质、痰湿体质、湿热体质、瘀血体质、气郁体质和特禀体质，并明确了每种体质的命名原则、特征表现、成因等方面的内涵。这九种体质类型在自然人群中客观存在，部分人群还可能出现多种体质并存的情况。

中医体质学说的不断完善，为临床诊疗、疾病防治以及养生保健提供了更为精确和个性化的指导。辨体、辨病、辨证相结合的诊疗模式，充分体现了中医学以人为本、因人制宜的学术思想，推动了中医学在现代医学领域的深入发展。

三、躯体症状管理

躯体症状是指身体各个部位出现的不适或疼痛感，常见的包括疼痛、疲乏、肢体运动障碍、淋巴水肿、恶心、呕吐等。

疼痛，意思是指身体上的官能性或实质性的感受，被美国疼痛学会主席 James Campbell 定义为"第五生命的体征"。癌症疼痛（cancer pain）是指癌症、癌症相关性病变及抗癌治疗所致的疼痛，癌症疼痛常为慢性疼痛，慢性疼痛如果得不到缓解，会发展为顽固性癌痛。疼痛是癌症患者尤其是中晚期癌症患者最常见也最令患者痛苦的症状之一。癌痛会引发一系列的心理反应，出现焦虑、抑郁等不良情绪。很多研究表明，心理因素在疼痛中起到重要的作用。认知、情感、社会环境与伤害感受性交织在一起展现出疼痛多维度的本质，需要多模式的干预。

癌症相关疲乏（cancer related fatigue，CRF）是指由癌症本身或癌症相关治疗引起的包括躯体、情绪和/或认知等方面疲乏或耗竭的主观感觉。由肿瘤治疗引起的疲乏有可能会随着治疗结束而逐步改善，但部分达到一定程度的疲乏症状会持续几个月或长期存在。虽然大多数研究数据显示，疲乏在肿瘤临床的发生率最高，且贯穿于疾病始末，但对疲乏处理仍处于相对不足的状态，最主要的阻碍来自于各方面对疲乏症状的认识或重视不足：患者认为疲乏必然会出现，从临床角度考虑疲乏虽引起患者生活质量下降，但不至于导致临床急症；目前肿瘤相关疲乏的发生机制仍未完全清晰，且尚未有循证医学验证得出结论哪种治疗措施能够对改善疲乏起到立竿见影的效果。然而，研究显示，如果对患者的疲乏进行全程管理，该症状能够获得有效改善，为临床治疗带来积极的效果。

四、心理管理

肿瘤患者的康复管理是一个复杂而多层次的过程，旨在提高生活质量、促进身体和心理的康复，并减轻治疗带来的不适。我们将深入研究心理评估的定义、目的、类型和实施方法。同时，我们还将探讨心理评估在不同治疗阶段的应用，以及如何为患者提供更全面的心理支持，以促进他们的康复和生活质量。

五、睡眠管理

睡眠在肿瘤患者康复管理中扮演着至关重要的角色。肿瘤治疗和诊断过程中的生理和心理压力常常影响患者的睡眠质量，进而影响其康复和生活质量。肿瘤患者在病程的各个阶段常存在不同程度的睡眠障碍，可发生于诊断前，并于治疗期间恶化，持续至治疗结束后。失眠是肿瘤患者中最常见的睡眠障碍，发生率为20%～59%，是普通人群的2～3倍。通常伴随着疼痛、疲乏等多种症状，影响肿瘤患者的生存质量和预后。

2017版《中国失眠症诊断与治疗指南》指出，失眠是常见的睡眠问题，在成人中符合失眠症诊断标准者为10%～15%，且呈慢性化病程，近半数严重失眠可持续10年以上。失眠严重损害人们的身心健康，影响生活质量，甚至诱发交通事故等意外而危及个人及公共安全，对个体和社会都构成严重的负担。

六、饮食管理

肿瘤患者的身体往往比较虚弱，在接受治疗以后往往又会出现食欲减退、消化功能减弱的现象，通常会出现营养不良、恶液质、肌肉减少症等现象。营养不良是指营养物质摄入不足、过量或比例异常，与机体的营养需求不协调，从而对机体细胞、组织、形态、组成与功能造成不良影响的一种综合征。营养不良包括营养不足和营养过度两种类型，涉及摄入失衡、利用障碍、消耗增加三个环节。当蛋白质和能量摄入减少、消耗增加、利用不合理时，就会导致恶液质的发生。长期以来，恶液质被视作肿瘤患者预后不良的因素之一。肿瘤恶液质患者常伴食欲下降、体重减轻，并因此变得疲劳和虚弱，更有可能进一步导致各种代谢紊乱。肌肉减少症是各种原因导致的骨骼肌减少综合征。这些原因包括衰老、肿瘤、营养不良、废用、骨骼肌细胞去神经支配、线粒体功能障碍、炎性、激素及分泌改变等。

七、免疫管理

免疫系统是机体重要的防御系统，它不仅能够抵御外来微生物的入侵，还能及时清除体内衰老、变异、恶化甚至凋亡的细胞，从而保护机体的健康。免疫系统的三大组成部分：免疫器官、免疫细胞、免疫分子。免疫系统各组分的正常是维持机体免疫功能相对稳定的保证。而淋巴细胞是构成机体免疫器官的基本单位，是免疫细胞的一种，是包含不同免疫功能的细胞，在免疫应答中起核心作用。

八、运动管理

运动是一种涉及体力与技巧的有一套规则或习惯所约束的活动，通常具有竞争性。另一种是指以身体练习为基本手段，结合日光、空气、水等自然因素和健康卫生措施，达到增强体能、增进健康、丰富社会文化娱乐生活为目的的一种社会活动。体育对于促进身体的正常发育和发展、提高心理健康水平、增强社会适应能力、培养全面发展人才具有重要的作用。

体育运动自古代奥运会时期发展至今，其组织性和相关规则不断得到加强。工业化使得在发达及发展中国家的居民有了更多的闲暇时间，这让他们可以参加并观看观赏性体育运动，体育运动参与人数增加，传播更为普遍。随着大众媒体和全球联系的加强，这一趋势更加明显。体育运动专业化成为主流，体育运动更加流行，体育迷们通过广播、电视、互联网追逐职业运动员，同时他们自己也参与业余的体育运动，从中得到锻炼和娱乐。人在运动的过程当中，身体的结构会随着运动而变化，可以加强自身体质，促进新陈代谢，运动是人类离不开的生活方式之一。

九、文化治疗

文化疗法（cultural therapy）是一种以文化为媒介促进个体心理健康的心理治疗方法。文化治疗是指以文化因素解决教育过程中文化价值观的冲突，促进社会文化处境不利儿童自我发展、提高学业成绩的一种方法。包含文化治疗、艺术治疗、水幕电影等。

十、田园治疗

在大健康时代，人们对于养生和大健康的需求已不单单是治疗，而是表现在预防、治疗、修复、康养——"四结合"。康养是生活新方式，因此，田园治疗方式应运而生，田园治疗是田园+养生养老+康养的全周期模式，受到全人类的追捧，三五年后，80%的人群需要这样的生活以作为生命的润滑剂，田园+养生+康养模式产业发展势不可挡。

十一、肿瘤预防与筛查

2003年8月卫生部（现国家卫生健康委员会）发布《中国癌症预防与控制规划纲要（2004—2010）》，该纲要提出在农村高发地区及某些城镇社区建立重点癌症的早诊早治示范基地，强调癌症早发现、早诊断及早治疗在癌症防治中的重要作用。为切实降低癌症危害，中共中央、国务院先后出台多项政策方针以推进癌症防控工作的有效实施，中央财政转移支付资金也给予癌症早诊早治项目大力支持。甘肃省武威市于2009年开始作为农村上消化道癌早诊早治项目实施点开展人群内镜筛查，于2021年开始作为城市癌症筛查与早诊早治项目实施点开展城市常见五癌（肺癌、肝癌、乳腺癌、结直肠癌、上消化道癌）的筛查工作。通过"早发现、早诊断、早治疗"的方式，减轻社会和家庭负担，减少因病返贫、因病致贫的发生，为提高居民生活质量贡献新的力量。

（叶延程）

第二章 中医肿瘤防治的探索与实践

一、恶性肿瘤的中医认识

恶性肿瘤是当今世界上严重威胁人类生命健康的重大疾病之一，据2019年世界卫生组织（WHO）统计，癌症是目前112个国家人口的第一或第二大死因以及23个国家人口的第三或第四大死因。2020年全球癌症统计报告研究表明，每年新发恶性肿瘤1 927.3万例，因恶性肿瘤去世者995.8万例。然而恶性肿瘤并不是近年才出现的疾病，考古人员在新石器时代向青铜器时代过渡的齐家文化时期墓地中发现了4例磨沟墓地古代居民良性骨瘤的标本。追溯祖国医学，我们可以发现中医对肿瘤的认识最早出现在距今1600余年的殷商时期，研究表明当时甲骨文中已有"肿瘤"类疾病的相关记载，当时的人类根据自身现有的认知水平，发明了"瘤"字，虽无关于"瘤"的确切解释，但该字的出现，表明此疾病已存在血聚成瘤，留聚不去的"肿瘤"特征，当然也有学者表明此"瘤"非"瘤"，认为殷墟甲骨文中的"病包"为"肿瘤病"，但就目前而言，大家对卜辞中"病包"的观点仍未达成共识。不过甲骨文辞中确有关于腹内结块的描述，不少学者认为甲骨文中类似"疧"字的图案可能才是先民对肿瘤的描述。

先秦重要古籍《山海经》也有肿瘤相关记载，其记载内容丰富，涉猎广泛，其中记载了动植物、矿物质及药草类120余种，文中"其名曰鯥，冬死而夏生，食之无肿疾……有草焉，其状如葵，其臭如蘼芜，名曰杜衡，可以走马，食之已瘿"的描述，与瘿、瘤、恶疮、痈、疽、噎食等疾病不谋而合。

时光后延，成书于西汉时期的《周礼·天官冢宰第一》中提出当时"有食医、疾医、疡医、兽医之分"，其中"疡医"大致相当于后世所谓外科，后世学者认为受限于当时的诊断水平，肿瘤包块样的特征最易被医患发觉，因此肿瘤在当时多属于外科治疗范畴。

随着社会生产力的逐步提高，人们对医学的认识不断加深，有关中医基础理论的书籍应运而生，成书年代在春秋战国至汉代之间的《黄帝内经》成了其中的典型代表，《黄帝内经》是古代医学家们的智慧结晶，包含了丰富的内容，涉及病理、生理、药理、针灸等多个方面。这部典籍结合了哲学、天文学、气象学、地理学、生物学、数学等众多学科的知识，形成了独特的中医理论体系，被誉为中医的灵魂，许多关于肿瘤的认识我们也可在其中窥探一二。虽然《黄帝内经》中并未做肿瘤专篇的相关论述，但《黄帝内经》已有积、聚、息积、息贲、肥气、伏梁、奔豚、瘕聚、血瘕、虫瘕、瘕、水瘕痹、积气、肠覃、石瘕、疝瘕、虑瘕、筋溜、肠溜、昔瘤等按肿瘤的生长部位、形态及临床表现所命名的疾病，如《灵枢·邪气藏府病形》："肺脉……滑甚为息贲，上气。"《灵枢·本藏》："肝高，则上支贲，切胁挽，为息贲。"上述条文的描述均与现代医学所描述的肺恶性肿瘤症状相类似。《灵枢·水胀》曰："肠覃何如？岐伯曰……其始生也，大如鸡卵，稍以益大，至其成，如怀子之状，久者离岁，按之则坚，推之则移，月事以时下此其候也。"此类疾病的相关描述与现代医学所说的腹腔恶性肿瘤不谋而合。《灵枢·水胀》曰："石瘕生于胞中……日以益大，状如怀子，月事不以时下，皆生于女子。"该疾病的叙述又与女性子宫、宫颈肿瘤症状相似。此外《素问·腹中论》言："帝曰：病有少腹盛，上下左右皆有根，此为何病？可治不？岐伯曰：病名曰伏梁。"该条文的描述与现代医学论述的腹膜后肿瘤症状相类似。《灵枢·邪气藏府病形》所曰"脾脉微急，为隔中，食饮入而还出"又与现代医学中的食管恶性肿瘤及贲门恶性肿瘤症状相似。根据这些疾病的记载，可以看出《黄帝内经》对肿瘤已有初步认识。

1973年湖南马王堆出土的大量文物考古资料吸引了大批专家学者的注意，此次出土文物主要包括帛书和竹简两大类。最具研究价值、最璀璨夺目的当属其内容丰富多彩、涉猎广泛的14种古老的医学类著作。出土的医学类著作大致可分为医经类著作，如《脉法》《阴阳脉死候》等；病方类著作，如《五十二病方》；养生保健类著作，如《养生方》《却谷食气》《合阴阳》等；妇科、产科类著作，如帛书《胎产书》。其中《五十二病方》涉及病种丰富，涵盖内、外、妇、儿等52种疾病，并且许多疾病的治病方多达数种，全书一共收录病方283张，动物药、矿物药、草本药等在内的药物247种。当然其中也不乏有关肿瘤的相关记载，如睢（疽）病方曰："治白蔹（蔹）、黄耆（芪）、芍乐（药）、桂、姜、椒、朱（茱）臾（萸），凡七物。骨睢（疽）倍白蔹（蔹），肉睢（疽）（倍）黄耆（芪），肾睢（疽）倍芍药，其余各一。"从中我们不难发现当时已对肿瘤有了一定的认识，并且对肿瘤的治疗已知分类而治，而且在用法用量上均已作出相关说明，体现的是古人对恶性肿瘤最直观、朴实的认识，可以视为中医肿瘤学的雏形。此外，《晋书·景帝纪》有关"目有瘤疾，使医割之"的描述，表明当时我国医学家已能割治肿瘤；而宋代《圣济总录》所述"瘤之为义，留滞不去也"，则揭示了肿瘤迁延不愈、成肿难消的临床特点。

随着有关肿瘤文献的日渐丰富，到了金元时期，医家对于恶性肿瘤的认识更进一步，相关文献表明最早关于"癌"字的使用，我们可以追溯到1170年。当时由东轩居士所著的《卫济宝书》中第一次使用"嵒"字，根据《说文解字》所曰："嵒，山巖也。"此书论述了各种癌、痈、痈、瘰等外科疾病的不同治法，虽然从当时的文字描述中我们很难推测出"嵒"是否与我们现代医学所说的"癌"一致，但我们能明确其已将"嵒"作为一个特定的病名，列为痈疽"五发"之一。成书于1264年的《仁斋直指方论》中明确提出了"癌"字，该书中关于"癌"的描述形象生动，与现代恶性肿瘤的特征出奇一致，此书云："癌者，上高下深，岩穴之状，颗颗累垂，裂如瞽眼，其中带青，由是簇头各露一舌，毒根深藏，穿孔透里，男则多发于腹，女则多发于乳，或项或肩或臂。"上述描述除了表明癌症的外形特点外也提出癌症好发部位"男女有别"。

到了明清时期各路医家众说纷纭，关于肿瘤的认识也日益精进，有关肿瘤的发病原因、病因病机及转归预后均有所涉及，如明代薛己所著的《女科撮要》以及窦梦麟的《疮疡经验全书·卷二·乳岩》，两者均对晚期乳腺恶性肿瘤的临床表现做了详尽地描述。无独有偶，清代外科大家高秉钧编著的《疡科心得集》不仅在书中详细地论述了乳腺疾病的分类、病因病机和临床表现，而且提出了相应的治法、方药。该书还出现了与现代阴茎癌相似症状的描述，如"阴茎发生结节，坚硬痒痛，名为肾岩，至形成溃疡呈菜花样，名肾岩翻花"等。

除此以外，明代医家陈实功的《外科正宗》中对于乳腺恶性肿瘤的描述不仅生动形象，而且寥寥数字就描述出了乳腺恶性肿瘤的外观特征、病情的发展变化及其转归预后，并明确指出此病疼痛连心、痛则无解，原文曰"初如豆大，渐若棋子。半年、一年、三年、五年，不痛不痒，渐长渐大，始生疼痛，痛则无解。日后肿如堆栗，或如复碗，紫色气秽，渐渐溃烂，深者如鼠穴，凸者如泛莲，疼痛连心，出血则臭，其时五脏俱衰，遂成四大不救，名曰乳岩"。《外科正宗》还有关于头颈部肿瘤的描述，其"唇部初结如豆，渐大岩蚕茧，突肿坚硬，妨碍饮食"的描述和《疮疡经验全书·唇茧》中"茧唇生于嘴唇，燥则干，热则裂……若肿起，白皮皱裂如茧，故曰茧唇。始起一小瘤，如豆大，或再生之，渐渐肿大，合而为一，有寸厚，或翻花如摄梅，如疙瘩，如灵芝，如菌，形状不一"等的描述与现代唇恶性肿瘤的临床表现相接近。

刊于清代乾隆七年（1742年），由御医吴谦主编的《医宗金鉴》描述了唇癌的相关临床特点："茧唇脾，胃积火成，初如豆粒渐茧形，痛硬溃若翻花逆，久变三消，定主凶。"并曰："此症由脾胃积火黏聚而成，初起如豆粒，渐长若蚕茧，坚硬疼痛，妨碍饮食……若溃后如翻花，时津血水者属逆。失于调治，久则变为上消中消下消之征，属凶。"此外《医宗金鉴》还有关于舌菌的描述："舌疳，其症最恶，初如豆，次如菌，头大蒂小，又名曰舌菌。疼痛红烂无皮，朝轻暮重……若失于调治，以致焮肿，突如泛莲，或有状如鸡冠，舌本短缩，不能伸舒，妨碍饮食言语，时津臭涎，再因怒气上冲，忽然崩裂，血出不止，久之延及项颔，肿如橘核，坚硬而痛，皮色如常……甚者透舌穿腮汤水漏出……因舌不能转动，送送饮食，故每食不能充足，致胃中空虚，而症情增重，日渐衰败，百不一生。"指出舌的表面肿瘤，初如豆粒，以后如菌，头大蒂小，渐则焮肿如泛莲，或如鸡冠，舌本短缩不能伸舒，妨碍饮食、言语，流出臭涎，久则延及项颔，肿如结核，坚硬脊痛，皮色如常等，类似现在的舌癌及其转移的症状。

《医宗金鉴·外科心法要诀·卷四·上石疽》有石疽的记载。分上、中、下三种，其中上石疽是生于颈项两旁，形如桃李，皮色如常，坚硬如石，亦类似现代的颈部淋巴结转移癌。中医外科有五大绝症，即乳岩、肾岩、茧唇、舌菌与失荣。所谓失荣，据《疡科心得集·卷中·辨失营验生死不同论》说："失荣者，如树木之失于荣华，枝枯皮焦，故名也。"《医宗金鉴·外科心法要诀·卷四·失荣证》也说："其证初起，状如痰核，皮色如常，日渐长大，日久难愈，表气渐衰，肌肉瘦削，愈溃愈硬，色现紫斑，腐烂浸淫，渗流血水，疮口开大，努肉高突，形似翻花瘤症，古今虽有治法，终属败症，但不可弃而不治。"由此可见，失荣一症大抵也属于颈部淋巴结的转移癌症，甚至还可能包括了现在的一些淋巴肉瘤、腮腺癌、鼻咽癌转移等在内。清代著名新安医家程国彭所著的《医学心悟》中还有关于喉癌的描述："生于喉旁，形如圆眼，血丝相裹。"

此后随着清末民初"西学东渐"的影响，明清医家也吸收了部分西医理论，对肿瘤的认识也从原先单一认识拓展到了中西医汇通的多元了解，如张锡纯《医学衷中参西录》在"治膈食方"中提出用参赭培元汤治疗膈证，用中西医汇通的研究思路，阐释了食管癌与胃底贲门癌的病因病机与治则，强调补中逐瘀法则，正是他这一思想的突破使得中西医汇通研究肿瘤的思路影响了后世。时至今日，中医、中西医结合肿瘤学已成为一门独立的学科，在治疗肿瘤疾病方面发挥着积极的作用。

二、肿瘤的中医命名

对于恶性肿瘤的命名，纵观祖国医学，命名丰富多彩，大体可通过肿瘤的形态、质地、病灶形状，病因和临床症状，癌症病人后期的身体状况等多个方面进行命名，因无法与现代肿瘤病名一一相对应，只能从文献描述的临床特征、具体病情及病程来分析。

（一）根据肿瘤的形态、质地、病灶形状命名的肿瘤

1.癌：在中医古籍中，我们很难找到"癌症"这个称呼，据考证"癌症"这个词是舶来品，祖国医学的"癌"同"岩"，是体表的恶性肿物，因其外形凹凸不平，坚硬不移，一如岩突，破溃后疮口中间凹陷根深，形如岩穴故而得名的。宋代宋东轩所著的《卫济宝书》首次使用了"癌"这个字，并视为痈疽之一种，但在这个时候"癌"的读音为"yán"，词义通"岩"，有坚硬，高山险峻之义。此后，南宋·杨士瀛《仁斋直指方论·卷二十二》云："癌者，上高下深，岩穴之状，颗颗累垂，裂如瞽眼，其中带青，由是簇头，各露一舌，毒根深藏，穿孔通里，男子多发于腹，女子多发于乳。"

2. 岩：是癌之本义为岩，而癌之名初作岩者。《说文·山部》："岩，山岩也，从山、品。"徐铉曰："从品，象岩厓连属之形。"《正字通·山部》云："嵒，通岩。"不少学者认为所谓"岩"盖癌之为状，或"高突如岩顶"（肿物嶙峋之形），或"烂深如岩壑"（溃烂下陷之象），一似凹凸参差之山石状，故癌之一名初即为岩也。如《格致余论·乳硬论》云："若夫不得于夫，不得于舅姑，忧怒郁闷，昕夕积累，脾气消阻，肝气横逆，遂成隐核，如大棋子，不痛不痒，数十年后方为疮陷，名曰奶岩，以其疮形嵌凹似岩穴也。"《疮疡经验全书》也有"捻捻如山岩，故名之，早治得生，迟则内溃肉烂见五脏而死"等关于乳岩的描述。《本草纲目·主治·痈疽》云："穿山甲：乳痈、乳嵒，炮研酒服。"（按：嵒，即岩字）亦仍用其本义本字而名为岩者也。清代《马培之外科医案》论述肾岩："始生茎头马口痒碎，渐生坚肉，业已年余，今夏破溃翻花出血数次。"《外科真诠》最早记载了舌岩，说"舌根腐烂如岩，乃思虑伤神，心火上炎所致"。另外，《丹溪心法》说："肿突如泛莲，或状如鸡冠，舌本缩短，不能伸舒，言语时漏臭涎，再因怒气上冲，忽然崩裂血出不止，久久烂延牙龈，名舌岩。"亦名舌疳，清代的《谦益斋外科医案》上编也记载了舌岩。

3. 翻花疮：古谓反花疮，是发生在皮肤黏膜上的癌肿，其状如菌，生长迅速，以病损部位溃破之后，不能愈合，胬肉突出疮口外翻，好似花蕊，头大根小，一旦碰伤，流血不止为主要临床特征，相当于现代西医学所说的鳞状细胞癌。《诸病源候论·疮病诸候·反花疮候》曰："反花疮者，由风毒相搏所为。初生如饭粒，其头破则血出，便生恶肉，渐大有根，浓汁出，肉反散如花状，因名反花疮。"《外科正宗》曰："翻花者乃头大而蒂小，小者如豆，大者若菌，无苦无疼；揩损每流鲜血，久亦虚人。"

4. 石：古籍《释名》中提出"山体曰石"，因古人观察到某些肿结按之坚硬如石，表面凹凸不平，所以冠以"石"。在不少古书中我们可看到"石瘿""石痈""石疽"等名称。

（1）石瘿：石瘿是以颈前肿块坚硬如石、推之不移、凹凸不平为主要表现的恶性肿瘤，相当于现代医学所说的甲状腺恶性肿瘤。关于"石瘿"的描述最早可见于唐代。《世医得效·卷第十九·疮肿科·诸瘿·项瘿》中记载："坚硬不可移，名石瘿。"此外，明代薛立斋《外科正宗》云"筋骨呈露曰筋瘿，赤脉交结曰血瘿，皮色不变曰肉瘿，随忧喜消长曰气瘿，坚硬不可移曰石瘿，此瘿之五名也"，配合五脏及临床症状将瘿病进行了分类。

（2）石痈、石疽：石痈、石疽为痈疽之至牢有根而硬如石者，是发生于浅表淋巴结的恶性岩肿，因其状如桃核，皮色不变，肿块坚硬有弹性或坚硬如石，难消难溃，不痒不痛而得名，相当于西医的恶性淋巴瘤。隋代巢元方的《诸病源候论》云："石痈者，亦是寒气客于肌肉，折于血气，结聚所成。其肿结确实至牢有根，核皮相亲，不甚热微痛，热时自歇，此寒多热少，聊如石，故谓之。"《圣济总录》曰："石疽与石痈之证同，比石痈为深，以寒客经络，气血结聚而不得散，隐于皮肤之内，重按如石……"表明石疽根深于石痈，清代吴谦等编著的《医宗金鉴·外科心法要诀》阐明了石疽有上、中、下之分，分别定名为上石疽、中石疽、下石疽。指出"上石疽，生于颈项两旁，形如桃李，皮色如常，坚硬如石，痛不热"；中石疽"生于腰胯之间，其疽，时觉木痛，难消难溃，坚硬如石，皮色不变"；下石疽"生于膝间，无论膝盖及左右俱可以生，坚硬如石，牵筋疼痛，肿如鸡卵，皮色不变"。

5. 疳：凡黏膜部发生浅表溃疡，呈凹形有腐肉而脓液不多的称为疳。因皮肤肿物滋水淋漓不尽，痒痛并存，久腐不愈，或时津臭水，腐如烂棉，故称为疳。阴茎癌称翻花下疳。《外科真诠·乳疳》描述乳疳道："乳头糜烂，延及周围，一乳头周围浮皮烂痒，时流清汁。"明代申斗垣所著的《外科启玄·卷五》曰："有养螲蛉之子，为无乳强与吮之，久而成疳，经年不愈，或腐去半截，似破莲蓬样，苦楚难忍，内中败肉不去，好肉不生，乃阳明胃中湿热而成，名曰乳疳。"以上两部著作所描述的"乳疳"同"乳岩"即现代医学的乳腺恶性肿瘤。

6.茧：茧唇是以口唇肿起，皮白皱裂形如蚕茧，溃烂出血为主要表现的肿瘤性疾病。本病在《妇人大全良方》中就有相应记载。《疮疡经验全书》云："若肿起白皮皱裂如蚕茧，故名曰茧唇也。"《外科正宗》云："初起如豆，渐大若蚕茧，突肿坚硬。"相当于西医的唇癌，为口腔中常见的恶性肿瘤之一。

7.菌：《类证治裁》卷六有"喉菌"之名。该书描述："喉菌，因忧郁气滞血热，妇人多患之。状如浮萍略高，面厚色紫，生喉旁……"表明本病是与情志相关，其状如菌为主要表现的癌病类疾病。《外科正宗》陈实功曰："阴菌形如鸡冠，四边肿痛为肝郁脾虚。"据考证，此处的"阴菌"并非恶性肿瘤，而是现代医学的"子宫脱垂"。《尤氏喉科秘书·舌菌》云："舌菌，属心经火多，因气郁而生。生舌上，或如木耳，或如菌状，其色红紫。"《薛氏医案》曰："舌菌，咽喉口舌生疮，甚者生红黑菌，害人甚速。"《医宗金鉴》说："舌疳，其证最恶，初如豆，次如菌，头大蒂小，又名舌菌，疼痛戏烂无皮，朝轻暮重……久久延及项颔，肿如结核，坚硬痛，皮色如常。"本病在口腔癌症中较为常见，其恶性程度高，晚期常累及颈、颔部，预后不佳，相当于西医的舌癌。

8.蕈：《医宗金鉴》谓："此证皆生耳内，耳蕈形类，初生麻菇，头大蒂小……微肿闷疼，色红皮破，不当触犯，偶犯之，痛引脑巅。"可见耳蕈是外耳道肿瘤。《梅氏验方新编》云："舌蕈，生舌上，出血不止，即不救。"表明"舌蕈"为现代舌恶性肿瘤。《灵枢·水胀》曰："肠覃何如？岐伯曰：寒气客于肠外，与卫气相搏，气不得荣，因有所系，癖而内著，恶气乃起，息肉内生，其始生也，大如鸡卵，稍以益大，至其成如怀子之状，久者离岁，按之则坚，推之则移，月事以时下，此其候也。"现代医学认为本病为子宫肌瘤、巧克力囊肿等各种妇科肿瘤，也有文献认为为肠道息肉、大肠癌等恶性肿瘤性疾病。

（二）根据病因和临床症状命名的肿瘤

1.噎膈：噎膈是指以吞咽障碍为临床表现特征的一种病证，轻者"宛转难下"，重者"粒米不入""滴水不食"，相当于现代医学的食管恶性肿瘤或贲门恶性肿瘤。《内经》最早提出"膈证，书内有"膈咽""膈""膈塞""膈塞"等记载。《素问·通评虚实论》云："膈塞闭绝，上下不通，则暴忧之病也。"《素问·至真要大论》云："厥阴之胜，胃脘当心而痛，上支两胁，甚则呕吐，膈咽不通。"《素问·六元正纪大论》云："木郁之发……膈咽不通，食饮不下。"《济生方》卷二："阴阳平均，气顺痰下，嗝噎之疾，无由作矣。"以上条文不仅详细描述了恶性肿瘤的临床症状，而且也阐明了肿瘤的发病多与情志相关。噎、膈由各自分论到并称为噎膈病从唐宋开始，宋代首次使用"噎膈"之名。元代之后各位医家对食管癌认识的进一步加深，"噎膈不治证"的概念被逐渐提出，各医家对"噎膈不治证"的叙述开始更接近食管癌的表现。《丹溪心法》卷三："翻胃即膈噎，膈噎乃翻胃之渐。"本病多由忧思郁怒或酒食所伤而致，亦有虚实之分。《医贯》卷五："噎膈者，饥欲得食，但噎塞迎逆于咽喉胸膈之间，在胃口之上，未曾入胃即带痰涎而出。"《医学入门》卷五："饮食不下而大便不通，名膈噎。"关于"膈噎"病名的描述历史久远，医书丰富，为现代医学研究"食管恶性肿瘤"提供了丰富的理论。

2.反胃：又称翻胃、胃反。《医贯》："饮食倍常，尽入于胃矣，但朝食暮吐，暮食朝吐，或一两时而吐，或积至一日一夜，腹中胀闷不可忍而复吐，原物酸臭不化，此已入胃而反出，故曰翻胃。"《丹溪心法》卷三："翻胃即膈噎，膈噎乃翻胃之渐。""噎膈"与"反胃"名虽不同，病出一体，病症相通，现代中医肿瘤学认为食管癌、贲门癌、胃癌归属于"噎膈""膈证""反胃"或"翻胃"的范畴。

3.肺积：为五积之一，又名息贲，指肺之积证。该病以寒热、喘息、咳嗽，右胁下包块，大小如杯为常见症。《难经·五十六难》载五脏之积："肝之积名曰肥气，心之积名曰伏梁，脾之积名曰痞气，肺之积名曰息贲，肾之积名曰贲豚。"后世称为五积。《难经·五十四难》："肺之积，名曰息贲。"《难经》说："肺之积，名曰息贲，在右胁下，覆大如杯，久不已，令人洒淅寒热，喘咳，发肺痈。"《难经集注》曰："息，长也。贲，鬲也。言肺在膈也，其气不行，渐长而通于膈，故曰息贲。一曰：贲，聚也，言其渐长而聚蓄。"《脉经·平五脏积聚脉证》："诊得肺积脉浮而毛，按之辟易，胁下气逆，背相引痛，少气，善忘，目瞑，皮肤寒，秋差夏剧，主皮中时痛，如虱喙之状，甚者如针刺，时痒，其色白。"《济生方》说："息贲之状，在右胁下，覆大如杯，喘息奔溢是为肺积，诊其脉浮而毛，其色白，其病气逆，背痛少气，喜忘目瞑，肤寒，皮中时痛，或如虱缘，或如针刺。"以上所述与肺癌淋巴管转移而引起的腋下及锁骨上淋巴结肿大的体征颇为相似。而息贲的证候"令人洒淅寒热，喘咳，发肺痈"与肺癌产生的咳嗽、气急、发热等症相似。

4.心积：因其积自脐上至心下，伏而不动，其大如臂，状如屋舍栋梁，故名心积。《难经·五十六难》："心之积，名曰伏梁。起脐上，大如臂，上至心下，久不愈，令人病烦心。"《素问·腹中论》说："病有少腹盛，上下左右皆有根，病名曰伏梁……裹大脓血，居肠胃之外，不可治。"《脉经·平五脏积聚脉证》："诊得心积，脉沉而芤，上下无常处，病胸满悸，腹中热，面赤，嗌干，心烦，掌中热，甚即唾血。"《三因极一病证方论》卷八："心积，名曰伏梁"；"伏梁丸，治心之积，起于脐下，上至心，大如臂。久久不已，病烦心，身体髀股皆肿，环脐而痛，其脉沉而芤"。宋代《济生方》说："伏梁之状起于脐下，其大如臂，上至心下，扰梁之横架于胸膈者，是为心积。其病腹热面赤，咽干心烦，甚则吐血，令人食少肌瘦。"以上记述，与现代医学中消化系统肿瘤中的上腹部腹块体征，如肝癌、胃癌、胰腺癌等相近。

5.肝积：肝积是因多种原因导致肝络瘀滞不通，肝体失却柔润，疏泄失职。以右胁痛，或胁下肿块，腹胀纳少及肝瘀证候为主要表现的积聚类疾病。《黄帝内经》中记载："留而不去，传舍于肠胃之外，……稽留而不去，息而成积。"提出"积"的概念。《灵枢·邪气藏府病形》："肝脉……微急为肥气，在胁下，若复杯。"而至《难经》，则对积进行了分类，即"五脏之积"，其中"肝之积，名曰肥气，在左胁下，如覆杯，有头足，久不愈，令人发咳逆，痎疟，连岁不已"明确了肝积、肥气的病名及其临床表现和特点。《脉经·平五脏积聚脉证》曰："诊得肝积，脉弦而细，两胁下痛……身无膏泽……爪甲枯黑。"《济生方》卷四："肥气之状诊其脉，弦而细，其色青，其病两胁下痛，牵引小腹，足寒转筋，男子为积疝，女子为瘕聚。"治疗用肥气丸。自此，历代医家对肝积（肥气）的认识逐渐丰富，文献记载也逐渐增多。西医学中的慢性肝炎、肝纤维化、肝硬化、肝癌等疾病，被现代医家认为与中医学的肝积（肥气）相类似，以上疾病在近年来的发病率明显升高。

6.脾积：古病名，五积之一，出《难经·五十五难》，又名痞气。《脉经·平五脏积聚脉证》："诊得脾积，脉浮大而长，饥则减，饮则见，膜起与谷争减，心下累累如桃李起，见于外，腹满呕泄，肠鸣，四肢重，足胫肿厥，不能卧，是主肌肉损，其色黄。"《严氏济生方》卷四："痞气之状，留于胃脘，大如复杯，痞塞不通，是为脾积。诊其脉微大而长，其色黄，其病饥则减，饱则见，腹满呕泄，足肿肉削。久不愈，令人四肢不收。"《金匮翼》曰："脾之积，名曰痞气。在胃脘，复大如盘，久不愈，令人四肢不收，发黄疸，饮食不为肌肤。脾气行乎四肢，脾气既痞，四肢无以受气，故不收，不收犹不举也。脾色黄而合肉，气痞不运，热郁于中，故黄色外见，而肌肤日削也。"以上描述与西医学中的肝恶性肿瘤、胆管恶性肿瘤、胰腺恶性肿瘤的临床表现相接近。

7.积聚：积，《说文解字》曰："积，聚也。按，禾谷之聚曰积。"聚，《说文解字》曰："聚，会也。"由此可见积、聚的单字释意相似，均有"累积、汇合"之意，当"积聚"的概念引入中医学后，它除了代表以包块、结节为主要表现的一类疾病外也被引申代表这一类疾病发展过程中的病机。如《灵枢·五变》曰："皮肤薄而不泽，肉不坚而淖泽，如此则肠胃恶，恶则邪气留止，积聚乃作，脾胃之间，寒温不次，邪气稍至，蓄积留止，大聚乃起。"《素问·六元正纪大论》曰："大积大聚，其可犯也，衰其大半而止。"《难经·五十五难》曰："气之所积名曰积，气之所聚名曰聚，故积者五脏所生，聚者六腑所成也。积者阴气也，其始发有常处，其痛不离其部，上下有所终始，左右有所穷处。聚者阳气也，其始发无根本，上下无所留止，其痛无常处，谓之聚。"《中藏经》言："积者系于脏也；聚者系于腑也；癥者系于气也；瘕者系于血也。"《外台秘要》言："病源息肉淫肤，此由邪热在脏，气冲于目，热气攻于血脉，蕴积不散，结而生息肉，在于白睛肤睑之间，即谓之息肉淫肤也。"《金匮要略》谓："积者脏病也，终不移；聚者腑病也，发作有时，展转痛移为可治。"《景岳全书·杂证谟·积聚》云："若积聚渐久，元气日虚，此而攻之，则积气本远，攻不易及，胃气切近，先受其伤，愈攻愈虚，则不死于积而死于攻矣……故凡治虚邪者，当从缓治，只宜专培脾胃以固其本，或灸或膏，以疏其经，但使主气日强，经气日通，则积痞自消。"

8.癥瘕：癥瘕指腹中结块的病，癥指坚硬、不移动，痛有定处；瘕指聚散无常，痛无定处。"癥瘕"两字最早并未合用，其中"癥"作为病名最早可见于《金匮要略·妇人妊娠病脉证并治》："妇人宿有癥病，经断未及三月，而得漏下不止，胎动在脐上者，为癥痼害。"而"瘕"出现时间较早，首载于《素问·骨空论》，有云："任脉为病，男子内结七疝，女子带下瘕聚。"而癥瘕一词最早见于《金匮要略·疟病脉证并治》，云："病疟，以月一日发，当以十五日愈；设不差，当月尽解；如其不差，当如何？师曰：此结为癥瘕，名曰疟母。"《诸病源候论》中论癥候："若积引岁月，人即柴瘦，腹转大，遂致死。诊其脉，弦而伏，其癥不转动者必死。"从上述可以推知，癥瘕恶候多表现为腹部结块、腹大、不欲食、形销骨立，预后多不良，类似于现代医学恶性肿瘤晚期恶病质的表现。《圣济总录·积聚门》："牢固推之不移者症也。"又："浮流腹内，按抑有形，谓之瘕。"《圣济总录》还认为癥瘕与积聚属同类疾病："癥瘕结癖者，积聚之异名也。证状不一，原其根本，大略相类。"《医学入门》等书以积聚为男子病，癥瘕为女子病。

（三）根据癌症病人后期的身体状况命名的肿瘤

失荣：失荣是以颈部肿块坚硬如石，推之不移，皮色不变，面容憔悴，形体消瘦，状如树木失去荣华为主要表现的肿瘤性疾病，这些临床表现相当于现代肿瘤学中颈部恶性肿瘤（如恶性淋巴瘤）、恶性肿瘤颈部转移瘤、恶性肿瘤晚期恶液质等，属古代外科四大绝症之一。历代文献对本病证尚有"脱营""失精"等名称。《素问·疏五过论》称本病为脱营，并指出："凡来诊者，必问尝贵后贱，虽不中邪，病从内生，名曰脱营；尝富后贫，名曰失精，五气留连，病有所并。医工诊之，不生脏腑，不变躯形……身体日减，气虚无精，病深无气，洒洒然时惊。"《外科正宗》："其患多生肩之以上，初起微肿，皮色不变，日久渐大，坚硬如石，推之不移，按之不动；半载一年，方生阴痛，气血渐衰，形容瘦削，破烂紫斑，渗流血水。或肿泛如莲，秽气熏蒸，昼夜不歇，平生疙瘩，愈久愈大，越溃越坚。"《疡科心得集》说："失荣者，犹树木之失于荣华，枝枯皮焦故名也。生于耳前后及项间，初起形如栗子，顶突根收，如虚疾痰瘤之状，按之石硬无情，推之不肯移动，如钉着肌肉是也。不寒热，不疼痛，渐渐肿大，后遂隐隐疼痛，痛着肌骨，渐渐溃流，但流血水、无脓、渐渐口大，内腐，形如湖石，凹进凸出，斯时痛甚彻心。"清代王洪绪《外科证治全生集》认为恶核失荣属阴疽的范畴。清代吴谦等人所著《医宗金鉴》将本病的病因病机、临床表现、转归和预后都描述得更为准确。"失荣证，生于耳之前后及肩项。其证初起，状如痰核，推之不动，坚硬如石，皮色如常，日渐长大。由忧思、喜怒、气郁、血逆与火凝结而成。日久难愈，形体渐衰，肌肉消瘦，愈溃愈硬，色现紫斑，腐烂浸淫，渗流血水，疮口开大，胬肉高突，形状翻花。"高锦庭《疡科心得集·辨失荣马刀生死不同论》认为本病难疗，属"四绝之一"。

三、恶性肿瘤的中医病因

淳熙元年（1174年），南宋陈言（无择）所著的《三因极一病证方论》将病因划分为"内因、外因、不内外因"三类，其中"风、寒、暑、湿、燥、火"即外感六淫为外因，情志内伤即"喜、怒、忧、思、悲、恐、惊"为内因，"饮食、劳倦"常被归于不内外因。关于恶性肿瘤的病因病机，我们也可以从以上三方面来认识。

（一）外因

《素问·至真要大论》曰："夫百病之生也，皆生于风寒暑湿燥火，以之化之变也。"《灵枢·九针论》曰："四时八风客于经络之中，为瘤病者也。"表明"外感六淫"是所有疾病的起始因素，也是形成肿瘤的根本原因之一，其中"风、寒、湿、火"与肿瘤的发生发展关系尤为密切。

1.风邪

《素问·风论》曰："风者，百病之长也。"《素问·风论》曰："风者，百病之长也，至其变化乃生他病也。"《素问·玉机真脏论》也说："是故风者，百病之长也。"王冰注曰："长，先也，先百病而有也。"《素问·骨空论》亦曰："风者，百病之始也。"后世医家叶天士在《临床指南医案》中系统全面地表述："盖六气之中，惟风能全兼五气，如兼寒则曰风寒，兼暑则曰暑风，兼湿曰风湿，兼燥曰风燥，兼火曰风火。盖因风能鼓荡此五气而伤人，故曰百病之长……由是观之，病之因乎风起者自多也。"《温病条辨》也说："风也者，六气之帅也，诸病之领袖也。"以上均表明所有的疾病中风邪致病极为广泛，而且风邪常可合并其他邪气一起侵犯人体。"风善行而数变"的特点使得其他邪气在风邪的加持播散则更加迅速，肿瘤病人有可能在感受风邪后，体内邪气迅速强盛，导致肿瘤的发病或者转移。《灵枢·九针论》曰："四时八风之客于经络之中，为瘤病者也。"说明风邪客于经络可导致气滞、血瘀、痰凝引发肿瘤。《灵枢·刺节真邪》也提出："虚风之贼伤人也，其中人也深，不能自去……虚邪之入于身也深，寒与热相搏，久留而内着……有所结，气归之，卫气留之，不得反，津液久留，合而为肠溜。久者数岁乃成，以手按之柔，已有所结。气归之，津液留之，邪气中之，凝结日以易甚，连以聚居，为昔瘤。以手按之坚。有所结，深中骨，气因于骨，骨与气并，日以益大，则为骨疽。"说明风邪入内易搏结寒热、气血致使体内结成，其"结"渐大，成为"瘤"或"疽"等难愈疾病。《诸病源候论》云："积聚者，由阴阳不和，府藏虚弱，受于风邪，搏于府藏之气所为也……诸脏受邪，初未能为积聚，留置不去，乃成积聚。"简明扼要地说出了"因虚受风，风使积聚成"的发病原因。《诸病源候论·恶核肿候》还提出"恶核者，肉里或有核，累累如梅李，小如豆粒……此风邪夹毒所成"，也说明肿瘤的发病与风邪相关。

《素问·痹论》曰："风者，阳气也。"《素问·太阴阳明论》云："犯贼风虚邪者，阳先受之……伤于风者上先受之。"说明"风为阳邪，易袭阳位、上位"。颈部为人体之上部，又为三阳经所过之处，阳气充盛，而恶性淋巴瘤常以颈部或锁骨上淋巴结肿大为首发症状，其与风邪"易袭阳位、上位"的特点相吻合。此外，风邪善行数变，游移不定，居无定处。如《素问·风论》所言："风之伤人也，或为寒热，或为热中，或为寒中，或为疠风，或为偏枯，或为风也。"这种善行数变、极易走窜的特征又与肿瘤易复发、浸润、转移的特征相契合，尤其是一些肿瘤预后不佳的患者，最易发生肿瘤转移。

相关文献表明，肿瘤的转移多与"内风"相关。在中医中我们常将"风"分为"外风"和"内风"两大类，"外风"指外感六淫中之风邪，"内风"是机体阳气亢逆变动而形成的一类病理表现。《素问》云"东方生风，风生木，木生酸，酸生肝"，"诸风掉眩，皆属于肝"，肝为风木之脏，体阴而用阳，易升易动，与风性相类，且"肝者，贯阴阳……握升降之机也"，故"内风"又称为"肝风"内动。内风之产生，当责之于阴阳之变动。所谓阴阳为六气之本，六气为阴阳之化，阴进阳退则寒生，阳进阴退则热长，阴阳往复之间则风气乃成。阴阳协调，和风以生；阴阳出入之机不相顺接，阴阳不和，阳气升降乖戾，和风也一转而为贼风，乘机妄动于内。肿瘤初期常常是因外风的入侵所致，但随着肿瘤疾病的进展，外风的作用逐渐消退而内风的作用日渐强盛。肝与风皆喜兼夹而多变化，因此内风易夹瘀、夹痰、夹毒，流窜全身脏腑经络，遇气血阴阳失调之脏腑，则痰、毒、瘀易停滞于内，或滞于肺（肺转移），或滞于肝（肝转移），或滞于脑（脑转移），或流窜于经络、筋骨、皮毛（淋巴转移、骨转移、皮下转移）等部位，聚结成积，而为转移瘤。此理论与肿瘤转移的临床症状相符。恶性肿瘤的全身各器官组织均可出现转移，尤以肝、肺、脑多见。肝转移后期合并肝性脑病，出现神志不清、震颤等症状，及脑转移出现神志异常、肢体活动不利，或头痛、呕吐、癫痫发作等症状，符合"诸风掉眩，皆属于肝。诸暴强直，皆属于风"。而肺转移，多见咳嗽，以痉挛性阵发性咳嗽为主，伴咯血、喘气，"五脏皆令人咳"，肝气犯肺出现的咳嗽，多为痉挛性、阵发性咳嗽，并见咯血。故肝风内动可列为肿瘤转移的病因病机之一。

现代研究表明，一些微生物感染性疾病的早期可出现发热、恶寒、咳嗽、咽痛等症状，这些与中医感受风邪的症状相一致，急性或慢性病原体感染后，通过炎症体、炎性因子、肿瘤新生血管生成以及诱发一系列相关免疫反应等，与肿瘤的进展有较强的相关性，因此，对外感的防治是影响肿瘤患者预后的重要因素。现代药理学研究表明，中药独活、葛根、柴胡、连翘、蔓荆子、牛蒡子、防风、白芷、细辛等祛风药中的有效成分可以直接作用于恶性肿瘤的靶点，从而产生抗肿瘤和延缓肿瘤转移的作用。

2.寒邪

凡致病具有寒冷、凝结、收引特性的外邪，称为寒邪。最早关于寒邪致积的描述首见于《灵枢·百病始生》："积之始生，得寒乃生，厥乃成积也。"指出了寒邪是肿瘤形成的重要因素，同时对其病理过程的产生亦进行了详细的论述："厥气生足挽，挽生胫寒，胫寒则血脉凝涩，血脉凝涩则寒气上入于肠胃……肠外之汁沫迫聚不得散，日以成积。"又如《素问·举痛论》曰："寒气客于小肠膜原之间，络血之中，血涩不得注于大经，血气稽留不得行，故宿昔而成积矣。"表明寒邪入里后因寒邪"凝结、收引"的特性，使得血气凝滞、久而成积。《灵枢·水胀》曰："寒气客于肠外，与卫气相搏，气不得荣，因有所系，癖而内著，恶气乃起，息肉乃成生。"描述了肠覃是因为寒邪中于肠，寒与气相搏结而成。此外又云："生于胞中，寒气客于子门，之门闭塞，气不得通，恶血当泻不泻，衃以留止，日以益大，状如怀子，月事不以时下。"提出石瘕也是因寒阻于胞中，日久而成。此外《难经·五十五难》指出："积者，阴气也。"巢元方《诸病源候论》言："积聚者，由寒气在内所生也。血气虚弱，风邪搏于脏腑，寒多则气涩，气涩则生积聚也"；"癥瘕病者，皆由久寒积冷，饮食不消所致也"。《景岳全书》中也认为："不止饮食之滞，非寒未必成积，而风寒之邪，非食未必成形，故必以食遇寒，以寒遇食……而积斯成矣。"以上条文也表明，"寒邪"与"积"的关系密切相关。现代医家孙秉严通过观察1000例肿瘤病人后总结分析指出："不论长江以北还是长江以南，也不论是沿海还是内地，寒型和偏寒证候者最多，约占80%。"他还发现"寒型体质多患痰食积滞或癥瘕积聚"，"质属寒的人得肿瘤者居多"。此外，1970年加利福尼亚大学Temin和Rubin发现在鸡胚胎成纤维细胞被温度敏感性突发体RSV感染后，将感染细胞置于37℃培养时，细胞能够在低温下被感染很多代并像癌瘤细胞一样不断生长和分化，在形态学上显示了它们转化的特征，而几周后如果将被感染的培养液的温度提至41℃，这些细胞迅速丧失它们的转化形式，并转变为未被RSV感染时的细胞生长模式。

"寒邪"也同"风邪"一样，可分为"外寒"及"内寒"，其中外寒是指外来寒邪。内寒是指机体阳气不足，失却温煦。外寒及内寒互为因果，相互影响，相互关联。"同气相求"，阳虚内寒之体，极易感受外寒，外寒不去继续损耗阳气，使得内寒尤甚。肿瘤发病亦是如此，身体阳虚之人，受寒邪外侵，寒食伤及中阳，进而伤及肾阳，寒邪伤阳，阳气虚弱，血气津液温化无力，则易形成寒凝血癖、寒凝痰结之证。若寒邪蕴久，阴毒结聚，则成寒毒之证，日久成积。如《太平圣惠方》云："夫虚劳积聚者，脏腑之病也。积者脏病也，阴气所生也；聚者腑病也，阳气所成也。虚劳之人，阴阳气伤损，血气凝涩不宣通于经络，故成积聚于内也。"《景岳全书·积聚》明确指出："凡肝脾不足及虚弱失调之人有积聚之病，盖脾虚则中焦不运，肾虚则下焦不化，正气不行则邪滞得以居之。"再如《疮疡经验全书》云："乳岩者，此毒阴极阳衰，奈虚阳积而与血无阳，安能散？故此血渗于心经即生此疾。"认为乳岩的病机是阳气不足，导致阴寒过盛，寒痰凝聚而形成。此外清·沈金鳌《杂病源流犀烛》中也说"积聚癥瘕痃癖，因寒而痰与血食凝结病也。"现代医学也发现气虚、阳虚导致的免疫功能紊乱是诱发肿瘤的重要基础，形寒寒饮通过肺肠轴影响肿瘤发生与进展。于维涛、文彬、覃景春等人通过观察经冰水灌胃与泡浴诱导的寒证大肠癌大鼠模型和正常或热证大肠癌大鼠模型两组大鼠的结肠组织切片，表明寒证大肠癌大鼠模型的肠道胶原密度明显增加，造成的异常堆积使组织更易于恶性转化并增加了患癌风险与恶性程度。

寒为阴邪，易伤阳气，脏腑形体官窍失于温煦，气血津液化生、布散失常，机体新陈代谢缓慢，易使病理有形之物堆积，加速了肿瘤的生成与发展。因此历代医家在临床治疗肿瘤的过程中，常用温热散结的中药来祛除寒邪，并提出温阳化痰祛湿、温阳清热解毒、温阳活血化瘀、温阳软坚散结、温阳调气解郁、温阳扶正补虚等治法来防治寒邪凝滞而引发肿瘤。如大家赵献可在《医贯·噎膈论》中提出反胃的病机为肾阳亏虚，治当以引火归元，同时温阳散寒，先以八味地黄丸补命门火，以扶脾土，徐以附子理中汤理中焦。《王旭高医案》："积聚之证，大抵寒多热少，虚多实少，桂枝、肉桂、吴茱萸为积聚之要药……盖气温则行，血寒则凝，营运其气，流通其血，为治积第一法。"表明温通气血是治疗积聚的要法。现代深部热疗在肿瘤治疗中的应用也表明寒邪在内、日久积生。

3.湿邪

湿邪为中医临床上极常见的致病因素，但"湿邪"一词本身具有模糊性，论其来源则有外感、内伤之分，论其性质则有有形、无形乃至清、浊、浓、淡之异，论其立名，分则有痰、饮、水、湿四名，合则统于"湿邪"一名。

湿邪致病有外湿和内湿之分。外湿本指自然界多雨或潮湿的气候或环境状态，多发生在夏秋之交，但这种气候或环境状态会使正气虚弱或体质湿盛的人发生疾病，对这些人来说，外湿便成为致病的因素。内湿则指因各种原因引起的脾脏生理功能失常、体内水湿停聚所形成的病理状态。外湿与内湿虽有不同，但两者在病证表现上有共同的特点，且在发病过程中常相互影响。外湿致病，易伤及脾脏，使湿浊内生，而脾失健运，水湿停聚，又易招致外湿侵袭。外湿侵袭人体一般有三种途径：一是由肌表侵入，依次传至经络、脏腑；二是湿邪外袭皮肉筋骨，则皮黄瘙痒、肌酸肉肿、筋骨疼痛；三是内侵五脏，则五脏功能失调。此外，湿邪还可从口鼻而入依次侵袭三焦，或直中脏腑。《素问·阴阳应象大论》曰"地之湿气，感则害人皮肉筋脉"，说明自然环境中的湿气，最开始侵犯人体皮表肌肉。湿气从肌肤入里，湿性黏腻易阻滞气机，因其郁蒸不化，胶着难解会使得气机升降失常，水湿布化失司，湿邪无出路，则日久聚而为痰，痰凝阻滞人体气血津液运行而胶结发为肿瘤。如《灵枢》曰"津液涩渗，著而不去，而积成矣"；"有所结，气归之，卫气留之不得反，津液久留，合而为肠溜（瘤）"等均表明湿邪不去，气机停滞则会化积或成瘤。《临证指南医案》指出："内生之湿，必其人膏粱酒醴过度，或嗜饮茶汤太多，或食生冷瓜果及甜腻之物……"说明内湿多因饮食不节所致。

湿邪的广义是指"痰、饮、水、湿"四者，"痰、饮、水、湿"都是由水津代谢障碍所引起的病理性产物，"一源而四歧"，所谓合则为一，分则为四。其形成均与肺、脾、肾、三焦等脏腑功能失调有关。四者在性质、流动性、证候表现上有异有同，它们之间的关系密切。所谓痰，是体内水液停聚凝结而形成的一种质地稠浊而黏的病理产物。常呈半凝固乳胶状态，流动性小，多停于肺，但可随气流窜全身，见症复杂，一般有吐痰多的主症。所谓饮，是体内水液停聚而转化成的一种较痰清稀、较水混浊的病理性产物。常停聚于某些腔隙及胃肠，以停聚处的症状为主要表现。水既可以是正常的水液，一切阴（津）液的总称，异常情况下则是水邪，即水停证、水气病、水客为患。饮指体内水津因气化失常而停聚，以肢体浮肿、小便不利，或腹大痞胀、舌淡胖为主要表现的证候。其中浮肿、少尿为必备症状。湿则无明显性质可见而呈"汽态"，弥漫性大，以肢体闷重酸困等为主要表现。由于痰、饮、水、湿本属一类，难以截然划分，而且可相互转化、兼并，故又常互相通称，如有痰饮、痰湿、水饮、水湿、湿痰等名称。痰湿会导致气血运行失畅、经络受阻，致痰湿凝聚，脉络瘀滞，气机不畅，病理产物积聚，发为癥瘕、积聚，进一步损伤脾肾等脏腑功能，引起脏腑亏虚。《丹溪心法》中说"凡人身上、中、下有块，多是痰"；"痰之为物，随气升降，无处不到，无所不至，百病中多有兼此者"。痰湿留滞，痼疾丛生。凡痰之为患，在肺则咳，在胃则呕，在心则悸，在头则眩，在肾则冷，在胸则痛，在胁则胀，在肠则泻，在经络则肿，在四肢则"痹"，在子宫则有"躯脂闭塞子宫而不孕"，故有"百病怪病皆由痰作祟"之说。《疡科心得集》也提出："癌瘤者，非阴阳正气所结肿，乃五脏瘀血、浊气痰滞而成。"《外科正宗》亦云："痰病者……多致脾气不能传运，遂成痰结。"表明如若脾胃受损，则会痰湿内聚，进而气滞血瘀，痰凝毒结，形成肿瘤。因而古代医家也常将一些难以诊疗的疾病称为"痰"病。痰既是病理产物，又是致病因素，由此可见，痰湿之邪可贯穿于恶性肿瘤发病和进展过程，痰湿凝聚不仅参与恶性肿瘤形成，还可加剧痰湿积聚的病理变化，促使肿瘤生长、转移及复发。

现代药理学研究表明，利湿药有显著的抗肿瘤作用。如薏苡仁、苦参、白英、土茯苓、菝葜、藤梨根、虎杖、威灵仙等均具有抗癌作用。

4.火邪

火邪又常称为温邪、热邪、温热之邪、火热之邪。虽可混称，但在程度上有所区别，有"火为热之极，热为温之渐"之说。火邪有内外之分，习惯上常将外火称为温邪、热邪或温热之邪，内火称为火邪、火热之邪。外火实际上包括和代表了阳热一类的外界致病因素，如风热、暑、湿热和大部分疠气等。内火的成因却较为多样和复杂，且有虚实之分。它包括外界的风、寒、燥、湿等致病因素侵入人体后的郁而化火，所谓"六气皆从火化"，体内的病理性代谢产物（如痰、瘀血）和食积、湿浊郁而也可化火，体内阳气过盛亦可化火，即"气有余便是火"，情志过极可化火，脏腑阴阳失调也可化火。

"火"在《说文解字》中描述为"燬也"，左为"火"右为"毁"，有火可烧毁一切之义。中医对于"火"的描述最早可见于《黄帝内经》，《素问·阴阳应象大论》有言："壮火之气衰，少火之气壮，壮火食气，气食少火。"这是第一次提出了"火"分为"少火"和"壮火"，并将"壮火"和"少火"以其特征明确区分。后经历代医家对该理论的发展，逐渐将"壮火"和"少火"引申为生理和病理之火论述。《素问·阴阳应象大论》亦曰："水为阴，火为阳；阳为气，阴为味。"此文首次将水火置于阴阳之上，赋予了更深的含义。而《素问·生气通天论》所云"阳气者，若天与日，失其所则折寿而不彰"，则表明了"火"作为阳气对人来说就像太阳一样，是能量生成的原动力。《素问·至真药大论》也云："诸痛痒疮，皆属于心。"心即指心经实火，表明"火"可致痛痒疮，和现代医学所说的炎症可致"红肿热痛"有异曲同工之妙。张景岳认为"火得其正，即为阳气，此火之不可无，亦不可衰，衰则阳气之虚也。火失其正，是以邪热，此火之不可有"，表明得"火"人则正气生，该"火"贯穿人的一生，是人生命之本，该火不可无也不能衰，如若火亢盛或衰弱则视为"邪火"，为病理之火。

相关文献提出恶性肿瘤的总病机是"整体为虚，瘤部为实"，现代研究表明肿瘤患者常具有机体生理之火衰败、瘤体局部病理之火亢盛的临床表现。阳虚之人和机体整体火衰阳虚有直接的关系，正是基于以上认识，不少研究表明阳虚体质人群免疫功能相关基因表达普遍比正常人下调，但是白介素-8的表达则会上调，更甚者可上调10倍以上，白介素-8的高表达可诱导内皮细胞的迁移和增生来介导肿瘤组织血管增生，从而促进肿瘤的发生。这也从侧面论证了阳虚体质人群更易罹患肿瘤的理论，朱丹溪认为"火起于妄，变化莫测"。妄火其意为不安本位之火，有肆意乱窜、升降乖戾、变化多端的特点，正因为以上特点，妄火能带动瘤体的妄生妄行（增殖、浸润、转移等），又因妄火亦具耗气之性，同时还能加重肿瘤微环境的乏氧状态。

国医大师周仲瑛认为，热毒和癌毒是导致癌症发生发展的关键，清热解毒必须贯穿整个癌症治疗过程。《中国药典》2010版一部共收载功能与主治为清热解毒的中药材72种，经文献检索，发现其中45种已报道具有抗肿瘤活性，如人工牛黄、三白草、大血藤、大青叶、山豆根、山慈姑、千里光、飞扬草、马齿苋、云芝等，此外还有山香圆叶、山银花、川射干、天葵子、毛诃子、四季青、杠板归、鸡骨草、青果、苦玄参、苦地丁、苘麻子、委陵菜、金果榄、金银花、草乌叶、禹州漏芦、洪连、臭灵丹草、高山辣根菜、拳参、黄藤、救必应、绵马贯众、紫花地丁、蓼大青叶和一枝黄花等清热解毒药。现代药理研究表明，清热解毒药除了可通过阻滞细胞周期的 G_2/M 期和促进细胞凋亡实现肿瘤抑制，还可通过改变细胞周期分布及影响细胞周期调控蛋白表达抑制肿瘤，部分清热解毒药还对肿瘤细胞具有诱导其凋亡的能力，诱导其凋亡也就意味着肿瘤细胞失去再生及再复制的能力。

（二）内因

情志内伤：中医将情志分为"喜、怒、忧、思、悲、恐、惊"七情，在一般状况下，七情属于生理活动的范围。情志活动是由脏腑精气应答，外在环境因素的作用所产生的，若外在的环境变化过于强烈，情志过激或者是持续不减可导致脏腑精气阴阳的功能失常，气血运行失调，继而就会诱发疾病。

古代医家将因七情（情志）过度而引起脏腑精气功能紊乱所致的疾病称为情志内伤。如《素问·举痛论》中指出"百病生于气也，怒则气上，喜则气缓，悲则气消，恐则气下……惊则气乱……思则心有所存，神有所归，正气留而不行，故气结矣"，说明情志变化可以引起相应气机的变化。《素问·阴阳应象大论》亦云"喜伤心，怒伤肝，思伤脾，悲伤肺，恐伤肾"，表明情志过极可影响相应脏器。《素问》云："暴怒伤阴，暴喜伤阳。厥气上行，满脉去形。喜怒不节，寒暑过度，生乃不固。"说明情志不节也是恶性肿瘤产生的原因之一。《类证治载》曰："七情内起之郁，始而伤气，继降及血，终乃成劳。"朱丹溪更指出："气血冲和，万病不生，一有怫郁，诸病生焉，故人身诸病，多生于郁。"叶天士也强调："郁者至久，元气未有不伤，克伐屡投，随散而随郁者，比比然也。"张子和曰"五积六聚……此皆抑郁不伸而受其邪也，岂待司天克运，然后为郁哉？且积之成也，或因暴怒、喜、悲、思、恐之气。"上述条文都表明七情过度不仅可直接作用于脏腑，造成脏腑功能损伤，使得正气亏虚，阴阳失调，成为恶性肿瘤的易感因素，更能扰乱气机的正常运行，使气行不循常道，或气逆而上，或气陷而下，或气结于某处，气不行则血瘀，气滞血瘀阻碍津液的运行，津液输布异常则痰浊内生，最终形成气滞、血瘀、痰浊的病理因素，促进恶性肿瘤的发生。

此外各路医家著书立说，如金·窦汉卿《疮疡经验全书》曰："茧唇皆由六气、七情相感而成，或忧思太过，忧思过深则心火焦炽……"指出茧唇的病因为外邪与情志因素相互作用，或忧思太过，思虑过深。思虑太过，则致心火焦炽，心火移热与夹脾之郁结湿浊循经上升，结于唇部致使唇部气血瘀滞，火毒湿浊相互搏结而成茧唇。明·李梴《医学入门》提出："乳岩，乃郁怒伤肝脾。"明确指出乳岩的病因为"郁怒"，病机为"郁怒伤肝脾"。王肯堂在《外科准绳》中也说："忧怒郁遏，时时积累，脾气消阻，肝气横逆，遂成隐核……名曰岩。"表明癌症的形成与忧怒关系密切。明代邵达的《订补明医指掌》指出"（噎膈）多起于忧郁，忧郁则气结于胸，臆而生痰，久则痰结成块，胶于上焦……而病已成矣"，表明忧郁可引起噎膈之症。明代陈实功的《外科正宗》表明"失荣者，或因六欲不遂，损伤中气，郁火相凝，隧痰失道，停结而成"，指出失荣的发病机制为所欲不遂，情志不畅，损伤中气，郁火痰凝，结于颈部而发病。清·王维德《外科证治全生集》曰"（乳岩）是阴寒结痰，此因哀哭忧愁，患难惊恐所致"，提出乳腺恶性肿瘤的发生与惊恐忧虑关系密切。张介宾在《景岳全书·杂证谟》表明"噎膈一证，必以忧愁、思虑、积劳、积郁，或酒色过度损伤而成"，提出食管恶性肿瘤的产生离不开忧思劳倦。清·邹岳《外科真诠》曰"（失荣）由忧思哀怒，气郁血逆，与火凝结而成"，同样指出忧思哀怒、情志不舒是失荣的重要病因。清·高秉钧《疡科心得集》曰"舌疳者……由心绪烦扰则生火，思虑伤脾则气郁，郁甚而成斯疾，其证最恶"。清·包永泰《喉科杓指》曰："（喉菌）此症属忧郁血热气滞，妇人多患之……"清·高思敬《外科问答》曰"筋瘤……此症得自郁怒伤肝，忧虑伤脾伤肺"；"翻花岩，与乳岩仿佛，由肝郁不舒，木火鸱张而得，甚不易治"。这些论述都说明舌疳、喉菌、筋瘤、翻花岩等各类癌瘤的发生均与情志因素密切相关。

现代研究表明，心理状态与肿瘤之间存在联系。若情志异常则可通过促进炎症发生和干预细胞免疫来削弱人体抗肿瘤免疫功能。Shekelle明确提出抑郁心态与癌症发病率密切相关。胡晓平等通过观察70例妇科恶性肿瘤化疗病人病情的变化，表明用常规化疗和护理的同时给予情志辨证施护的治疗手段能更好地提高患者生活质量，延长患者生命周期。叶琴琴等关于癌症患者抑郁状态的现状研究表明，抑郁状态对肿瘤的全程包括发生、发展、死亡和转归均有不容忽视的影响，对肿瘤患者的治疗和康复意义重大。吴小燕将50例乳腺癌根治术患者随机分为对照组和观察组，每组分别有25例，对照组进行常规护理，观察组进行心理护理，观察组和对照组患者生活质量和疼痛程度对比。结果表明，乳腺癌根治术患者给予心理护理对生活质量和疼痛感改善更明显，能极大地改善患者生活质量，减轻患者疼痛。可见情志既是肿瘤的发病原因又是治疗肿瘤的方法之一，情志和肿瘤互为因果，相互影响。

（三）不内外因

许多医家将饮食、劳倦归于不内外因。认为饮食不节、劳倦过度易引起人体正气亏虚，气血阴阳失调，最终导致疾病的产生。如《素问》中提出"食饮有节，起居有常"是人体健康、形神兼备的重要措施。"以酒为浆，以妄为常""饮食自倍，肠胃乃伤""形寒饮冷，则伤肺"，点明饮食不调是疾病发生的重要原因。《寄生续方》曰："凡人脾胃虚弱，或饮食过度，或生冷过度，不能克化，致成积聚结块。"《济生方》云："过餐五味，鱼腥乳酪，强食生冷果菜，停蓄胃脘……久则积结为癥瘕。"以上均表明饮食不当，易伤脾胃，继而成积。《医门法律》谓："过饮滚酒，多成膈证。"《疮疡经验全书》说："脏毒者……或饮醇醨之酒，或食五辛炙煿等味，蓄毒在内，流积为痈。"这些论述都说明长期过度饮酒、嗜食生冷、炙煿膏粱炙品，饮食不节、不洁、偏嗜，均能影响脾胃功能，致正气不足，蓄毒体内，气机不利，脉络不通，而发肿瘤。《素问·宣明五气》曰："久视伤血，久卧伤气，久坐伤肉，久立伤骨，久行伤筋。是谓五劳所伤。"无论劳力、劳神，还是房劳过度，皆能耗伤正气。人体长期劳逸失度，易耗损人体气血、津液，使脏腑功能低下，正气不足，气血经络运行功能障碍，抗邪能力差，是肿瘤形成的一个因素。

现代研究表明，饮食不当及自身免疫力低下对肿瘤的产生和转归均有一定的影响。河南省林县是世界上食道癌发生率最高的地区之一，调查研究发现，食道癌的高发与当地居民膳食中营养素水平较低有关。流行病学调查发现，动物脂肪摄入过多与大肠癌的发病呈正相关，大量研究发现高摄入新鲜水果蔬菜可降低胃癌的发生率，尤其是葱类、蔬菜和柠檬的作用更为明显。相关研究表明，灵芝、香菇、蘑菇、黑木耳、枸杞子、薏仁米等含有多糖类物质，可提高免疫功能，并有抑制肿瘤生长的作用。胡萝卜、卷心菜、莴笋、白菜、蕨菜、大枣、桂圆肉、莲子肉等含有人体必需的各种营养成分及维生素和微量元素，这些维生素和微量元素是酶代谢过程中所必需的物质，可提高网状系统及白细胞的吞噬功能，提高机体的抗病能力。还有大蒜、洋葱、芦笋等，所含的挥发油有抑制和阻断硝酸盐转变为致癌物质亚硝胺的作用。

四、恶性肿瘤的中医病机

中医肿瘤学至今还不是一个独立的学科，中医中有关肿瘤的发病机制也仅仅散见于各医家医案医话，祖国医学对肿瘤的发病机制众说纷纭，有人认为"气滞"是肿瘤的发病机制，也有人认为是"痰瘀"，还有一部分人认为"正气亏虚"也可导致肿瘤的发生。总之，纵观古籍，观点异彩纷呈，论著见解独到，现就将主流观点大致论述如下：

(一) 气滞

气的运动称为气机，由气的运动产生的各种变化称为气化，因此气机是气化所必须经历的过程，而气化是气机的必然结果，中医认为，气化是生命活动的根本，一旦气化停止，也就意味着生命的终结，故《素问·六微旨大论》说："故非出入，则无以生长壮老已；非升降，则无以生长化收藏。是以升降出入，无器不有。故器者生化之宇，器散则分之，生化息矣。"

人体气机活动的基本形式主要为升降出入，若气机的升降出入失常，则可出现气逆、气郁、气滞、气陷、气闭甚至气机泄脱等病变。如《素问·脉要精微论》云："上盛则气高，下盛则气胀。"《素问·阴阳应象大论》曰："寒极生热，热极生寒，寒气生浊，热气生清，清气在下，则生飧泄，浊气在上，则生腹胀。此阴阳反作，病之逆从也。"《素问·生气通天论》指出："阳气者，烦劳则张，精绝，辟积于夏，使人煎厥……大怒则形气绝，而血菀于上，使人薄厥。……春伤于风，邪气留连，乃为洞泄……秋伤于湿，上逆为咳，发为痿厥。"以上论述，说明了气机升降失常导致气高、气胀、飧泄、咳胀等症状。

此外《内经》指出："百病皆生于气……喜怒不适……寒温不时，邪气胜之，积聚成瘤。"新安医家吴谦也在《医宗金鉴》中曰："乳癌由肝脾两伤，气郁凝结而成。"乳癌如此，其他肿瘤的发生，也与气的病理变化有着极其密切的关系。《丹溪心法》云："气血冲和，万病不生，一生怫郁，诸病生焉，故人身诸病多生于郁。"表明气机失常，气血失和，则脉络受阻，血行不畅，气滞血瘀，脏腑失和，日积月累而成积聚等病。所以，以气滞为先导，渐致血瘀、痰凝、湿聚等相兼为患，就成为肿瘤发生发展的关键。

（二）痰瘀

痰是人体水液代谢障碍所形成的病理产物，瘀血是体内血液运行不畅而形成的致病因素，两者既是疾病发展过程中产生的病理产物，又是不少疾病的致病因素。《灵枢·百病始生》中记载："厥气生足挽，挽生胫寒，胫寒则血脉凝涩，血脉凝涩则寒气上入于肠胃，入于肠胃则腆胀。腆胀则肠外汁沫迫聚不得散，日以成积……肠胃之络伤，则血溢于肠外，肠外有寒，汁沫与血相搏，则并合凝聚不得散，而成积矣。"指出因寒使得"汁沫与血相搏"成积不散。《黄帝内经》亦指出："温气不行，凝血蕴里而不散，津液涩渗，著而不去，而积皆成矣。"此外，朱丹溪提出"百病皆由痰作祟"，"凡人身上中下有块者，皆属痰"，并且形成了"痰挟瘀血，遂成囊窠"学说。此外，朱丹溪在《丹溪心法》中表明积聚由痰、食、瘀互结而成，"痞块在中为痰饮，在右为食，积在左为血块。气不能作块成聚，块乃有形之物也，痰与食积死血而成也。"

清·唐容川《血证论》曰"瘀血在经络脏腑间，结为癥瘕"，指出瘀血与肿瘤发生密切相关。清·高秉钧《疡科心得集》载"癌瘤者，非阴阳正气所结肿，乃五脏瘀血、浊气、痰滞而成"，明确提出痰瘀是肿瘤形成的主要因素。痰瘀也是促进肿瘤转移的重要因素，清·沈金鳌《杂病源流犀烛》谓"痰之为物，流动不测，故其为害，上至巅顶，下至涌泉，随气升降，周身内外皆到，五脏六腑俱有"，这与肿瘤转移时痰瘀癌毒随气血流动而形成的肿瘤转移情况相吻合。痰浊瘀毒等病理因素的持续存在，在体内可以互生互化。明·王肯堂《证治准绳》云"痰积即久，如沟渠遏淹久，则倒流逆上，瘀浊臭秽无所不有"，说明痰可致瘀，同样瘀也可生痰。清·唐容川《血证论》"血积既久，变能化为痰水"，由此陷入恶性循环，日久痰瘀交结，阻滞脉络，凝聚成块，从而形成肿瘤。因此，痰瘀互结是肿瘤发生发展的中医病因病机关键所在。

现代医学研究结果也支持这一观点。中晚期肿瘤患者常在舌苔、舌质的变化中反映出体内痰凝、血瘀的病理改变，如青紫舌、舌面斑点、舌下静脉迂曲、怒张、舌苔厚腻等；在血液循环方面，恶性肿瘤时常伴有高黏滞血症，即血液处于浓、黏、聚状态，以及血液凝固性增高，而这些血液循环的变化不仅是血瘀证的特点，也是痰证的特点。

（三）正气亏虚

正气同真气，是生命机能的总称，通常正气与病邪是相对而言的，正气本质上泛指人体的抗病能力。《素问·刺法论》曾云："正气存内，邪不可干。"《素问·评热病论》亦云："邪之所凑，其气必虚。"《灵枢·百病始生》中说到："风雨寒热，不得虚，邪不能独伤人。……此必因虚邪之风，与其身形，两虚相得，乃客其形。"《灵枢》亦云："虚邪之人，于身也深，寒与热相搏，久留而内著，邪气居其间而不反，发为瘤。"由此可见古籍文献中广泛记载了正虚乃癌瘤发病的关键因素。《黄帝内经》言："壮人无积，虚则有之。"《医家必读》认为："积之所成也，正气不足，而后邪气踞之。"以上条文均表明单纯的邪气难以单独发病，必须是在内虚的基础上才能共同作用起病。

肿瘤是内外因相互作用的产物，其中外邪为肿瘤形成条件，机体正气的亏虚为内在因素。此外还有大量的医学名著也提出正虚和肿瘤疾病的发生息息相关，如《外证医案汇编》云："正气虚则成岩。"《景岳全书》亦云："脾肾不足及虚弱失调之人，多有积聚之病。"《普济方》曰："虚劳之人，阴阳虚损，血气涩滞。不能宣通……故成积聚之病也。"《诸病源候论·虚劳积聚候》谓："积聚者，脏腑之病也；积者，脏病也。阴气所生也；聚者，腑病也，阳气所成也。虚劳之人，阴阳伤损，血虚凝涩，不能宣通经络，故积聚于内也。"现代学者将中医"正虚"更加具体详细化，正如郁仁存在《中医肿瘤学》中写道："癌瘤的产生离不开体内阴阳不和、气血亏虚和脏腑功能失调等内在虚损。"表明"正虚"主要表现在阴阳不和、气血亏虚和脏腑功能失调等各个方面。刘嘉湘教授也认为肿瘤的形成乃是因虚而得病，因虚而致实。癌瘤实体是机体正气虚损、邪毒积聚在局部的表现，机体虚弱是癌症之本，实体的癌瘤为癌症之标，表明肿瘤发生发展的过程是"虚实夹杂"的过程。徐振晔教授认为精气两亏为恶性肿瘤发生发展的主要病理因素，其与肿瘤的转移、扩散及结局密切相关。

五、恶性肿瘤的中医预防

恶性肿瘤预防是指通过降低肿瘤的发病率来降低肿瘤的死亡率，具体包括通过远离各种环境致癌风险因素、预防肿瘤发病相关的感染因素、改变不良生活方式、适当的运动、保持精神愉快以及针对极高危人群或者癌前病变采用一定的医疗干预手段来降低肿瘤的发病风险。世界卫生组织认为40%以上的癌症是可以预防的。恶性肿瘤的发生是机体与外界环境因素长期相互作用的结果，因此肿瘤预防应该贯穿于日常生活中并长期坚持。肿瘤预防的目的是降低恶性肿瘤的发病率和死亡率，从而减少恶性肿瘤对国民健康、家庭的危害以及对国家医疗资源的消耗，减轻恶性肿瘤导致的家庭和社会的经济负担。恶性肿瘤的病因预防称为一级预防，通过筛查早期诊断肿瘤而提高肿瘤治疗效果称为二级预防。研究表明有1/3恶性肿瘤是可以预防的，1/3的恶性肿瘤如能早期发现并得到适合的治疗是可以治愈的，因此对恶性肿瘤有效的预防，可以减少其发病率、提高治愈率、降低死亡率。

根据相关研究表明，恶性肿瘤是严重威胁我国居民健康的公共卫生问题之一，现已成为全世界范围内首要死因。恶性肿瘤对个人、家庭和社会均造成了严重危害和负担，极大地消耗着社会、国家的医疗卫生资源和人力资源。2016年10月，中共中央、国务院印发的《"健康中国2030"规划纲要》（以下简称《规划纲要》）提出，到2030年，要实现全人类、全生命周期的慢性病健康管理，将总体癌症5年生存率提高15%，总数值不低于46.6%。因此，大力改善肿瘤防治现状已成为《规划纲要》的重要任务之一，也是当前我国发展健康医学中亟待解决的重大难题。为贯彻执行《规划纲要》中对肿瘤发病率和死亡率的要求，积极、有效实施癌症防控行动迫在眉睫。

随着医学从疾病医学向健康医学的转变，人们开始广泛提倡疾病治疗"关口前移、预防为主、防治结合"的医疗发展方向。从全国范围来看，目前恶性肿瘤筛查现状不容乐观，存在早诊率低、五年生存率低、各地区规范化筛查诊疗水平差距显著等问题，肿瘤防治形势依然严峻。同我国目前癌症发病率、死亡率双增长的态势相比，美国在1990—2015年这25年间，癌症死亡率已下降26%，整体上呈现癌症发病率、死亡率双低趋势。进一步证实实施肿瘤预防、筛查和早诊早治对于降低其发病率、死亡率的重要性。基于此，我国发布了《健康中国行动（2019—2030）》，其中最主要任务之一是实施癌症防治行动，倡导积极预防癌症，推进早筛查、早诊断、早治疗，降低癌症发病率和死亡率，提高患者生存质量。2021年中国肿瘤健康管理大会上提到，我国受癌症困扰的家庭数以万计，要实施癌症防治行动，推进预防筛查、早诊早治和科研攻关，着力缓解民生的痛点。"十四五"规划纲要明确指出，将全面推进健康中国建设。把保障人民健康放在优先发展的战略位置，坚持预防为主的方针，深入实施健康中国行动，完善国民健康促进政策，织牢国家公共卫生防护网，为人民提供全方位全生命周期的健康服务。

（一）何为"疾病预防"和"肿瘤预防"

"疾病预防"是指防止疾病在人群中发生。1952年，美国慢性病委员会的一个工作组最先提出，将疾病预防分为一级预防和二级预防，随后又增加了三级预防的概念。这些预防级别被概括定义为：一级预防即在疾病生物学发病前进行的预防；二级预防是指在疾病被确诊后、导致损害和残疾前进行的预防；三级预防在患者遭受损害和出现残疾后进行的预防，以防疾病进一步恶化。肿瘤的预防也分为三级。一级预防（病因学预防）是指对一般人群消除或降低致癌因素，促进健康，防患于未然的预防措施；二级预防（发病学预防）是对特定高风险人群筛检癌前病变或早期肿瘤病例，从而进行早期发现、早期预防和治疗，其措施包括筛查和干预实验；三级预防是指对现患肿瘤病人防止复发，减少其并发症，防止致残，提高生存率和康复率，以及减轻由肿瘤引起的疼痛等措施，肿瘤的一级预防是最根本的预防措施。

虽然祖国医学中未见"预防疾病"和"肿瘤预防"等词，但祖国医学中我们可以见到"治未病"的大量描述，治未病包含三种意义：一是防病于未然，强调摄生，预防疾病的发生；二是既病之后防其转变，强调早期诊断和早期治疗，及时控制疾病的发展演变；三是预后防止疾病的复发及治愈后遗症。从"治未病"的含义不难看出这便是关于"预防各类疾病"最早的雏形，如《素问·四气调神大论》，其曰："圣人不治已病治未病，不治已乱治未乱，此之谓也。""夫病已成而后药之，乱已成而后治之，譬犹渴而穿井，斗而铸锥，不亦晚乎！"另外在《灵枢·逆顺》中谓："上工刺其未生者也；其次，刺其未盛者也……上工治未病，不治已病，此之谓也。"《素问·刺热》说："病虽未发，见赤色者刺之，名曰治未病。"《八正神明论》："上工救其'萌芽'，必先见三部九候之气，尽调不败而救之，故曰上工。"《丹溪心法·不治已病治未病》中说："与其救疗于有疾之后，不若摄养于无疾之先。盖疾成而后药者，徒劳而已。是故已病而不治，所以为医家之法；未病而先治，所以明摄生之理。长如是则思患而预防之者，何患之有哉？此圣人不治已病治未病之意也。"《金匮要略》第一条就开宗明义地提出了"上工治未病"，提出"夫治未病者，见肝之病，知肝传脾，当先实脾，四季脾旺不受邪，即勿补之；中工不晓其传，见肝之病，不解实脾，惟治肝也"。以上均揭示诸病当预防于早，勿等病成再治。

唐代著名医家史孙思邈，史称"药王"。他将疾病分为"未病""欲病""已病"三个层次，要求医生要"消未起之患，治未病之疾，医之于无事之前"。在其著作《备急千金要方》和《千金翼方》两书中，他还明确论证了"治未病"与养性的直接关系，提出"善养性者，治未病之病"，并创造了一整套养生延年的方法。他认为人能否延年益寿与养生有着密切的关系，"养生有五难，名利不去为一难；喜怒不除为二难；声色不去为三难；滋味不绝为四难，神虑精散为五难"。他还积极推广养生功法，认为经常适当的劳作运动，能促进身心健康。所谓"动则不衰，用则不退"。此外，孙思邈还在著作中列食养、食疗食物154种，他说："安身之本，必资于食，是故食能排邪而安脏腑，悦神爽志以资气血，若能用食平疴，释情遣疾者，可谓良工。"也就是说，食物对人体的滋养作用，本身就是最重要的增进健康、益寿延年的途径。合理安排饮食，可保证机体的营养，使五脏功能旺盛，气血充实，提高适应自然界变化的应变能力，增强抵御外邪的力量。清代新安医家程云来说："治未病者，谓治未病之脏腑，非治未病之人也。"从以上诸家的众多论述中我们不难发现"疾病预防"贯穿着疾病发生发展的全过程，而且随着医疗水平的进步，人们对"疾病预防"的理解越来越深刻，并且已发展成一门独立的学科即"预防医学"。

（二）如何预防肿瘤

不管是"疾病"的预防还是"肿瘤"的预防，从本质上而言是一样的。中医学从《黄帝内经》开始就讲"上医治未病"，就把养生防病作为主导思想，要想预防肿瘤就得学会养生。

"养生"一词最早见于《庄子·内篇》，所谓"生"，生命、生存、生长之意；所谓"养"，保养、调养、补养、护养之意。"养生"的内涵，一是如何延长生命的时限，二是如何提高生活的质量。马王堆出土的《养生图》中已经出现了吐纳、导引等养生方法。唐代名医孙思邈的《千金方》中也讲了很多养生理论。讲中医养生文化，不能不讲老子和孔子，两者代表了两种养生思想：老子是"清静无为"，"保养精气、顺乎自然、气功修炼"，老子是养生学的开创者。以孔子为代表的儒家养生思想是"天行健，君子以自强不息"。这两种思想形成了一个静动结合的思维方式，贯穿在中医养生学发展过程中。"仁者寿""智者寿""欲而不贪"是儒家在养生道德理念上的重要思想。那到底如何"养生"才能预防肿瘤，具体如下：

1.良好的生活习惯

《素问·上古天真论》曰："法于阴阳，和于术数，饮食有节，起居有常，不妄作劳，故能形与神俱，而尽终其天年，度百岁乃去。"可见古人认为人的寿命长短与良好的生活习惯有着密切的关系。起居有常可以提高人体适应能力，在日常生活中如果生活作息失常，常态化熬夜，就会"半百而衰也"。起居有常涵盖日常生活的方方面面，要合理安排作息时间，"夜卧晨起"有定时，劳作、饮食也均有规律，方能延年益寿。生活作息时间也应随季节变化进行相应的调整，春宜"夜卧早起，广步于庭"，夏宜"夜卧早起，无厌于日"，秋宜"早卧早起，与鸡俱兴"，冬宜"早卧晚起，必待日光"，强调了古人常取法自然界阴阳变化的规律，来调节人体生命活动的节律，以实现法时而养的目的。

除了顺应自然规律，调整好自己的生活作息外，我们也应根据四季变化来"养生"，以此提高自己的免疫力。关于最基本的养生理论当属春夏养阳、秋冬养阴的理论，该理论是"法于阴阳"在养生实践方面的具体应用，是《黄帝内经》养生保健、防治疾病的指导思想，它体现了"天人相应"的整体观念。其宗旨是人体必须顺应自然，顺应四时阴阳变化这个根本规律。根据人体阴阳的具体情况采取相应措施，以保全五脏之气，使其发挥正常生理，这样人们才能健康长寿而少病。如果人们在日常生活中都能遵循此指导思想，定能达到养生防病、健康长寿的目的。张介宾《类经》有云："夫阴根于阳，阳根于阴，阴以阳生，阳以阴长。所以圣人春夏则养阳，以为秋冬之地；秋冬则养阴，以为春夏之地，皆所以从其根也。"张氏认为阳是阴的根本，养春夏之阳的目的是为了养秋冬之阴。阴是阳的基础，养秋冬之阴的目的是为了养春夏之阳，而内经之所以强调这一观点，是为了使人顺应时令，调其阴阳，使阴阳平衡协调，防患于未然，倡阴阳之互根理论。张介宾认为，春夏以阳为主气，秋冬以阴为主气，而阴阳互为根本，阳能生阴，阴能生阳，在春夏阳主气之时助养阳气，有利秋冬阴气之滋生；在秋冬阴主气之时滋养阴气，可助春夏阳气之生发。

2.科学的饮食习惯

《素问·痹论》曰"饮食自倍，肠胃乃伤"，饮食不加节制，暴饮暴食，就会引发消化道疾病。有节，就是要节制，不要完全放纵自己的食欲。食饮有节的"节"主要包括节制、节奏两个方面，节制是强调饮食要有度，不可恣意妄为；节奏是吃饭时间要固定，一日三餐时间要规律，必须因时而食、顺时而养，如春季阳气初生，宜食辛甘发散之品，而不宜食酸收之味。故《素问·藏气法时论》说："肝主春……肝苦急，急食甘以缓之……肝欲散，急食辛以散之，用辛补之，酸泄之。"夏季，伏阴在内，饮食不可过寒，《素问·藏气法时论》说："心主夏，心苦缓，急食酸以收之"；"心欲耎，急食咸以耎之，用咸补之，甘泻之"。秋季阳气收敛，饮食宜收不宜散，如《素问·藏气法时论》说："肺主秋……肺欲收，急食酸以收之，用酸补之，辛泻之。"冬季阳气衰微，腠理闭塞，很少出汗。减少食盐摄入量，可以减轻肾脏的负担，增加苦味可以坚肾养心，故《素问·藏气法时论》说："肾主冬……肾欲坚，急食苦以坚之，用苦补之，咸泻之。"当然关于饮食除了"有节"外，还要"有洁"。现代研究认识到，多数肿瘤发生形成和不良生活行为密切相关，改变不良饮食习惯、生活行为，养成科学的饮食方式和良好的生活行为，就可以预防大多数肿瘤的发生。

在饮食方面我们除了营养合理、搭配得当外，还可以根据人的体质来制定合理的饮食。例如气郁体质的人应该要保持清淡的饮食，并且在营养膳食上添加理气解郁、疏肝行气的食物，比如猪肝、橘子、萝卜、洋葱、苦瓜等，另外注意在饮食过程中少食用油腻厚味的食物或者酸涩的食物并且注意保持心情上的舒畅。对于以血瘀为主的人则应该多食用能够散血祛瘀的食物，比如红枣、当归、红豆等，在饮食上要少食用酸、辛辣的食物。而偏于湿热体质的人则要保持清淡的饮食，在食物的选择上多食用苦寒、甘寒等性质或者作用的食物，包括冬瓜、苦瓜、芹菜、鲫鱼、绿豆等，通过上述食物一定程度上排除其机体中的湿热气质，另外需要注意的是避免使用辛辣刺激的食物，不能够食用具有辛温助热的食物，包括大蒜、牛肉、羊肉等。而痰湿偏盛之人在食物的选择上要选择能化瘀祛痰、健脾益肾的食物，比如可以多食用黄瓜、冬瓜、黑木耳、芦笋、海带、紫菜、板栗、杏仁等，在食物以及饮食的选择上要尽量地保持清淡，并且要少食用甜腻以及油腻肥甘的食物。对于阴虚体质的人来说在饮食上不能够食用燥热、辛辣的食物，应多食用能够滋阴补气的食物，比如黑木耳、银耳、猪蹄、松子、新鲜的藕片、百合、雪梨等，并且在烹饪方式上尽量选择蒸、煮等方式，尽量少采用炒、煎、炸等方式。而阳虚体质的人在食物的选择上不能够吃会损伤患者阳气、性寒生冷的食物，包括苦瓜、雪梨、黑木耳等；而应该多食用温阳散寒的食物，包括羊肉、豆类、鸡肉、生姜、黄鳝等，同样在烹饪方式上尽量选择蒸、煮等。对于体质为平和型的人，在饮食上没有特别的偏重，应多吃含维生素C丰富的食物如芥菜、荠菜、菜花、香菜、青蒜、柿椒、柑橘、鲜枣、山楂、各种萝卜、圆白菜、草莓、绿豆芽、四季豆、番茄、冬笋、莴笋、香蕉、苹果、杏、猕猴桃等；此外还可食用含维生素A丰富的食物，如鸡肝、牛肝、鸭肝、猪肝、带鱼、蛋、胡萝卜、红薯、豌豆苗、油菜薹、柿椒、芹菜、莴笋叶等；也可以食用含大蒜素丰富的食物如大蒜、葱等；同时搭配含微量元素丰富的食物，如肉、海产品、谷物、大蒜、葱、芝麻等；平时还可以食用提高免疫力的食物，如猕猴桃、无花果、苹果、沙丁鱼、蜂蜜、牛奶、猪肝、猴头菌、海参、牡蛎、乌贼、鲨鱼、海马、甲鱼、山药、乌龟、香菇等。

此外，大量研究表明变质、发霉的食物也存在不少安全隐患，现将常见的食物列举如下：

（1）发霉的花生、玉米、大米及制品含有大量的黄曲霉毒素，可引起发热、呕吐、黄疸、昏迷、痉挛，甚至急性中毒死亡。黄曲霉毒素耐高温，具有很强的致癌性，尤其对肝脏的破坏力极强。因此，购买后的粮食最好储存在通风、干燥、低温、少氧的地方，发霉勿食。

（2）变质的鱼虾蟹：一些细菌、酵母及霉菌等产生的酶类物质将死后水产品中的蛋白质分解，产生胺类、氨、硫化氢等有毒物质，中毒时表现为皮肤潮红、结膜充血、胸闷、头疼、呕吐、腹泻等症状。当鱼眼混浊、鳞片暗淡、虾蟹类的壳体发红，即是不新鲜的表现。

（3）霉变甘蔗：主要表现为表皮无光泽、呈灰暗色、质地软、瓤部呈浅棕色、闻着有霉味或酸辣味。霉变甘蔗中产毒真菌即甘蔗节菱孢霉会产生神经毒素，主要损害中枢神经系统，食用后相继出现消化功能紊乱、神经系统症状，患者常因呼吸衰竭死亡。

（4）不卫生的自制发酵食品：臭豆腐、豆瓣酱等自制发酵食品由于卫生条件差、放置时间长，且伴有缺氧环境，吃时不加热或不充分加热，致使肉毒梭状芽孢杆菌产生肉毒毒素引起中毒。出现视力模糊、言语不清、瞳孔扩散、肌肉麻痹、呼吸衰竭等症状直至死亡。

（5）局部腐烂的苹果：苹果在出现局部变质后，我们常喜欢切去坏的部分再食用，其实，整个苹果都已经受到细菌的污染而变质了，只是暂时没有表现出腐烂的现象来，食用时会感觉到口味苦，甚至出现恶心、呕吐等中毒现象。

（6）长斑的红薯：红薯储存过久、受潮以及破皮时，容易受到黑斑病侵袭，使表皮长出褐色或黑色斑点，或干瘪多凹，薯心变硬发苦。红薯中所含毒素耐热，故生吃或熟吃有黑斑的红薯都会引起中毒，出现恶心、呕吐、腹痛、腹泻等症状，严重时引起发热、气喘、抽搐、昏迷甚至死亡。因此，一旦红薯发生黑斑、发硬、苦味、霉变，就不要再食用了。

（7）腐烂的生姜：腐烂后的生姜产生一种毒性很强的黄樟素。食用后造成肝脏细胞等的损伤，甚至诱发食道癌、肝癌等严重后果。因此，一定要购买干燥没有腐烂和变味的生姜。储存时也要保持干燥、无冻伤。

（8）无根豆芽：一般自家生黄豆芽、绿豆芽时，只需要每天过滤一下清水并保温即可，但是市场上我们也会看见一些长得又胖又无根的豆芽，这些豆芽中会残留一些化学物质，长期大量食用会引起中毒。可购买相对安全的"笨生"豆芽，或者自己试着生发一些豆芽。

安全的食物可以维护人体的健康，而有毒的食物必定会危害人体的健康，甚至付出生命的代价，所以在日常生活中我们应尽量避免食用变质食物。

3.合理适量的运动

相关文献表明，合理、适量的运动对肿瘤患者存在积极作用，可直接影响肿瘤的发病率和进展，降低肿瘤患者的复发率和病死率，特别是中等量的运动（每周运动时间超过2h）能减少肿瘤发生的风险。研究表明，仅5%～10%的乳腺癌与遗传有关，大多数乳腺癌的发生与生活方式或环境有关，如采用积极的生活方式（参加运动、改善饮食结构等），50%以上的乳腺癌可能不会发生。早在20世纪80年代部分学者研究发现，女运动员乳腺癌和生殖系统肿瘤的发病率均低于一般女性。在针对中国人的一项研究中发现，随着坐位时间的延长，发生卵巢上皮细胞癌的风险增加。无论是业余运动还是职业运动，都能降低不同年龄段女性生殖系统肿瘤发生的风险。运动还能降低泌尿系统肿瘤发生的风险。

美国运动医学学会认为可以达到肿瘤康复作用的运动包括有氧运动如走路、跑步、蹬脚踏车及游泳等使用大肌肉群进行长时间、有节奏的运动，抗阻运动如俯卧撑、杠铃、负重深蹲等重力练习及使用抗阻力器锻炼，从低强度开始，采用自由重量，一次做最大强度的30%及柔韧性运动（静力性拉伸保持10～30s）。2020年急性冠脉综合征指南再次提出，推荐每周应进行150～300min的中等强度运动或75～150min的剧烈运动，达到或超过300min上限效果更佳。同时，太极拳作为中国一项传统的有氧运动在康复领域潜力巨大。

太极拳运动是中华民族的优秀运动项目，传为明代武当山道士张三丰所创，一说来自明代著名将领戚继光据民间拳术总结的拳经三十二式。其拳法宗太极阴阳之旨，手法以挪、挤、按、捋、挒、肘、靠八势为八卦之式，架势与步法以进步、退步、左顾、右盼、中定五势为五行之式，计十三式。以绵、软、劲、柔中有刚为行拳要领。已有研究发现太极拳对于抑郁、焦虑、注意力不集中和失眠、心血管疾病、免疫、疼痛等方面都有一定益处。Larkey L.等通过对250例乳腺癌患者进行6个月的太极拳运动观察，结果证实太极拳能减轻乳腺癌患者的疲劳感等身体不适症状。晏利姣等也发现太极拳能在一定程度上改善乳腺癌患者肌力和肩关节活动度。

此外，八段锦也是预防肿瘤的适宜运动。八段锦由八节组成，体势动作古朴高雅，因此得名。八段锦形成于12世纪，后在历代流传中形成许多练法和风格各具特色的流派。此功法历史悠久，简单易学，功效显著，功法锻炼直接作用于运动系统，有舒经活络、加速循环、全面调整人体失衡状态的功效，对骨骼、肌肉都能起到改善作用，能有效缓解骨骼肌功能障碍引起的各种不适。研究证实，长期规律习练八段锦能增强自我控制能力，能调节情志，减少抑郁、紧张、愤怒状态，缓解疲劳，保持乐观积极的生活态度，适于各种年龄、各种身体状况的人锻炼。许陶等研究表明，八段锦不仅安全性好，而且可以改善胃肠道恶性肿瘤术后康复期患者的情绪功能、生活质量、癌因性疲乏等。

综上，有氧运动（包括太极拳、八段锦）和抗阻运动对预防治疗及肿瘤患者的康复都有着积极的作用，并且可改善肿瘤患者疲劳、提高身体免疫力、稳定患者心理情绪。

4.重视心理平衡

《素问·上古天真论》指出："恬淡虚无，真气从之，精神内守，病安从来？"提示在情绪稳定、愉悦自得的状态下，人体气血津液得以正常运行，所以人就不容易生病。《灵枢·师传》论述："人之情，莫不恶死而乐生，告之以其败，语之以其善，导之以其所便，开之以其所苦，虽有无道之人，恶有不听者乎？"这说明解释、鼓励、安慰可宽慰心怀，改变心理状态。

现代医学认为情绪是人对客观事物的一种态度和反应。情绪有积极情绪和消极情绪之分。相关研究表明情绪对躯体生理功能有着直接的影响，人在情绪状态下表现出的许多生理反应（植物神经系统、内分泌系统、呼吸循环系统、骨骼及肌肉系统等）在不同的情绪状态中都有不同的变化，譬如消极情绪中的愤怒或激动会引起肌肉紧张和血糖、血压、血液的含氧量的升高。恐惧会引起冷汗淋漓、脸色发白，甚至四肢无力、焦虑、忧郁等不适。而良好的情绪却可使人增强活力，是一切工作、学习、生活的能源和动力，如愉快感、自豪感、幸福感、友谊感、轻松舒适感、美感等良好的情绪，通过皮质与皮质下神经过程，通过植物神经系统与内分泌系统、各系统各器官的功能协调，可促进人体内环境的平衡。江泽琴等学者研究指出：大量的资料显示恶劣的不良情绪可降低机体的免疫功能，从而减弱免疫系统识别、消灭癌细胞的作用；相反，良好的心理情绪，可以提高和平衡机体的免疫功能，不但可以防止恶性肿瘤的发生，同时还可以使已经出现的肿瘤处于自限状态，最终被机体免疫功能所消灭。那如何才能拥有一个良好的情绪呢？

（1）转移目标：当受到无法避免的痛苦打击时，往往会长期沉浸在痛苦之中，既于事无补，不能解决任何问题，又影响自己的工作、生活、心情，并损害健康，所以我们应该尽快地把自己的注意力转移到那些有意义的事情上去。这样做的目的，是尽量减少外界刺激，减轻不良情绪的负面影响和作用。

（2）学会解脱：解脱就是换一个角度来看待令人烦恼的问题。从更深、更高、更广、更长远的角度来看待问题，对它作出新的理解，以求跳出原有的圈子，使自己的精神获得解脱，以便把精力全部集中到自己所追求的目标上。

（3）升华自我：升华就是利用强烈的情绪冲动，把它引向积极的、有益的方向，使之具有建设性的意义和价值。我们常说的"化悲痛为力量"就是指升华自己的悲痛情绪。其实不只是悲痛可以转化为力量，其他的强烈情感也都可以化为力量。例如，可以化愤怒为力量、化仇恨为力量、化教训为力量、化鼓励为力量、化羞辱为力量，等等。世界上最值得赞美的行为之一就是发奋努力、不断进取、升华自我。这种升华是人类心灵中所迸发出来的最美的火花，也是人类赖以生存和发展的最重要情操。著名心理学家弗洛伊德把升华看作是最高水平的自我防御机制。他认为，只有健康和成熟的人才有可能实现升华。

（4）利用情绪：把情绪化为情趣加以利用，这里说的更为具体一些，是指"嬉笑怒骂，皆成文章"的意思。诗人利用他涌现的激情写出了流传千古的诗篇，作曲家则在他灵感来潮时谱出了动人心弦的乐章。当自己真挚的感情强烈涌现时，抓住它做一些有益的事。

（5）自我暗示：暗示作为一种心态疗法，可以平复情绪，改善心态行为和生理的状态。当遇到烦恼时要知道暗示自己，这样心情就会放轻松，头脑也会冷静。

（6）疏泄释放：有时候要学会宣泄情绪，心中有忧愁委屈时可向同事、朋友、亲人倾诉，以求得到劝解与帮助，不可闷在心里积聚成一颗迟早要爆炸的定时炸弹。

5.定期体检

据统计，目前全世界的人群中，15%属健康人，10%属患病人群，而75%的人群处于疾病的前缘即亚健康人群。其实健康体检主要针对的就是这一巨大的亚健康人群。许多人对体检存在误区，以为健康体检的适用人群是老年人、身体素质差的人。但有关数据表明，在巨大的亚健康人群中，有70%以上都是年龄在28~45岁的青壮年，所以年轻不是保险柜，只有体检才是早期发现多种重要疾病的有效措施。对于很多疾病来说，能否早期发现，及时治疗，是决定预后的关键。如早发现的一期食道癌5年存活率是90%~95%，早期肺癌和早期肝癌同为70%，早期发现宫颈癌存活率也可达到90%。通过体检早期发现亚健康状态和潜在的疾病，早期进行调整和治疗，对提高疗效、缩短治疗时间、减少医疗费用、提高生命质量有着十分重要的意义。此外，当我们的身体出现异样时我们应该及时就诊，以免延误病情，错失最佳的治疗时间。

6.科学普及防癌抗癌理念

传播健康科普知识是防治癌症最经济的手段，也是逆转大众对肿瘤性疾病错误观念的重要措施。通过科普宣传提高居民的防癌意识，改变高危人群的行为危险因素，提高防癌筛查的主动性是减轻我国癌症负担的一项有效措施。医务工作者作为肿瘤防控的关键一环，担负着社会责任，应积极广泛普及科学防癌健康知识，特别是在世界抗癌日、中国抗癌周等特殊时期，广泛宣传以提高大众、政府和世界的关注度和对肿瘤的重视程度；相关社会组织、学术机构等要做好防癌科普宣传工作，积极组织开展肿瘤防控相关健康知识宣传工作，增强全民科学防癌意识，倡导全社会共同行动。

7.疫苗接种

疫苗接种也是预防肿瘤发生的有效措施之一，如针对乙型肝炎病毒、人乳头状瘤病毒等致癌病毒引起的肿瘤疫苗。但对普通健康人进行非病毒性肿瘤的大规模疫苗接种并不现实，因此，应深入探究肿瘤发生的分子机制，更精准地定义高危人群，从而有效筛选疫苗接种的候选人群。

六、恶性肿瘤的中医治疗

1995年，加拿大的Schipper教授在关于肿瘤概念的新模式中提出，有效的治疗并不需要肿瘤的完全消退，机体的反应性对肿瘤治疗最为重要。美国临床肿瘤学会（ASCO）和欧洲临床肿瘤学会于2006年共同发布了《改善癌症医疗质量的共识意见声明》，强调关注肿瘤存活者及肿瘤姑息治疗问题。国际上抗癌的理念正在不断地修正，西医对癌症的认识，从"绝症"到"可根治"到"慢性病"的转变。治疗肿瘤的理念也从"寻找而消灭之"转到"瞄准而控制之"。肿瘤的发生发展是一个长期过程，过去我们一直致力于根治肿瘤，采取各种对抗性、伤害作用大的治疗手段，如大范围根治性手术、大剂量密集化疗、高强度放疗等，忽视了癌症患者可承受的限度。随着对肿瘤认识的不断深入，我们逐渐意识到带瘤生存对晚期肿瘤患者来说具有更重要的意义。这些认识和我们历史悠久、内容丰富的祖国医学理念不谋而合。

我们的祖先早在《素问·六元正纪大论》中提出"大积大聚，不可犯也，衰其大半而止，过则死"，提示肿瘤治疗不可过于攻伐，攻伐太过反而物极必反，会加速肿瘤的进展。清代的《医宗金鉴》也指出，只要及早发现，施治得法，肿瘤是可以"带疾而终天"的。由此可知，"带瘤生存"尽管未被我国历代中医古籍所明确记载，但其学术思想源远流长，早已成为中医治疗肿瘤的核心所在。

1997年，第三届国医大师周岱翰在其著作《肿瘤治验集要》中，针对现代医学所追求的"无瘤状态"，首次明确地提出中医治疗肿瘤的"带瘤生存"学术思想，即"中医的辨证论治常能延长患者生存期，称为带瘤生存"，并认为其本质是机体与瘤体的和平共处。具体而言，中医认为中晚期肿瘤患者的病邪深重而乖戾，但正气亏虚而孱弱，因此治疗若攻伐太过，则难免损害正气从而加重病情；倘若暂缓攻伐，专注扶正培本、寓攻于补，则能恢复正气而使得正邪平衡，从而改善临床症状、提高生活质量、稳定病灶大小以及延长生存期，进而实现"带瘤生存"。

据统计，2020年全球前十位癌症死亡的病种为肺癌、结直肠癌、肝癌、胃癌、乳腺癌、食管癌、胰腺癌、前列腺癌、宫颈癌、白血病，现将以上恶性肿瘤的中医治疗大体归纳如下：

（一）肺癌

肺癌在中医学中可归于"肺积""息贲"等范畴。肺癌的病因多样，病机攒杂，其辨证分型尚未统一，可见咳嗽、咳血、痰中带血、胸痛、胸闷等症状，临床常多从虚、痰、瘀、毒论治。

1.肺癌的常见证型及方药

（1）脾虚痰湿证

症见：咳嗽痰多，色白而黏，胸闷气短，腹胀纳差，神疲乏力，面色无华，大便溏薄。舌淡胖，有齿痕，舌苔白腻，脉濡缓或濡滑。

治法：健脾化湿，理气化痰。

主方：六君子汤加减。

常用药：党参、白术、茯苓、薏苡仁、半夏、陈皮、杏仁、瓜蒌皮、石见穿、石上柏、百部、紫菀、谷芽、麦芽、鸡内金等。

（2）阴虚内热证

症见：咳嗽无痰或痰少而黏，痰中带血，口干，低热盗汗，心烦失眠，胸痛气急。舌质红或暗红，苔少或光剥无苔，脉细数。

治法：养阴清热，润肺化痰。

主方：百合固金汤加减。

常用药：百合、生地、沙参、麦冬、杏仁、全瓜蒌、鱼腥草、白花蛇舌草、八月札、石见穿、石上柏、苦参、干蟾皮、夏枯草、生牡蛎、麦芽、鸡内金等。

（3）气阴两虚证

症见：咳嗽痰少，咳声低弱、痰中带血或咯血，神疲乏力，气短，面色苍白，自汗盗汗，口干咽燥。舌淡红或舌红，有齿痕，舌苔薄，脉细弱。

治法：益气养阴，清化痰热。

主方：生脉散合沙参麦冬汤加减。

常用药：生黄芪、白术、北沙参、麦冬、薏苡仁、杏仁、瓜蒌皮、石见穿、白花蛇舌草、夏枯草、生牡蛎、麦芽、鸡内金等。

（4）肾阳亏虚证

症见：咳嗽气急，动则喘促，胸闷，腰酸耳鸣，畏寒肢冷，或心烦盗汗，夜间尿频。舌淡红或暗红，舌苔薄白，脉沉细。

治法：滋阴温阳，消肿散结。

主方：金匮肾气丸合赞育丹加减。

常用药：北沙参、麦冬、生地、熟地、仙灵脾、肉苁蓉、仙茅、石见穿、石上柏、王不留行、荔枝、芙蓉叶、川贝、蚕蛹等。

（5）气滞血瘀证

症见：咯痰不畅，痰中带暗血或血块，胸胁胀痛或刺痛，痛有定处，颈部及胸壁青筋显露，唇甲紫暗。舌暗红或青紫，有瘀点或瘀斑，舌苔薄黄，脉细弦或涩。

治法：理气消肿，活血化瘀。

主方：复元活血汤加减。

常用药：桃仁、王不留行、丹参、莪术、蜂房、八月札、郁金、全瓜蒌、夏枯草、生牡蛎、海藻、昆布、山豆根、石见穿、白花蛇舌草、山慈姑、谷芽、麦芽、鸡内金等。

2.现代医学研究

王妍将肺癌手术后1月内的肺癌患者作为研究对象，通过填写《肺癌中医症状评价标准化专家共识》调查问卷表并采用对应的数据分析后发现肺癌中发生率最高的证型为气虚证，其构成比为93.49%，痰湿证构成比为88.17%，阴虚证构成比为74.56%，热毒证构成比为57.40%，血瘀证构成比为50.30%。对使用的中药方剂进行统计归纳分析发现：共计216味中药总频次为1673，其中，有23味中药使用频率多于20%。其中使用最多的药物为黄芪，使用频次为56，频率为62.2%。使用频次居于前15味的中药依次为：黄芪、红景天、陈皮、桔梗、茯苓、甘草、鸡内金、麸炒白术、炒苦杏仁、姜半夏、黄芩、浙贝母、当归、白芍、党参。对使用频率多于20%的中药进行系统聚类分析得出：共产生8个聚类，分别为：聚类1：姜半夏、党参、柴胡、炒麦芽；聚类2：鸡血藤、泽泻；聚类3：当归、白芍、生白术、川芎；聚类4：黄芪、茯苓、麸炒白术、法半夏；聚类5：炒苦杏仁、浙贝母、桔梗；聚类6：竹茹；聚类7：陈皮、鸡内金、甘草、黄芩；聚类8：红景天。

无独有偶，刘嘉湘教授对310例肺癌患者进行辨证施治，从辨证分型来看，其中以阴虚与气阴两虚最多，占80%（248例），且肺癌晚期患者常常有"动则气急""肾不纳气"的表现，并提出肺癌的形成主要是由于正气不足，邪毒乘虚而入，邪滞于肺，气机失于通畅，血行受阻，津液失于输布，津聚为痰，痰凝气滞，痰阻络脉，于是痰气痰毒胶结，日久形成肿块。徐振晔教授认为精气同源，晚期肺癌正虚以肺肾精虚为主，阴阳失衡是肺癌发生发展的关键。由此我们不难看出，肺癌最根本的病机便是正虚邪实，治疗上我们应该以"扶正固本"为根本大法。

瞿学平将70例肺癌患者随机分为对照组和实验组，各组治疗均为培美曲塞+卡铂AUC=6+信迪利单抗基础治疗，试验组性采用化疗方案及免疫治疗的同时口服补肺汤。4个疗程之后，发现补肺汤在缓解中医临床证候、改善患者生活质量、增强抗肿瘤疗效、降低毒副反应相对于单纯的化疗联合免疫治疗更有优势，可以改善患者化疗联合免疫治疗后的一般情况，提高患者的耐受性，为后续治疗提供基本的保障。徐振晔教授在治疗上常以益气养精，辅以祛邪，或扶正祛邪并重。指出临床上以益气养精法治疗恶性肿瘤的常用药物主要有：黄芪、党参、白术、茯苓、山药、熟地黄、首乌、黄精、绞股蓝、山茱萸、枸杞子、女贞子、鳖甲、仙灵脾、巴戟天、肉苁蓉、葫芦巴、补骨脂、骨碎补、益智仁、菟丝子等。

现代医家吴以岭认为在审因论治以祛除病因的同时，加用通络药物如辛味通络、虫药通络、藤药通络、荣养络脉等常会增强疗效。郗昱檀通过数据挖掘法，对500位第五批全国名老中医在2000—2021年期间使用的肺癌处方进行筛选发现，130张处方中涉及中药220味，频次大于16的共有20味中药，其中使用频率最高的3味中药是：白花蛇舌草（43.07%）、茯苓（41.53%）、黄芪（37.69%）；按中药功效分使用频次前3位的为补虚类药（30.04%）、化痰止咳平喘药（16.03%）、清热解毒类药（11.32%），活血化瘀类药等（9.54%）；性味以甘、寒为最；归经以肺、脾、肝、胃经居多。

（二）结直肠癌

古代中医典籍尚无"结直肠癌"的明确记载，不过"肠积""肠风""便血""锁肛痔""脏毒"等症状与"结直肠癌"类似，我们可将其归为以上疾病。临床可见肠道便血、腹痛、体重下降、贫血、肠梗阻等症状。

1.结直肠癌的常见证型及方药

（1）脾虚气滞证

症见：腹胀肠鸣，腹部窜痛，纳呆，神疲乏力，面色萎黄，大便稀溏。舌质淡红，苔薄腻，脉濡滑。

治法：健脾理气。

主方：香砂六君子汤加减。

常用药：木香、砂仁、党参、半夏、炒白术、茯苓、陈皮、八月札、枳壳、乌药、绿萼梅、野葡萄藤、蛇莓等。

（2）湿热蕴结证

症见：腹胀腹痛，里急后重，肛门灼热，大便黏滞恶臭或黏液血便，口渴纳少。舌红，苔黄腻，脉滑数。

治法：清热利湿解毒。

主方：白头翁汤合槐角丸加减。

常用药：槐花、地榆、白头翁、败酱草、红藤、马齿苋、黄柏、苦参、生薏仁、黄芩、赤芍等。

（3）瘀毒内阻证

症见：腹胀痛拒按，腹部可扪及包块，里急后重，便下黏液脓血。舌质紫暗，有瘀斑，苔薄黄，脉弦或涩。

治法：行气活血，化瘀解毒。

主方：膈下逐瘀汤加减。

常用药：当归、红花、桃仁、赤芍、丹参、生地、川芎、生薏仁、半枝莲、藤梨根、败酱草、红藤、白花蛇舌草等。

（4）脾肾阳虚证

症见：腹痛绵绵，喜温喜按，消瘦乏力，面色少华，畏寒肢冷，胃纳减少，大便溏薄，次数频多或五更泄泻。舌淡，苔薄白，脉沉细。

治法：温补脾肾。

主方：理中丸合四神丸加减。

常用药：制附子、党参、白术、茯苓、生薏仁、补骨脂、诃子、肉豆蔻、吴茱萸、干姜、陈皮、五味子等。

（5）肝肾阴虚证

症见：五心烦热，头晕目眩，低热盗汗，口苦咽干，腰酸腿软，便秘。舌红少苔或无苔，脉细弦或细数。

治法：滋养肝肾，清热解毒。

主方：知柏地黄丸加减。

常用药：生地、熟地、知母、黄柏、白芍、丹皮、山茱萸、五味子、麦冬、泽泻、沙参、枸杞子、野葡萄藤、半枝莲等。

（6）气血两虚证

症见：神疲乏力，面色苍白，头晕目眩，唇甲色淡，食欲不振，反复便血，脱肛，便溏。舌质淡，苔薄，脉细弱。

治法：补气养血。

主方：补中益气汤合四物汤。

常用药：党参、当归、茯苓、黄芪、熟地、白芍、川芎、升麻、白术、丹参、陈皮、八月札、大枣、甘草、红藤、野葡萄藤、藤梨根等。

2. 现代医学研究

陈叶青检索出1979年1月—2020年8月期间中国知网、万方和维普数据库、中国生物医学文献数据库中运用中医药治疗结直肠癌的临床研究相关文献共16 395条，并对符合纳入标准的645篇文献进行中医证型、方剂分析、中药使用频次统计，对纳入标准的高频中药进行中药功效分类。结果发现未手术、未放化疗阶段治疗常以祛邪攻积兼顾扶正培本为主，用药或用补益气血的白术、黄芪、当归，或应用白花蛇舌草、半枝莲等清热解毒药；而未手术放化疗阶段治疗多以健脾益气、燥湿利水为主要治则，用药则应用健脾益气的白术、黄芪、党参及燥湿利水的茯苓、薏苡仁为重；术后（包括化疗）阶段治疗常以健脾益气为主要治则，处方常以四君子汤为基础方，用药则以补虚的白术、黄芪、当归、山药为主，同时应用川芎、丹参、莪术等活血化瘀药，麦芽、鸡内金、山楂、神曲等消食药。

唐幸林子通过收集并筛选出中国知网、维普、万方三大数据库上收载的近40年间关于中医药内服治疗结直肠癌的临床研究文献，通过中医传承辅助平台分析得出：结直肠癌术后证候分布最多的前5个由多到少依次为脾气虚证、脾虚湿盛证、脾肾阳虚证、气血亏虚证、肝郁脾虚证；未行手术的结直肠癌则为脾虚瘀毒证、湿热内蕴证、湿瘀毒结证、脾肾阳虚证、脾虚湿盛证。结直肠癌术后用药频次前8位的药物由高到低依次为：白术、黄芪、党参、薏苡仁、陈皮、白花蛇舌草、当归、半夏；未行手术的结肠癌用药频次前8位的药物为：薏苡仁、甘草、白花蛇舌草、黄芪、茯苓、白术、苦参、山药。结直肠癌术后中医治疗最常使用的药对前5位由高到低依次为：白术-茯苓、白术-甘草、黄芪-白术、甘草-茯苓、白术-甘草-茯苓；未行手术的结直肠癌则为：白术-茯苓、黄芪-白术、甘草-茯苓、甘草-薏苡仁、黄芪-茯苓。

（三）肝癌

肝癌根据其临床表现以及古代医学书籍的描述可归于祖国医学的"肝积""肥气""积聚""癥瘕""黄疸"等范畴。肝癌早期可无症状，中晚期常见肝区疼痛、纳呆、恶心、腹泻、消瘦、乏力和低热等，同时伴有进行性肝肿大、肝脏质硬有结节、黄疸、腹水、脾肿大、下肢浮肿等。一旦出现腹水、黄疸，则多属于晚期。

1. 肝癌的常见证型及方药

（1）肝气郁结证

症见：胁肋胀痛，痛无定处，脘腹胀满，胸闷，善太息，急躁易怒。舌质淡红，苔薄白，脉弦。

治法：疏肝解郁，理气和胃。

主方：柴胡疏肝散加减。

常用药：柴胡、陈皮、白芍、枳壳、香附、川芎、郁金、八月札、石见穿、土茯苓、鸡内金、甘草。

（2）气滞血瘀证

症见：上腹肿块，质硬，有结节感，疼痛固定拒按，或胸胁掣痛，入夜尤甚，或见肝掌、蜘蛛痣和腹壁青筋暴露，甚则肌肤甲错。舌边瘀暗或暗红，舌苔薄白或薄黄，脉弦细或细涩无力。

兼有郁热者多伴烦热口苦，大便干结，小便黄或短赤。

治法：活血化瘀，软坚散结。

主方：血府逐瘀汤合鳖甲煎丸加减。

常用药：当归、生地、桃仁、红花、赤芍、枳壳、柴胡、川芎、牛膝、半枝莲、七叶一枝花、白花蛇舌草、蜈蚣、干蟾皮、延胡索、三七、穿山甲[①]等。

（3）肝郁脾虚证

症见：胸腹胀满，食后尤甚，肿块触痛，倦怠消瘦，短气乏力，纳少失眠，口干不欲饮，大便溏数，甚则腹水黄疸，下肢浮肿。舌质胖大，苔白，脉濡。

治法：疏肝健脾，理气消癥。

主方：逍遥散加减。

常用药：柴胡、当归、白芍、党参、白术、茯苓、薏苡仁、半枝莲、七叶一枝花、干蟾皮、蜈蚣、厚朴、甘草等。

（4）肝肾阴亏证

症见：腹胀肢肿，腹大，青筋暴露，四肢消瘦，短气喘促，颧红口干，纳呆厌食，潮热或手足心热，烦躁不眠，便秘，甚则神昏谵语，齿衄鼻衄，或二便下血。舌红少苔，脉细数无力。

治法：滋养肝肾，化瘀消癥。

主方：一贯煎加减。

常用药：生地黄、麦冬、沙参、枸杞子、五味子、当归、佛手、女贞子、山茱萸、西洋参、八月札、七叶一枝花、半枝莲、龟板、鳖甲、穿山甲、甘草等。

（5）湿热毒蕴证

症见：右胁胀满，疼痛拒按，发热，口苦或口臭，身黄目黄、小便黄，黄如橘色或烟灰，腹水或胸水，恶心呕吐，大便秘结或黏腻不爽。舌质红，苔黄腻，脉滑数。

治法：清热利湿，解毒消癥。

主方：茵陈蒿汤合五苓散加减。

常用药：茵陈蒿、大黄、栀子、猪苓、茯苓、白术、泽泻、虎杖、白花蛇舌草、八月札、半枝莲、赤芍、人工牛黄、穿山甲等。

2.现代医学研究

宋亚刚以"中医"和"肝癌"为主题词，检索中国知网、维普和万方数据库（1959年9月—2019年6月），搜集治疗原发性肝癌的中药组方106篇，剔除加减方，剩余有效处方92首，建立数据库后使用Excel等统计分析软件进行录入，并对频次、聚类和关联规则分析。其中涉及中药共计281味，使用频次排名前5位的中药依次为茯苓、黄芪、柴胡、白芍、党参；所属类别分别为补虚药、清热药、活血化瘀药、利水渗湿药和理气药；通过对频次>10的药物性味进行分析，结果显示，治疗原发性肝癌以甘、苦、辛味，寒、温、平性药，归脾、肝经药物居多。高频药物聚类结果发现，治疗原发性肝癌药物可聚为四类，类别1主要为利水渗湿、活血化瘀、理气药和清热药；类别2以补益和活血化瘀为主；类别3以利水渗湿和补益药为主；类别4以疏肝解郁和补益药为主。通过分析用药频次发现，使用频次大于20次的药物分别为白术、茯苓、黄芪、白花蛇舌草、党参、半枝莲、柴胡、甘草、白芍、莪术、当归、郁金、薏苡仁、陈皮。关联规则得出10个核心药物组合依次为黄芪-薏苡仁-莪术、莪术-半枝莲-白花蛇舌草-黄芪、甘草-丹参-黄芪、茯

————————————

[①]现已禁用。

苓–当归–白芍–甘草、甘草–当归–白芍–茯苓、甘草–当归–柴胡–黄芪、黄芪–半枝莲–莪术、黄芪–莪术–白花蛇舌草、茯苓–党参–甘草–黄芪、茯苓–党参–甘草。

李爱玉以中国知网中近30年来中医治疗原发性肝癌的临床经验文献作为数据来源，通过数据筛选构建数据库，通过中医传承计算平台V3.0进行分析。结果：按照纳入与排除标准筛选出65篇文献，共纳入88首方剂，涉及中药208味；所涉及的药物四气以温、寒、平为主；五味以苦、甘、辛为主；归经以脾、肝、肺三经为主；药物功效以补虚类、活血化瘀类为主；药物组合中使用频次大于20次的药物分别为白术、茯苓、黄芪、白花蛇舌草、党参、半枝莲、柴胡、甘草、白芍、莪术、当归、郁金、薏苡仁、陈皮等。麦培佩基于中医传承辅助平台分析了现代岭南医家292首治疗肝癌的方剂，其发现治疗原发性肝癌组方规律分析药物频次居前10位的药物为白术、茯苓、党参、柴胡、白芍、甘草、半枝莲、黄芪、白花蛇舌草、莪术。

综上我们不难看出，白术是治疗肝恶性肿瘤疾病中使用频次最高的药物，现代研究表明，白术及其有效成分具有调节免疫、改善胃肠道功能、调节肠道菌群、促进肠道黏膜溃疡和伤口愈合、抗癌、保护神经、抗炎、抑菌、改善糖代谢等多重药理作用，对免疫力低下、慢性胃炎、腹泻、癌症、焦虑、脑缺血、抑郁、细菌感染、炎症、糖尿病、类风湿关节炎等疾病具有潜在的治疗作用。

（四）胃癌

胃癌的病名没有在古代的中医典籍里单独提出来，但历代典籍中关于胃癌的症状描写较丰富，如胃反、反胃、翻胃、噎膈、积聚、伏梁、胃脘痛等，由此可见胃癌的病理早在2000多年前就有了比较清楚的认识，我们可将胃癌归属于祖国医学的以上范围，临床上常表现为上腹部疼痛、食欲减退、恶心呕吐、呕血黑便、上腹部肿块、乏力消瘦等。

1.胃癌的常见证型及方药

（1）肝气犯胃证

症见：胃脘胀满，时时隐痛，窜及两胁，呃逆嗳气，吞酸嘈杂。舌淡红或暗红，苔薄白或薄黄，脉沉或弦。

治法：疏肝理气，和胃降逆。

主方：柴胡疏肝散加减。

常用药：柴胡、枳壳、郁金、半夏、川芎、丹参、白芍、甘草、当归、白英、藤梨根等。

（2）胃热伤阴证

症见：胃内灼热，口干欲饮，胃中嘈杂，食后痛，五心烦热，大便干燥，食欲不振。舌红少苔或苔黄少津，脉弦细数。

治法：清热养阴，润燥和胃。

主方：玉女煎加减。

常用药：麦冬、沙参、天花粉、玉竹、半夏、陈皮、淡竹叶、生石膏、知母、藤梨根、白花蛇舌草等。

（3）气滞血瘀证

症见：胃脘刺痛，心下痞硬，腹胀满，饥不欲食，呕吐宿食或呕吐物如赤豆汁，便血，肌肤甲错。舌紫黯，脉沉细涩。

治法：理气活血，祛瘀止痛。

主方：失笑散或膈下逐瘀汤加减。

常用药：桃仁、红花、甘草、赤芍、川芎、柴胡、枳壳、川牛膝、五灵脂、蒲黄、干蟾皮、石见穿、藤梨根、山楂、乌药等。

（4）痰湿凝结证

症见：胸膈满闷，面黄虚胖，呕吐痰涎，腹胀便溏，痰核瘰疬。舌淡红，苔滑腻，脉滑。

治法：健脾燥湿，化痰散结。

主方：二陈汤加减。

常用药：法半夏、陈皮、茯苓、白术、枳壳、郁金、浙贝母、全瓜蒌、炒薏仁、山慈姑、白英、白豆蔻等。

（5）脾胃虚寒证

症见：胃脘冷痛，喜温喜按，宿谷不化或泛吐清水，面色㿠白，肢冷神疲，便溏浮肿。苔白滑或白腐，脉沉无力。

治法：温中散寒，健脾和胃。

主方：附子理中汤加减。

常用药：附子、党参、白术、干姜、炙甘草、高良姜、吴茱萸、荜茇、半夏、陈皮、龙葵、白英、茯苓、炒薏仁、焦山楂、焦神曲、丁香、厚朴等。

（6）气血亏虚证

症见：全身乏力，心悸气短，头晕目眩，面色无华，脘腹肿块或硬结，形体消瘦，虚烦不寐，自汗盗汗。舌淡苔白，脉细弱或虚大无力。

治法：补气养血，化瘀散结。

主方：十全大补汤加减。

常用药：熟地、白芍、当归、川芎、人参、黄芪、白术、茯苓、炙甘草、莪术、丹参、炒杏仁、陈皮、枸杞子、菟丝子等。

2.现代医学研究

许晶收集135例中医治疗晚期胃癌受益患者病历，采用数据挖掘技术分析得出：所纳入的135份处方涉及251味中药，药物频数前10位的中药依次为黄芪、党参、半夏、陈皮、茯苓、鸡内金、白术、甘草、麦芽、鸡血藤；四气频数由高到低依次为温、平、寒、凉、热，其中温、平、寒共占94.38%；五味频数由高到低依次为甘、苦、辛、酸、咸，其中甘、苦、辛共占90.41%；药物功效分类频数最高为补虚类（696），其次为理气类（234）、清热类（218）、消食类（197）、化痰止咳平喘类（171）、利水渗湿类（169）等，并且得出"黄芪-党参-陈皮-半夏-茯苓"这一组合为治疗晚期胃癌的核心药物组合。

邓渊筛选出2020—2021年中国知网、万方、维普、中国生物医学文献数据库中中药联合化疗治疗胃癌方剂259首，运用中医传承辅助平台（V2.5）进行关联规则及聚类分析发现：发现出现频次最高的单味药分别是：白术、甘草、茯苓、黄芪、党参、陈皮、半夏、白花蛇舌草，从频次统计可以看出核心用药基本为六君子汤加减而成。现代药理研究表明，六君子汤不仅可抑制炎细胞浸润、改善胃肠道的分泌，还可以调节机体的免疫功能，发挥抗肿瘤疗效。

（五）乳腺癌

乳腺癌属"乳石痈""石奶""奶岩""石榴翻花发"等范畴，后世称此病为乳岩沿用至今。早在古代《中藏经》就提出了"乳癖"的病名，隋朝巢元方所著《诸病源候论·乳石痈候》首次将乳腺癌命名为乳石痈，医家普遍认为中医学对乳腺癌的认识始于晋·葛洪《肘后备急方》对本病的描述，后代医家对本病的认识和治疗进一步完善，辨证施治体系逐渐成熟。南宋陈自明《妇人良方大全》首次提出乳岩，"若初起，内结小核，或如鳖、棋子，不赤不痛。积之岁月渐大，山岩崩破如熟石榴，或内溃深洞，此属肝脾郁怒，气血亏损，名曰乳岩"。

乳腺癌初起时可为无痛性肿块，位于外上象限者居多，质较硬，边界不清，表面不光滑，活动度差，继而出现酒窝征，橘皮样改变，皮肤卫星结节，皮肤溃烂、炎症样改变，乳头回缩、溢液和湿疹样变，局部淋巴结肿大并浸润胸肌乃至胸壁，晚期可转移至肺、骨、肝、脑、胸膜、肾上腺等。

1.乳腺癌的常见证型及方药

（1）肝郁气滞证

症见：乳房肿块，时觉胀痛，情绪忧郁或急躁，心烦易怒。苔薄白或薄黄，脉弦滑。

治法：疏肝理气，化痰散结。

主方：逍遥散加减。

常用药：柴胡、白芍、瓜蒌、茯苓、白术、郁金、夏枯草、白花蛇舌草、丝瓜络、香附、皂角刺、浙贝母。

（2）热毒蕴结证

症见：乳房肿块，增大迅速，疼痛，间或红肿，甚则溃烂、恶臭，或发热，心烦口干，便秘，小便短赤。舌暗红，有瘀斑，苔黄腻，脉弦数。

治法：清热解毒，活血化瘀。

主方：五味消毒饮合桃红四物汤加减。

常用药：金银花、桃仁、红花、赤芍、菊花、蒲公英、紫花地丁、生地、连翘、夏枯草、半枝莲、皂角刺。

（3）冲任失调证

症见：乳房肿块，月经前胀痛明显，或月经不调，腰腿酸软，烦劳体倦，五心烦热，口干咽燥。舌淡，苔少，脉细无力。

治法：调理冲任，补益肝肾。

主方：青栀四物汤加减。

常用药：青皮、栀子、当归、生地、白芍、川芎、香附、女贞子、龟板、菟丝子、枸杞子。

（4）气血两虚证

症见：乳房肿块，与胸壁粘连，推之不动，头晕目眩，气短乏力，面色苍白，消瘦纳呆。舌淡，脉沉细无力。

治法：益气养血，解毒散结。

主方：益气养荣汤加减。

常用药：党参、白术、茯苓、炙甘草、陈皮、川芎、熟地、白芍、黄芪、丹参、白花蛇舌草、蚤休、香附、鹿角霜。

（5）脾胃虚弱证

症见：纳呆或腹胀，便溏或便秘。舌淡，苔白腻，脉细弱。

治法：健脾和胃理气。

主方：六君子汤加减。

常用药：党参、白术、茯苓、陈皮、半夏、鸡内金、麦芽、甘草。

（6）肝肾阴虚证

症见：头晕目眩，腰膝酸软，目涩梦多，咽干口燥，大便干结，月经紊乱或停经。舌红，苔少，脉细数。

治法：滋补肝肾。

主方：一贯煎合杞菊地黄丸加减。

常用药：枸杞子、麦冬、沙参、黄精、熟地、女贞子、山茱萸、冬虫夏草、菊花。

2.现代医学研究

夏雪萍基于中医传承辅助平台进行数据挖掘发现近10年中药内服方剂治疗乳腺癌的用药中，用药频次前20位的中药，以补虚药为主，居于前10位的中药依次为白术、黄芪、茯苓、柴胡、夏枯草、白芍、半夏、当归、甘草、陈皮，大部分药物存在超药典用量情况。此外分析统计发现位于前6位的药物组合是白术-茯苓-黄芪-柴胡-半夏-夏枯草等的加减组合，其中出现频次最高的是白术-茯苓，其核心药对组合以益气健脾为主。

马继恒通过整理分析1994年1月—2014年6月中国知网收录的已发表的当代名中医治疗乳腺癌的用药经验方，发现用药频次前10位的为白术、黄芪、茯苓、当归、枸杞、白芍、柴胡、党参、半夏、半枝莲等，用药类型频次从高到低：补虚药、清热解毒药、活血化瘀药、化痰药、理气药等；治则按从高到低为：清热解毒法、益气健脾法、疏肝解郁法、补益气血法、活血化瘀法、化痰散结法。

尹晓阳检索出1990—2019年间公开发表的中医药治疗乳腺癌的文献209篇，通过中医传承辅助平台软件分析得出使用频次居前15位的中药分别是茯苓、白术、黄芪、甘草、当归、白芍、柴胡、白花蛇舌草、党参、陈皮、薏苡仁、枸杞子、太子参、莪术、山药；药对的频次由高到低排序，前5组分别是白术-茯苓、白术-黄芪、茯苓-黄芪、白术-当归、当归-茯苓；四气五味中温性药和甘味药使用最频繁；归经中归属于肝经和脾经的中药最多。

（六）食管癌

查阅古籍发现历代文献记载并没有"食管癌"这个名称的记载，但从临床症状表现来看，噎膈与现代的食道癌十分相似。如《济生方》对噎膈有专门的描述："其为病也，令人胸膈痞闷，呕逆噎塞，妨碍饮食，胸痛彻背，或肋下支满，或心忡喜忘，咽嗌气不舒。"又有《症因脉治·噎膈论》"伤噎隔之证，饮食之间渐觉难下，或下咽稍急，即噎胸前，如此旬月，日甚一日，渐至每食必噎，只食稀粥、不食干粮"的记载。可以看出噎膈的临床表现与现代医学的食管癌、食管炎、食管憩室、食管痉挛等食管相关疾病相类似。

食管癌临床主要表现为胸骨后不适，烧灼感或疼痛，食物通过有滞留感或轻度梗阻感，咽部干燥或有紧缩感。重者可见持续性、进行性吞咽困难，咽下即吐，或白色泡沫黏痰，严重时伴有胸骨后或背部肩胛区持续性钝痛，呕血或大便带血，进行性消瘦等。

1.食管癌的常见证型及方药

（1）痰气互阻证

症见：食入不畅，吞咽不顺，时有嗳气不舒，胸膈痞闷，伴有隐痛，口干。舌淡质红，苔薄白，弦细。

治法：开郁降气，化痰散结。

主方：旋覆代赭汤合四逆散加减。

常用药：柴胡、枳壳、白芍、旋覆花、代赭石、法半夏、郁金、陈皮、山豆根、草河车等。

（2）血瘀痰滞证

症见：吞咽困难，胸背疼痛，甚则饮水难下，食后即吐，吐物如豆汁，大便燥结，小便黄赤，形体消瘦，肌肤甲错。舌质暗红少津，或有瘀斑瘀点，苔黄白，脉细涩或细滑。

治法：祛瘀散结，化痰解毒。

主方：血府逐瘀汤加减。

常用药：当归、生地、桃仁、红花、枳壳、赤芍、川芎、桔梗、柴胡、急性子、半夏、全瓜蒌等。

（3）阴虚内热证

症见：进食梗噎不下，咽喉干痛，潮热盗汗，五心烦热，大便秘结。舌干红少苔，或有裂纹，脉细数。

治法：滋阴润燥，清热生津。

主方：一贯煎合人参养胃汤加减。

常用药：沙参、麦冬、生地、石斛、玉竹、当归、川楝子、地骨皮、知母、鳖甲等。

（4）气虚阳微证

症见：饮食不下，泛吐清水或泡沫，形体消瘦，乏力气短，面色苍白，形寒肢冷，面足浮肿。舌质淡，脉虚细无力。

治法：益气养血，温阳开结。

主方：当归补血汤合桂枝人参汤加减。

常用药：黄芪、当归、干姜、党参、白术、熟地、白芍、桂枝、急性子、半夏等。

2.现代医学研究

东红阳检索出有关中医药治疗食管癌的文献136首处方，通过数据分析发现：使用频数排名前5位的中药依次为甘草、茯苓、白术、黄芪、半夏；中药类别以补虚药、利水渗湿药、化痰止咳平喘药为主；性味归经的统计分析结果表明，以苦、甘味，温、寒、平性药，归脾、肺、胃经药物居多。排名前3位的药对为白术–茯苓–甘草、半夏–白术–茯苓、沙参–麦冬，可见治疗食管癌多以补脾益气为主。

王若凡以食管癌为核心，采用相关文献策略，共检索纳入文献3197条，通过数据分析得出使用频次最多的药物为甘草、茯苓、人参、陈皮、木香、白术、干姜、肉桂、槟榔、半夏等；关联分析得出常用药对有人参–白术、茯苓–甘草、半夏–厚朴、陈皮–香附、木香–槟榔、肉桂–干姜、肉桂–附子等；常用药团包括茯苓–甘草–人参、茯苓–甘草–陈皮、半夏–陈皮–茯苓、人参–干姜–甘草等；聚类分析得出药物配伍多以理气药、健脾药、温里药、化痰除湿药、活血药为主，治法以调畅气机、清热解毒、健脾化湿、温中化痰、活血化瘀、消肿散结为主。

李丹丹运用数据挖掘技术分析得出食管癌证型频次较高的包括气阴两虚证、脾胃气虚证、寒热错杂证、肝气郁结证等；得出核心药物为甘草、半夏、茯苓、白术、桃仁、红花、陈皮、白芍、砂仁等；常用方剂有八珍汤、启膈散、通幽汤、旋覆代赭汤、血府逐瘀汤、大半夏汤等。

（七）胰腺癌

中医古籍文献中并无关于胰腺及胰腺癌的具体记载，胰腺的描述散见于"散膏""脺""珑管"等记载，类似胰腺癌的记载散见于"积聚""伏梁"等论述中。胰腺癌早期症状隐匿而无特异性，最常见的首发症状为上腹不适、饱胀和疼痛。约70%的患者表现为上腹持续性或间断性胀痛，常在饭后1~2h后加重，数小时后减轻或缓解。其中胰头癌疼痛偏于右上腹，胰体、尾癌疼痛偏于左上腹，有时在脐周或全腹。胰头癌初期上腹痛剧烈，有如胆绞痛，可放射至肩胛部，多由饮酒或食物油腻诱发；胰腺癌晚期，特别是胰体、尾癌，上腹痛常涉及腰背部。胰腺癌还可有消瘦、消化不良、食欲不振、恶心呕吐、腹泻或便秘、呕血、黑便、发热等症状，部分病人以消瘦或发热为首发。

1. 胰腺癌的常见证型及方药

（1）肝胆湿热证

症见：上腹胀痛，连及两胁，脘痞腹胀，恶心呕吐，口干苦而不欲多饮，身目黄染，或有发热，大便溏薄不爽，小便色深如浓茶。舌红，苔黄腻，脉弦滑数或濡数。

治法：清利湿热。

主方：茵陈蒿汤合黄连解毒汤加减。

常用药：茵陈蒿、栀子、大黄、黄连、黄柏、黄芩等。

（2）瘀血内阻证

症见：上腹疼痛如锥刺，或包块拒按，痛处不移，呕恶纳呆，形体消瘦，身目黄染，色泽晦暗如烟熏，或呕血、便血。舌质紫暗或有瘀斑，脉弦涩。

治法：化瘀消积。

主方：膈下逐瘀汤加减。

常用药：丹参、丹皮、桃仁、红花、莪术、三棱、八月札、卷柏、木香、穿山甲、白花蛇舌草等。

（3）寒湿困脾证

症见：上腹部疼痛，偏左或偏右，向腰背部放射，恶心呕吐，食欲不振，神疲乏力，身目俱黄，大便溏薄，小便色黄。舌质淡，苔白腻，脉濡缓。

治法：温中化湿。

主方：茵陈术附汤加减。

常用药：茵陈蒿、白术、制附子、干姜、炙甘草、肉桂等。

（4）正虚邪恋证

症见：上腹胀痛，或触及包块，身目俱黄，恶心呕吐，倦怠乏力，纳呆便溏，形体消瘦，腹水肢肿，自汗或盗汗，五心烦热。舌质淡，苔腻，脉细数无力。

治法：益气扶正，化瘀消积。

主方：圣愈汤加减。

常用药：生地、熟地、川芎、人参、当归、黄芪等。

2. 现代医学研究

王志刚通过 Meta 分析将中医药治疗胰腺癌随机对照试验结果进行整合，通过研究分析发现胰腺癌多表现为脾气亏虚、湿浊阻滞、肝郁气滞、血瘀毒蕴等，近现代医家在治疗时常从脾、肝论治，分别施以补虚类、利水渗湿类、清热类、理气类、活血化瘀类中药，其中以茯苓、白术、黄芪、半夏、白花蛇舌草、白芍、薏苡仁、炙甘草、鸡内金、半枝莲、党参、延胡索、太子参、陈皮、赤芍、郁金等药物最多见。

连岩岩采用数据挖掘技术总结中医药治疗胰腺癌的用药，结果显示：最常使用的 10 味中药为茯苓、白术、白芍、黄芪、党参、半夏、白花蛇舌草、柴胡、薏苡仁、延胡索；药性主要为温性药，其次为寒性药、平性药；药味主要为苦味，其次为甘味、辛味；主要归脾、肝经。高频药物组合有 5 个：①茯苓、白术、党参、半夏、薏苡仁、陈皮、八月札、麦芽，系六君子汤化裁而来；②白芍、柴胡、甘草、茵陈、黄芩，系四逆散化裁而来；③黄芪、莪术、当归；④白花蛇舌草、半枝莲、神曲、鸡内金；⑤延胡索、黄连、枳壳、大黄。药对最常见的为茯苓-白术，其中茯苓富含多糖、三萜类、挥发油等多种化学成分，具有降糖、降血脂、抗肿瘤、抗心衰、治疗妇科疾病、保肝、免疫、镇静等多种药理作用。

（八）前列腺癌

前列腺癌与中医"癃闭"症状相近，"膀胱不利为癃"最早由《黄帝内经》提出，而后《诸病源候论》中将"小便难""小便不通""小便不利"等病症统称为癃闭，明代楼英在《医学纲目》中对其详述："癃闭合而言之一病也，分而言之，有暴久之殊。盖闭者暴病，为溺闭，点滴不出，俗名小便不通是也。癃者久病为溺癃，淋漓点滴而出，一日数十次或百次。"综上，虽然中医古籍没有前列腺癌的记载，但结合其前列腺增生明显、尿道梗阻压迫引起排尿困难等临床症状及体征，可归为中医学"癃闭"范畴。

前列腺癌早期常无症状。当肿瘤增大至阻塞尿路时，常出现与前列腺增生症相似的膀胱颈梗阻症状，见逐渐加重的尿频、尿急、尿流缓慢甚至中断、排尿不尽甚至尿失禁等，血尿并不常见。晚期可出现腰痛、腿痛、贫血、下肢浮肿、骨痛、病理性骨折、截瘫、排便困难等。

1.前列腺癌的常见证型及方药

（1）肾气虚亏证

症见：夜尿增多，尿意频繁，尿流变细，腰膝酸软，神疲畏冷，口干而不欲多饮。苔白或少苔，脉沉细或细软。

治法：益气补肾，通阳利水。

主方：六味地黄丸加味。

常用药：熟地、泽泻、丹皮、茯苓、山茱萸、山药、黄芪、白术、桂枝、猪苓、白英、马鞭草等。

（2）湿热蕴积证

症见：小便不畅，尿流变细，排尿无力，滴沥不畅或癃闭，小腹胀满，小便色黄，大便溏软或秘结，腰酸肢痛，口干口苦。舌质红或紫暗，苔黄腻，脉滑数或细弦。

治法：清利湿热，散结利水。

主方：八正散合二妙散加减。

常用药：黄柏、苍术、车前子、萹蓄、甘草、肿节风、瞿麦、白花蛇舌草、金钱草、土茯苓、龙葵等。

（3）瘀热内结证

症见：小便不利或滴沥不畅，小腹胀满，腰背或骨节疼痛，甚至剧痛难忍，口干舌燥，烦躁不安，或有发热，小便色黄，大便秘结或次数增多，里急后重。舌质红或绛或暗紫，苔黄或无苔，脉细数或细弦。

治法：清热解毒，化瘀散结。

主方：解毒化瘀汤加味。

常用药：半枝莲、白花蛇舌草、败酱草、土茯苓、夏枯草、黄药子、泽兰、蒲黄、琥珀、枸杞、绞股蓝、香附等。

（4）毒邪稽留、气阴两虚证

症见：小便不畅，淋沥疼痛，疲乏无力，贫血消瘦，面色无华，身痛气促，不思饮食，甚至卧床不起，口干口苦或不欲多饮。舌质淡红或干红少津或绛紫，脉沉细无力或细弱。

治法：培补气阴，解毒散结。

主方：八珍汤加减。

常用药：太子参（或人参）、北沙参、白术、茯苓、甘草、熟地、当归、白芍、川芎、枸杞、丹皮、鳖甲、黄精、紫河车、夏枯草、半枝莲等。

2.现代医学研究

吴威基于文献报道，从3个［中国全文期刊数据库（CNKI）、维普中文期刊服务平台、万方数据知识服务平台］大数据库中检索到中医古方治疗前列腺癌相关不重复文献共2025篇，运用SPSS26.0软件分析发现最常见的临床证型为湿热蕴结证，其次是肝肾阴虚证、瘀血内阻证、气血两虚证；治疗上常用以补益剂、祛湿剂和理血剂为主，单个古方使用频率由高到低依次为六味地黄丸、八正散、知柏地黄丸、肾气丸、四君子汤等。

邓润培运用中医传承辅助系统软件将各位医家对中药治疗前列腺癌的治疗经验、心得进行整合、分析，发现使用频次较高的处方依次是六味地黄汤、前列消癥汤、前列腺癌方、八正散、桑螵蛸散、六君子汤、扶正抑瘤方、益气解毒祛瘀方、滋水清肝饮、八珍汤；治则治法使用排在前10的分别为补肾、散结、利湿、解毒、清热、健脾、祛瘀、益气、扶正、化痰等；证型以肾虚（肾气虚、肾阴虚、肾阳虚、肾阴阳两虚）、肝肾亏虚、脾肾亏虚、正气亏虚、气血亏虚、湿热蕴结、气阴两虚、痰湿毒瘀八大类为常见；中药四气上使用较多的依次是温性药物、寒性药物、平性药物；使用频次较高药物分别是：半枝莲、白花蛇舌草、山药、熟地黄、茯苓、黄芪、党参、白术、当归、太子参及甘草，其中黄芪、白术、茯苓是其中的核心。

（九）宫颈癌

关于宫颈癌，中医学认为其归属于"癥瘕""崩漏""带下病"等范畴。《千金要方》曰："妇人崩中漏下，赤白青黑，腐臭不可近，令人面黑无颜色，皮骨相连，月经失度，往来无常……阴中肿如有疮之状。"《医宗必读》曰："积之成也，正气不足而后邪气踞之。"《女科准绳》云："妇人癥瘕，并属血病……宿血停凝，结为痞块。"这些均在一定程度上揭示了宫颈癌的成因。宫颈癌早期即原位癌时无临床症状，当病变进一步发展时可出现阴道出血、白带增多、组织浸润及压迫症状等。

1.宫颈癌的常见证型及方药

（1）肝郁气滞、冲任失调证

症见：白带量多，偶带血丝，小腹胀痛，月经失调，情志郁闷，心烦易怒，胸胁胀闷不适。舌苔薄白，脉弦。

治法：疏肝理气，调理冲任。

主方：逍遥散合二仙汤加减。

常用药：柴胡、当归、白术、茯苓、香附、赤芍、白芍、仙茅、仙灵脾、胆南星、莪术、仙鹤草、白茅根。

（2）肝经湿热、毒蕴下焦证

症见：白带量多，色如米或浊黄，气味秽臭，下腹、腰骶部酸胀疼痛，口干口苦，大便秘结，小便黄赤。舌质红，苔黄或腻，脉滑数。

治法：清热利湿，疏肝解毒。

主方：龙胆泻肝汤合椿树根丸加减。

常用药：龙胆草、柴胡、栀子、木通、车前子、当归、泽泻、甘草、黄柏、椿根皮、白芍、土茯苓、莪术、胆南星。

（3）肝肾阴虚、瘀毒内蕴证

症见：白带量多，色黄或杂色，有腥臭味，阴道不规则出血，头晕耳鸣，手足心热，颧红盗汗，腰背酸痛，下肢酸软，大便秘结，小便涩痛。舌质红绛，苔少，脉细数。

治法：滋阴清热，化瘀解毒。

主方：知柏地黄汤合固经丸加减。

常用药：知母、黄柏、熟地、山茱萸、山药、丹皮、泽泻、土茯苓、赤芍、白芍、半枝莲、龟板、黄芩、杜仲。

（4）脾肾阳虚、瘀毒下注证

症见：白带量多，有腥臭味，崩中漏下，精神疲惫，面色苍白，颜目浮肿，腰酸背痛，四肢不温，纳少乏味，大便溏薄，小便清长。舌淡胖，苔薄白，脉沉细无力。

治法：健脾温肾，化湿解毒。

主方：完带汤加减。

常用药：党参、山药、苍术、白术、猪苓、茯苓、车前子、柴胡、荆芥穗、白芍、甘草、椿根皮、黄柏、白果、五灵脂。

2.现代医学研究

杨美清通过收集田建辉主任治疗宫颈癌的有门诊病历记录的中药处方，将157例患者的581张处方进行规范化处理，基于数据挖掘中的频次分析、关联规则分析得出：宫颈癌常见证型为肝肾亏虚证及脾肾阳虚证，均以六味地黄丸为基础方，前者配伍蜀羊泉、莪术、金银花、败酱草等药物，后者配伍土茯苓、龙葵、蜀羊泉、山慈姑、夏枯草等；核心药物组合为熟地黄、山药、山茱萸、泽泻、牡丹皮、黄柏、蜀羊泉及莪术。现代药理研究表明六味地黄丸具有调节免疫、延缓衰老、预防心血管疾病、抗肿瘤、调节泌尿生殖系统功能、抗胸腺和脾脏萎缩、保护神经作用。

（十）白血病

白血病在祖国医学未见明确病名，但可根据临床表现归属于祖国医学的"血症""虚劳"等疾病范畴。约半数急性白血病患者以发热为首发症状，其程度不等，热型多样，可见弛张热、稽留热或间歇热等；出血程度不一，部位可遍及全身，见瘀斑、视网膜出血、血尿、黑便等，严重者可发生脑出血；可见面色苍白、心慌、气短等贫血症状；浸润不同组织器官可出现相应的临床表现，如肝、脾和全身淋巴结肿大、骨与关节疼痛等。

1.白血病的常见证型及方药

（1）气血亏损、热毒内蕴证

症见：面色无华，语音低微，倦怠自汗，心悸气短，头目眩晕，失眠多梦；或痰核瘰疬，胁下癥积等；或鼻衄，齿衄，肌衄，尿血，便血，皮肤瘀斑，瘀点等；或发热，汗出恶风，口干欲饮，咽喉肿痛等。舌体胖大，质淡红，苔薄白或薄黄，脉细弱或细数。

治法：益气补血为主，兼以清热解毒。

主方：八珍汤加减。

常用药：人参（党参）、白术、茯苓、当归、川芎、白芍、熟地、生姜、大枣、甘草。

（2）气阴两虚、毒瘀凝结证

症见：面色无华，但两颊潮红，语音低微，倦怠自汗，心悸气短，午后低热，咽干舌燥，失眠盗汗；或胁下癥积，痰核瘰疬等；或鼻衄，齿衄，肌衄，尿血，便血，皮肤瘀斑，瘀点等；时有高热不退，口渴欲饮，大便干结，小便黄赤等。舌体瘦小或胖大，质淡红，苔薄白或少苔，脉象细数。

治法：益气养阴为主，兼以清热解毒。

主方：大补元煎加减。

常用药：人参、熟地、山药、杜仲、枸杞子、当归、山茱萸、炙甘草等。

（3）精髓亏虚、瘀毒交织证

症见：面色无华或苍白，头目眩晕，咽干口燥，五心烦热，失眠多梦，潮热盗汗，腰膝酸软；或胁下癥积，痰核瘰疬等；或鼻衄，齿衄，肌衄，尿血，便血，皮肤瘀斑瘀点等；时有发热不退，神志昏蒙，口舌燥裂，大便秘结等。舌质绛红，苔少或剥脱，脉细数或细弱。

治法：滋阴填精为主，兼以化瘀解毒。

主方：大补阴丸加味。

常用药：熟地、黄柏、知母、龟板等。

（4）肾阳虚损、痰瘀壅盛证

症见：面目虚浮，畏寒肢冷，腰膝酸软，阳痿不举，夜尿频多，脘腹冷痛；或胁下积，痰核瘰疬等；或尿血，便血，月经增多，经期延长，皮肤瘀斑瘀点等。舌体胖大或瘦小，质淡红或淡白，苔少或无苔或水滑，脉微弱或细数。

治法：温补肾阳。

方药：肾气丸加减。

常用药：干地黄、山药、山茱萸、泽泻、茯苓、丹皮、炮附子、桂枝等。

2.现代医学研究

马西虎通过对清代医家治疗虚劳的内服方剂搜集和整理发现，在112首方剂中药物四气以温、寒、平三类为主，五味以甘、辛、苦三类为主；归经药物中以入肝经、肾经、脾经、肺经和胃经的药物为主，功效以补虚药、清热药、化痰止咳平喘药为主，其中补虚药中补气药、补阴药和补血药的频次最高，在临床治疗中起主要治疗作用；在全部方剂中使用频率居前20位的药物依次为：熟地、甘草、麦冬、白芍、茯苓、生地、人参、山药、茯神、酸枣仁、五味子、北沙参、黄芪、阿胶、白术、枸杞子、牛膝、丹皮、橘红、大枣。

简志琴通过数据挖掘的方法系统收集中医药治疗成人急性髓系白血病的方药并进行分析得出：中医药治疗成人急性髓系白血病总体以扶正祛邪为大法，扶正以益气、养血、滋阴为主，祛邪主要是针对热毒、瘀血、痰浊、水湿等的祛除，强调清热、化瘀、祛痰、渗湿等的重要性。其中清热药使用最多，有清热解毒、清热凉血、滋阴清热、清热化痰等不同治法。药物性味归经上，以寒、温、平性药性为主，甘苦药味居多。常见药对为女贞子-墨旱莲、白术-茯苓、白花蛇舌草-半枝莲、生地黄-麦冬、当归-黄芪、半夏-陈皮等。使用频次最多的前10位药物分别是黄芪、甘草、当归、白花蛇舌草、白术、生地黄、茯苓、半枝莲、党参、麦冬。

七、总结

恶性肿瘤作为当今世界严重影响人类生命周期及生活质量的重大疾病之一，不仅治疗过程漫长、治疗效果欠佳，而且对每个罹患癌症的家庭造成了沉重的经济负担。及早地预防癌症不仅能够减轻社会负担，而且在一定程度上能延缓或者减少癌症的发病率、死亡率。

在如今的精准医学时代，有效识别高危暴露人群，浓缩一级预防和二级预防最适靶标人群，是优化癌症防控模式的必然途径。我们要不断开发新型癌症一级预防手段，针对不同病因靶点进行有效干预。依托多组学研究等手段系统探索癌症相关标志物，优化筛查策略，避免过度筛查。通过贯彻整合理念，建立符合我国国情的主要癌症分级防控体系，促进我国癌症整体防控能力的显著提升。同时，要不断促进肿瘤治疗技术的发展，倡导中医治疗，在祖国医学的丰富宝库中不断汲取有效的肿瘤治疗知识，发挥中医治疗肿瘤多靶点、多方位的优势，为实践"健康中国"战略作出贡献。

（李应宏）

第三章 体质学说

第一节 体质学说概述

一、体质的基本概念

体质是指自然个体在生命活动过程中，由先天遗传性和后天获得性因素所决定的表现在形态结构、生理机能和心理活动方面综合的、相对稳定的特性，是人类生命活动的一种重要表现形式，与健康和疾病密切相关。个体体质的不同，是通过人体形态、机能和心理活动的差异性表现出来的。其在生理上表现为机能、代谢以及对外界刺激反应等方面的个体差异，在病理上表现为对某些病因和疾病的易感性或易罹性，以及产生病变的类型与疾病传变转归中的某种倾向性。

形态结构是个体外观形态的特征，包括体格、体型、体重、性征、体姿、面色、毛发、舌象、脉象等；人体的生理功能是对机体内部形态结构完整性、协调性的反映，是脏腑经络、气血津液功能的体现。因此，人体生理功能的差异，反映了脏腑功能的盛衰偏颇。人体的心理状态是指客观事物在大脑中的反映，是感觉、知觉、情感、记忆、思维、性格、能力等的总称，属于中医学"神"的范畴。人的心理特征不仅与形态、机能有关，而且与不同个体的生活经历以及所处的社会文化环境有着密切的联系。

体质具有个体差异性、群类趋同性、相对稳定性和动态可变性等特点。中医学的体质概念，强调人体体质的形成因素有先天禀赋和后天获得两个方面。先天因素是人体体质形成的重要基础，而体质的转化与差异性在很大程度上还取决于后天因素的影响，这反映了机体内外环境相统一的整体观念，说明个体体质也是在后天生长、发育过程中与外界环境相适应而逐步形成的个性特征，即人与社会的统一、人与自然的统一。由此可见，中医学的体质概念充分体现了"形神合一"的生命观和"天人合一"的整体观。

二、体质的特点

（一）先天遗传性

先天遗传性是体质的重要组成部分，是人体形态结构、生理机能等的决定因素。人之始生，"以母为基，以父为楯"（《灵枢·天年》），父母之精是生命个体形成的基础，人类的外表形态、脏腑机能、精神状态等的个性特点均形成于胎儿期，取决于个体的遗传背景。遗传因素维持着个体体质特征的相对稳定性，是决定体质形成和发展的基础。《灵枢·决气》认为，"两神相搏，合而成形，常先身生，是为精"，先天的父母之精气形成真气，决定着个体一身之气的盛衰，父母精足气旺，则机体易达到阴平阳秘的平和状态，在后天生长环境、饮食等因素的影响下，才能逐渐发展起来。

（二）差异多样性

体质特征因人而异，其有明显的个体差异性，且千变万化，呈现出多样性。先天遗传因素的不同决定了人出生后就具有差异性，有了高矮、胖瘦、强弱等的不同。体质形成于先天，定型于后天，机体禀受父母的先天之精而成形，亦靠后天的水谷之精而发育成人。同时，机体的多样性构成了个体差异特征，它通过人体形态、机能和心理活动的差异现象表现出来，因此个体多样性差异现象是体质学说研究的核心问题。

（三）形神一体性

"形神合一"是中医学体质概念的基本特征之一，属于中医哲学范畴，指人体的形体和精神两者相互统一。一个完整的人应该是形和神的统一体。复杂多样的体质差异现象全面地反映着人体在形态结构（形）以及由脏腑机能活动所产生的各种精神活动（神）这两个方面的基本特征，是生理特性与心理特性的综合体，是对个体身心特性的高度概括。

（四）群类趋同性

同一种族或聚居在同一地域的人，因为生存环境和生活习惯相同，具有相同或相似的遗传背景和生活条件，从而使这一人群的体质具有相同或类似的特点，形成了地域人群的不同体质特征，使特定人群的体质呈现类似的特征，因此体质具有群类趋同性。古人早已认识到地域环境乃至种族家庭对机体体质的影响，体质的这种群类趋同特征，影响着机体的发病，同时也给医者遣方用药提供了思路。

（五）相对稳定性

个体在生长发育方面具有相对稳定性，《灵枢·天年》曰："血气已和，营卫已通，五脏已成，神气舍心，魂魄毕具，乃成为人。"个体秉承于父母的遗传信息，使其在生命过程中遵循某种既定的内在规律，呈现出与亲代类似的特征，这些特征一旦形成，不会轻易改变，因而在生命过程某个阶段的体质状态具有相对的稳定性。

（六）动态可变性

先天禀赋决定着个体体质的相对稳定性和差异性，后天各种环境因素、营养状况、饮食习惯、精神因素、年龄变化、疾病损害、针药治疗等，使得体质具有可变性。小儿的体质呈生机盎然之态，但却又稚嫩脆弱，需要好好保护。随着年龄的增长，受生活环境、饮食、情绪、生长发育等多种因素的作用，"纯阳之体"慢慢变成阴阳相合的体质。到青壮年时期，人的体质又变成了壮阴壮阳。青壮年之人，血气方刚，身体健壮，心智达到一生的巅峰状态。到了中老年，人的精力、体力、活力明显不如青壮年时期，脏器功能不可避免地会发生衰退，脏气不足，体质也会随之有所改变。体质的可变性具有两个基本规律：一是机体随着年龄的变化呈现出特有的体质特点；二是由外来因素不断变化的干扰所导致的体质状态的变化。两种变化往往同时存在，相互影响。

（七）连续可测性

体质的连续性体现在不同个体体质的存在和演变时间的不间断性，体质的特征伴随着生命自始至终的全过程，具有循着某种类型体质固有的发展演变规律缓慢演化的趋势，这就使得体质具有可测性。《伤寒论》说："是以辛苦之人，春夏多温热病者，皆由冬时触寒所致，非时行之气也。"体质的这种可测性，解释了某些疾病的致病因素，阐明了非时之气致病的原理，同时，对不同体质受邪后疾病传变规律的这种预见性，也为临床治未病提供了可能。上医治未病，在对机体的体质有了一定的了解后，临床医生便可预知疾病的发展传变方向，从而先安未受邪之地，在病邪未侵犯他脏之前，真正做到早诊早治。

（八）后天可调性

体质既是相对稳定的，又是动态可变和连续可测的，这就为改善体质的偏颇，防病治病提供了可能。古有春夏养阳、秋冬养阴之说，用以指导四时养生调摄，今人对其进行沿用并加以发挥，形成了现今的"冬病夏治"理论，阳虚之人易在冬季感受寒邪而为病，因此在阳气最盛的夏季进行调治，以改善机体阳气不足的症状而减少寒性病变的发生。充分应用体质的可调理性，可以提高全民的身体素质，减少病痛的发生。一方面可以针对各种体质类型及早采取相应措施，纠正和改善体质的偏倾，以减少个体对疾病的易感性，预防疾病的发生。另一方面可针对各种不同的体质类型，辨证与辨体相结合，以人为本，充分发挥个体诊疗的优势，提高疗效。

三、体质学说的形成和发展

中医体质理论渊源于《黄帝内经》，临床应用起于东汉，发展于宋元明清，理论体系构建于现代，并得到深入研究与快速发展。其形成与发展可分为六个阶段；一是《黄帝内经》初步奠定了中医体质学的基础；二是东汉时期，为体质理论临床应用的开端，以张仲景的《伤寒杂病论》为代表；三是三国至两宋时期，为中医体质思想的进一步积累时期，如唐·孙思邈《千金要方》以"禀质"言之，宋·陈自明《妇人良方》称为"气质"；四是金元时期，为中医体质思想的不断丰富创新时期；五是明清时期，为中医体质思想的临床应用时期，清·叶天士明确提出了"体质"概念，《临证指南医案》中指出人有多种体质；六是20世纪70年代后期至今，为中医体质学快速发展与完善时期。

四、影响体质的因素

（一）先天禀赋

在体质形成过程中，先天因素起着决定性的作用。先天因素又称禀赋，是指小儿在出生以前在母体内所禀受的一切，包括父母生殖之精的质量，父母血缘关系所赋予的遗传性，父母生育的年龄，以及在母体内孕育过程中母亲是否注意养胎和妊娠期疾病所给予的一切影响。同时，父方的元气盛衰、营养状况、生活方式、精神因素等都直接影响着"父精"的质量，从而也会影响子代禀赋的强弱。

（二）年龄因素

遗传不是决定体质的唯一因素，年龄也是影响体质的重要因素之一。人体的结构、机能与代谢随着年龄的增长而发生规律性的变化。体质是一个随着个体发育的不同阶段而不断演变的生命过程，某个阶段的体质特点与另一个阶段的体质特点是不同的，从少年、青年、中年到老年，体质是会有变化的。初生小儿属稚阳未充、稚阴未长者，就是说小儿时期无论是在属阳的各种生理活动方面，或是在属阴的形质方面，都是不成熟、不完善的，即所谓"脏腑娇嫩，形气未充"，故其病易寒易热，易于传变；青壮年气盛血足，筋骨强健，形体发育渐趋成熟，各脏腑机能逐渐健全，形成了稳定的体质类型，此时是体质最为强健的阶段，抵抗力强，不易感邪致病，即使生病也以实证为主，精气不衰，病轻易治，预后良好；中老年人易肝肾亏虚，精血不足，生理上由盛转衰，逐渐出现阴阳气血失调，脏腑功能减退，形体趋向衰老，此时期机体抗病力下降，加之中老年人承担的社会和家庭责任较大，容易出现劳逸失度、将息失宜、起居调摄不当等情况，病以虚证为主。事实证明，在人的一生中，体质确实是可调可变的。

（三）性别差异

男为阳，女为阴。男性多禀阳刚之气，体魄健壮魁梧；女性多具阴柔之质，体型小巧苗条。

由于男女在遗传特征、身体形态、脏腑结构等方面的差别，相应的生理机能、心理特征也就有异，因而体质上存在着性别差异。男女性别不同导致的体质差异可以从脉象上反映出来，同一脉象，在男子为常脉，在女子则为病脉，因此需医务工作者悉心体察，探求本源。此外，男女在形态结构、生理功能等方面的差异导致了男女不同的体质特征。

（四）饮食因素

饮食营养是人类生存的最基本条件，对保证人体生长发育，提高生理机能有着重要的作用，体质与饮食有关，经常饥饿则身体虚弱，五味过嗜则引起脏气偏盛或偏衰而形成不同的体质。那么，究竟怎样才能使我们的膳食保持平衡？日常怎样吃才能保证我们既不缺乏营养也不致营养过剩？答案是平衡膳食。平衡膳食必须由多种食物组成，才能满足人体各种营养需要，达到合理营养、促进健康的目的，因而要提倡人们广泛食用多种食物。

（五）劳逸所伤

过度的劳动和安逸是影响体质的又一重要因素。《黄帝内经·素问》言："五劳所伤：久视伤血，久卧伤气，久坐伤肉，久立伤骨，久行伤筋。是谓五劳所伤。"劳逸失当导致的机体气血阴阳失衡，从而使人体的体质发生改变。因此，历代医家都非常重视劳逸的适度，指出适度的活动有助于体质的提高。

（六）情志因素

情志是指人对客观事物的体验和反应，它涵盖了中医学的七情和五志，情志活动是由内外环境的客观刺激引起的，并随刺激的性质而变化。中医学将七情和五志与五脏相联系，七情的变化，可以通过影响脏腑精气的盛衰变化而影响人体的体质。《黄帝内经·素问》云："怒则气上，喜则气缓，悲则气消，恐则气下，寒则气收，炅则气泄，惊则气乱，劳则气耗，思则气结。"七情变化影响机体气机运行，导致气血运行失常，进而影响人体体质。现代科学研究发现，健康的心理活动能够发挥机体内部巨大的潜力，影响内分泌的变化，加速新陈代谢，增强人体体质。因此，重视情志活动对体质的影响也是必不可少的。

（七）地理因素

不同地区或地域具有不同的地理特征，形成了不同的自然环境，人类就各自形成了与其生存环境相协调的自我调节机制和适应方式，从而产生并形成了不同自然条件下的体质特征。地理环境差异，形成了个体体质在形体样貌及平素阴阳盛衰方面的差别，导致了体质的多样性。

（八）疾病药物及其他因素

疾病是促使体质改变的一个重要因素。药物具有不同的性味特点，针灸也具有相应的补泻效果，能够调整脏腑和经络的气血阴阳。过度服用热性药物易助火伤阴动血，过量服用阴寒药物容易损伤阳气，疾病和药物都是通过影响阴阳的偏盛偏衰，从而改变机体的体质。中医有"同气相求"的说法，即不同的体质类型容易感受相应的邪气，易患某种类型的疾病。因此，在调理偏颇体质时，注重机体阴阳气血的盛衰，运用针灸等中医适宜技术进行干预，往往能收到奇效。

五、体质的分类

中医体质类型是对个体在健康、亚健康或疾病状态下所表现的阴阳、气血、津液状态的描述，中医证候类型是对人体疾病状态下脏腑、气血、阴阳盛衰情况及病因、病位等方面的概括。证候与个体的体质特征、病邪性质、受邪轻重、病邪部位等因素密切相关，但起决定作用的是个体体质。

中华中医药学会王琦教授在《中医体质分类与判定》一书中，结合临床实践，提出了体质九分法，即平和体质、气虚体质、阳虚体质、痰湿体质、湿热体质、阴虚体质、气郁体质、血瘀体质、特禀体质。体质类型相对较稳定，基本不会直接由一种体质类型转变为另一种体质类型，一般需要经过一个相对稳定的正常体质作为过渡阶段。但体质可以因年龄、性别等变化而变化，在生长发育、衰老、死亡的过程中，五脏精气由盛至衰，影响着人体的生理活动，同时也改变着人的体质。

六、偏颇体质的中医调理方法

中医学一贯重视对体质的研究，早在《黄帝内经》中就有针对体质的多方面的探讨。中医养生学的辨体施术是在中医理论的指导下，针对个体的体质特征，通过合理的精神调摄、饮食调养、起居调护、形体锻炼，并重视未病先防、既病防变、防治亚健康等措施，改善体质，提高人体对环境的适应能力，以预防疾病，从而达到健康长寿的目的。

《黄帝内经》提出辨体施术的养生法则，《灵枢》详述了体质类型与分型方法，个体以及不同群体的体质特征、差异规律，体质的形成与变异规律，体质与疾病的发生、发展规律，体质与疾病的诊断、辨证及用药规律，体质与预防等，为实施辨体施术提供了理论依据。《黄帝内经》的体质养生思想为后世体质养生和实践奠定了理论基础。但是，人的体质在一生中并不是一成不变的，而是在后天各种因素的影响下变化着的。随着人们生活水平的不断改善，人们对于健康与长寿的要求变得日益迫切。因此，如何保养体质越来越成为人们关心的课题。改善后天体质形成的条件，可以弥补先天禀赋之不足，从而达到以后天养先天，使弱者变强而强者更强的目的。所以在诊疗疾病的过程中，患者的体质状态是开方用药的重要依据之一。临床上我们常用的调理偏颇体质的中医药技术方法有很多，主要有以下几种。

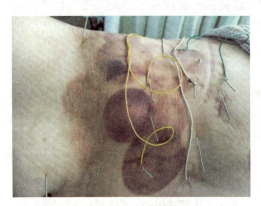

图3-1 针刺疗法

（一）针刺

针刺是通过不同规格的毫针刺激体表的经络、腧穴而激发经气，加强气血运行，从而使痹阻、壅滞的经络得以疏通，达到防治疾病的目的（图3-1）。在针刺操作过程中，正确施用补泻手法，同时结合腧穴偏补偏泻的特性，就可使机体恢复阴平阳秘的阴阳调和之态。中医补虚泻实的治疗原则中，虚则补之，实则泻之，是针刺补泻的大体原则，在临床应用中可根据患者体质不同而选择运用。

（二）艾灸

艾灸是将艾条燃烧后产生的温热效果渗透于机体，从而达到开宣温阳、散寒除痹、扶正祛邪的作用。临床上艾灸多用于虚寒性或疼痛性疾病，如直接灸中脘、神阙等穴可以治疗脾胃虚寒等导致的脘腹胀满不舒、消化不良等病症；隔姜灸可以借助生姜的发散作用，加强艾灸温经散寒的效果，多用于外感寒湿等邪引起的全身或肢体关节疼痛等疾病。

（三）拔罐

拔罐是以罐为工具，利用燃火、抽气等方法产生负压，使之吸附于体表，造成局部瘀血，以达到通经活络、行气活血、消肿止痛、祛风散寒等作用的疗法（图3-2）。目前常用的罐具主要有竹罐、玻璃罐、抽气罐。竹罐利用药液的渗透作用吸附，虽然竹罐吸力不强，但可利用药液的渗透作用而增强治疗效果。玻璃罐罐口光滑，质地透明，便于观察拔罐部位皮肤充血、瘀血程度，从而掌握留罐时间，是目前临床应用最广泛的罐具。

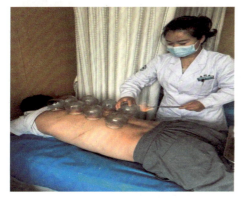

图3-2 拔罐疗法

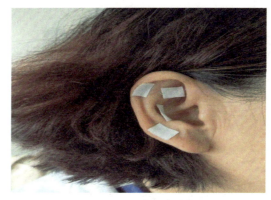

图3-3 耳穴疗法

（四）耳针

耳针技术是采用专门的针具或丸状物在耳郭相应穴位进行刺激以诊治疾病的一种治疗技术（图3-3）。耳针疗法治疗范围广泛，临床上常用于治疗各种疼痛性疾病及某些功能紊乱性病症。耳针选穴的常用方法有：根据所患疾病的部位选穴，如胃痛选胃穴；根据中医理论选穴，如皮肤病选肺穴；刺激耳穴的主要方法有：针刺、埋针、放血、耳穴贴压、磁疗、按摩等。常用的耳穴贴压物有锨针、王不留行籽、莱菔子等。耳穴贴压后应根据病情嘱患者定时按揉以加强刺激作用。

（五）叩刺法

叩刺法是用特制的浅刺针具如梅花针叩击皮肤，以疏通经络、调节脏腑虚实，从而治疗疾病的方法。叩刺法又称为梅花针法、七星针法等，是中医的传统疗法之一。叩刺渗透法把叩刺法和药物渗透法这两种方法结合起来，直接作用于人体，通过刺激加强药物渗透来达到治疗效果。

（六）摩腹疗法

摩腹疗法属于中医脏腑推拿的一种自我按摩保健疗法，主要是对腹部进行有规律地按摩，如以肚脐为中心顺时针或者逆时针用力均匀地按摩，使脏腑受到推拿手法的直接刺激，该手法具有和中理气、通腑散结、行气活血等功效。摩腹疗法主要适用于胃脘痛、腹泻、痛经等病症。脾胃是气血生化之源，摩腹既可健脾助运而直接防治脾胃诸疾，又可培元固本，加强气血生化功能而起到防治全身疾患的作用。

（七）穴位埋线

穴位埋线疗法是针灸的延伸，即是一种经络疗法（图3-4）。它是将人体可吸收的生物蛋白线埋入穴位，达到长效刺激穴位，疏通经络，从而防治疾病的一种现代针灸替代疗法。该疗法通过肠线对穴位的机械性刺激，产生针刺效应，并起到针刺治疗中"静以久留"之效，继而肠线在穴位内缓慢分解、吸收的过程，对穴位持续刺激产生缓和而持久的"针感"，以期达到"缓图为功"的治疗目的。埋线疗法具有疏通经络、调和气血、协调脏腑、平衡阴阳等作用，埋线的各种效应及刺激过程，形成一种复杂的刺激信息，作用于机体，埋线疗法具有双向的功能调整，调整的结果是提高了机体抗病力，消除了病理因素，从而使人体恢复其正常功能。其主要用于哮喘、三叉神经痛、面肌痉挛、癫痫、糖尿病、过敏性

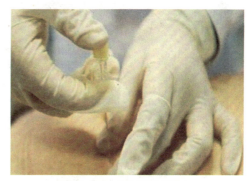

图 3-4 穴位埋线疗法

鼻炎、过敏性结肠炎、慢性胃炎、肥胖症、湿疹、慢性荨麻疹等疾病的治疗。

（八）蜡疗

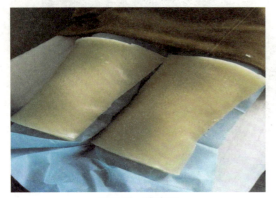

图3-5 蜡疗法

蜡疗是一种利用加热的蜡敷在患部，或将患部浸入蜡液中的理疗方法（图3-5）。中医蜡疗有着悠久的历史。现代蜡疗技术是把中药与蜡疗有机地结合在一起，可加强细胞膜通透性，减轻组织水肿，产生柔和的机械压迫作用，使皮肤柔软并富有弹性，能改善皮肤营养，加速上皮的生长，有利于创面、溃疡和骨折的愈合，还具有镇痛解痉作用。蜡疗操作简单，效果明显，成本低，易推广，病人治疗无痛苦及副作用，患者乐于接受，是真正的自然疗法。

（九）火针

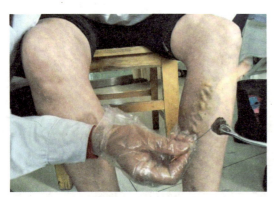

图3-6 火针疗法

火针又称为燔针、淬针、大针，是用一种特殊的针具，经加热烧红后采用一定的手法刺入人体腧穴或患处的一种针灸治疗方法。火针刺法具有温经散寒、通经活络的作用，主要用于治疗风、湿等病邪滞留体内所造成的痹证（图3-6）。临床上火针常用来治疗虚寒痈肿等症，如治疗风寒筋脉拘急引起的痹痛，或瘫痪不能动者，针扎入迅速拔出，急按住孔穴可止疼，不按则极痛。腹内肿块结积冷病者，针扎入缓慢拔出，并左右转动，以让污浊物流出。背部痈疽有脓没有头的，针扎入让脓流出，不可按孔穴。

（十）三棱针法

三棱针技术是用三棱针刺入血络或腧穴，放出适量血液以达到治疗疾病目的的一种操作技术，具有通经活络、开窍泻热、调和气血、消肿止痛等作用（图3-7）。三棱针最早记载见于《灵枢·九针十二原》："四曰锋针，长一寸六分"；"锋针者，刃三隅，以发痼疾"。三棱针刺后出血，一般任其自然停止即可，注意无菌操作防止感染。

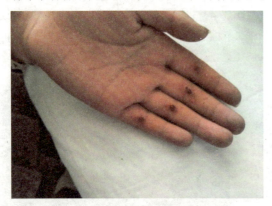

图3-7 三棱针法

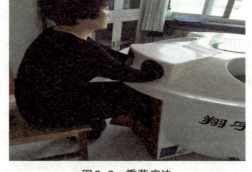

图3-8 熏蒸疗法

（十一）熏蒸疗法

中药熏蒸疗法又称为中药蒸煮疗法、中药汽浴疗法、药透疗法、热雾疗法等熏蒸疗法（图3-8）。中药熏蒸是以热药蒸汽为治疗因子的化学、物理综合疗法。自先秦就有这种方法用于临床的记载，后世亦不乏其术。到清代，中药熏蒸趋于成熟。新中国成立后，随着科学技术的日新月异，中药熏蒸无论是理论还是实践均亦有相应发展，逐渐广泛用于休闲保健、康复疗养和临床治疗疾病等诸多方面。熏蒸操作时，一般将蒸汽温度控制在45℃左右，但应视具体情况调节蒸汽温度，以患者能耐受为宜，时间一般设定为30min左右。

（十二）刮痧疗法

刮痧疗法是以中医皮部理论为基础，在中医经络腧穴理论指导下，使用不同材质和形状的介质，在体表进行刮拭以防治疾病的中医外治技术，是一种具有疏通经络、活血化瘀等作用的自然疗法。临床上多用边缘光滑的嫩竹板、瓷器片、硬币等工具，蘸食用油或清水在体表部位进行由上而下、由内向外反复刮动，用以治疗有关的疾病。未病之人常做刮痧（如取背俞穴、督脉、足三里等）可增强卫气，卫气强则护表能力强，外邪不易侵表，达到保健养生的目的。

（十三）牵引疗法

牵引疗法是应用外力对身体某一部位或关节施加牵拉力，使其发生一定的分离，周围软组织得到适当地牵伸，从而达到治疗目的的一种方法（图3-9）。该法适用于脊柱及四肢关节的牵引，具有解除肌肉痉挛、缓解疼痛，改善局部血液循环，促进水肿吸收和炎症消退，松解软组织粘连，增加关节活动范围，改善或恢复脊柱的正常生理弯曲的作用；腰椎牵引还可加大椎间隙，减轻椎间盘内压力，解除神经根的刺激和压迫的作用；

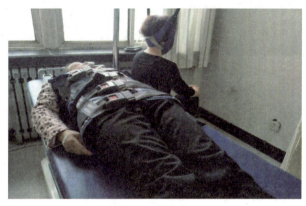

图3-9 牵引疗法

此外，牵引疗法还可用于脊柱外伤的早期制动和复位工作。

（十四）热疗

热疗是中医外治法中物理治疗的一类，是以高频电磁波为介体，将物理能量作用于人体病灶部位以治疗疾病的方法。利用高频电磁波，使人体产生内热，达到消炎、消肿、止痛和改善血液循环、解除肌肉僵硬、缓解肌肉和神经疼痛、提高机体免疫力的目的。此法除热效应外，尚有非热效应，也有治疗作用。磁热疗法适用于软组织损伤、颈肩腰腿疼、胃肠神经官能症以及神经痛等疾病。临床上，深部热疗多用于治疗肿瘤患者及促进各类伤口的愈合，促进胸腹腔积液的吸收，减轻风湿、类风湿性关节炎、强直性脊柱炎等的临床症状，有效改善患者的生活质量。

常用的热疗法可分三类，即高频透热疗法、辐射热疗法和传导热疗法。高频透热疗法是利用高频或超高频电磁场作用于人体，使人体产生内生热，达到消炎、消肿、止痛和改善血液循环目的（图3-10）。

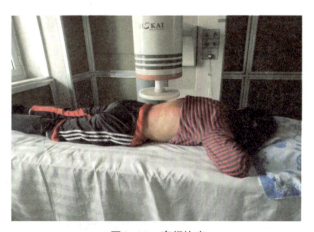

图3-10 高频热疗

（十五）穴位敷贴

穴位敷贴是将不同功效作用的中药如：白芥子、甘遂、细辛等加工成粉末状在人体相应穴位处进行贴敷，通过刺激穴位，激发经气，发挥治疗作用的方法。一般在农历三伏人体阳气最盛时进行贴敷治疗，连续治疗三年。

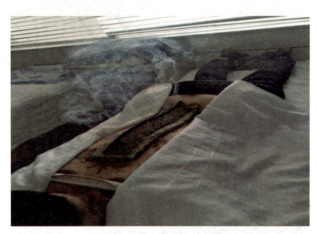

图3-11 药物铺灸疗法

（十六）铺灸疗法

药物铺灸疗法是艾灸的升华（图3-11），属于艾灸疗法中隔物灸的一种，是在背部正中抹上姜汁，于其上均匀撒铺一层铺灸药末，再在药末上铺设灸饼，将艾炷置于灸饼上，状如长蛇，从上、中、下点燃艾炷，故又称"长蛇灸"。铺灸疗法作为一种独特的艾灸疗法，是在传统施灸的基础上加以改进，在后世医家不断继承和发扬下形成的。其施灸面积大，燃烧时间长，温通作用持久，能更好地促使药物渗透吸收，增强疗效。

七、心理健康调理

心理健康是指精神活动正常、心理素质良好，大多与遗传相关。心理健康突出在社交、生产、生活上能与其他人保持较好的沟通或配合。心理健康的基本含义是指心理的各个方面及活动过程处于一种良好或正常的状态。心理健康的理想状态是保持性格完美、智力正常、认知正确、情感适当、意志合理、态度积极、行为恰当、适应良好的状态。与心理健康相对应的是心理亚健康以及心理病态。心理健康从不同的角度有不同的含义，衡量标准也有所不同。

中医体质学提出体质是特定躯体素质与一定心理素质的综合体，是"形神合一"思想在中医体质学中的具体表现，体质阴阳属性的不同直接影响个体的气质、性格，从而决定个体在面临创伤性事件时的应对措施、情绪体验以及心态调整能力等，关系着情志疾病的发生、发展及其转归、预后，结合艾森克人格测试量表及90项症状清单（SCL-90）心理健康测试量表，对中医体质类型与心理健康内在关系的相关性做了一定研究，得出中医九种体质对应心理特征及相关心理症状，对此进行相应心理健康调适建议，促进个体身心健康。

八、体质辨识对健康管理的意义

近年来，健康管理作为医疗卫生保健领域的新概念，已在中国引起广泛关注。它借鉴了西方现代医学的健康管理理念，形成了较为完整的理论体系和方法。同时，中医也强调了体质在疾病发生和发展中的重要作用，为健康管理提供了另一种独特的视角。

中医体质学说认为，每个人的体质都有其独特性，这与其健康状况和疾病易感性密切相关。体质可以分为正常体质和偏颇体质，正常体质通常代表健康状态，而偏颇体质则可能意味着亚健康或潜在的健康风险。通过中医体质测评，我们可以更加全面地了解个人的健康状况，预测其未来可能的发病风险，从而为健康管理和疾病预防提供有力依据。

健康管理并非对所有人群提供统一的服务，而是根据个体的健康评价结果进行筛选分类。针对不同的健康问题和危险因素，制定个性化的健康改善目标和干预措施，以有效降低疾病风险。

中医体质学说在健康管理中的应用，特别是在健康人群和亚健康人群的管理中具有重要的实践价值。

对于健康人群和亚健康人群，他们可能没有明显的疾病症状，但体质上可能存在某些偏颇。通过中医体质辨识，可以为他们提供个性化的健康指导，包括饮食调整、运动建议、作息规律等，以改善体质，降低疾病风险。这种健康干预方式不仅符合国家"预防为主"的健康政策，而且有助于减少医疗开支，提高人们的健康水平。

此外，中医体质学说还强调了"治未病"的理念，即在疾病发生之前进行预防和干预。通过调整偏颇体质，改善人体的内环境，增强抵抗力，从而达到预防疾病的目的。这种理念与现代健康管理的目标相契合，为提升人类健康素质提供了新的思路和方法。

综上所述，中医体质学说在健康管理领域具有广泛的应用前景和实用价值。通过结合中医体质辨识和现代健康管理理念，我们可以为个体提供更加全面、个性化的健康服务，促进人类健康事业的发展。主要体现在以下几个方面：

1.客观评价个体的中医体质类型，全面了解其健康状况，可获得预测个体未来发病风险的资料。

2.根据所获得的资料可制定健康计划。

3.通过分析个体的体质类型，能预测患者疾病传变的倾向性。

4.了解患者体质，有助于医者处方用药。

5.通过调整偏颇体质，提高健康水平。

（陈玉霞）

第二节 平和体质

一、平和体质的辨识

人体的体质是正气盛衰偏颇的反映，体质的强弱决定着发病与否及发病情况，同时也会影响疾病的传变。体质不仅会影响疾病的发生和传变，也会在一定程度上指导医者处方用药。体质有阴阳之别、强弱之分、偏寒偏热之异，所以在治疗过程中，常以患者的体质状态作为立法处方用药的重要依据。古代中医典籍中没有"健康"一词的记载，但是通过对"平"与"和"的表述，展现了中医学对健康的理解。《素问·生气通天论》曰"阴平阳秘，精神乃治"，是对健康的总概括。平和体质正是"阴平阳秘"的体现，和健康的标准相符合。体质状态是健康状态的重要组成部分，体质辨识是评价健康状态的主要方法和手段。

平和体质亚量表共包括8个条目：①您精力充沛吗？②您容易疲乏吗？③您容易感到闷闷不乐、情绪低沉吗？④您说话声音低弱无力吗？⑤您能适应外界自然和社会环境的变化吗？⑥您比一般人耐受不了寒冷（冬天的寒冷，夏天的空调、电扇）吗？⑦您容易失眠吗？⑧您容易忘事（健忘）吗？每个条目均采用没有、很少、有时、经常、总是5段评分法，相应计分为1、2、3、4、5分。然后计算原始总分，根据总分计算转化分，转化分≥60分，其他8种体质转化分均<30分，即可判定为平和体质。

原始分数=各个条目分值相加，转化分=[（原始分-条目数）/（条目数×4）]×100。

平和质所占人群比例约为32.75%，也就是1/3左右。男性多于女性，年龄越大，平和体质的人越少。

二、平和体质的特点及表现

（一）平和体质的形体特点

平和体质者体形匀称，骨骼肌肉强壮，运动灵活有力。平和体质者在生命过程中较易保持稳定的形体特征，基本遵循人体生长壮老已的规律，较少出现大的体质变化及疾病。平和体质者先天禀赋优良，若重视后天调摄，饮食起居得当，加之合理的心理疏导，则容易保持阴平阳秘的平和状态，而尽终其天年，度百岁乃去。

（二）平和体质的常见表现

平和体质的人表现为体态适中，面色与肤色虽有五色之偏，但都明润含蓄，我国正常人的面色应是黄中隐红，可随季节、饮食等外界因素而出现相应的面色变化；头发稠密有光泽，眼睛炯炯有神，明亮内含；不易疲劳，耐受寒热，睡眠安和；食量适中，二便通调；精力充沛，反应灵活，思维敏捷，工作潜力大；自身调节和对外适应能力强。

（三）平和体质对外界环境适应能力

平和体质者对自然环境和社会环境适应能力较强，不容易疲劳，耐受寒热。其体质不易随季节变化而出现改变，能顺应自然界气候的变化，做到天人相应，保持身体健康。此外，平和体质者因其处于阴阳平和的状态，故不易产生大的情绪波动，同时在面对社会和工作压力的时候，也能较好地调节适应，产生良性反应。

（四）平和体质的发病倾向

平和体质者不易感受外邪，很少生病，或虽病较轻，病了也容易康复。平和体质的人一般心态都比较随和平稳，遇到事情沉着、冷静。对自然环境和社会环境的适应能力较强。男性多于女性，随着年龄的增大这种人越来越少。

（五）平和体质的心理特点

平和体质者性格随和开朗，易与人相处。这种人体态适中，精力充沛，面色红润，目光有神，饮食好，睡眠好。

三、平和体质的中医调养

1.晨起用示、中指指腹或掌根先逆时针以脐为中心摩腹50次再顺时针摩腹。

2.拇指指端点按天枢、中脘、气海、足三里、肾俞、太冲等腧穴。

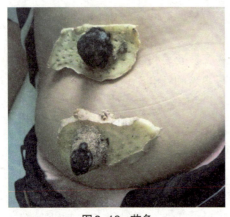

图3-12 艾灸

3.取足三里穴、关元穴、三阴交穴。每次选1~2对穴，用小艾炷灸，每穴灸3~5炷，每日1次或每穴艾条悬灸10min，致局部潮红、湿热为度（图3-12）。关元穴先用旋转移动的回旋灸3~5min，再用温和灸；灸三阴交可沿脾经往返移动回旋灸3~5min，再用温和灸。关元用单点灸，其余穴位用双点灸。都要灸至皮肤起红晕为止。

4.皮肤针叩刺合谷、手三里、曲池、内关等，操作前应嘱咐患者取坐位或卧位等舒适体位，并暴露针刺施术部位，用碘伏棉签消毒皮肤。叩打时手握皮肤针远端，使用较轻的腕力，使患者感到轻度的疼痛感，至皮肤潮红或微渗血为度，每日1~2次。

5.耳针取肾、神门等穴，在耳穴上确定穴位或寻找阳性反应点后碘伏消毒，根据需要选用15mm短柄毫针或用特定之图钉形针，以左手固定耳郭，右手进针，进针深度以穿破软骨但不透过对侧皮肤为度，留针10~20min，留针期间捻压1~2次，出针后用消毒干棉球压迫针孔，防止出血，再用碘伏棉签消毒，预防感染。亦可用中药王不留行的贴压法，用一手固定耳郭，另一手固定镊子夹取耳穴压丸贴片贴压于耳穴并适度按揉，根据病情嘱患者定时按揉。宜留置2~4d。

四、平和体质的饮食指导

王琦教授提出的中医体质九种类型理论，确实将平和质定义为正常体质，而其他八种均被视为异常体质。这一分类方法为我们理解和调理不同体质提供了宝贵的参考。

对于平和质的人来说，由于其体内阴阳平衡，脏腑功能协调，因此不需要采用药物来纠正机体的阴阳盛衰。如果用药物进行补益，反而可能打破这种平衡状态，导致不必要的健康问题。因此，养生保健应以饮食调理为主，不宜药补。在饮食调理方面，平和质的人应谨和五味，即酸、苦、甘、辛、咸五种味道都要适量摄入，不可偏食或过量。因为五味偏嗜会破坏身体的阴阳平衡状态，导致脏腑功能失调。例如，过酸会损伤脾脏，过咸会损伤心脏，过甜会损伤肾脏，过辛会损伤肝脏，过苦会损伤肺脏。

因此，平和质的人在饮食上应追求清淡、均衡，适当摄入各种食物，确保营养的全面和平衡。同时，根据个人口味和身体状况，可以适当调整食物的种类和摄入量，但总体上应遵循五味调和的原则。除了饮食调理外，平和质的人还应保持良好的生活习惯和心态。适当的运动有助于增强体质，促进气血流通。

（一）适合平和体质人群的药膳

1.百草脱骨鸡

原料：茯苓、百合、龙眼肉、芡实、枸杞子、山楂、白果、花椒各3g，蜂蜜少许，母鸡1只，鸡汤适量。

制法：母鸡处理干净；茯苓、百合、龙眼肉、芡实、枸杞子、山楂、白果、花椒粉碎，包煎煮，过滤去渣，取药汁；母鸡放入砂锅，倒入药汁、蜂蜜、鸡汤，小火慢炖，煮熟即可。

功效：滋养五脏，补益气血。

2.南瓜饮

原料：绿豆50g，老南瓜500g，盐适量。

制法：绿豆洗净，趁水未干时加入盐少许（3g左右）搅拌均匀，腌渍几分钟后，清水冲洗干净；南瓜去皮、瓤，洗净，切成2cm见方的块。锅内加水500mL烧沸，先下绿豆煮沸2min，淋入少许凉水，再煮沸，将南瓜块入锅，盖上锅盖，小火煮至绿豆开花，加入少许盐调味即可。

功效：益气生津，健脾养胃。

3.山药芝麻糊

原料：山药15g，黑芝麻、冰糖各120g，玫瑰酱6g，鲜牛奶200mL，粳米60g。

制法：粳米洗净，浸泡1h，捞出；山药洗净，去皮，切成小粒；黑芝麻炒香；把粳米、山药粒、黑芝麻放入搅拌器，加水和鲜牛奶打成糊；锅中加入清水、冰糖，溶化过滤后烧沸，将芝麻糊慢慢倒入锅内，放入玫瑰酱不断搅拌，煮熟即可。

功效：长期服用理气健脾，益寿延年。

4.莲子百合煲瘦肉

原料：莲子30g，百合30g，猪瘦肉200g，盐适量。

制法：莲子、百合洗净加水适量，约煮半小时，猪瘦肉切条放入锅中煲至熟烂，加少许盐调味即可。

功效：增强体质，强心安神，降血压，滋养补虚。

五、平和体质的起居调摄

（一）合理膳食

饮食的辛甘酸苦咸五味各有所归之脏，兼有寒热之性，欲使人体阴阳平衡、气血充盛、脏腑协调，必须均衡地摄入五味。不使五味有所偏胜，以保正气旺盛，身体健壮。若长期偏嗜五味中的某一味或某几味，则会使脏腑功能失调，即使是平和体质亦会转变为偏颇体质。因此，饮食应力求五味调和，不可偏嗜。

食物寒热之性对体质的影响较大。平和体质者对寒、热性食物都有较好的耐受性，因此寒、热性的食物均可吃，但要注意寒性、热性食物大体上的均衡，因为过寒则伤阳、过热则伤阴，因此切忌寒热偏颇太过而造成体质的偏颇。

对于饮食调理，首先要"谨和五味"。饮食应清淡，不宜有偏嗜，因五味偏嗜会破坏身体的平衡状态。日常饮食主要包括粮食类、肉蛋类、奶制品。"早饭吃好，午饭吃饱，晚饭吃少"是古人的养生格言。现代营养学家提倡"早饭占全天总量的25%，中餐占40%，晚餐占35%"，是对现代人养生的具体化。豆制品、蔬菜水果类，注意荤菜与素菜相搭配（图3-13、14），避免同一类食品的重复搭配。合理的膳食可以改善胃肠功能，促进胃肠蠕动，提高机体的抗病能力。

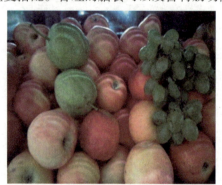

图3-13　水果

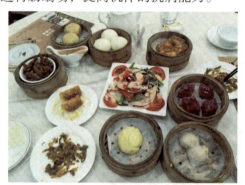

图3-14　荤菜与素菜合理搭配

（二）睡眠充足

人的一生1/3的时间都是在睡眠中度过的。医学研究表明，在深度睡眠中，人体细胞可以自我修复，因此充足的睡眠有助于提高机体免疫力，促进生长激素的分泌，尤其在夜间10点到凌晨3点间的睡眠称为美容觉，可以排除体内毒素，恢复人体功能，加速皮肤的新陈代谢，使皮肤保持光滑、红润，富有弹性，起到预防和延缓衰老的作用。另外，科学实验证明，保持充足睡眠的人工作效率较高，且在面对日常压力的时候能表现出更强的自信、自尊和独立处事的能力。平和体质的人往往作息规律，睡眠充足。这说明人们若能起居有常、合理作息，就能保养神气，使人体精力充沛，生命力旺盛。人体的阴阳应顺应自然界阴阳的变化，日出而作，日落而息。一般来讲，做到早晨6~7点起床，晚上10点或11点入睡为宜。儿童要保证10个小时的睡眠时间，青壮年8h睡眠，老年人睡眠时间可适当减少。

（三）适量运动

适量运动是指运动负荷不超过人体的承受能力，在运动后感觉舒服，不会造成过度疲劳或者气喘。适量的运动对于身体各个器官的代谢、运作、营养吸收有着不可忽视的作用，是保持脑力和体力协调，预防、消除疲劳，延年益寿的一个重要因素。一般来说，一个人每天需要半小时的运动量，而且以有氧运动为好。可以多练太极拳（图3-15），还有一个运动就是散步，一天走半个小时，既不累人，又能锻炼身体。

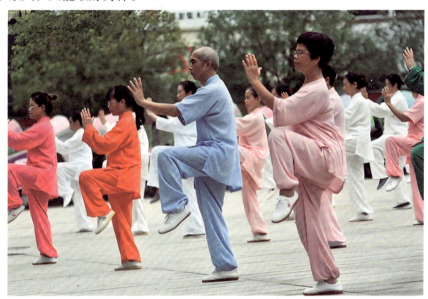

图3-15 太极

（四）戒烟少酒

中医认为，烟草为辛热秽浊之物，易于生热助湿，出现呕恶、咳嗽、吐痰等。酒性热而质湿，《本草衍义补遗》说它"湿中发热近于相火"，堪称湿热之最。所以饮酒无度，必助阳热、生痰湿，酿成湿热。嗜烟好酒，可以积热生湿，是导致湿热体质的重要成因，必须力戒烟酒。

（五）音乐调摄

平和体质的人一般性格随和，五脏功能协调，宜听较轻快的曲子，最佳曲目为《紫竹调》，这首曲子运用属火的徵音和属水的羽音相配合，补水可以使心火不至于过旺，补火又可使水气不至于过凉，利于心脏的功能运转。

（六）心态平衡

疾病不但在生理上对我们造成影响，而且对我们的心理也造成了威胁。面对疾病，我们应该用健康的心理去对待，对科学的治疗充满信心，对自己的毅力充满信心。任何的沮丧、焦虑都会影响正常的生活，影响我们的作息、饮食，因此用健康的心理面对疾病是相当重要的。

六、运动指导

古代中医养生家们早就认识到，人类的生命活动与运动是息息相关的，正所谓"流水不腐，户枢不蠹，动也。形气亦然，形不动则精不流，精不流则气郁"。因此，中医运动养生主张：调意识以养神，以意领气；调呼吸以练气，以气运血；再以气导形，通过形体、筋骨的运动，使周身经脉畅通，营养整个机体。如是，则形神兼备、百脉通畅、脏腑皆调，机体达到"阴平阳秘"的状态，从而增进身心健康，保持旺盛的生命力。关于如何把握运动的"度"，华佗结合自己的医疗实践，明确提出"人体欲得劳动，但不当极耳"的身体锻炼原则，以指导运动养生实践，并以"汗出"的生理现象与"身体轻快"的自我感受来把握、控制自身运动的量与强度。中医传统的运动养生法在历代养生家的不断总结和完善下，形成了一整套较为系统的理论、原则和方法，达到了非常好的健身、治病、益寿延年的功效。中医运动养生非常注重机体内外的协调统一、和谐适度，在其发展历程中，形成了不同的流派和多种多样的运动养生功法，比较著名的有五禽戏、八卦掌、太极拳、八段锦、易筋经等。

平和体质日常养生应采取"中庸之道"，所以在运动方面也要尽量选择平和一些的方式，不能过激，《黄帝内经》中提到"骨正筋柔，气血自流，筋长一寸，寿延十年"，说的是运动能使骨关节复位，筋络柔韧，气血才能流畅。平和体质者在运动健身时，年轻人可选择一些强度大的运动比如跑步、打球，老年人则适当散步、打太极拳。

（陈玉霞）

第三节 气虚体质

一、气虚体质的辨识

气虚体质是由于身体元气不足，以气息低弱，机体、脏腑功能低下为主要特征的一种体质状态。根据有关研究显示，九种体质分型在亚健康人群中排序以气虚质为首，气虚体质是慢性疲劳综合征的多发体质，且躯体疲劳以气虚质程度最重。

气虚体质亚量表共包括8个条目：①您容易疲乏吗？②您容易气短吗？③您容易心慌吗？④您容易头晕或站起时眩晕吗？⑤您比别人容易感冒吗？⑥您喜欢安静、懒得说话吗？⑦您说话声音低弱无力吗？⑧您活动量稍大就容易出虚汗吗？每个条目均采用没有、很少、有时、经常、总是5段评分法，相应计分为1、2、3、4、5分。然后计算原始总分，根据总分计算转化后的得分，转化分≥40分者，即可判定为气虚体质。亚量表分数越高，该体质类型倾向性越明显。

原始分数=各个条目分值相加，转化分=[（原始分-条目数）/（条目数×4）]×100。

气虚体质所占人群比例约为12.71%，是八种偏颇体质中所占人数最多的一种体质。

二、气虚体质的定义及成因

（一）定义

由于一身之气不足，以气息低弱、脏腑功能状态低下为主要特征的体质状态，临床表现为气短、乏力、纳差、面色萎黄、舌淡、脉细弱无力等。

（二）成因

由于先天禀赋不足，加上后天营养缺失，如孕育时父母身体虚弱、早产、人工喂养不当、偏食、厌食，或因病后气亏、年老体弱等。

三、气虚体质的特点

总体来说，气虚体质属于虚性、阴性体质，和阳虚体质相近，但气虚的最主要表现还是反映在机体功能活动的低下或衰退，抗病能力的下降方面。同时，气与脾、肺关系最为密切，所以气虚之人的肺脏功能和脾脏功能要偏弱一点。气虚也多见于体弱之人及病后之人。现代医学的免疫力低下，习惯性感冒，一些过敏性疾病如过敏性鼻炎、过敏性哮喘等均属此范畴。

1.常见表现：面部颜色萎黄或淡白，说话声音低微，毛发无光泽，少气懒言，喜静喜卧，容易疲劳，容易出汗，平时头晕、健忘、心悸、气短，大便溏泄，血压偏低。

2.舌脉特点：舌质淡红、胖嫩，舌边有齿痕，脉象虚缓。

3.对外界环境的适应能力：容易生病，不能耐受寒邪、暑邪、风邪，冬天容易受寒，夏天容易中暑，最怕季节转换、气温骤升骤降。所以说遇到严寒酷暑或逢风落雨，首当其冲病倒的往往是气虚体质的人。

4.发病倾向：平时体质虚弱，表虚不固，容易感冒；或病后抗病能力弱，疾病长期不好转；或易患胃下垂、子宫脱垂和脱肛等病，凡是这种疾病长期不愈的病人，在得病前基本上是以气虚体质为主。

5.心理特征：性格内向，情绪不稳定，胆小而不喜欢冒险。

四、气虚体质的中医调养

（一）中医调养原则

调养是防病治病、促进机体康复的重要途径，气虚体质者大多身体机能下降，抵御疾病的能力不足，容易生病。气虚体质是由先天禀赋不足，或后天营养缺失，或过度劳累而致身体严重损耗，或久病不愈，或肺脾肾等脏腑功能减退，导致气的生化不足，元气耗损，功能失调，脏腑功能衰退，抗病能力下降的偏颇体质状态。

气虚体质存在如下健康风险：

1.体形：脾气虚者，脾运化水谷精微的能力大大减弱，若少食则会机体营养补充不足而造成身体瘦弱，多食则会因饮食不会完全消化吸收而形成痰湿滞留于皮下，造成虚胖。

2.高血脂：气虚则血液流行不畅，容易导致血脂堆积。

3.内脏下垂：气虚提升之力减弱，肾、胃等内脏容易下垂。严重者甚至出现重症肌无力。

4.慢性疲劳综合征：活动力降低，睡眠障碍，注意力不集中。

5.反复感冒、低烧：气虚者抵御疾病的能力有一定程度的减弱，当风寒侵袭或者流行感冒病毒盛行时，气虚者将首当其冲被感染。

6.排泄系统的疾病：气具有固摄的作用，气虚者这一功能比较弱，很容易导致出汗多、排尿多、大便次数多，或下焦传导糟粕之力不足而导致便秘。

调养气虚的原则是补脾、健脾，因为脾为气血生化之源，脾虚是气虚体质的最显著表现，但健脾并不意味着要吃药，或者要在饮食上大补，而是注意在日常生活中保护脾、不伤脾就行，要完全把气虚体质改成平和体质也不太可能，中医养生和治疗的方法很多，如针灸、点揉、拔罐等，针灸治疗取足阳明和足太阴经为主，取足三里、气海、关元、脾俞、合谷、肺俞、膻中、胃俞等用补法；平时手指点按足三里、脾俞；艾灸或隔姜灸；耳针刺神门、脾俞等；穴位注射取三阴交、气海、关元、脾俞等，用维生素B_1、B_{12}注射。

（二）常见的中医调养方法

1.艾灸

艾灸或隔姜灸（图3-16），取穴以膻中、胃俞、关元、脾俞、气海为主，直接灸时以温和灸为主，取艾炷在穴位处施灸，艾炷置于距皮肤1.5cm处，与皮肤成45°角，以患者感觉到热度、穴位皮肤潮红为度。隔姜灸时，取新鲜的生姜切成2~3cm厚的姜片，在其上用针点刺若干小孔，将艾绒搓成底面直径约10mm、高约15mm的锥形艾炷放置于姜片上，从顶

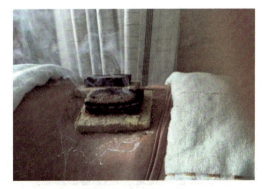

图3-16 隔姜灸

端点燃艾炷，待快燃尽时接续下一个艾炷。该过程中不断移动姜片，以局部出现大片红晕潮湿、患者感觉温热为度。

2.穴位按摩治疗自汗

复溜——归属足少阴肾经，为治疗汗证的常用穴，有双向调节的作用，既能止汗又能发汗。

合谷——归属手阳明大肠经，因大肠经与肺经相表里，肺主皮毛，故本穴能调节肺气，治疗汗症有汗可止，无汗可发。

大椎——归属督脉，是督脉与诸阳经之会，能振奋一身阳气，鼓动、调节全身之气血；气血阴阳平衡则自汗可止，所以本穴是治疗汗症的要穴。

膏肓——归属于膀胱经，具有补虚易损、调理肺气的作用。肺主皮毛，调节汗孔的开合，本穴通过补益肺气、收敛毛孔的作用而达到止汗的目的。

3.按摩治气虚下陷

百会——归属督脉，督脉为阳经之海，总督一身之阳经，本穴位居巅顶，具有升阳举陷、益气固脱之功，是治疗脏器下垂的特效穴。

肾俞——归属足太阳膀胱经，为肾之背俞穴，是肾气输注之处，能调补肾气。

命门——归属督脉，位于肾俞之间，总督一身之阳经，本穴具有补肾壮阳、培元固本之功。

肾俞和命门均位于腰骶部，反复横擦能治疗肾阳虚引起的脏器下垂。

关元——归属任脉，为任脉与足三阴经的交会穴，是全身强壮要穴。

脾俞、阳陵泉——脾主运化升清，脾气以升为健；少阳主升发。取脾俞以健脾益气，升清降浊；取足少阳胆经之合穴阳陵泉以利少阳升发，更益补气之效，两穴配伍，则益气升清相得益彰。

4.耳针

耳针刺神门、脾、肾等，每次选2~3穴，常规消毒后，用耳针或王不留行籽贴敷，每周治疗2次，每次留针1~2d，期间用手按压。

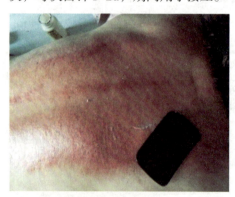

图3-17 刮痧

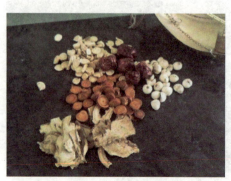

图3-18 中药配方

5.拔罐疗法

患者仰卧，在气海、关元穴上进行拔罐操作，留罐10~15min，至皮肤出现瘀血或青紫为度。脱肛患者取俯卧位，术者在命门、肾俞、大肠俞上拔罐，留罐10~15min。

7.刮痧疗法

让患者取俯卧位，术者站在患者的一侧，手持刮痧板，在施术部位涂抹刮痧介质，脱肛患者在肾俞、大肠穴上进行单向刮痧操作，刮至局部微微渗血为度，隔日1次（图3-17）。

8.中药调理

医学发展的趋势，正由指向疾病的医学向指向人类健康的医学转化，这正契合了中医养生"治未病"的思想。中医调整偏颇体质具有明显的特色和优势，能有效促进人们的身心健康。药物调养是长期服用一些对身体有益的药物以扶助正气，平调体内阴阳，从而达到健身防病益寿的目的。其对象多为体质偏差较大或体弱多病者，偏颇体质的人应根据阴阳气血的偏颇而选用有针对性的药物，体弱多病者则以补益肺脾为主。用于益气健脾的方药很多（图3-18），如：

（1）四君子汤。出自《太平惠民和剂局方》，原书主治："荣卫气虚，脏腑怯弱。心腹胀满，全不思食，肠鸣泄泻，呕哕吐逆，大宜服之。"所谓"四君子"就是指人参、白术、茯苓、炙甘草四种，方中人参甘温，益气补中为君；白术健脾燥湿，合人参以益气健脾为臣；茯苓渗湿健脾为佐；炙甘草甘缓和中为使。四味皆为平和之品，温而不燥，补而不峻，故名四君子汤。

材料：人参9g，白术9g，茯苓9g，炙甘草6g。

做法：将上述材料用水煎服，一日2次。

功效：益气健脾。适用于面色萎白、语声低微、气短乏力、食少便溏之人。

（2）补中益气汤。出自《内外伤辨惑论》，原书主治："气高而喘，身热而烦，其脉洪大而头痛，或渴不止，其皮肤不任风寒而生寒热。"方中重用黄芪，味甘微温，入脾、肺经，补中益气，升阳固表，为君药。配伍人参、炙甘草、白术补气健脾为臣，与黄芪合用，以增强其补益中气之功。因为血为气之母，气虚时久，营血亦亏，所以用当归养血和营，协助人参、黄芪以补气养血；陈皮理气和胃，使诸药补而不滞，共为佐药。并以少量升麻、柴胡升阳举陷，协助君药以升提下陷之中气。

材料：黄芪18g，炙甘草9g，人参6g，当归3g，陈皮6g，升麻6g，柴胡6g，白术9g。

做法：将上述材料用水煎服，一日2次。或作丸剂，每次服10~15g，一日2~3次。

主治：①脾虚气陷证。饮食减少，体倦肢软，少气懒言，面色萎黄，大便稀溏，舌淡脉虚；以及脱肛、子宫脱垂，久泻久痢，崩漏等。②气虚发热证。身热自汗，渴喜热饮，气短乏力，舌淡，脉虚大无力。

五、气虚体质的饮食指导

体质相对稳定，具有一定的动态变化性，因此体质可调。通过中药、食物可改变病理体质，使其恢复健康状态，已成为新的中医保健的目标。2000多年前的《黄帝内经》就记载了人们对养生的精辟见解。《黄帝内经》曰："五谷为养，五果为助，五畜为益，五菜为充，气味合而服之，以补精益气。"二十几个字，概括了饮食养生的精髓。我们根据王琦教授提出的九种体质的分类及其理论依据，再结合饮食养生的相关理论，选取日常生活中最平凡的谷、果、畜、菜，根据其性味归经的特点运用于中医九种体质的养生。

气虚体质的人宜吃性平偏温的、具有补益作用的食品，例如五谷可用糯米，糯米甘平，煮粥服食为佳；五果宜葡萄，葡萄益气健身，久食轻身延年；五菜选南瓜，能补中益气、解毒杀虫；五畜宜选牛肉，补气与黄芪同功；海产可选鲢鱼，温中益气；中草药中宜选山药，功效健脾胃、补肾气、止泻痢、润皮毛。气虚体质对食物的寒热之性很敏感，平时多吃温性的食物即可，大热大寒的食物都不太适宜。

（一）饮食原则

1.多吃性平偏温、具有补益作用而且易消化的食物，细嚼慢咽，七分饱。

谷物类：小米，黄米，大麦，黄豆，板栗，糯米。

蔬菜类：红薯，山药，南瓜，包心菜，胡萝卜，香菇，猴头菌，木耳，菜花。

荤腥类：牛肉，羊肉，兔肉，乌骨鸡，泥鳅，带鱼，黄鱼。

水果类：大枣，桂圆，葡萄干，苹果，橙子，莲子。

调味品：麦芽糖，蜂蜜，桂皮，陈皮。

茶饮类：参芪饮，甘麦大枣茶，四君子茶，乌龙茶。

2.不宜食用生冷寒凉、过于滋腻、耗损阳气之物，以免损伤脾胃之气，导致气血运化不足，如西瓜、肥肉、白萝卜、山楂、香菜、冷饮等。

（二）食疗方

1.山药粳米粥

材料：粳米180g，山药30g。

做法：山药洗净切块，将山药和粳米一起入锅，加清水适量煮粥，煮熟即可食用。每天2次。

功效：补中益气，益肺固精。适合气虚体质者，亦可用于肺、脾、肾偏虚的人辅助调养。

2.党参黄芪乳鸽汤

材料：党参60g，黄芪30g，红枣5个，乳鸽2只。

做法：乳鸽宰杀后洗净，除去内脏，和党参、黄芪、红枣一起放入砂锅内，生姜2~3片，加清水适量，武火煮沸，再改用文火煲1h，调入适量食盐和少许清油即可食用。

功效：补中益气，调和脾胃。适合气虚体质者，亦可用于脾胃虚弱者辅助调养。

3.西湖牛肉羹

材料：适量牛肉、豆腐、芫荽、草菇。

做法：牛肉、豆腐、芫荽、草菇切丁，先将清水烧开，加入切好的牛肉、豆腐、草菇共煮5min，加入调料再煮片刻，加入芫荽即食。每周2~3次。

功效：补气健脾。

4.升麻炖大肠

材料：猪大肠250g，黑芝麻100g，升麻9g。

做法：先将猪大肠洗净，加适量清水置砂锅内，将升麻用纱布包好，同黑芝麻一起放入砂锅炖至猪大肠烂熟，去升麻加调料，分2次吃肠喝汤。

功效：治疗脏器下垂。

5.黄芪汽锅鸡

材料：净嫩母鸡1只（约重1000g），黄芪20g，精盐5g，葱段、姜片各10g，料酒15g，清汤500mL，味精、胡椒粉各适量。

做法：黄芪洗净，切长斜片。将净鸡先入沸水锅内余片刻、捞出，用凉水冲洗。把黄芪片整齐地装入鸡腹腔内，并将鸡放入汽锅内，加入葱段、姜片、料酒、清汤、盐，用棉纸封口，上屉用旺火蒸约2h，出屉后，拣出葱、姜，把黄芪从鸡腹内取出，码放在鸡上，并加上胡椒粉调味即成。

功效：益气升阳，养血补虚。适宜于脾虚食少、乏力、气虚自汗等气虚体质。也可作为病后体弱、营养不良、贫血、肾炎、内脏下垂患者的保健膳食。

6.黄芪猴头汤

材料：猴头菌150g，黄芪30g，嫩鸡肉250g，油菜心100g，清汤750mL，精盐5g，料酒15mL，葱20g，生姜15g，味精、胡椒面少许。

做法：将猴头菌冲洗后放入盆内用温水发涨约30min，捞出削去底部的木质部分，洗净切成0.2cm厚的大片，将发猴头菌的水用纱布过滤待用，黄芪洗净，切斜片。鸡肉剁成约3cm长、1.5cm宽的长方块，葱切段，姜切片，油菜心用清水洗净待用。锅烧热下入猪油，投入姜、葱、鸡块煸炒后，放入精盐、料酒、发猴头菌的水、黄芪和少量的清汤，用武火烧沸后再用小火烧约1h，然后下入猴头菌片再煮30min。先捞出鸡块放在碗内，再捞出猴头菌片盖在上面。汤中下入油菜心、味精、胡椒面，略煮片刻即成。

功效：补气养血，补脑强身。可作为病后体弱、体虚易患感冒及营养不良、神经衰弱患者的滋补食疗膳食。

7.山药茯苓包子

材料：山药粉100g，茯苓粉100g，面粉500g，白糖300g，食用碱、猪油、调料适量。

做法：将山药粉、茯苓粉放入碗中，加水适量，调成糊状上屉蒸30min，加猪油、白糖、调料调成馅备用。将面粉发酵，加入适量的食用碱，做成包子，蒸熟即成。

功效：益气健脾，滋养补虚。

8.黄精煨肘

材料：猪肘750g，黄精9g，党参9g，冰糖120g，大枣20个，精盐、料酒、葱、姜各适量。

做法：黄精、党参切片，装入纱布袋，扎口，大枣洗净。猪肘子刮洗干净，入沸水锅内焯去血水，捞出洗净。葱切段，姜切片，冰糖50g在炒锅内炒成深黄色糖汁。将上述各物一同放入砂锅中，加适量的清水及调料，置于旺火上烧沸，撇去浮沫，将冰糖汁、冰糖及大枣加入锅内，小火慢煨2h，待肘子熟烂时，取出纱布袋，将肘、汤、大枣同时装入碗内即成。

攻效：益气健脾，补益虚损。适宜于气虚体质者见脾胃虚弱、食欲不振、肺虚咳嗽、体虚乏力、心悸气短、自汗盗汗等症。

9.黄芪童子鸡

材料：童子鸡1只，生黄芪15g，葱、姜、盐、黄酒适量。

做法：童子鸡洗净，生黄芪用纱布袋包好，取一根细线，一端扎紧袋口，置于锅内，另一端则绑在锅柄上。在锅中加姜、葱及适量水煮汤，小火慢炖待鸡熟烂后，拿出黄芪包。加入盐、黄酒调味，即可食用。

功效：益气健脾。

10.山药桂圆粥

材料：山药100g，桂圆肉15g，荔枝干3个，五味子3g，白糖适量。

做法：把山药去皮切成薄片。将山药片、桂圆、荔枝肉、五味子同煮，小火慢煮至山药熟透加入少量白糖即成。

功效：补中益气，益肺固精，壮筋强骨。

六、气虚体质的心理调摄

在一定条件下，心理状态会对机体生理功能产生关键的影响。心理因素是一种重要的致病因素，情绪是心理与躯体之间的桥梁，情绪的变化能引起躯体功能发生各种改变。体质从一定程度上反映了正气的盛衰状况，不同体质的人对同等强度的有害心理因素的承受力不一样，所以对于疾病的预防和治疗，心理因素是不可忽视的一环。

气虚体质者多性格内向，情绪不稳定，胆小而不喜欢冒险。气虚常以脾肺气虚为主，因脾气主升，思则气结，思虑过度则伤脾；肺主气，悲则气消，悲伤过度则伤肺气，所以气虚者不宜过思过悲。应多参加有益的社会活动，多与别人交谈沟通，培养豁达乐观的生活态度。不可过度劳神，避免过度紧张，保持稳定平和的心态。

七、气虚体质的起居调护

气虚体质者常卫表不固，很容易遭到外界风、寒、暑、湿、燥六淫邪气的入侵，所以平时应当特别注意防寒保暖，避免出汗时风吹而感受外邪，也不可过于操劳，以免耗伤正气。同时，气虚体质最怕季节转换，最怕气温骤升骤降，最怕环境的变化。所以说严寒酷暑，翻风落雨，首先病倒的往往是气虚体质的人。还有节气的变化，比如大寒和冬至，应该是气虚和阳虚的人比较难过的时候；夏至、大暑、三伏天这些酷暑天也是气虚的人比较难过的时候。所以就要注意预防：

1. 注意保暖：气虚体质者卫阳不足，易于感受外邪，应注意保暖，谨避风寒，不要劳汗当风，防止外邪侵袭。

2. 避免劳累：劳则气耗，气虚体质者尤应注意不可过于劳作，以免更伤正气。

3. 养成良好的作息习惯，不熬夜。

4. 精神养生：遇事不要考虑过多，注意劳逸结合，保持心情舒畅。

八、运动指导

气虚体质者机体功能偏低，过度劳累容易耗气，因此要注意"形劳而不倦"，锻炼宜采用低强度、多次数的运动方式，如散步、打太极拳等为主，循序渐进，持之以恒。不宜做大负荷运动和出大汗的运动，忌用猛力和长久憋气的动作，以免伤气损气。

有目的的走步锻炼被称作健步走，它对于健身的优点是：简便易行，动作柔和，不容易出现伤害事故；地点随意，不需要特定场地；由于需要承载体重，可以防止骨质疏松。步行时腿和臂持续的运动能促使血管弹性的增加，特别是腿的持续运动，可促使更多的血液回到心脏，改善血液循环，提高心脏的工作效率，可以增强心脏功能，步行时如心率达110次/min，保持10min以上则可提高心肌与血管的韧性与强度，减少心肌梗死与心脏衰竭的机会。

散步是一种步法轻松、步幅最小（50～60cm）、步速最慢（25～30m/min）、运动量最小的走步方法，散步有利于放松精神，减少忧郁和压抑情绪。正确的散步姿势：身体正直，双肩放松，抬头挺胸，收腹收臀，两臂自然摆动；不轻而易举，也不感到困难。散步锻炼可根据自身的体质选择不同的速度和步长。

踏步走是原地走步或稍向前移动的特殊走法。这是一种非常安全的锻炼方法，其动作要领是双腿交替屈膝抬腿至髋高，全脚或前脚掌着地，双臂协同双腿前后直臂或屈臂摆动。

（陈玉霞）

第四节　阳虚体质

一、阳虚体质的辨识

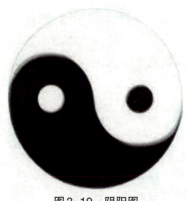

图3-19　阴阳图

阴阳，是宇宙万物最基本的对立关系，内容博大精深，为万物之根本。"阳虚"与"阴虚"相对立，具有相对性，指的就是人体内的阳气有推动和温煦的作用，阴气有抑制和滋润的作用，当阳气减弱，相对的阴气上升，阳弱而阴强，从而导致阳气推动和温煦等作用下降，阴气抑制作用增强，阳对阴的制约能力减退而出现一系列临床症状（图3-19）。

阳虚体质为九大中医体质类型之一，其机理以阳气不足、阴寒内盛为主，临床表现为畏寒、怕冷等虚寒证为主要的证型，体弱、久病、老人多为阳虚体质。中医评价阳虚体质亚量表共有7

个条目：①您手脚发凉吗？②您胃脘部、背部或腰膝部怕冷吗？③您怕冷吗？④您比一般人耐受不了寒冷（冬天的寒冷，夏天的冷空调、电扇）吗？⑤您容易患感冒吗？⑥您吃（喝）凉的东西会感到不舒服或者怕吃（喝）凉东西吗？⑦您受凉或吃（喝）凉的东西后，容易腹泻吗？每个条目均采用5段评分法，分别为没有、很少、有时、经常、总是，相对应计分为1、2、3、4、5分。然后计算原始总分，根据总分计算转化后的得分，转化分≥35分，即可判定为阳虚体质，得分越高，阳虚体质临床表现越明显。

原始分数=各个条目分值相加，转化分=[（原始分-条目数）/（条目数×4）]×100。

据文献报道，阳虚质所占人群比例约为7.90%，略高于特禀体质和痰湿体质所占人群比例。

二、阳虚体质的定义及成因

（一）定义

阳虚体质是由于体内阳气不足，阳弱而阴强，导致推动和温煦等功能下降，阳对阴的制约能力减退的体质特征。

（二）成因

造成阳虚体质的原因有先天因素和后天因素，先天因素如父母遗传性虚寒体质，受孕育时父母身体虚弱或母亲高龄受孕、母亲孕期素体阳虚、嗜食寒凉食物、早产等。后天因素与日常生活习惯密切相关，如夏季嗜食冷饮、喜食海鲜、嗜食寒凉的水果蔬菜（图3-20），长期习惯喝绿茶、凉茶，或经常处于阴凉寒冷的生活和工作环境，导致阳气慢慢消耗和损伤。

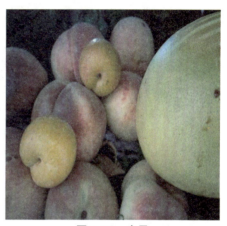

图3-20 水果

三、阳虚体质的特征

（一）形体特征

通常表现为形体白胖，肌肉松软，畏寒肢冷。

（二）常见表现

阳虚体质者一般畏寒怕冷，四肢冰凉，脾胃虚寒，体内有湿浊之气，喜欢食用温热食物，一旦进食生冷的瓜果及寒凉的蔬菜或饮料等，容易出现胃痛、腹泻等症状；精神萎靡不振，嗜睡；兴趣冷淡，性功能减退，男性表现为遗精、早泄甚至阳痿，女性表现为白带清稀、白带增多、月经量减少、严重者出现崩漏等；大便稀溏，完谷不化，小便量多，尤以夜尿为多；面色㿠白，少神，面色无华，毛发易落，动则汗出，口唇色淡，舌淡苔白。

（三）舌脉特点

舌象多表现为舌色淡而舌质胖大娇嫩，舌苔润滑，舌边多有齿痕，脉象沉细或涩。

（四）对外界环境的适应能力

不耐受寒冷，喜热不喜冷，耐夏不耐冬，较易感寒湿邪。

（五）发病倾向及原因

1.痹证。为关节疼痛的病证，现代医学称为风湿性关节炎、类风湿性关节炎等。因为这类体质的人都阳气虚损，阳弱而阴强，阳虚则寒从内生，加上卫表阳气不固，感受风、寒、湿邪，正所谓"风寒湿三气杂至，合而为痹"，故产生各种关节疼痛。

2.单纯性肥胖。胖人多湿，湿为阴邪，易伤阳，故肥胖者阳气不足，兴奋作用降低，日常比较懒惰，不喜运动，能量消耗减少，长期积聚在体内就形成肥胖，从而形成"恶性循环"，最终导致体内的脂肪越来越多，体重增加。

3.水肿。阳虚体质的人，肺、脾、肾的通调、运输、蒸腾气化作用降低，体内水分不能被阳气推动、运输、蒸腾气化，聚集在体内，日久就形成了水肿，尤其是年老体弱多病者，水肿较严重。

4.痛经、女性生殖系统疾病、男性性功能衰退、腰部酸痛不适或发冷、骨质疏松、胃溃疡（脾胃虚寒型）等都与阳虚有关。

（六）性格特征

性格多沉静、内向、慵懒。

四、阳虚体质的中医调理

某些疾病的易感性、转归以及病变类型的倾向性与体质密切相关，阳虚体质在各种体质中占有较大的构成比，其发病易倾向于虚寒、寒湿、血瘀等证，所以治疗调理都围绕着阳气不足、寒从内生的病机来进行，以期达到阴阳平衡的状态。常用的调养方法有：捏督脉，艾灸补阳法（也可在督脉经、膀胱经穴区铺灸），拔罐疗法，针刺疗法，耳针疗法，穴位注射法，刮痧等。

（一）捏督脉

方法：让患者脱掉上衣，使患者后背充分暴露出来，施术时患者取俯卧位，术者在督脉线（后背正中线）上从下而上提捏，一般是从腰奇穴水平位置到大椎穴，捏3~5遍，以皮肤稍发红为宜，在捏最后一遍时，捏3下，向上提1次。这种方法特别适用于阳虚体质中焦虚寒证、脾胃虚弱者。

（二）艾灸补阳

可用回旋灸或者用灸盒加艾条放置于肚脐周围、足三里、关元、百会等穴处施灸，亦可在督脉、膀胱经穴区铺灸。

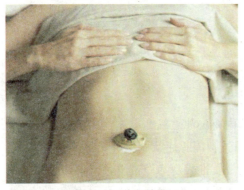

图3-21 艾灸神阙

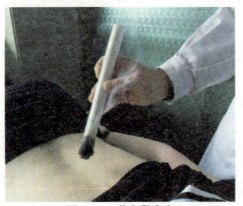

图3-22 艾灸肾俞穴

1.补阳特效穴——关元、肾俞、命门、神阙

艾灸补阳，最常用的就是艾灸腹部的神阙穴，具体做法是：在肚脐上放置一内装粗盐的小布袋，上面铺一层生姜末或者食盐，厚2~3mm，用艾条施灸15~20min（图3-21）。此法适合于有任何症状阳虚体质者。

2.阳虚痛经的特效穴——关元、气海、中极、子宫、八髎

做法：患者首先取仰卧位，将艾条的一端点燃，对其腹部进行回旋灸，重点灸气海、关元、中极、子宫，使点燃的艾条距离皮肤2~3cm进行熏烤，使患者局部有温热感而无灼痛为宜，每穴灸15~20min，或灸至以患者局部皮肤潮红为度，每日灸1~2次；然后取俯卧位，对其腰部进行回旋灸，重点灸命门、肾俞（图3-22）、腰阳关、八髎穴。

3.阳虚腹泻——艾灸神阙、天枢、足三里

腹泻病变脏腑主要在脾、胃、大肠、小肠，脾虚湿盛是导致本病发生的重要因素，两者互相影响、互为因果。治疗应以健脾温肾、固本止泻为主，多选取任脉及足阳明、足太阴经穴进行治疗，每穴灸10~

15min，至皮肤红晕潮湿为度。

（三）拔罐

患者俯卧位，术者在膀胱经和督脉上闪罐后留罐，用闪火法将罐吸拔于患者背部，并迅速取下，如此反复操作，以皮肤潮红、充血或者瘀血为度，然后将罐留置于后背穴位处，10min后取下。闪罐法操作时动作应轻、快、准，至少选择3个口径相同的火罐轮换使用，以免罐口烧热烫伤皮肤。起罐时，右手拇指或示指在罐口旁边轻轻按压，使空气进入罐内，顺势将罐取下，不可硬行上提或旋转提拔。

（四）刮痧

患者仰卧位，施术部位涂抹介质（刮痧油或凡士林），术者以刮痧板从外膝眼开始，经阳陵泉、足三里、上巨虚、下巨虚穴上进行刮痧操作，刮至皮肤微微渗血为度。

（五）耳针疗法

取肺、脾、肾、神门等穴，常规消毒后用耳针贴压，留针2~4d。

（六）中药调理

1.肾气丸

出自《金匮要略》，原方主治："男子消渴，小便反多，以饮一斗，小便一斗，肾气丸主之。"该方是六味地黄丸加上附子、桂枝而成桂附地黄丸，其中附子、桂枝二药相合，补肾阳之虚，助气化之复，共为君药，附子辛热，为温阳诸药之首，桂枝甘温，温通阳气。熟地滋阴补肾，伍以山茱萸、山药补肝脾而益精血，共为臣药。再以泽泻、茯苓利水渗湿，配桂枝又善温化痰饮；丹皮苦辛而寒，擅入血分，合桂枝则可调血分之滞。诸药合用，助阳之弱以化水，滋阴之虚以生气，使肾阳振奋，气化复常，则诸证自除。

2.右归丸

出自《景岳全书》，原书主治："元阳不足，或先天禀衰，或劳伤过度，以致命门火衰，不能生土，而为脾胃虚寒，饮食少进，或呕恶膨胀，或反胃噎膈，或怯寒畏冷，或脐腹多痛，或大便不实，泻痢频作，或小水自遗、虚淋寒疝，或寒侵溪谷而肢节痹痛，或寒在下焦而水邪浮肿，总之，真阳不足者，必神疲气怯，或心跳不宁，或四体不收，或眼见邪祟，或阳衰无子等证，俱速宜益火之原，以培右肾之元阳，而神气自强矣，此方主之。"方中附子、肉桂、鹿角胶培补肾中元阳，温里祛寒，为君药。熟地、山萸肉、枸杞子、山药滋阴益肾，养肝补脾，填精补髓，取"阴中求阳"之意，为臣药。再用菟丝子、杜仲补肝肾、强腰膝，配以当归养血活血，共补肝肾精血，为佐药。诸药合用，以温肾阳为主而阴阳兼顾，肝脾肾并补，妙在阴中求阳，使元阳得以归原，故名右归丸。

五、阳虚体质的饮食指导

阳虚是指人体内的阳气不足，中国传统医学通常分为脾阳虚和肾阳虚，大多表现为畏寒肢冷、体温偏低、手足发凉，或腰背怕冷，或腰以下有冷感。阳虚体质者饮食忌生冷食物，寒性明显的食品对阳虚体质的影响比较大，少喝冰镇饮料，尽量避免吃寒性较大的果蔬，避免进一步加重阳气损伤，不利于健康。

（一）阳虚体质者饮食养生原则

1.阳虚体质者的养生原则是保养阳气，尽量减少阳气的损耗。

2.宜温补，忌清补。

3.宜食热量较高而富有营养的食物。

4.尽量少喝各种冷饮。

5.尽量少吃或不吃生冷、冰冻之品，寒性明显的食品对阳虚体质的影响较大，偏寒性的食物和饮料会加重阳虚体质者阳气亏虚的程度。

6.阳虚体质的人可适当多食温热之性的水果和食物，以补充体内不足的阳气，干果中最典型的就是核桃，可以温肾阳。

7.阳虚体质者秋冬季可常常喝些山药板栗红枣糯米粥，不仅暖身暖胃，还补阳气。

8.尽量减少食盐的摄入，阳虚体质者多吃盐很容易引起肥胖、肿胀、小便不利、高血压等疾病。

（二）食疗方

1.当归黄芪羊肉汤

材料：羊肉500g，当归40g，黄芪40g，生姜30g。

做法：羊肉洗净，切块，用开水漂过，沥干水；当归、黄芪、生姜分别用清水洗净，生姜切片。将生姜下锅内略炒片刻，再倒入羊肉炒至血水干，铲起，与当归、黄芪同放砂锅内，加开水适量，武火煮沸后，改用文火煲2h，调味食用。

功效：温中补血，调经散寒。

2.人参大枣核桃饮

材料：人参5g，大枣5个，核桃仁3个。

做法：将人参、大枣切片，核桃仁瓣成蚕豆大，把三者放入锅内，加水适量，文火煎煮1h即可。

用法：代茶饮，可长期服用。

功效：益气固肾。

3.山药薏米大枣粥

材料：山药50g，薏米50g，核桃仁3个，芡实15g，大枣5个。

做法：将山药切块洗净，核桃仁瓣成蚕豆大，加入淘好的薏米、芡实、大枣共煮，煮熟即食。

功效：健脾益肾，利水祛湿。

4.韭菜子粳米粥

材料：韭菜子10g，粳米50g，大枣3个，盐少许。

做法：将韭菜子用文火烧熟，与粳米、大枣、细盐少许，同放砂锅内加水适量，米开粥熟即可。

用法：每日温服2次。

功效：补肾壮阳，固精止遗，健脾暖胃。

5.白羊肾羹

材料：白羊肾2具（切成片），肉苁蓉30g（酒浸切成片），羊脂120g（切成片），胡椒6g，陈皮3g，荜茇6g，草果6g，葱、姜、盐适量。

做法：先将肉苁蓉、胡椒、陈皮、荜茇、草果等装入绢袋内扎口，与羊肾、羊脂等同煮做汤，汤开后加入面粉（或面子）做羹。

功效：补肾助阳。适宜于阳虚体质者见虚劳日久、腰膝无力、阳痿等症。

6.核桃仁鸡卷

材料：净公鸡1只（约重1250g），核桃仁60g，葱、姜丝各10g，植物油750g（耗油50g），料酒、味精、香油适量。

做法：核桃仁去皮，用植物油炸熟剁碎。将鸡从脊背下刀剔骨，保持整形不破裂，把鸡用盐、料酒、味精、葱、姜抹匀腌渍3h，拣去鸡身上的葱、姜，皮朝下放于案上铺平，把核桃仁放在一端，向前卷成筒形，再包卷两层净布，用细麻绳捆紧。烧开卤汤，放入鸡卷，煮约1.5h，捞出晾凉，解去绳布，重新用布裹紧捆好，再放入卤汤内煮30min，捞出解去绳布，刷上香油（以免干燥）。食用时切成厚2mm左右的圆形薄片即成。

功效：补益肺肾。适宜于阳虚体质者见阳痿、尿频，肺肾两虚的咳嗽、气喘，精血亏少的眩晕、便秘等症。

7. 抓炒杜仲腰花

材料：猪腰（或羊腰）250g，杜仲15g，酱油15g，料酒10g，白糖10g，水淀粉100g，熟猪油40g，植物油500g（蚝油50g），醋、味精、葱、姜末各少许。

做法：杜仲切丝，水煮取浓缩汁15g。把腰子片成两片，挖掉腰臊，划成斜花刀，切成长3cm、宽1.5cm的长方形块，用水淀粉80g拌匀。

将锅置于旺火上倒入植物油，待油热到冒烟时，将腰花放在油锅内炸片刻，当外面呈焦黄色时，即可取出。将酱油、醋、白糖、料酒、味精、杜仲浓缩汁、水淀粉20g放在碗中调匀。把炒勺放在旺火上，倒入猪油，油热后，将葱、姜末放入，稍炸一下，随后将调好的汁倒入，汁成稠糊后，将炸好的腰花倒入翻炒，使汁挂在腰花上即成。

功效：补肾益精，健骨强体。适宜于阳虚体质者见肾虚腰痛、腿软、阳痿、遗精、眩晕、尿频等症，尤其对夜尿增多者有一定疗效。

8. 巴戟二子酒

材料：巴戟天、菟丝子、覆盆子各15g，米酒250mL。

做法：将巴戟天、菟丝子、覆盆子用米酒浸泡，7d后可服用。

功效：温肾阳，益精血。适用于阳虚体质者见小便频数、腰膝冷痛等症。

六、阳虚体质的心理调摄

人的精神状态主要取决于人体的阳气盈亏，阳气充足的人给人的感觉就是精神饱满、生活积极向上、工作有激情、有活力。相反，如若人的阳气不足，给人的感觉无精打采、萎靡不振，对工作生活没有信心，对外界的感知反应下降。保护心阳，避免阳虚是调整自己情绪、使自己总是处于乐观愉快状态的好方法。

（一）性格心理特征

阳虚体质者性格多沉静、内向、无精打采、萎靡不振，常常情绪不佳，肝阳虚者善惊易恐，心阳虚者善悲易哭。阳虚体质平时应多与别人交谈沟通，主动调整自己的情绪；要善于自我排遣或向人倾诉，消除不良情绪。平时应多听一些激扬、欢快、豪迈的音乐以调动情绪。

（二）心理健康调适建议

音乐疗法是利用音乐、节奏对个体进行心理疏导的一种方法，适当选择音乐欣赏、独唱、合唱、器乐演奏、作曲、舞蹈、音乐比赛等形式。心理治疗家认为，音乐能改善心理状态。通过音乐这一媒介，可以抒发感情，促进内心的流露和情感的相互交流。

音乐是怡养心神、祛病延年的一剂良药。当人处在优美悦耳的音乐环境之中，可以改善神经系统、心血管系统、内分泌系统和消化系统的功能，促使人体分泌一种有利于身体健康的活性物质，可以调节体内血管的流量和神经传导。良性的音乐能提高大脑皮层的兴奋性，可以改善人们的情绪，激发人们的感情，振奋人们的精神。同时有助于消除心理、社会因素所造成的紧张、焦虑、忧郁、恐怖等不良心理状态，提高应激能力。

七、阳虚体质的起居调护

阳虚体质者耐春夏不耐秋冬，秋冬季节要注意保暖，尤其要注意腰部和下肢保暖。夏季要注意不可贪凉饮冷，不可长期在阴暗潮湿寒冷的环境中工作和生活，以免伤阳。增加户外活动，这样阳气就被调动起来，很多功能就是用进废退，阳气本身就有一个功能是卫外的，它要行肌表，你老躲在一个固定的环境里面，不和自然接触，内外环境的调节功能就得不到训练，得不到增强，卫外的功能就越来越低，表阳会越来越虚。

自然界的四季更替以春生、夏长、秋收、冬藏为特点，因此，阳虚体质者就应顺应这些特点做好四季养生。

春天要掌握春令之气升发舒畅之特点，节制宣达春阳之气，重点保护肝脏。而对于阳虚体质的人来说，春天除了要注意保护肝脏之外，还应适当吃些葱、生姜、蒜、韭菜、芥菜等，不仅能祛散阴寒，助春阳升发，而且还具有杀菌防病的功效。在春暖花开的时节，鲜嫩碧绿、清香醇郁的韭菜开始上市，韭菜性温，营养丰富，最宜人体阳气。因此，春季常吃韭菜对阳虚体质的人来说是十分有益的。

夏季容易贪凉饮冷或者身不由己地终日处于空调环境中，这都是非常不利于身体健康的，夏季虽然炎热，但是人体阳气并非绝对旺盛，是相对外强中干，阳气浮盛于肌肤而内脏相对空虚，再加上腠理疏松，因此反而比其他季节更容易伤及阳气。阳虚体质的人在夏季会过得比较舒服，因为在炎热的夏季正是温补阳气的时候，当阳虚体质需要温阳以使机体达到阴平阳秘的状态时可以选用核桃仁、肉桂、附子、杜仲等作为膳食的佐料；需要通阳以改善机体四肢经脉寒冷的状态时，可以多食用桂枝、羊骨等；而当机体中焦虚寒的时候，则可以选用一些温中散寒的食物，如小茴香、丁香等。当然这并不是说在夏季要保暖大补，而是指不要贪凉饮冷，少在空调环境里待就行了。

秋天应保证阴气内守，保持内心的平静，以达到收敛神气、保护肺脏的目的。

冬季严寒主要会使肾阳、筋骨关节受损伤，另外阳虚之体适应寒暑变化能力较差，应避寒就温，采取相应的保健措施。还可遵照"春夏养阳"的原则，在春夏季节借自然界阳气之助培补阳气，可坚持空气浴或日光浴等。此外，阳虚体质的人宜住坐北朝南的房子，不要因贪凉而在室外露宿或空调房中睡眠，以免受风寒而患病。在运动方面，更要根据自己的体力强弱来选择适合自己的项目，如散步、慢跑、游泳、太极拳、八段锦及各种球类等。

八、运动指导

因肾藏元阳，阳虚体质者当培补肾阳，在运动方面，适宜以振奋、提升阳气的锻炼方法为主。如中国传统体育中的一些功法、适当的短距离慢跑、散步、打太极拳、做广播操等一些舒缓柔和的运动，运动量不宜过大，尤其注意不可大量出汗，以防汗出伤阳。那么阳虚患者适合哪些运动呢？

1.慢跑

阳虚患者可以通过慢跑来锻炼身体，慢跑也叫健身跑，因为慢跑属于有氧运动，可以促进身体血液循环，加快新陈代谢，改善阳虚的症状。健身跑的方法很多，如走跑交替法、匀速跑、间歇跑、变速跑和重复跑等。但要注意慢跑的时间和速度，避免过度劳累，以免损伤身体。著名德国医学教授赫尔曼指出："慢速长跑是保持健康的最好手段，健身跑时的供氧比静坐时多8~12倍。"从生理学来讲，健身跑是一项完美的运动，健身跑可以调节人体的生理机能和各器官的共济协调功能。人在进行一定强度的跑步运动时，动员了人体各器官系统的活动，尤其是动员、调节呼吸系统的功能。跑步时人体对氧的需求量很高，有研究证实健身跑时的肺通气量比安静时增加10~15倍，这样就促进呼吸活动加强，可使平时不被打开的肺泡得到利用，增强肺泡的开放数量，锻炼其通气功能，心血管系统加强活动，促进全身的血液循环，及时供给组织细胞的能量和氧气，及时排出汗液和二氧化碳。与此同时，大脑也获得了非常充足的氧气供应，增强了兴奋和抑制过程的调节能力。

2. 太极拳

太极是中国古代最具特色和代表性的哲学思想之一，它基于太极阴阳之理念，用意念统领全身，通过入静放松、以意导气、以气催形的反复习练，以中国传统道家哲学中的太极、阴阳辨证理念为核心思想，集颐养性情、强身健体、技击对抗等多种功能为一体，结合易学的阴阳五行之变化、中医经络学、古代的导引术和吐纳术形成的一种内外兼修、柔和、缓慢、轻灵、刚柔相济的中国传统拳术，主要是通过气血运行、经络传导等作用，起到益气、养血、安神的作用。它可以提高人体的免疫功能，使身体的抵抗力得到增强。同时，太极拳的练习可以促进身体的自愈机制，对一些轻度疾病有着意想不到的辅助治疗作用。此外，太极拳的放松和深呼吸可以帮助调节身体的内分泌系统，对于身体的各个系统都有良好的影响。太极拳不仅是一种体育运动，还蕴含着丰富的哲学思想。它强调和谐、平衡和自然，体现了中国传统的哲学观念。太极拳不仅是对身体的锻炼，更是对心灵的修炼，使人在运动中得到精神的放松和升华。适当进行太极拳运动，对阳虚患者大有裨益

3. 瑜伽

瑜伽是一种常见的运动，可以通过拉伸、扭转等运动方式，促进血液循环，舒缓肌肉，有助于缓解阳虚的症状。但需注意，在瑜伽运动时，要避免过度劳累，以免加重病情。

4. 五禽戏

五禽戏是华佗创编的，是中国传统养生的一个重要功法，指通过模仿虎寻食、鹿长跑、熊撼运、猿摘果、鹤飞翔五种动物的动作，使身体处于一种收缩的状态，可以锻炼腰部、胸部、四肢、头颈等部位，促进全身血液循环，活跃身体生理机能，增加肌肉力量，活动筋骨，稳定关节，对防治骨质增生、脊柱侧弯、腰肌劳损等都有很好的效果。可以通过循序渐进的学习，逐步熟练地进行锻炼，有助于缓解阳虚引起的畏寒肢冷、腰膝酸软、乏力等症状，长期坚持能强身健体、改善身体素质、增强抗病能力。

（陈玉霞）

第五节　阴虚体质

一、阴虚体质的辨识

"阴"是中国古代认识事物属性的一个基本哲学概念，是相对于"阳"而言的。最初的含义是指背向日光为阴，如《说文》所言："阴，暗也。水之南、山之北也。"自春秋战国起，医学家开始将阴阳概念应用于医学理论之中。《黄帝内经》运用阴阳来阐释医学中的诸多问题以及人与自然界、人与社会的关系，"阴"则成为中医学认识疾病的一个基本概念。一般来说，认为凡是内守的、下降的、寒性的、晦暗的、抑制的都属于阴。如在《素问·阴阳应象大论》中就有"阴静阳躁"，"阳化气，阴成形"，"阴在内，阳之守也"；因此，中医学是将具有实体、内守、凝聚、宁静、凉润、抑制、沉降等特性的事物和现象统属于阴，进而来认识人体和疾病的阴阳属性。比如

在人体内外来说内为阴，而在人体上下而言则下为阴，在人体脏腑而言脏为阴，在气血津液而言血、津液为阴等。

阴虚体质是由于体内精血津液亏少，包括血液、淋巴液等，主要是以阴虚内热为主要特征的体质状态。阴虚时主要表现为凉润、抑制与宁静的功能减退，从而出现虚热、失润及阴虚阳亢的症状。阴的不足可见于五脏六腑，如肺阴、脾阴、胃阴、心阴、肝阴和肾阴，皆可发生亏虚的病变。由于精、血、津液等有形物质属阴，因此也可表现为精、血、津液等物质的亏少而出现干燥不润、机体失养等病理状态。阴虚体质的本质是体内缺乏水分，所以此体质在秋季容易发病。

阴虚体质亚量表共包括8个条目：①您感到手脚心发热吗？②您感觉身体、脸上发热吗？③您皮肤或口唇干吗？④您口唇的颜色比一般人红吗？⑤您容易便秘或大便干燥吗？⑥您面部两颧潮红或偏红吗？⑦您感到眼睛干涩吗？⑧您感到口干咽燥、总想喝水吗？每个条目均采用没有、很少、有时、经常、总是5段评分法，相应计分为1、2、3、4、5分。然后计算原始总分，根据总分计算转化分，转化分≥40分，即可判定为阴虚体质。

原始分数=各个条目分值相加，转化分=[（原始分-条目数）/（条目数×4）]×100。

阴虚质所占人群比例约为8.89%，阴虚体质在偏颇体质中占有较大的构成比，且以更年期妇女多见。

二、阴虚体质的定义及成因

（一）定义

阴虚体质是由于体内津液、精、血等阴液亏少，以阴虚内热等表现为主要特征的体质状态。

（二）成因

1.成因有先天因素也有后天因素，先天因素如孕育时父母过量食用温燥食品，或高龄受孕、早产等。

2.后天失养，忧思过度、纵欲耗精，或曾患过出血性疾病等。

3.平时过量食用辛辣、煎、炸、炙、烤的食物，使得津液血液慢慢消耗而造成阴液缺失，表现为机体失去温润滋养而致身体虚热干燥、虚火旺盛、心绪不宁的证候。

三、阴虚体质的特征

阴虚，是和阳虚相对而言，所表现的临床症状与阳虚的临床症状完全相反。阴虚主要是津液、精、血等阴液亏损，阴液亏损后常表现为阴气主寒、主静、主润的功能降低，如果得不到及时纠正，就会导致人体内阴液不足，缺乏滋润、干枯干涩、火偏盛。因女性较之男性有经、孕、产、乳等特殊的生理特点，而这些过程都要消耗阴血，所以阴虚体质以女性较为常见。

（一）形体特征

体型消瘦。阴虚体质的人不太容易发胖，肌肉结实，比较紧凑。此体质的人消耗大而表现为瘦小，体内火旺阴液流失多，阴虚无以制阳，则阳相对亢进，表现为虚火较旺的状态。

（二）常见表现

主要表现为：形体消瘦，手足心热，平素口燥咽干，口渴而喜欢冷饮，大便干燥，小便短少。次要表现为：两颧潮红，有烘热感，两目干涩，视物模糊，唇红微干，皮肤干燥，易生皱纹，睡眠差。

（三）舌脉特点

舌象多表现为舌体干瘦，舌质偏红，少津少苔或苔面花剥，脉象细数。这些都是虚火烧灼所致。

（四）对外界环境的适应能力

不耐受热邪，也不耐受燥邪，耐凉不耐热，耐冬不耐夏。

（五）发病倾向及原因

平素易患阴亏燥热的疾病，常见的有以下几种：

1. 习惯性便秘：阴虚则体内阴血亏少，津液减少，这时机体就会代偿性地从饮食中吸收水分。另一方面，阴虚体质的人由于自身阴液亏虚，会本能地加强肠道对水液的吸收，肠道的润滑作用降低。所以，阴虚体质的人普遍存在便秘现象。

2. 干燥综合征：因为阴虚的人津液亏虚，失于滋润，则会出现全身干燥缺水，主要表现为口舌咽干燥，饮水难解的现象。

3. 高血脂：阴虚体质之人，长期阴津亏损，虚火旺盛，加重了体液虚耗的表现，到一定程度血液就会黏稠，可使得血脂、血压升高。

4. 糖尿病：糖尿病初期阶段都是阴虚为主，表现为口干、饮不解渴、喜食喜饮、皮肤变干。

5. 甲亢：阴虚体质的人性情急躁易怒，情绪波动大，容易得甲亢。

（六）性格特征

阴虚体质之人性情急躁，平时心烦易怒，情绪波动大，易动不易静，睡眠时间短或失眠。

四、阴虚体质的中医调养

肾为先天之本，肾阴肾阳是身体阴阳之本，又称为元阴元阳。肾阴为身体阴气之本源，肾阴能抑制和调控脏腑的各种机能，凉润全身脏腑形体官窍，并与机体的阳气相平衡。五脏六腑、四肢百骸皆根于肾，所以补阴就从补肾阴开始。如何通过经络腧穴调养阴虚体质呢？一般取手足太阴经和足少阴经穴如肝俞、曲池、太冲、血海等用补泻法针刺，肾俞、太溪、足三里等用补法针刺；耳针取肾区、腰区等；穴位贴敷以三阴交、足三里为主；皮肤针循经取穴以皮肤潮红为度；穴位注射取三阴交、血海、曲池用维生素B_1、B_{12}注射。

（一）针刺法

取手太阴肺经、足太阴脾经和足少阴肾经穴如肾俞、太溪、照海、三阴交等用补法针刺。

太溪——滋阴补肾的常用穴。位于足内侧、内踝后方与脚跟骨筋腱之间的凹陷处。

照海——在人体的足内侧，内踝尖下方凹陷处。照海穴是八脉交会穴，通奇经八脉之阴跷脉，主治阴虚火旺诸证。

三阴交——三阴，足三阴经也；交，交会也。三阴交穴在小腿内侧，当足内踝尖上3寸，胫骨内侧缘后方；是三条阴经的交会点，常揉此穴可延缓衰老，延迟更年期。

（二）揉法

1. 点揉穴位

患者取仰卧位，术者站或坐于其前方，点揉印堂、神庭、百会、四神聪穴各1min，力度以患者能耐受为度。

2. 捏脊

患者俯卧位，术者站于其身侧，反复捏脊4~7遍，从骶尾部长强穴开始，用两手指共同捏拿肌肤，循脊椎旁两侧沿直线徐徐捻动上移，边捏边拿，边提边放，连续灵活，直至颈部大椎穴。

3. 捏合谷、叩百会、揉劳宫、拍足底

调理阴虚盗汗。

4.按摩劳宫、少府，搓涌泉

调理五心烦热。所谓五心烦热就是指两手两足心发热，并自觉心胸烦热的症状，多由于阴虚火旺、心血不足或病后虚热不清及火热内郁所致，平时按摩手少阴心经荥穴少府穴可清心热、泻肝火，按摩手厥阴心包经荥穴劳宫穴有发散心火、安心神的作用，推搓足少阴肾经井穴涌泉，能滋肾阴、清虚火。另外，涌泉穴在人体养生、防病、治病、保健等各个方面都有重要作用。

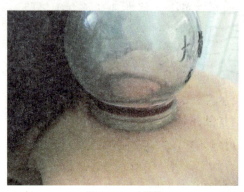

图3-23 拔罐

（三）拔罐

患者俯卧，术者站于其身侧，在背部沿着膀胱经第一、第二侧线上走罐，走至皮下瘀血为度，然后再沿膀胱经进行拔罐操作，留罐3～5min（图3-23）。

（四）艾灸

患者取舒适体位，术者立于患者身侧，手持艾条，将艾条的一端点燃，对准印堂、神庭、百会、四神聪穴，距离皮肤2～3cm进行熏烤，使患者局部有温热感而无灼痛为宜，每穴灸10min。

（五）刮痧

患者取俯卧或坐位，术者以刮痧板从颈部开始，沿着脊柱两侧膀胱经，从上到下进行刮痧操作，刮至皮肤微微发红为度。

（六）耳针

取肾区、腰区、心、肺等，锨针贴敷，胶布固定，留针期间用手指适度按揉。留针1～2d，出针后用干棉球按压，必要时用碘伏消毒，预防感染。

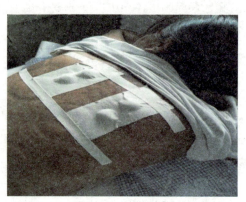

图3-24 穴位贴敷

（七）穴位贴敷

以三阴交、足三里、太溪为主，用水或者米醋将药调和成糊状，外敷于穴位处（图3-24）。

（八）中药调理

1.生化阴液滋养的中药

（1）生地：生地具有清热凉血、滋养阴液、生津止渴的功效，对于阴虚体质的口燥咽干、潮热盗汗等症状有明显的改善效果。

（2）麦冬：麦冬的主要功效在于养阴润肺、清心安神，适用于阴虚体质的心烦易怒、失眠多梦等症状。可煎汤服用或泡茶饮用。

（3）女贞子：女贞子具有滋补肝肾、明目乌发的效果，对于阴虚体质的腰膝酸软、头晕目眩等症状有显著的疗效。可与其他滋阴药材共同使用，以增强其药效。

2.调和阴阳的中药

（1）枸杞：枸杞能补肾益精、养肝明目，尤其适用于阴虚体质的肝肾不足、视力减退等症状。可作为茶饮或加入汤剂中服用。

（2）山药：山药具有补脾养胃、生津益肺的功效，对于阴虚体质的脾胃虚弱、食少倦怠等症状有良好的改善作用。可煮粥食用或研磨成粉冲服。

（3）黄精：黄精具有补气养阴、健脾润肺的效用，尤其适用于阴虚体质的气阴两虚、肺燥干咳等症状。可与其他滋阴润肺药材一同使用，以提升疗效。

3.适合阴虚体质的中成药

常用六味地黄丸、左归丸、一贯煎等。

五、阴虚体质的饮食指导

阴虚体质是由于体内津液、精、血等阴液亏少，滋润濡养功能减退，以阴虚内热为主要特征的体质状态，表现为心烦、口燥咽干、手足心发热等，日常饮食调理非常重要，平时宜多食滋阴潜阳的物质，五谷选小米，其味咸淡，气寒下渗，为"肾之谷"；五果宜桑椹子，单食能止消渴；五菜选枸杞叶，滋养肺肾；五畜选猪皮，猪皮具有清虚热、润肌肤、补血止血作用；海产选蛤蜊，滋阴明目；草药选枸杞子，滋肾、润肺、明目，适宜肝肾阴虚之人及一切阴虚内热之症；蜂蜜可滋阴养颜，平时可多喝蜂蜜水。山药、百合、莲子既是蔬菜又是中药，阴虚体质者可以多吃。酸甘可化阴，甘寒可清热，因此多数水果都适合阴虚体质，但属于温热性的荔枝、龙眼、樱桃、大枣、核桃、栗子等不宜。另外，阴虚体质者应忌吃煎炸爆炒食品和脂肪含量过高食品。

阴虚体质食疗方：

1.蜂蜜银耳百合粥

材料：蜂蜜30g，百合50g，银耳30g，糯米50g。

做法：将百合、银耳、糯米加水适量，煮熟加入蜂蜜即食。

功效：清心润肺。适合阴虚体质虚烦失眠、干咳少痰者。

2.冰糖炖海参

材料：海参50g，冰糖适量。

做法：将海参洗净，放入瓦锅内，加水适量，放入盛有水的锅内，隔水炖至烂熟。在锅内放入冰糖，加适量水，熬成糖汁，倒入海参即成。

功效：补肾益阴，养血润燥。适合阴虚体质咽干口燥、皮肤干燥者。

3.绿豆海带粥

材料：绿豆100g，大米适量，海带100g。

做法：将海带切碎与绿豆、大米同煮成粥。长期当晚餐食用。

功效：补肝益肾。适合阴虚体质咽干口燥、手足心发热者。

4.小米南瓜粥

材料：小米60g，南瓜200g。

做法：将小米淘洗干净，南瓜去籽去皮，切块，和小米一起放入锅内，加水适量，煮1h左右即可。

功效：养阴益肾。

5.地黄粥

材料：粳米50g，鲜地黄30g，酥油、白蜜适量。

做法：鲜地黄切片，待水沸与米同煮，粥欲熟再入酥油、白蜜，煮熟即成。

功效：养阴清热，和中益胃。

6.鸽蛋烩银耳

材料：干银耳30g，鸽蛋12个，火腿15g，鸡汤1500mL，精盐6g，料酒15g，熟猪油15g，味精、胡椒面、香菜叶少许。

做法：银耳用温水泡涨，洗净，开水余一下，再用清水泡后蒸熟。香菜叶洗净，火腿切末，取12个圆形铁皮模子，内壁抹上猪油，将鸽蛋打破倒入，上面放一片香菜叶和少许火腿末，蒸5min取出，泡在冷水中。将鸡汤烧开，下入料酒、盐、胡椒面，把银耳捞入鸡汤内，再把鸽蛋捞入鸡汤内，最后放入味精装碗即成。

功效：润肺和胃，补肾益气。

7.银耳汆鸡片

材料：水发银耳30g，生鸡脯肉120g，鸡蛋2个，鸡汤1000mL，精盐6g，料酒15g，味精、水淀粉、胡椒面适量。

做法：水发银耳摘去杂质，洗净，分成小块。鸡脯肉剔去筋洗净，切成柳叶形薄片，放入凉水内泡一下捞出，用鸡蛋清浆拌，再把鸡脯肉片在沸水中略汆一下（逐片下锅）。烧开鸡汤，加入调料，调好味，银耳、鸡脯肉片用热汤先烫一下，捞入汤碗内，用水淀粉勾成稀流芡后，随即注入汤碗内即成。

攻效：补虚滋阴，润肺养胃。适宜于咳喘气短、心烦失眠、舌红无苔的阴虚体质者。

8.百合冬瓜汤

材料：百合50g，鲜冬瓜400g，鸡蛋1枚。

做法：将百合洗净撕片，冬瓜切薄片，加水煮沸后，倒入鸡蛋清，酌加油、盐拌匀熬汤，至汤呈乳白色时即可装碗。

功效：养阴润燥。

六、阴虚体质的心理调摄

（一）人格心理特征

阴虚体质者的调养，既涉及内在的精神状态，也涵盖外在的生活习惯。相关研究表明，这类体质者多具有外向、急躁、情绪不稳定的特点，常表现为心烦易怒、焦虑不安。因此，精神调养显得尤为重要。

（二）心理健康调适建议

1.要安神定志，保持心平气和、气定神安的状态。这并非一蹴而就，而是需要长期的修炼和坚持。《黄帝内经》中提到，阳气在过度烦劳时会亢奋，因此主张"恬淡虚无""精神内守"，强调修心养性对健康的重要性。遵循古人"上善若水"的智慧，我们应学会宽以待人，不与人争名夺利，保持平和的心态，避免患得患失、好高骛远的心态。

2.改善对生活事件的不良认知，调节自己的情感，心平气和，学会正确对待喜与忧、苦与乐、顺与逆，对非原则性问题少与人争执，少参加有输赢的活动，改变消极情绪，增进身心健康。

3.培养兴趣爱好，闲暇之余，可以通过种花养草、练习书法、下棋等方式来陶冶性情，也可以通过旅游来放松心情、陶冶性情。此外，多听一些曲调轻柔、舒缓、抒情的轻音乐，也有助于平复心情，防止恼怒发火。

七、阴虚体质的起居调护

阴虚体质是中医体质学中的一大类别，其核心特征在于体内阴液相对匮乏，使得阴无法有效制约阳，进而产生一系列如燥热、虚乏等病理表现。对于拥有此类体质的人群而言，日常生活中的起居调摄显得尤为关键，旨在维护身体的阴阳和谐。

（一）饮食方面

阴虚体质者宜多摄入具有滋阴润燥功效的食物，比如燕窝、银耳、百合、莲子、枸杞以及鸭肉、猪肉等。同时，需避免食用辛辣、燥热以及煎炸类食物，以免进一步耗损体内的阴液。饮食应保持清淡，避免过咸，以防伤害阴分。

（二）作息方面

阴虚体质者应形成规律的作息习惯，早睡早起，避免夜间过度熬夜。夜晚是养护阴气的最佳时段，充足的睡眠有助于滋养阴液、生津止渴。此外，午后的小憩也对养护阴气有所裨益。

（三）运动方面

运动锻炼对于阴虚体质者同样重要。阴虚体质者因体内阴液亏少，运动时易出现咽干口燥、面色潮红等现象。因此，适合选择中小强度、间断性的身体锻炼方式，如太极拳、八段锦等传统健身项目动静结合，在运动过程中，应避免大量出汗，以免过度耗散阴液。运动结束后，需及时补充水分与营养，以保持体内阴液的平衡。

（四）情绪管理方面

阴虚体质者往往容易出现烦躁、易怒等不良情绪。因此，情绪调节尤为重要。建议保持心境平和，学会调适情绪，避免过度焦虑、抑郁等负面情绪的干扰。

（五）环境方面

阴虚体质者应尽量远离高温、干燥的环境，以防阴虚症状加剧。居住环境应保持清洁、湿润，可通过使用加湿器增加室内湿度。同时，需避免过度依赖空调、暖气等设备，以免阴液受损。

综上所述，阴虚体质的起居调护需从饮食、作息、运动、情绪及环境等多个方面综合考虑。通过科学的调养与保健措施，有助于逐步改善阴虚体质，提升生活品质。然而，每个人的体质状况及需求均有所不同，因此在具体的调养过程中，建议根据个人实际情况灵活调整，并在专业中医师的指导下进行。

八、运动指导

阴虚体质，作为中医体质分类中的重要一环，其核心特征在于体内阴液之不足，导致机体缺乏必要的滋润与养护。因此，这类体质者常常面临干燥、虚热等症状的困扰。然而，通过科学合理的运动锻炼，阴虚体质者不仅能够增强自身体质，更能有效调和阴阳，从而改善体质状况。

1.在运动原则上，阴虚体质者应遵循"养阴润燥，动静相宜"的核心理念。在选择运动项目时，应以强度适中、动作柔和为主，避免过度剧烈的运动导致大量出汗，以免进一步损耗体内的阴液。同时，注重运动中的呼吸调节与意念控制，使身体内外达到和谐统一的状态。

在适宜的运动项目方面，太极拳无疑是阴虚体质者的理想选择。其动作缓慢、柔和，且注重呼吸与动作的协调配合，有助于调和阴阳、疏通经络。而散步作为一种轻松、低强度的运动方式，也适合阴虚体质者进行日常锻炼。在散步过程中，适当调整呼吸、放松心情，有助于养阴润燥、调和气血。

阴虚体质者在运动过程中需要注意控制运动强度和时间。阴虚体质者宜选择清晨或傍晚进行锻炼，避免在烈日下或高温环境中运动以免加重阴虚症状。

2.八段锦作为一套传统的健身功法，动作简单易学，能够全面锻炼身体的各个部位，对改善阴虚体质具有积极作用。

3.游泳作为一项全身耐力性运动，对阴虚体质者来说也有诸多益处。在水中游泳时，全身肌肉群几乎都会参与运动，特别是与上肢摆动划水相关的肌肉群会得到很好的锻炼，有助于塑造健美的身材。同时，游泳的周期性动作可以使肌肉变得柔软而富有弹性。此外，游泳还能有效锻炼关节的灵活性和稳定性。

4.运动与养生的结合也是阴虚体质者需要关注的重要方面。保持良好的作息习惯、避免熬夜和过度劳累；保持心情舒畅、避免情绪波动过大；适当进行按摩、推拿等物理疗法以舒缓身心、调和阴阳。这些措施的综合应用将有助于阴虚体质者更好地改善体质状况、提升生活质量。

（陈玉霞）

第六节 痰 湿 体 质

一、痰湿体质的辨识

随着社会的高速发展，人们的生活水平也在大踏步地提高，饮食上由以往的只要求填饱肚子，转变为现在的要求高蛋白、高维生素等各种营养素均衡的饮食；再加上越来越便捷的交通工具，人们普遍缺乏各类运动，这就使得体内痰、湿滞留，津液运化失调，进而导致身体气机不通畅，代谢功能紊乱。

痰湿体质亚量表共包括8个条目：①您感到胸闷或脘腹胀满吗？②您感到身体沉重不轻松也不爽快吗？③您腹部肥满松软吗？④您有额部油脂分泌多的现象吗？⑤您上眼睑有轻微隆起的现象吗？⑥您嘴里有黏黏的感觉吗？⑦您平时痰多，特别是咽喉部总感到有痰堵着吗？⑧您舌苔厚腻或有舌苔厚厚的感觉吗？每个条目均采用没有、很少、有时、经常、总是5段评分法，相应计分为1、2、3、4、5分。然后计算原始总分，根据总分计算转化分，转化分≥40分，即可判定为痰湿体质。

原始分数=各个条目分值相加，转化分=[（原始分－条目数）/（条目数×4）]×100。

痰湿体质人群占所有人群比例大约为6.29%，经临床应用证实通过对痰湿体质进行机体干预可有利调整人体的代谢状况，也有临床报道证实了中医体质辨识融入社区健康管理对各类代谢综合征的预防与治疗取得了较好的效果，减轻了医疗负担，取得了良好的社会效益。

二、痰湿体质的定义及成因

（一）定义

痰湿体质是由于水液内停而使痰湿凝聚，以黏滞重浊为主要特征的体质状态。

（二）成因

1.遗传因素。先天遗传在病因中占比较大的比重，我们日常多见的一些代谢性疾病，如糖尿病、高血压、心脏病等，除了因为不良的生活方式外，还有非常明显的家族遗传史。

2.高盐饮食。长期饮食中盐分太多容易导致水钠潴留，引起身体浮肿，而且也会使肾脏的负担加重。水湿久留会形成痰饮，所以这是形成和加重痰湿体质的一个很重要的饮食因素。

3.过食寒凉。进食冷饮、寒凉东西太多，容易损伤脾胃，运化失调，聚湿生痰，形成痰湿体质。

4.长期熬夜。经常熬夜易影响肝胆的疏泄，导致气机不畅，肝气横逆犯脾，脾失健运，水湿停聚于体内而形成痰湿。

5.过食肥甘，缺乏运动。肥甘厚味能影响脾胃运化，从而导致气化失常，湿聚成痰，水停为饮，加上很少运动，脾阳不升而加重水湿痰饮积聚，痰湿困脾，反过来又会影响脾胃运化而形成痰湿体质。

三、痰湿体质的特征

痰湿体质是当前很常见的一种体质类型。当人体脏腑内阴阳失调，气血津液运化失衡，导致水湿停聚于体内而形成痰湿，一般多见于肥胖者。痰湿体质具有形盛体实的特点，是现在大多数生活方式病的最大温床和土壤，在此基础上，人群更容易患高血压、糖尿病、大动脉硬化、脑中风等。痰湿体质又称为迟冷质，多是由饮食不当或疾病困扰而导致。

（一）形体特征

体型肥胖，腹部肥满松软。痰湿体质者易发胖，换言之，易发胖的人一般属于痰湿体质。"胖人多痰湿，瘦人多内热。"痰湿重的人容易感到身体沉重，所以一般不爱运动。

（二）常见表现

1.面部皮肤容易出油，身体多汗且黏，常胸闷，且痰多。

2.面部虚胖，颜色萎黄而黯淡，眼胞微浮肿，常感倦怠乏力，表现出精神萎靡。

3.大便黏腻不易排出，小便颜色黄浊。

4.口中常感黏腻或有甜味，常感口渴却不想喝水。

5.易脱发、断发。

（三）舌脉特点

舌象一般表现为舌体胖大，舌体边缘多有齿痕，舌苔白腻，脉滑或濡。

（四）对外界环境的适应能力

痰湿体质的人群对梅雨潮湿季节及湿热环境适应能力很差，故易患湿证。

（五）发病倾向及原因

1.高血压、糖尿病、代谢综合征

有研究显示痰湿体质与代谢综合征的发生存在着正性的相关关系。痰湿体质因为体内的津液代谢失衡而不归正化，痰湿之邪蕴结，故而易导致机体代谢紊乱。痰湿体质者也同样容易发生高血压、糖尿病。

2.肥胖症

痰湿体质人群多具有体形肥胖的外部面貌特征，由于痰湿之邪壅滞机体，停聚于内脏及四肢，造成体内的脂类代谢障碍，脂肪储存过多而导致肥胖。

3.生殖功能障碍

痰湿体质人群由于体内痰湿内蕴，膏脂壅盛，若阻塞胞络及精室，可引起男女生殖之精化生障碍以及结合受阻，可导致男女的不孕不育。

（六）性格特征

痰湿体质者一般性格温和，稳重谦和，善于忍耐，与周围人易于相处。

四、痰湿体质的中医调养

（一）针刺法

通过刺激特定的穴位，能够调和阴阳，疏通经络，调和气血，从而改善痰湿体质。如丰隆、天枢、阴陵泉等，都是具有特定功效的穴位，对于改善痰湿体质有着重要作用。

（二）按摩

通过按揉特定穴位和腹部，可以促进腹部的血液循环和淋巴流动，加速痰湿的代谢和排出。这种方法操作简单，易于掌握，适合日常自我保健。

（三）刮痧和拔罐

刮痧和拔罐都是通过刺激皮肤，促进血液循环和新陈代谢，达到调理身体的目的。刮痧可以疏通经络，调和气血；拔罐则可以排出体内的湿气和毒素，对于改善痰湿体质有很好的效果。

（四）艾灸

通过燃烧艾叶产生的热量刺激穴位，具有温通经络、散寒除湿的作用。对于痰湿体质的人来说，艾灸可以帮助驱散体内的湿寒，促进身体的恢复。

需要注意的是，这些疗法虽然对于改善痰湿体质有很好的效果，但并非适用于所有人群。在进行这些疗法之前，最好咨询专业的中医师或针灸师，根据自己的体质和健康状况制定个性化的治疗方案。此外，这些疗法的效果也因人而异，需要持之以恒地进行才能取得满意的效果。

（五）中药调理

1.祛痰祛湿是痰湿体质者的首要任务

由于痰湿体质者多体型肥胖，而且平常不喜饮水，懒动，舌体胖大，舌苔腻而偏厚；女性多见月经不规律、延迟、量少，甚至经闭，皮肤油腻粗糙，毛孔粗大，易生痤疮等，治疗上要尽量用一些化痰除湿的中药，再适当配用温化通阳之法，如祛肺部、上焦的痰湿用白芥子、陈皮、干姜、桂枝，祛中焦的痰湿用党参、陈皮、白扁豆、厚朴，但用药时须防温热太过，以免水液受灼而化热生变。

2.化痰祛湿，兼以活血行气

痰湿为阴邪，其性黏滞，易阻遏气机，使血行不畅而致血瘀，形成痰瘀互夹的病理局面，有人形容说"痰"就像油漆，和"湿"黏到一起，难分难解，治疗起来非常困难，宜化痰祛湿，兼以活血行气。根据临床观察，情志不畅会明显加重体内痰湿，所以治疗痰湿，少佐行气药是很有必要的。

3.少用甘润阴凉之品

痰湿体质是由于水液内停而痰湿凝聚，以黏滞重浊为主要特征的体质状态，平时饮食宜清淡，应多摄取健脾、化湿、通利三焦的食物，少用甘润阴凉之品，以免生痰留饮。

五、痰湿体质的饮食指导

痰湿体质是指由于水液内停而致痰湿凝聚，消化出现障碍，以黏滞重浊为主要特征的体质状态。表现为形体肥胖、腹部松软、口黏苔腻等。痰湿体质者在本草养生里，五谷选扁豆，有健脾益气、消暑化湿及利水消肿之功效，正如人们所说痰湿体质者"宁可食无肉，不可食无豆"；五果选梨子，能润肺清心，消痰降火；五蔬选冬瓜，利水、消痰、清热、解毒。海产选鲫鱼，其性缓，具有健脾利水之功；草药选荷叶，解暑热、清头目、利水减脂。可多食葱、蒜、海藻、海带、萝卜、金橘、芥末、生姜等食物。痰湿体质者应饮食有节，养成良好的饮食规律，进餐应定时定量，不可暴饮暴食或饮食过量。常用食疗方：

1.藕片香菇汤

食材：新鲜莲藕约400g，干香菇10g，瘦猪肉100g，葱姜适量，花椒少许，桂皮适量，调味料适量。

做法：首先将猪肉洗净并切成薄片，用葱姜和料酒腌制约10min；接着将香菇用温水泡发并洗净，莲藕洗净削皮后切片；然后在热油锅中煸炒猪肉至变色，加入约1500mL水，并放入香菇和料酒；待水开后，加入藕片，煮至熟透后，加入适量的调味料即可。

功效：具有活血化瘀、清热解毒的效果，特别适合痰湿体质者日常食用。

2.茯苓白米粥

材料：茯苓粉30g，白米30g，去核红枣7颗。

烹饪方法：先将白米煮沸数次，然后加入红枣；待粥将成时，加入茯苓粉并搅拌均匀，也可根据个人口味加入少许糖。

效用：有助于健脾渗湿、调理中焦。对于痰湿体质者因脾气不足、运化失调导致的大便不成形、面色不佳、口中干涩、乏力等症状有良好的改善作用。

3.赤豆粥

食材：赤小豆约50g，粳米100g，白糖适量。

制作方法：首先使用砂锅将赤小豆煮至烂软，然后加入粳米继续煮粥，粥成后加入白糖并稍微煮一下即可。

效果：具有利尿消肿的作用。

4.荷叶裹蒸肉

材料：五花肉500g，炒米粉125g，新鲜荷叶3张，酱油和料酒各50g，味精0.25g，花椒15粒。

烹饪步骤：五花肉切成条状，加入料酒、酱油、花椒末、味精和白糖腌制30min；再加入炒米粉拌匀备用。荷叶切成小方块，每块荷叶上放一块肉和少量米粉，包裹好，置于蒸锅中蒸至熟透。

功效：此菜营养丰富，尤其适合痰湿体质者因体虚脾弱、易受暑湿影响而导致的食欲不振或泄泻症状。

5.白术陈皮饮

材料：白术30g，陈皮10g。

制作方法：锅中加入清水，放入白术和陈皮，中火煎煮30min；去渣留汁，即可饮用。

效用：陈皮具有燥湿化痰、健脾行气的功效，对脾胃气滞湿阻、咳嗽痰多等症状有良好疗效。白术则能健脾补气、消痰养胃。此款茶饮特别适合脾胃气滞、痰湿壅肺的人群。

6.赤豆粳米粥

主要原料：赤小豆约50g，粳米100g，白糖适量。

制作方法：先用砂锅把赤小豆煮烂，然后加入粳米煮粥，粥成后加入白糖，稍煮即成。

效用说明：利水消肿。

7.薏米莲子粥

材料：薏米30g，莲子肉（去皮心）30g，冰糖适量，桂花少许。

做法：先煮薏米，继入莲子肉，粥成后加入冰糖及桂花。

功效：健脾祛湿，清热益气，凡因湿邪久蕴化热，伤及脾胃而引起饮食不佳、大便溏泄、妇女带下过多，甚或湿热上蒸而致心悸、失眠者皆可食用。

8.山药冬瓜汤

材料：山药50g，冬瓜100g，植物油、味精和盐适量。

做法：①山药去皮洗净切成片，冬瓜去皮去瓤洗净后切成片备用；②锅中加适量植物油，烧热后倒入山药片翻炒1min，盛出备用；③砂锅中加适量清水，武火煮沸后放入山药和冬瓜，改文火煮1.5h；④最后加适量味精和盐调味即可。

功效：山药是健脾益气、补肾固精、养阴补肺、延年益寿的食疗佳品。冬瓜具有利水消痰、除烦止渴、祛湿解暑的功效，李时珍认为冬瓜"令人好颜色，益气不饥，久服轻身耐老"。这款菜清香怡人，可健脾、利湿、益气。

以上食谱都结合了传统的中药材和常见的食材，能够有效地帮助改善痰湿体质，减轻体重，预防心血管疾病，并缓解痰湿体质带来的不适症状。

六、痰湿体质的心理调摄

痰湿体质的人群首先要对自身的体质特点有清晰的认识。通过深入了解自己的体质类型，才能更好地接纳自我，减少因体质问题而产生的焦虑和自卑情绪。重要的是，要认识到体质并非一成不变，通过科学合理的调理和改善，完全有可能实现体质的优化和提升。

（一）积极心态塑造，驱散心理阴霾

积极乐观的心态在改善痰湿体质中发挥着举足轻重的作用。面对生活中的种种挑战，我们应学会以积极的心态去面对，相信自己有能力战胜困难，实现目标。同时，学会释放压力，避免长期陷入紧张、焦虑的漩涡，是维护心理健康的关键。

（二）心理健康调适建议

1.音乐疗法

痰湿体质个体与阳虚质有些类似，可采用音乐治疗，多听一些激情高亢的音乐，多看一些表现力量、对抗性强的体育比赛，适当改变自己情怀，多参加集体活动，变得稍微活跃一点。

2.支持性心理治疗

支持性心理治疗利用诸如建议、劝告和鼓励等方式来对存在不良情绪及一般心理问题的个体进行调理，是一种有广泛适用性的方法。多参加团体活动与人际交往，与家人、朋友进行倾诉，感受周围的温暖，寻求心理支持，改善不良情绪及心理压力。

七、痰湿体质的起居调摄

痰湿体质者不宜居住在潮湿的环境里，在阴雨季节要注意避免湿邪的侵袭。平时应少睡多动，忌食后即卧，孙思邈在《千金要方·道林养性》中强调"饱食即卧，乃生百病出处"，此为养身之道。痰湿体质的人平时还应定期检查血糖、血脂、血压；嗜睡者应逐渐减少睡眠时间，天气好时应多进行户外活动，享受日光浴以舒展阳气，通达气机，减少体内热量蓄积；洗澡应洗热水澡，程度以全身皮肤微微发红、通身汗出为宜；穿衣尽量保持宽松，面料以棉、麻、丝等透气散湿的天然纤维为主，这样有利于汗液蒸发，祛除体内湿气。

八、运动指导

痰湿体质者多形体肥壮，身重易倦，所以最好能长时间坚持体育锻炼，如爬楼梯、散步、慢跑、球类、游泳以及各种舞蹈，均可挑选。活动量应逐步增强，应做较长时间的有氧运动，运动时间应在下午阳气极盛的时候，使湿浊得以温化。

爬楼梯是近年来发展很快的一项有氧健身运动。美国的爬楼梯运动出现于1968年，当时健康学权威肯尼斯·库珀注意到爬楼梯的好处而加以倡导，他认为爬楼梯是有氧运动，有利于锻炼人体的肌肉和全身耐力。爬楼梯运动的强度介于步行与跑步之间。跑上楼梯比步行上楼消耗更多的热量，有利于达到减肥健身的效果，且能增强内脏功能。爬楼梯运动的优点有：爬楼梯时身体势必需要略向前俯，可保持下肢关节的灵活性；爬楼梯时呼吸频率和脉搏次数会加快，这对增强人体的呼吸，加强心脏、血管系统的机能皆有极好的促进作用。

爬楼梯是一种比较激烈的有氧运动形式，应具备较好的健康状态，并具有一定的训练基础。运动前先计算要爬的梯段共有多少层，多少台阶，做到心中有数；然后根据自己的体力确定运动量，选择适合的锻炼方式，如可在楼梯上进行走、跑、跳等健身练习。

爬楼梯的要点：运动时精力要集中，眼睛始终注视前方，抬脚要利落到位，落脚要稳定、准确和缓慢。

（陈玉霞）

第七节 血瘀体质

一、血瘀体质的辨识

在博大精深的中医体质学中，血瘀体质作为一类独特的体质类型，其辨识与调理方法具有深厚的文化底蕴与实际应用价值。深入了解血瘀体质的特征，不仅有助于我们预防相关疾病，更能为疾病的治疗提供重要参考。

血瘀体质判定表共包括7个条目：①您的皮肤在不知不觉中会出现青紫瘀斑（皮下出血）吗？②您两颧部有细微红丝吗？③您身体上哪里疼痛吗？④您面色晦暗或容易出现黄褐斑吗？⑤您容易有黑眼圈吗？⑥您容易健忘吗？⑦您口唇颜色偏黯吗？每个条目均采用没有、很少、有时、经常、总是5段评分法，相应计分为1、2、3、4、5分。然后计算原始总分，根据总分计算转化分，转化分≥35分，即可判定为血瘀体质。

原始分数=各个条目分值相加，转化分=[（原始分–条目数）/（条目数×4）]×100。

血瘀体质的发生率约为7.95%。血瘀体质判定表为我们提供了一个便捷的工具来自我评估体质状况。通过填写判定表，我们可以了解自己的血瘀程度，从而有针对性地采取措施进行调理。需要注意的是，判定表的结果仅作为参考，如有疑虑或症状较重时，建议及时就医咨询专业医生。

二、血瘀体质的定义及成因

（一）定义

血瘀体质是指人体脏腑功能失调时，容易出现体内血液运行不畅或体内出血不能消散而成瘀血内阻的体质，以血瘀表现为主要特征的体质状态。

（二）成因

1.家族遗传性

日本学者从临床及实验证实了遗传因素是瘀血体质形成的基础。

2.气郁可发展成血瘀

长期的忧郁、烦闷，不但会诱发气郁体质，而且会逐步形成血瘀体质。因为气和血的关系是并行并立的，气行则血行，气滞则血瘀。

3.气虚可形成血瘀

由于妇女以血为根本，经、胎、产、乳等生理过程均要耗伤气血，所以常常会导致气虚无力，运动阻滞或气血阻滞，从而形成血瘀体质，大病或久病之后也容易形成血瘀体质，所以女性和久病体弱者应多注意是否转化为血瘀体质。

4.寒气侵袭

气候骤冷，长久居住于冰寒地区，寒邪容易侵袭人体，会导致血液凝滞，即寒凝血瘀。

三、血瘀体质的特征

血瘀体质和痰湿体质都是现代生活方式下较为常见的体质类型。它们都与人们的生活习惯和饮食习惯密切相关，是健康养生领域需要重点关注的问题。

血瘀体质的人由于脏腑功能失调，导致体内血液运行不畅或内出血不能消散，形成瘀血。这种体质类型的人常常面色晦暗，皮肤粗糙呈褐色，色素沉着，或有紫斑，口唇黯淡，舌质青紫或有瘀点，脉细涩。他们对外界环境的适应力较差，不耐受寒热，易感风邪。血瘀体质者容易出现各种疼痛，疼痛部位固定，以刺痛感为主要表现。同时，他们也容易患上各种出血性疾病，如牙龈出血等。脸部容易出现暗斑，色素沉着难以消除。此外，血瘀体质者多数性格抑郁，心情烦躁，容易发怒且长期睡眠质量不好，有可能增加患上抑郁症、癫狂症和肿瘤等疾病的风险。因此，对于血瘀体质的人来说，调理和改善体质至关重要。除了之前提到的精神调养、心理治疗、起居作息和居住环境等方面的调整外，还可以通过合理的饮食来调理体质。例如，多食用具有活血化瘀作用的食物，如红枣、山楂、黑木耳等，同时避免过度摄入油腻、辛辣等刺激性食物。此外，适当的运动也是改善血瘀体质的有效方法。运动可以促进血液循环，加速新陈代谢，有助于消除体内的瘀血。建议选择适合自己的运动方式，如散步、慢跑、太极拳等，并坚持长期锻炼。

总之，血瘀体质的调理需要综合考虑多个方面，包括饮食、运动、精神调养等。通过综合运用这些方法，可以帮助血瘀体质者改善体质，促进健康。

四、血瘀体质的中医调理

（一）针刺法

通过刺激特定的穴位，调节身体的气血流动，达到治疗疾病的目的。足厥阴肝经及相关穴位如太冲、血海等，都是治疗肝、胆、脾、胃病等的重要穴位。针刺法需要专业人员进行操作，以确保安全和有效。

（二）按摩

通过对身体特定部位进行按摩，促进气血流通，舒缓肌肉紧张，达到治疗目的。按摩简单易行，适合日常自我保健。神门穴、内关穴、天泉穴等，都是治疗心、胸相关病症的重要穴位。

（三）拔罐

通过在身体表面吸附罐体，利用负压作用，促进局部血液循环，缓解肌肉疼痛。拔罐对于风寒湿痹、腰背疼痛等病症有较好的疗效。

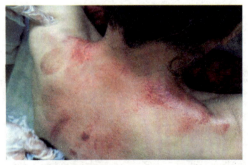

图3-25　刮痧

（四）刮痧

利用刮痧板在身体表面进行刮拭，刺激皮肤和经络，促进气血流通，达到治疗目的。刮痧对于感冒、咳嗽、肌肉疼痛等病症有较好的缓解作用（图3-25）。

（五）刺络放血疗法

通过三棱针点刺或拔罐放血，清除体内瘀血和毒素，调节气血平衡。这种方法对于一些慢性病和瘀血症有较好的治疗效果。但需要注意的是，刺络放血疗法需要专业人员操作，并注意消毒和预防感染。

（六）中药调理

中医认为"有诸于内，必行诸于外"，只有身心健康、机体功能正常，才会皮肤红润、精神焕发，表现出外形之美。血瘀体质的人一般都面色晦暗、皮肤干燥，所以首先应该用行气活血药疏通气血，当归、红花、枳壳、桃仁、参三七、银杏叶等行气、活血药有助于改善气滞血瘀体质的症状。对于血瘀体质且情绪抑郁的人来说，心理开导和疏肝理气解郁药物同样重要。通过心理开导，可以帮助他们缓解情绪压力，改善心理状态。而柴胡、郁金、青皮等中药以及中成药逍遥丸等具有疏肝理气、解郁安神的作用，能够辅助改善情绪抑郁的状况。血瘀体质的调理代表方剂有：

1.四物汤：出自《仙授理伤续断秘方》，原书主治："伤重，肠内有瘀血者。"

组成：当归9g，川芎6g，白芍9g，熟地12g。

用法：水煎服。

功用：补血调血。

主治：气血两虚证。

方解：以甘温之熟地，入肝、肾经，长于滋养阴血，补肾填精，为补血要药，故为君药。当归甘辛温，为补血良药，兼具活血作用，且为养血调经要药，用为臣药。佐以白芍养血益阴；川芎活血行气。四药配伍，共奏补血调血之功。汉方汤剂中的四物汤被称为"妇科养血第一方"。

2.血府逐瘀汤：出自《医林改错》，原书主治："头痛，胸痛，胸不任物，胸任重物，天亮出汗，食自胸右下，心里热，瞀闷，急躁，夜睡梦多，呃逆，饮水即呛。不眠，小儿夜啼，心跳心忙，夜不安，俗言肝气病，干呕，晚发一阵热。"

组成：桃仁12g，红花9g，当归9g，川芎4.5g，赤芍9g，生地12g，牛膝9g，桔梗4.5g，柴胡3g，甘草6g。

用法：水煎服。

功用：活血化瘀，行气止痛。

主治：胸中血瘀证。

方解：方中桃仁破血行滞而润燥，红花活血祛瘀以止痛，共为君药。赤芍、川芎助君药活血祛瘀；牛膝活血通经，祛瘀止痛，引血下行，共为臣药。生地、当归养血益阴，清热活血；桔梗、枳壳一升一降，宽胸行气；柴胡疏肝解郁，升达清阳，均为佐药。桔梗并能载药上行，兼有使药之用；甘草调和诸药，亦为使药。

五、饮食指导

饮食调理作为常用疗法之一，在日常生活和临床应用中逐渐体现出明显的优势。饮食习惯会直接影响人体体质的形成，最终体现在身体健康状态上。

（一）五谷中，燕麦是首选

燕麦性味甘平，具有健脾补虚、益气止汗、养胃润肠的功效，对于改善血瘀体质中的脾胃功能有着良好的作用。

（二）五果中，山楂是极佳的选择

山楂不仅长于化饮食、健脾胃，还具有行气消瘀的功效，对于促进血液运行、消除瘀血有着显著的效果。

（三）在蔬菜方面，藕是适合血瘀体质的食物

藕生食可以生津、化痰、止渴除烦、开胃消食，熟食则能补虚、生血、解郁。藕的这些特性有助于改善血瘀体质带来的各种不适。海藻作为海产类食物，具有软坚、消痰、利水的功效，对于血瘀体质的人来说，也是很好的选择。

（四）常用食疗方

1.山楂鸡内金粥、黑豆川芎粥、黑豆红花煎等食谱采用了山楂、鸡内金、川芎、红花等中药材，这些药材具有活血化瘀、行气散结的功效，能够有效改善瘀血体质的血液循环问题。

2.乌贼桃仁汤、当归田七乌鸡汤等则以乌贼、桃仁、当归、田七等为主要食材，这些食材富含营养，能够养血调经、活血通经，对于女性瘀血体质的调理尤为适宜。

3.三七藕蛋羹、玫瑰豆腐、牡丹花爆鸡条等食谱，不仅口感美味，而且具有止血活血、益气和胃、活血散瘀的功效，能够全面调理身体，改善瘀血体质带来的各种症状。

4.冰糖玫瑰、菊花酒等食谱则以养颜润肤为主要功效，采用玫瑰花、菊花等具有美容养颜作用的食材，能够改善瘀血体质带来的皮肤问题，使肌肤更加光滑细腻。

除了这些食疗方案，其他一些食物如核桃仁、黑豆、黄豆、香菇等也是瘀血体质人群日常饮食中的好选择。它们富含营养，能够活血化瘀、改善血液循环，对于瘀血体质的调理具有很好的辅助作用。

六、血瘀体质心理调摄

1.精神调养对于血瘀体质的改善至关重要。培养乐观的情绪，保持心情愉快，并及时消除不良情绪，都有助于气血和畅，营卫流通。对于改善血瘀体质，促进整体健康具有积极意义。

2.行为疗法和合理情绪疗法作为心理治疗的手段，对于血瘀体质者同样适用。通过活动安排、社会技能改善以及焦虑处置等行为技术，可以帮助他们调整不良行为，激发积极情绪。而合理情绪疗法则强调通过改变个体的认知来引发情感和行为的积极变化，对于改善血瘀体质者的认知模式，调整不合理的信念和态度，具有重要意义。

3.起居作息和居住环境也是影响血瘀体质的重要因素。保持规律的作息时间，避免熬夜，确保充足的睡眠，都有助于改善血瘀体质。同时，注意动静结合，适当进行身体活动，也是缓解气血瘀滞的有效方法。在居住环境方面，保持温暖舒适的居室环境，避免寒冷刺激，也是维护气血通畅的重要措施。

七、血瘀体质的起居调摄

血瘀体质者起居作息要有规律，不要熬夜，保证良好的睡眠，看电视时间不要太久，注意动静结合，不可贪图安逸，以免加重气血瘀滞；血瘀体质者具有血行不畅的潜在倾向，血得温则行，得寒则凝，所以居室环境要温暖舒适，要避免寒冷刺激，夏季不可贪凉饮冷，冬季谨防寒邪，注意保暖；气滞血瘀体质除衣被保暖外，在寒冷环境的时间不宜过久。冬季室温应不低于20℃。夏季使用空调降温，室温也不宜过低，一般宜保持在25~26℃。每天用热水泡浴，有利于改善全身气血运行，如能定期进行药浴、按摩，则效果更好。

八、运动指导

气血的流通对于身体的健康至关重要，通过适当的运动可以促进全身经络气血的通畅，调和五脏六腑的功能。对于血瘀体质的人来说，选择合适的运动方式尤为重要。太极拳、健身气功和舞蹈等运动都是非常适合血瘀体质人群进行锻炼的方式。

1.太极拳

太极拳作为内家拳的一种，注重精、气、神的修炼，通过身体的伸缩旋转和内气的畅流，能够激活毛细血管，促进微循环，使气血运行更为流畅。对于血瘀体质者来说，练习太极拳不仅可以活动全身各部位，还有助于改善血瘀状况。

2.气功

健身气功通过特定的呼吸和动作练习，能够吸入大量的自然清气，锻炼肺部呼吸功能，促进气血在肺内的充分融合。这对于改善血瘀体质、促进气血流通具有积极作用。

3.舞蹈

舞蹈作为一种全身性的运动方式，能够活动全身关节、疏通经络、调和气血。对于血瘀体质者来说，跳舞不仅能消除气血瘀滞的现象，还能宣泄情绪，修养身心。不过，在选择舞蹈时，血瘀体质者应根据自身情况选择难度适中的舞蹈，避免过度劳累。

对于老年人来说，由于元气推动功能的减退，容易导致气滞血瘀。因此，坚持快步走运动是一个很好的选择。快步走要求步子迈大、速度加快，长期坚持能够激活和优化心肺功能，起到活血化瘀、畅通血脉的作用。

（陈玉霞）

第八节 湿热体质

一、湿热体质的辨识

湿即通常所说的水湿，它有外湿和内湿的区分。外湿是由于居住地气候潮湿或淋雨涉水，再者就是居室潮湿，使外来水湿入侵人体而引起；内湿是一种病理产物，一般与消化功能相关。中医认为脾有"运化水湿"的功能，如果体虚暴饮暴食或消化不良，进食过多油腻肥辛、过甜食物，则脾就不能正常运化而使"水湿内停"；而且脾虚的人也容易导致外湿的入侵，外湿也常常困阻脾胃而使湿从内生，所以二者是既独立又关联的。所谓热，则是一种热象。而湿热中的热与湿是并存的，或因夏秋季节天热湿重，湿与热合并入侵人体，或因湿久留不除而化热，或因"阳热体质"而使湿"从阳化热"，因此，湿与热同时存在是很常见的。

为了评估个体是否属于湿热体质，我们可以采用湿热体质亚量表进行评估。湿热体质亚量表共包括7个条目：①您面部或鼻部有油腻感或油亮发光吗？②您易生痤疮或疮疖吗？③您感到口苦或嘴里有异味吗？④您大便黏滞不爽、有解不尽的感觉吗？⑤您小便时尿道有发热感、尿色深吗？⑥您白带颜色发黄吗？（限女性回答）⑦您的阴囊部位潮湿吗？（限男性回答）每个条目均采用没有、很少、有时、经常、总是5段评分法，相应计分为1、2、3、4、5分。然后计算原始总分，根据总分计算转化分，转化分≥40分，即可判定为湿热体质。

原始分数=各个条目分值相加，转化分=[（原始分−条目数）/（条目数×4）]×100。

湿热体质的发生率约为9.88%。

二、湿热体质的定义及成因

（一）定义

湿热体质是以湿热内蕴为主要特征的体质状态。湿热体质和痰湿体质有类似的地方，都具有体内水液、津液代谢不畅，皮肤出油，多汗，易生痤疮。但不同的是痰和湿均为阴邪，重浊黏滞，湿热多是一种阳热亢盛的现象。

（二）成因

1.先天因素：父母遗传。

2.后天因素：湿热体质的人多与长期饮酒，抽烟，过食辛辣、油炸等湿热食物有关；或因长期情绪压抑，气机不畅，聚湿生痰，气郁痰结，郁而化火，形成湿热体质；长期在湿热环境工作生活，也容易形成湿热体质。

三、湿热体质的特征

（一）形体特征

形体偏胖。

（二）常见表现

1.湿热体质的人表现为脸部总是油光发亮，面色发黄发暗，头发易油腻，头皮屑较多，面部还容易生粉刺、暗疮、疮疖，口气很重，一开口说话就能闻到异味，自己常感到口干口苦，尤以晨起为甚。

2.眼睛红赤，分泌物很多。

3.小便短赤，大便燥结或黏滞不爽。

4.女性表现为带下量多色黄，外阴瘙痒，男性阴囊潮湿。

四、湿热体质的特点

《黄帝内经》里讲"因于湿，首如裹"。当湿邪最初侵袭人体时，可出现头昏沉重，像裹着一块布；身体乏困，四肢沉重，浑身不舒服，好像身上附着重物。此外，还会有发热、轻微怕冷怕风、流清鼻涕等表湿证。当湿邪伤及关节时，局部气血运行不畅，会有四肢关节酸痛沉重、关节屈伸不利等表现；湿邪困扰脾脏，影响其正常运化功能，会表现出胸闷腹胀、食欲欠佳、饭量减少、大便不成形等；而因脾虚运化不利而导致"内湿"时，还常有口淡、口黏乏味、口渴却不想喝水、倦怠乏力等气虚、湿困的表现；湿邪还有一个特点就是"趋下"，容易伤及人的腰以下部位，表现为小便混浊、大便溏泄、妇女白带过多、阴部瘙痒等症状都比较典型，舌苔厚腻也是湿病的典型表现，它常在机体还没有表现出明显疾病状态时就有所提示。各个年龄段的人都可能受到湿热的侵袭，尤其是30～45岁的人，属生命中"土"的年龄段，体内湿气比较重，夏秋之交属中医所说的"长夏"季节，也对应五行中的"土"，内外相合，湿上加湿，更容易出现上述症状；如果湿热侵袭到小孩，最常见的症状就是腹泻、大便不顺畅；如果湿热侵袭到老年人，就可能出现下肢酸困、腰疼等症状。湿热体质易患下列疾病：

1.心脑血管疾患：冠心病、风心病、脑膜炎等。

2.内分泌系统疾患：高血压、痛风、糖尿病、肥胖症等。

3.呼吸系统疾患：喉痹、肺炎、肺脓肿等。

4.周围血管病：脉管炎、坏疽等。

5.消化系统疾患：易患急性黄疸肝炎、胆囊炎、胆结石、胆汁反流性食管炎、胃溃疡胃痛、便秘（排便黏滞不爽）、肠炎、肠易激综合征等。

6.生殖泌尿系统疾患：易患肾炎、膀胱炎、尿路感染、癃闭（包括泌尿系结石等）；男性易患前列腺炎、下尿路感染、前列腺增生、阳痿；女性易患月经失调、盆腔炎、宫颈炎、阴道炎等，这是因为湿热下注所致。

7.易患皮肤病：脂溢性皮炎、疮疖、湿疹、黄疸、牛皮癣等。

8.五官疾患：鼻头红赤、口腔溃疡、鼻窦炎、眼结膜炎、中耳炎等。

湿热质者对暑湿季节、湿热气候，湿重或气温偏高环境较难适应。因此在湿与热交杂的气候条件下，要减少户外活动，避免感受湿热，保持居室干燥。

五、湿热体质的中医调理

（一）通过经络腧穴调养湿热体质

取三阴交、曲池、大椎、阴陵泉、天枢、上巨虚、中脘、阳陵泉、胆俞、脾俞等穴针刺；在背部膀胱经第一、第二侧线走罐后留罐；日常可手指按揉丰隆、曲池等穴；穴位贴敷以涌泉为主；皮肤针扣刺丰隆、阳陵泉、劳宫等以皮肤潮红或微渗血为度。

1.经脉

调养湿热体质的经脉，首选手阳明大肠经和足少阳胆经。因为湿热体质的发病特点是易"上火"，生疮疖、湿疹等皮肤病，又因肺主皮毛，肺与大肠相表里，肺的浊气可通过大肠排泄。足少阳胆经为人体气机升降出入之枢纽，中医有"少阳为枢"的说法，足少阳胆经循行于人体头、身侧面，如同掌管门户开合的转轴，能够调节各脏腑功能，为十二经脉系统中非常重要的部分。

2.腧穴

清热利湿的特效穴有合谷、曲池、大椎、阴陵泉、丰隆。

3.按摩

点揉穴位：用拇指按揉合谷、丰隆、委中、曲池、承浆、太溪，以酸胀为度，每穴持续2~3min，有清热除湿的作用。

（二）刺络拔罐治痤疮

湿热体质者易生疮长痘，而且容易反复，外用药治疗效果不甚理想，且大多含有激素，容易留下暗褐色斑。以中医基础理论为指导，用刺络拔罐法治疗痤疮效果显著，简单易行。

方法：患者取舒适的体位，术者在患者痤疮密集的部位施以三棱针刺血后拔罐，一般选取3~5个部位，然后在背部膀胱经第一、第二侧先走罐后留罐。在背部皮肤涂上润滑剂用闪火法将罐吸拔于皮肤上，再以手握住罐底，稍倾斜罐体，向前后推拉，或做环形旋转运动，如此反复数次，至皮肤潮红、深红或起痧点为止，然后将罐留于背部，10~15min后将罐取下。

（三）刮痧治痤疮

患者取舒适的体位，术者选用水牛角刮痧板（因为水牛角具有清热凉血、解毒除湿的作用），从面部开始，由上向下轻刮，刮至颈部时，力度稍微增大些，特别是大椎穴至肺俞穴，以微微渗血为度。

（四）穴位贴敷

穴位贴敷以涌泉为主，双侧涌泉穴消毒，中药打粉，用姜汁或蒜汁调和，取适量置于穴处，用纱布覆盖其上，再用胶布固定，也可直接用胶布固定。贴敷时间4~6h，可根据患者耐受度适当增减。

（五）中药调理

相对而言，用中药治疗湿热比较麻烦，因为湿热纠缠，很难分开。如果单纯祛湿，容易助热，单纯清热，湿邪又容易滞留。所以，当湿热体质造成的影响过大时，要清热和利湿并用。

1.调理要点

湿热质者宜食用清利湿热的食品，根据湿性趋于下的特点，在清热化湿的同时，多用利水渗湿之品使湿有出路，同时，因湿中蕴热，根据"火郁发之"之理，又宜宣疏透热。湿热体质的人，忌刚燥温热，亦忌甜腻柔润滋补。

2.调养原则

清化湿热，分消走泄。

3.注意饮食卫生

湿热体质者易患皮肤病和消化系统疾病，因此要注意饮食卫生，避免食物中毒和胃肠道感染。

4.常用方剂

（1）龙胆泻肝汤：出自《医方集解》，原书主治："肝经实火，湿热，胁痛，耳聋，胆溢口苦，筋痿，阴汗，阴肿阴痛，白浊溲血。"

组成：龙胆草6g，黄芩9g，栀子9g，泽泻12g，木通6g，车前子9g，生地9g，当归3g，柴胡6g，甘草6g。

用法：水煎服。

功用：清泻肝胆实火，清利肝经湿热。

主治：肝胆实火上炎证，肝经湿热下注证。

（2）三仁汤：出自《温病条辨》，原书主治："头痛恶寒，身重疼痛，舌白不渴，脉弦细而濡，面色淡黄，胸闷不饥，午后身热，状若阴虚，病难速已，名曰湿温。汗之则神昏耳聋，甚则目瞑不欲言，下之则洞泄，润之则病深不解，长夏深秋冬日同法，三仁汤主之。"

组成：杏仁15g，飞滑石18g，白通草6g，白蔻仁6g，竹叶6g，厚朴6g，生薏仁18g，半夏15g。

用法：水煎服。

功用：宣畅气机，清利湿热。

主治：湿温初起及暑温夹湿之湿重于热证。

（3）甘露消毒丹：出自《医效秘传》，原书主治："时毒疠气……邪从口鼻皮毛而入，病从湿化者，发热目黄，胸满，丹疹，泄泻，其舌或淡白，或舌心干焦，湿邪犹在气分者，用甘露消毒丹治也。"

组成：飞滑石450g，淡黄芩300g，绵茵陈330g，石菖蒲180g，川贝母、木通各150g，藿香、连翘、白蔻仁、薄荷、射干各120g。

用法：生晒研末，每服三钱（15g），开水调下，或神曲糊丸，如弹子大，开水化服亦可。

功用：利湿化浊，清热解毒。

主治：湿温时疫，邪在气分，湿热并重证。

如湿热体质易生痤疮者，可选用苇茎汤和枇杷清肺饮加减；易有口臭者，可选用泻黄散加减；若夏日感受暑热者，选用六一散加西瓜翠衣，解暑化湿以调体。总之，湿热体质者用药时要注意湿热的特点，不可过用寒凉以免助湿，也不可过用温燥祛湿之品，以防助热，对于湿热者一定要宣透化湿以散热，通利化湿以泄热。

六、湿热体质的饮食指导

清除体内的湿热确实是一个需要多方面调理的过程，首先应该选择清热除湿、燥湿醒脾的药食来清除。

（一）食物与药物的选择

清热除湿的食物如绿豆、冬瓜、苦瓜等，都具有较好的效果，有助于消除体内湿热。药物方面，建议咨询专业中医师，根据个人体质选择合适的中药来调理湿热。

（二）健脾滋阴的重要性

健脾可以通过食用如山药、茯苓、莲子等食材来实现，它们有助于增强脾胃功能，促进湿热的排出。滋阴则可以选择枸杞、百合、桑椹等食材，它们能够滋养阴液，防止阴虚生热。

（三）生活习惯的调整

戒烟限酒是清除湿热的重要步骤，烟草和酒精都会加重体内的湿热症状。

保持充足的睡眠，避免熬夜，有助于身体的自我修复和调节。

（四）饮食疗法的运用

食疗方如绿豆藕、绿豆薏米粥等都是非常好的清热利湿食谱，可以根据个人口味和喜好选择食用。注意饮食的均衡和多样性，避免过多摄入油腻、辛辣、生冷的食物，以免加重湿热症状。喝粥养生、煲汤养生和药茶养生都是非常好的中医养生方法，可以根据个人体质和需求选择合适的养生方式。薏仁粥和苦丁茶都是非常好的清热利湿食品，可以经常食用。

常用食疗方：

1.绿豆藕

材料：莲藕300g，绿豆50g。

做法：莲藕洗干净沥水备用，绿豆用清水浸泡1h，取出装入藕孔内，将装入绿豆的莲藕放入锅中，加清水炖至熟透，调以食盐。

作用：清热解毒，明目止渴。

2.绿豆薏米粥

材料：生薏苡仁30g，绿豆100g。

做法：将薏苡仁、绿豆淘洗干净，放入锅内，加适量清水，文火煲1h，调入冰糖食用。

作用：清热利湿解毒，适合湿热体质易长疮疖者食用。

3.莲子甘草茶

材料：莲子15g，甘草2g，绿茶叶5g。

做法：将三者一起放入茶杯内，冲入开水浸泡。

功效：清心泄热。

4.瓜蒌根冬瓜汤

材料：瓜蒌根30g，冬瓜适量，盐少许。

做法：先将冬瓜去皮子切成薄片，再与瓜蒌根同煮汤，加入盐少许。

功效：生津止渴，清暑利尿。

5.冬瓜粥

材料：新鲜连皮冬瓜180g（或冬瓜子15g），粳米适量。

做法：先将冬瓜洗净，切成小块，同粳米一并煮粥，随意服食；或用冬瓜子煎水，去渣，同米煮粥。

功效：利小便，消水肿，清热毒，止烦渴。

6.车前叶粥

材料：新鲜车前叶约60g，葱白1根，粳米约100g。

做法：将车前叶洗净、切碎，同葱白煮汁后去渣，放粳米煮粥。

功效：利尿，清热，明目，祛痰。

七、湿热体质的心理调摄

（一）自我认知与接纳

湿热体质者通常面色油亮，易生痤疮粉刺，常感口苦口干，易疲劳，大便不畅或燥结，小便短黄。这些症状不仅影响身体健康，还可能对心理状态产生负面影响，导致烦躁不安。因此，首要任务是深入了解并接纳自己的体质特点，避免过度焦虑或自责，以平和的心态面对自身状况。

（二）培养积极心态

积极乐观的心态对改善湿热体质至关重要。面对生活中的挑战和困难，我们应学会调整心态，保持乐观向上的精神状态。参与喜爱的活动、与亲朋好友交流、学习新知识等方式都有助于转移注意力，缓解负面情绪，从而保持积极的心态。

（三）掌握放松技巧

湿热体质者容易感到疲劳和紧张，因此掌握放松技巧尤为关键。深呼吸、冥想、瑜伽等放松方法有助于缓解身心压力，恢复内心平静。同时，保持良好的作息习惯，确保充足的睡眠时间也是调节身体状态、改善湿热体质的有效途径。

八、湿热体质的起居调摄

湿热体质是中医体质分类中的一种，主要表现为体内湿气与热气交织，容易出现口苦、尿黄、大便不畅、皮肤油腻等症状。针对这种体质，我们需要在日常生活中特别注意起居调护，以维持身体的健康状态。

（一）饮食调养

湿热体质的人在饮食上应以清淡、易消化、利湿清热为主。建议多食用如绿豆、赤小豆、薏米等具有利湿作用的食物，同时减少油腻、辛辣、甜食等助湿生热的食品摄入。此外，保持饮食规律，避免暴饮暴食，也是维护湿热体质健康的重要一环。

（二）居住环境

居住环境对湿热体质的人也有较大影响。应尽量选择通风良好、湿度适中的居住环境，避免长时间处于潮湿、闷热的环境中。保持室内清洁，定期开窗通风，有助于降低室内湿度，减少湿热体质的不适感。

（三）作息规律

规律的作息对于湿热体质的调养同样重要。应保证充足的睡眠时间，避免熬夜、过度劳累等不良作息习惯。同时，适当的运动也有助于排湿解热，提高身体免疫力。建议选择如散步、慢跑、瑜伽等轻度运动，避免过度剧烈运动导致身体疲劳。

九、运动指导

针对湿热体质者的特点，即阳气偏盛和湿浊内蕴，进行较大强度运动量的体能锻炼确实是一个很好的调理方式。这种锻炼方式不仅可以发散体内多余的热邪，还能通过出汗祛湿，达到热去湿除的效果。骑自行车作为其中一种锻炼方式，具有诸多益处。

骑自行车不仅是一种高效的锻炼方式，还能让人在运动中领略沿途的美景，感受大自然的魅力。邮递员因为经常骑自行车而寿命较长，这充分证明了骑自行车对身体健康的积极作用。在中国，自行车作为主要的交通工具之一，具有广泛的群众基础，因此骑自行车健身也更容易被大众所接受和喜爱。骑自行车对心肺脑功能的改善以及身体免疫力的增强都有显著效果。与步行、跑步、游泳等运动一样，骑自行车也是对内脏器官进行耐力锻炼的有效方式。此外，骑自行车还能促进左右两侧大脑功能的均衡发展，提高神经系统的敏捷性。这是因为骑自行车是异侧支配运动，两条腿交替蹬踏，使得大脑两侧都能得到充分的锻炼。在公路上骑车，不仅能锻炼身体，还能让人心情愉悦。沿途的风景、清新的空气都能让人摆脱烦恼，促进心理健康。骑自行车旅游更是一种享受，可以尽情饱览沿途的美丽风光及名胜古迹，让人心旷神怡。因此，对于湿热体质者来说，骑自行车是一种非常适合的健身方式。它既能满足较大强度运动量的需求，又能达到发散热邪、祛湿的效果，同时还能促进身体健康和心理健康。当然，在骑自行车健身时，也需要注意安全，选择适合的骑行路线和装备，确保运动的安全性和有效性。

（陈玉霞）

第九节　气 郁 体 质

一、气郁体质的辨识

随着社会压力的增大，气郁体质逐渐成为中医九种体质中的高发类型，其体质特征常见表现为精神不振、闷闷不乐、胸满胁痛、心烦意乱、不思饮食、脘痞腹胀、二便不调、失眠多梦、头昏眩晕等，在一定程度上与植物神经功能紊乱的躯体症状相似，同时又与焦虑抑郁状态有相似之处。

气郁体质亚量表共包括7个条目：①您感到闷闷不乐、情绪低沉吗？②您容易精神紧张、焦虑不安吗？②您多愁善感、感情脆弱吗？④您容易感到恐惧或受到惊吓吗？⑤您胁肋部或乳房胀痛吗？⑥您无缘无故叹气吗？⑦您咽喉部有异物感，且吐之不出、咽之不下吗？每个条目均采用没有、很少、有时、经常、总是5段评分法，相应计分为1、2、3、4、5分。然后计算原始的总分，根据总分的计算转化分，转化分≥40分，可判定为气郁体质。

原始分数=各个条目分值相加，转化分=[（原始分−条目数）/（条目数×4）]×100。

气郁体质的发生率约为8.73%，根据临床观察，以女性居多。气郁体质的发生与社会生活因素、生活方式、个体因素有关。

二、气郁体质的定义及成因

（一）定义
气郁体质是由于长期情志不畅、气机郁滞而形成的以性格内向不稳定、敏感多疑为主要表现的一种体质状态。

（二）成因
1.先天因素：父母遗传。

2.暴受惊吓：中医上讲，一个人在突然受到惊吓的时候，会出现"恐则气下、惊则气乱"的情况。七情分属五脏，但总司于心。突然受惊，心神散乱，心气受伤，气机逆乱，心无所依，神无所归，虑无所定，以致惊慌失措，惊恐不宁，心悸肉跳。

3.所欲不遂：就是想要的东西得不到，或者愿望达不到满足，因此就会出现郁闷、生气的各种情绪，长期如此就会导致肝气郁结。

4.忧郁思虑：根据五行学说，脾在志为思，也就是说，脾具有思考、思虑的功能，但过度思虑或所思不遂，就会影响气的正常运行，导致脾气壅塞结滞，影响运化功能，出现不思饮食、脘腹胀满等气郁的表现。

三、气郁体质的特征

（一）形体特征

气郁体质的人一般有身体偏瘦，面色苍暗或萎黄的表现。

（二）心理特征

性格内向不稳定，神情抑郁，情感脆弱，闷闷不乐，敏感多虑。

（三）常见表现

1.神情抑郁，情感脆弱，闷闷不乐。

2.食欲减退，睡眠不好，夜间容易惊醒，胸闷、心慌气短。

3.咽间有异物感，或乳房胀痛，或胸胁胀满，或嗳气呃逆，多伴善太息。

（四）舌脉特点

舌淡红，苔薄白，脉弦。

（五）发病倾向

1.肝气郁结可导致情志方面的改变，可有性格抑郁，或容易偏激暴怒，或默默寡语，或精神紧张压抑，或两胁胀满、腹胀，或腹中走窜疼痛、善太息，或女子乳房胀痛、月经不调。

2.易悲伤、失眠多梦、健忘，易得抑郁症、癔症等精神类疾病，肋间神经痛、睡眠质量差，女子易患乳腺增生等疾病。

3.气滞肠胃则可出现胃脘胀痛、肠鸣、矢气、便秘或者泄泻，日久可致胃肠功能紊乱。气郁日久可导致痰饮郁结，可有咽痒、痰多，自觉喉中有异物咳之不出，咽之不下，易得慢性咽炎、梅核气等疾病，甚至一些疑难杂症。

4.气郁日久而化热、化火，变生其他疾病，如痤疮、口腔溃疡、大便燥结、小便灼痛、牙疳口臭等疾病。还可导致血瘀，形成气郁血瘀体质，易得脏器囊肿、肌瘤，甚至肿瘤等疾病。

（六）对外界环境的适应能力

对精神刺激适应能力较差，不适应阴雨天气。

四、气郁体质的中医调理

调体在中医理论中是一个非常重要的概念，它涉及根据个体的体质特点进行针对性的调理，以达到防治疾病、促进机体康复的目的。对于气郁体质的人来说，由于其特殊的体质特点，调体显得尤为重要。下面我们将进一步探讨如何通过经络腧穴调养气郁体质。

经络腧穴调养是中医传统疗法中的一种重要方法，它通过刺激特定的穴位，调节人体的气血运行，从而达到调理体质的目的。对于气郁体质的人来说，经络腧穴调养主要侧重于疏肝理气、调和气机。

（一）针灸

针灸治疗是一种常用的经络腧穴调养方法。在针灸治疗中，可以选择足三里、气海等穴位进行补法操作，以增强机体的正气；同时，对肝俞、膈俞、脾俞、曲池等穴位进行泻法操作，以疏泄肝气、调和脾胃。此外，还可以在背部膀胱经进行刮痧，以疏通经络、调和气血。

（二）叩击肝胆经

叩击肝胆经也是一种有效的经络腧穴调养方法。肝经主治肝病，通过叩击肝经可以疏泄肝气、调节情志；胆经则能调节各脏腑功能，叩击胆经有助于改善气郁体质者的气机升降出入功能。

（三）按摩

除了针灸和叩击外，按摩也是经络腧穴调养的一种重要手段。通过点揉膻中、气海、阳陵泉、涌泉等穴位，可以进一步调和气机、疏肝利胆、改善血液循环。这些穴位都是中医理论中对于调理气机有重要作用的关键点，通过按摩刺激这些穴位，可以有效缓解气郁体质者的不适症状。

（四）拔罐

拔罐可以疏通经络、调和气血，对改善气郁体质有很好的效果。在背部沿着膀胱经线走罐，然后沿背俞穴拔罐，可以刺激相关穴位，促进气血运行。对于气郁较严重的患者，还可以采用刺血拔罐疗法，以达到更好的调理效果。

（五）刮痧

刮痧也是一种有效的经络腧穴调养方法。在背部膀胱经刮痧，可以疏通经络、调和气血、祛邪排毒。操作时需要注意刮痧的方向、力度和时间，以避免对皮肤造成损伤。

（六）中药调理

1.常用方剂

（1）半夏厚朴汤：出自《金匮要略》，原书主治："妇人咽中如有炙脔，半夏厚朴汤主之。"

原料：半夏12g，厚朴9g，茯苓12g，生姜15g，苏叶6g。

用法：水煎服。

功用：行气散结，降逆化痰。

主治：梅核气。咽中如有物阻，咯吐不出，吞咽不下，胸膈满闷，或咳或呕，舌苔白润或白滑，脉弦缓或弦滑。

（2）越鞠丸（芎术丸）：出自《丹溪心法》，原书主治："越鞠丸，解诸郁，又名芎术丸。"

原料：川芎、香附、苍术、栀子、神曲各等分。

用法：水丸，每次服6~9g，温开水送服。

功用：行气解郁。

主治：六郁证。

（3）逍遥散：出自《太平惠民和剂局方》，原书主治："血虚劳倦，五心烦热，肢体疼痛，头目昏重，心悸颊赤，口燥咽干，发热盗汗，减食嗜卧，及血热相搏，月水不调，脐腹胀痛，寒热如疟，又疗室女血弱阴虚，荣卫不和，痰嗽潮热，肌体羸瘦，渐成骨蒸。"

组成：炙甘草15g，当归30g，茯苓30g，白芍药30g，白术30g，柴胡30g。

做法：共为粗末，每服6~9g，煨姜、薄荷少许，共煎汤温服，每日3次。亦可作汤剂，水煎服，用量按原方比例酌减。亦有丸剂，每服6~9g，日服2次。

功用：疏肝解郁，养血健脾。

主治：肝郁血虚脾弱证。两胁作痛，头痛目眩，口燥咽干，神疲食少，或月经不调，乳房胀痛，脉弦而虚者。

2.调体要点

（1）掌握用药方法：理气不宜过于温燥，以免伤阴；养阴不宜过于滋腻，以防黏滞；攻伐不宜过于峻猛，以防伤正。

（2）加强心理疏导：气郁体质者常常情志不畅，必须重视精神调摄，心理疏导，或采用情志相胜、移情易性等方法。

五、气郁体质的饮食指导

气郁体质者的饮食调理是养生的重要一环。针对这种体质，推荐的食物具有理气解郁、调理脾胃功能的特性，如大麦、荞麦、高粱、豆角、蘑菇、豆豉、苦瓜、萝卜、洋葱、菊花、玫瑰等。这些食物不仅营养丰富，还能帮助改善气郁体质带来的不适。同时，气郁体质者应少食收敛酸涩之物，如乌梅、南瓜、泡菜、石榴、青梅、杨梅、草莓、阳桃、酸枣、李子、柠檬等，以免阻滞气机，加剧气滞血瘀的症状。冰冷食品也应避免，以免伤害脾胃，影响气血的正常运行。常用的调理气郁体质的食疗方有：

1.百合莲子粥

原料：干百合100g，干莲子75g，糯米50g，冰糖50g。

做法：将百合浸泡一夜后，冲洗干净。莲子浸泡3~4h，冲洗干净。将百合、莲子置入清水锅内，武火煮沸后，加入冰糖，改用文火继续煮40min即可。

效果：安神养心，健脾和胃。

2.三花茶

原料：玫瑰花3g，月季花3g，合欢花3g，枸杞子5g。

做法：将以上四味用沸水冲泡，每日代茶饮。本方有很好的疏肝理气并养肝的作用，适合长期服用。

3.甘麦大枣汤

原料：小麦50g，甘草15g，大枣10枚。

制作方法：先煎甘草，去渣，后入小麦及大枣，煮粥。空腹服用。

养生效果：益气安神。适用于妇女脏器燥热，精神萎靡，时常悲伤。

4.梅花粥

原料：白梅花约5g，粳米约100g。

做法：先煮粳米为粥，待粥将成时加入白梅花，同煮二三沸即成。

效果：疏肝理气，健脾开胃。

5.茉莉玫瑰粥

原料：茉莉花10g，玫瑰花5朵，粳米100g，冰糖适量。

做法：将茉莉花、玫瑰花、粳米分别去杂洗净，粳米放入盛有适量水的锅内，煮沸后加入茉莉花、玫瑰花、冰糖，改为文火煮成粥。

效果：此粥具有疏肝解郁、健脾和胃、理气止痛的功效，适用于肝气郁结引起的胸胁疼痛、慢性肝炎后遗胁间痹痛、妇女痛经等病症。

6.麦芽青皮饮

原料：生麦芽30g，青皮10g。

做法：两物以水同煮，去渣饮汁。

效果：外发胃气，疏肝止痛，适宜于因肝气郁结、横逆犯胃而引起的两胁疼痛作胀、纳食不佳等症。

六、气郁体质的起居调摄

气郁体质人群具有气机郁结倾向，居室宜安静，能舒畅情志，宽松衣着，可适当增加户外运动和社会交往，以便放松身心，和畅气血。

气郁体质者最好居住在面南向阳的居室，在饮食方面，尽量选择合适的营养配比，减少肥甘油腻食品的摄入。气郁体质的人平常要适当进食利于疏肝理气、养血健脾的食品，比如佛手瓜、陈皮、大枣、桂圆、莲子肉、鲫鱼等等。

有梅核气的人，可每日适当外出活动，少食生蒜、生葱等辛辣刺激的食品。每日按揉合谷、太冲两穴至少5min。胃痛的人要规律饮食，饥饱有度，切勿暴饮暴食，可以每天早晚顺时针揉腹100下左右，并且自上而下推任脉100下左右。

俗话说，病是三分治，七分养，如果自己不注意平时的生活习惯，仅靠短暂治疗，效果也就会大大降低，因此，在使用合适治疗方法的同时，也要注意自己平常的生活习惯，调养身体。

七、气郁体质的心理调摄

气郁体质者通常性格内向，不善于表达情感，容易在情志不畅时陷入抑郁状态。对于这类体质的人来说，调节心情和保持舒畅的气机至关重要。在日常生活中，可以通过多种方式改善情绪、开阔心胸。

（一）培养积极心态

积极参与户外社交活动是一个好方法。多与人沟通交流，分享内心的想法和感受，有助于缓解内心的压抑。此外，观看喜剧、有激励作用的电影和电视，也可以带来愉悦和启发，提升情绪状态。旅游也是一个不错的选择。行走于山水之间，感受大自然的美丽与宁静，有助于放松心情、舒缓压力。同时，参加集体文娱活动，如唱歌、跳舞、绘画等，也能在增强社交互动的同时放松心情。

（二）心理调适

气郁体质的人往往情绪波动较大，容易陷入消极情绪之中。因此，学会有效地调节情绪成为心理调适的关键。当遭遇不愉快的情境时，可以尝试采用深呼吸、冥想、瑜伽等放松方法，以减轻紧张情绪。同时，保持积极乐观的心态，多关注生活中的美好事物，也有助于改善情绪状态。

（三）作息规律

规律的作息对于湿热体质的调养同样重要。应保证充足的睡眠时间，避免熬夜、过度劳累等不良作息习惯。同时，适当的运动也有助于排湿解热，提高身体免疫力。建议选择如散步、慢跑、瑜伽等轻度运动，避免过度剧烈运动导致身体疲劳。

（四）寻求专业的心理支持

当自我调适无法有效缓解气郁体质带来的心理问题时，建议及时寻求专业心理支持。心理咨询师、心理医生等专业人士能够针对个体情况，提供具有针对性的建议和治疗方案，帮助更好地应对气郁体质带来的挑战。

八、运动指导

气郁体质者由于长期情志不畅、气机郁滞，需要通过适当的运动锻炼来调整气机、舒畅情志。以下是一些适合气郁体质者的锻炼方法：

首先是宣泄锻炼法，这类锻炼方法强调通过运动来宣泄内心的烦闷情绪，转移注意力。强度大、负荷大的运动，如跑步、登山、游泳、武术、打球等都能很好地鼓动气血、疏发肝气。这些运动不仅能促进食欲、改善睡眠质量，还能提高身体的免疫力，降低生病的可能性。但需要注意的是，气郁体质者应避免过于竞技性、对抗性的体育项目，以防过度疲劳和受伤。其次是兴趣锻炼法，即选择自己感兴趣的运动项目进行锻炼。例如，学习武术、跆拳道或排球等，通过不断提高技术水平，增加体育锻炼的乐趣。这种方法既能锻炼身体，又能调节情绪，使气郁体质者在运动中找到乐趣和成就感。此外，休闲娱乐的运动法也是不错的选择。如参加瑜伽、太极、舞蹈等运动，这些运动不仅有助于舒展身体，还能调节呼吸、放松心情，对改善气郁体质有很好的效果。

跑步作为一种简单易行的运动方式，特别适合气郁体质者。通过跑步，人们可以走出户外，欣赏大自然的美景，增强内心的力量和自我肯定。同时，跑步还能增进心肺功能，提高身体的免疫力。爬山也是一项非常适合气郁体质者的运动。在山中呼吸新鲜空气，欣赏美丽的自然景色，有助于舒缓紧张的情绪，改善心理状态。此外，爬山还能锻炼全身肌肉和心肺功能，提高身体素质。森林浴是一种新兴的自然疗法，通过在森林中漫步、呼吸新鲜空气、感受大自然的氛围，有助于缓解压力、改善情绪。气郁体质者可以尝试在森林中散步或进行轻松的瑜伽练习，享受大自然的疗愈力量。气功作为一种集形体锻炼、呼吸吐纳和心理协调于一体的运动方式，对气郁体质者也有很好的调理作用。通过练习气功，可以强身健体、促进血液循环、放松身心、宁静精神。气郁体质者可以学习一些简单的气功功法，如八段锦、五禽戏等，坚持练习以改善体质。静坐也是一种适合气郁体质者的锻炼方法。通过静坐冥想，可以平复内心的烦躁情绪，消除身心烦热、忧恼。长期坚持静坐，可以使心情变得美丽、平和，性格也将变得乐观、自信。

（陈玉霞）

第十节 特禀体质

一、特禀体质的辨识

特禀体质是指由先天因素导致的各种特异性体质。特禀体质的人最常见的表现就是容易发生过敏反应，因此又被称为过敏体质。中医学者认为，特禀体质的形成是由父母遗传造成的。《诸病源候论》中表述道，母亲在怀孕期间如果饮食过度寒凉，寒气就会伤害到胎儿的肠胃，所以胎儿出生以后，其肠胃间也会存有寒气。《医宗金鉴·幼科心法要诀》则指出，父母气血不足可能导致小儿先天禀赋不足，进而出现生长发育迟缓等问题。这些现象多与遗传因素、早产、肾精肾气的不足有关。

特禀体质的判定包含6个关键方面：①是否感冒时易打喷嚏、鼻塞流涕；②是否因季节、温度变化或异味等咳喘；③是否容易发生过敏；④皮肤是否易起荨麻疹；⑤是否因过敏出现紫癜；⑥皮肤是否一抓即红并出现抓痕。每个方面采用5段评分法，从1到5分表示从"没有"到"总是"。经过计算原始总分和转化分，若转化分≥40分，则判定为特禀体质。

原始分数=各个条目分值相加，转化分=[（原始分−条目数）／（条目数×4）]×100。

特禀体质在人群中的发生率约为4.90%，具有先天性和家族性特点，遗传性显著。中医理论认为，过敏与"虚"证紧密相关，既可能是先天所致，也可能是后天形成。过敏体质虽与遗传有关，但并非不可调理。王琦院士课题组提出了以"制首乌、无柄灵芝、乌梅、蝉蜕"为主要药物的调理方案，为改善特禀体质提供了新的思路。

二、特禀体质的定义及成因

（一）定义

由于先天禀赋不足和遗传等因素造成的一种特殊体质，包括先天性、遗传性的生理缺陷与疾病、过敏反应等。

（二）成因

1.先天因素：特禀体质的形成主要是遗传因素造成的，如父母气血亏虚，或过食寒凉等均有可能遗传至下一代。

2.后天因素：包括环境因素、药物因素等。

三、特禀体质的特征

体质特征是人一生健康状态的主线，人所表现出来的体态、身体健康状态、饮食口味喜好、易患疾病都和自身体质特征密切相关，主要的特征有先天失常、生理缺陷、过敏反应等。

（一）形体特征

特禀体质的人形体无特殊，或有畸形，或有先天生理缺陷。患遗传性疾病者有垂直遗传、先天性、家族性特征；患胎传性疾病者具有母亲影响胎儿个体生长发育及相关疾病特征。

（二）心理特征

特禀体质的人性格比较脆弱和敏感，对环境的适应能力差。如对季节变换的适应能力差，容易引起旧病发作、身体不适等现象。

（三）常见表现

特禀体质的人有多种表现，比如有的人容易患哮喘，易对食物、气味、花粉、药物等产生过敏，不感冒时也伴随有鼻塞、流鼻涕或流眼泪等现象；当季节发生变化、温度发生变化或闻到异味等各种情况下，就会出现气喘、胸闷、咳嗽等，或者眼睛易出现红血丝、瘙痒或红肿，尤其是当食用了某些食物，接触某些花粉、金属、动物皮毛，或者用过某些化妆品或染发之后会出现；经常会无缘无故地出现腹痛、恶心、呕吐、腹泻等；春季或秋季常有咽喉发痒、肿痛、有异物感等。过敏体质者常见哮喘、风团、咽痒、鼻塞、喷嚏等；患遗传性疾病者有垂直遗传、先天性、家族性特征；胎传性疾病的人母体影响胎儿个体生长发育或会出现一些相关联疾病特征。

（四）舌脉特点

舌淡红，苔薄白，脉弦。

（五）发病倾向

1.过敏体质的人容易得哮喘、荨麻疹、花粉症及药物过敏等疾病；遗传疾病如血友病、先天愚型等；胎传疾病如五迟（立迟、行迟、发迟、齿迟和语迟）、五软（头软、项软、手足软、肌肉软、口软）、解颅（以小儿囟门应合不合，反而宽大，颅缝裂解为主要特征的病证）、胎惊、胎痫（胎痫，病证名，见《活幼心书》，又名胎搐，症见患儿百日内频发抽搐，身热面青，牙关紧闭，腰直身僵，睛斜目闭，多啼不乳）等。

2.特禀体质的人如果过敏严重还会发生过敏性休克，会危及生命，因此应该尽量避免接触过敏性物质。

四、特禀体质的中医调理

（一）中医观点与疗法

中医认为，过敏与肺气虚密切相关，治疗时强调益气固表，常用玉屏风散加减，以及黄芪、党参、浮小麦等中药来增强肺气功能。对于某些遗传疾病，中医则认为与先天肾气不足有关，治疗时以补脾益肾为主，使用菟丝子、肉苁蓉、山药、茯苓、鹿茸、肉桂、灵芝等药材，以增强免疫力，抵御病邪。

（二）经络疗法

1.叩击肺经

通过叩击肺经和膀胱经，可以增强肺气功能和调理脏腑，从而改善相关病症。艾灸则利用艾条的温热作用，刺激特定穴位，如肺俞、膈俞、心俞、脾俞、肾俞等，以达到温通经络、调和气血的效果。

2.按摩

按摩疗法则更为直接，通过按揉迎香、肺俞、脾俞、肾俞、足三里和风池等穴位，可以疏通经络、调和气血，缓解过敏性鼻炎的症状。

（三）刺络拔罐

刺络拔罐是一种结合了刺络和拔罐的疗法，通过刺激特定穴位并拔罐，以达到祛除病邪、调和气血的目的。对于不同体质的患者，刺络拔罐的力度和刺激量也会有所不同。

（四）中药调理

中药调理则是根据患者的体质和症状，选用具有不同偏性的中药，通过调节阴阳、气血和脏腑功能，达到改善体质、防止病邪侵入的目的。代表方剂如过敏康Ⅱ号方，常用药物包括乌梅、蝉蜕、黄芪、百合等，根据症状加减用药，以达到最佳治疗效果。

总之，中医在治疗过敏和遗传疾病方面有着独特的理论和丰富的实践经验。通过综合运用多种疗法和药物，可以有效改善患者的症状，提高生活质量。

五、特禀体质的饮食指导

特禀质表现为一种特异性体质，主要是先天失常或遗传造成的以生理缺陷、过敏反应等为主要特征的一种体质缺陷。体质特征虽然遗传于父母，但同时也与后天调养有很大的关系。针对性地选择适合自己体质的食物、蔬菜和水果，就会收到事半功倍的效果。因为食物属于诱发过敏的源头之一，饮食调养对于特禀质者非常重要，所以特禀体质者应根据自身的个体情况，制定适合自己的保健食谱，尽量避免食用致敏食物，以减少引发疾病的机会。一般而言，特禀体质者饮食宜清淡，合理搭配食物，少吃生冷、辛辣、肥甘油腻食物。

（一）五谷调养

特禀体质的人应选用具有增强体质、调节免疫功能的五谷，其中五谷首选粳米，粳米是五谷之长，被古代养生学家陶弘景赞为"仙家作饭饵之"。中医学者认为，粳米味甘、性温，能够补气、补脾胃，对脾胃气虚、大便稀溏的人有很好的功效。此外，粳米还能够缓解气虚所引起的出汗、气短乏力等症状。燕麦可调节身体免疫功能，预防和治疗过敏反应。小麦味甘性凉，入心、脾、肾三经，能治脏燥、退燥热、消烦止渴、止泻痢、养肝气、强气力、利小便。以上五谷具有调节身体免疫功能，增强体质的功效，对预防和辅助治疗过敏性疾病有良好的作用。

（二）适合特禀体质的水果

特禀体质的人适合选择具有补脾益肺、调理肺脾功能的水果，比如大枣、鸭梨、石榴、桑椹、葡萄、橘子、猕猴桃、苹果、草莓、樱桃等。有过敏反应的人多吃红枣易于缓解症状。在古代对大枣的评价很高，汉代医学家张仲景的《伤寒杂病论》中，使用红枣的处方就有58种之多。例如用黑木耳50g和红枣30枚炖熟治疗过敏性紫癜。

（三）食物疗方

1.固表粥

材料：乌梅15g，黄芪20g，当归12g，粳米100g。

做法：将以上三味药放入砂锅中加水煎开，再用小火慢煎成浓汁，取出药汁后，再加水煎开后取汁，用两次的药汁放入粳米100g熬成粥，加入适量冰糖趁热食用。

功效：可以调节免疫功能，增强人体对抗过敏反应的能力，减少过敏性疾病发生的频率。

2.葱白大枣鸡肉粥

材料：粳米100g，大枣10枚（去核），连骨鸡肉100g，姜、香菜、葱适量。

做法：将连骨鸡肉洗净，姜切片，香菜、葱切末。锅内加水适量，放入鸡肉、姜片大火煮开。然后放入粳米、红枣熬45min左右。最后加入葱白、香菜调味。

功效：适用于有鼻塞、喷嚏、流鼻涕等症状的过敏性鼻炎患者。

3.灵芝黄芪炖猪瘦肉

材料：灵芝15g，黄芪15g，猪瘦肉100g，食盐、葱、生姜、料酒、味精各适量。

做法：猪瘦肉洗净，切成小块，放入锅内，加灵芝、黄芪、调料、水适量，文火炖至肉烂熟即成。

功效：补脾益肺，适合过敏体质亚健康者。

4.甘麦大枣汤

材料：小麦30g，大枣10个，甘草6g。

做法：将小麦、大枣、甘草水煮去渣取汁，直接饮用。

功效：养心宁神，适用于因心脾不足而引起精神恍惚、不能自主、悲伤欲哭、呵欠频作的患者。

5.大枣粥

材料：大枣10枚，粳米100g，冰糖少许。

做法：将粳米、红枣淘洗干净，放入锅内，用武火烧沸后，转用文火炖至米烂成粥；将冰糖放入锅内，加少许水熬成冰糖汁，再倒入粥锅内，搅拌均匀即成。或红枣20枚、糯米150g、羊胫骨1~2根敲碎，同煮成粥。每日3次分服，15d为1疗程。

功效：具有健脾益气、养血安神的功效。

6.红枣花生衣汤

材料：红枣50g，花生米100g，红糖适量。

做法：将红枣洗净，用温水浸泡，去核；花生米略煮一下，冷后剥衣；将红枣和花生衣放在锅内，加入煮过花生米的水，再加适量的清水，用旺火煮沸后，改为小火煮半小时左右；捞出花生衣，加红糖溶化，收汁即可。

功效：本汤具有强体益气、补血止血的功效，适用于气血两虚、短气乏力及各种出血性病症。

六、特禀体质的起居调摄

特禀体质的人应该根据个人具体情况调理起居。由于过敏体质的人容易出现因环境变化而引起的过敏反应，因此在陌生的环境中要注意减少户外活动，避免接触各种容易导致过敏的动植物，而且应当适当地服用预防性药物。由于特禀体质的人适应能力比较差，例如过敏体质者对容易致过敏季节适应能力比较差，容易引发宿疾。居室应该通风良好，保持室内环境清洁。被褥、床单要经常洗晒，防止对尘螨过敏。室内装修后不适合立即搬进去居住，首先应该打开窗户，保持良好的通透性，让装修后的家具、油漆中甲醛等化学物质气味挥发干净后再搬进去居住，避免对身体的毒害。起居应有规律，按时起居并保持充足的睡眠时间有益于身体健康。

七、特禀体质的心理调摄

特禀体质的人应该合理安排作息时间，正确处理学习和生活、工作的关系，心情舒畅，避免因情绪紧张而不益于身体健康。

特禀体质比较特殊，可以理解是来源于父母的一种特殊的体质类型，是先天的、特殊的体质，主要受遗传和其他一些因素的影响，较一般人较差的体质，它包括三种：第一种是过敏体质，有过敏性鼻炎、哮喘、紫癜、湿疹、荨麻疹等过敏性疾病的人大多都属于这一类。第二种是遗传病体质，就是有家族遗传病史或者是先天性疾病的，这一类大多很难治愈。第三种是胎传体质，就是母亲在妊娠期间所受的不良影响传给胎儿所造成的一种体质。有些人是家族性的疾病，从出生就有，持续一生；有些人三四十岁了才会出现。也就是说，这种人存在先天特殊条件，发作时间受环境影响。

特禀体质主要有以下几种心理特点：

1.有强烈的自卑心理

由于遗传或因意外事故导致某种身心缺陷和功能丧失，认为自己总是被瞧不起或者低人一等，因而性格孤僻、比较胆怯，从而引起意志消沉，丧失了对生活的信心。

2.抱怨心理

总是在抱怨自己的父母、领导、亲人，抱怨命运的不公平，认为天地之间难有容身之处，人海茫茫，芸芸众生却唯我多余。

3.有严重的挫折心理

特禀体质者尤其是人为原因造成的残疾人，受挫感会特别强烈，有的甚至会因此而改变一个人的整个精神面貌和性格。

针对特禀体质的特点，应该合理安排作息时间，正确处理学习和生活、工作的关系，心情舒畅，避免因情绪紧张而不益于身体健康。在心理健康调适上，应该培养乐观情绪，做到精神愉悦，努力培养坚强的意志力。

八、运动指导

特禀体质的形成确实与遗传密切相关，这使得个体在体质上具有一定的先天特殊性。针对这种体质，选择性的、有针对性的运动锻炼显得尤为重要，它有助于改善体质，增强身体机能。特禀体质者在运动锻炼时，需要特别注意一些事项。

（一）要避免在春季或季节交替时长时间在野外锻炼

这是因为春季是过敏性疾病高发期，季节交替时气候变化较大，都容易诱发特禀体质者的过敏反应。因此，选择室内或环境相对稳定的地方进行锻炼，能减少过敏性疾病的发生风险。

（二）锻炼要适宜，不要经常更换锻炼地点以及锻炼强度和频率

适宜的运动锻炼能够增强身体的适应能力，改善体质。然而，频繁更换锻炼地点可能导致身体适应不良，而锻炼强度和频率的不稳定也可能影响锻炼效果。因此，特禀体质者应该根据自己的身体状况和锻炼习惯，选择适合自己的锻炼方式，并保持稳定性和持续性。

（三）坚持锻炼是达到增强或改善体质的关键

通过持续性的锻炼，可以逐渐改善身体的内环境和免疫系统，减少过敏等疾病的发生。同时，也有助于调整心态，提高自信心和生活质量。

总之，特禀体质者在进行运动锻炼时，需要特别注意选择合适的时间、地点和方式，并保持锻炼的稳定性和持续性。这样才能有效地改善体质，增强身体机能，提高生活质量。同时，也建议特禀体质者在锻炼前咨询专业医生或健身教练的意见，以确保锻炼的安全性和有效性。

（陈玉霞）

第四章　躯体症状管理

第一节　躯体健康评估

一、康复评定

（一）运动功能评定

1.肌张力评定

（1）定义

肌张力（muscle tone）是指肌肉组织在松弛状态下的紧张度。正常肌张力有赖于完整的外周神经和中枢神经系统调节机制以及肌肉本身的特性，如收缩能力、弹性、延展性等。肌张力是维持身体各种姿势和正常活动的基础，根据身体所处的不同状态，肌张力可表现为以下几种形式：

①静止性肌张力：是指肌肉处于不活动状态下具有的紧张度。

②姿势性肌张力：是指人体维持一定姿势（如站立或坐位）时，肌肉所具有的紧张度。

③运动性肌张力：是指肌肉在运动过程中具有的紧张度。

（2）肌张力的评价标准

①正常肌张力评价标准：肌肉外观应具有特定的形态，肌肉应具有一定的弹性；跨同一关节的主动肌与拮抗肌进行有效的收缩可使关节固定，将肢体被动地放在空间的某一位置上，突然松手时肢体保持肢位不变，可以维持主动肌与拮抗肌的平衡；具有随意使肢体由固定姿势向运动状态转变的能力，在需要的情况下，能够完成某肌群的协同动作，具有某块肌肉独立运动的能力。

②痉挛的评定标准：痉挛的准确量化评定比较困难，临床上多根据量表进行评定，最常用的评定量表是改良Ashworth痉挛评定量表（表4-1）。

表4-1　改良Ashworth痉挛评定量表

等级	评定标准
0级	无肌张力增加,被动活动患侧肢体在整个运动范围(ROM)内均无阻力
1级	肌张力稍增加,被动活动患侧肢体到终末端时有轻微的阻力
1+级	肌张力稍增加,被动活动患侧肢体时在1/2的ROM时有轻微的"卡住"感觉,后1/2的ROM中有轻微的阻力
2级	肌张力轻度增加,被动活动患侧肢体在大部分ROM内均有阻力,但仍可以活动
3级	肌张力中度增加,被动活动患侧肢体在整个ROM内均有阻力,活动比较困难
4级	肌张力高度增加,患侧肢体僵硬,阻力很大,被动活动十分困难

（3）评定的注意事项

由于影响肌张力的因素较多，且肌张力呈动态变化，因此临床上同一患者的同一肌肉或肌群的肌张力在不同情况下会发生变化，在肌张力的评定过程中需注意以下事项。

①被动牵伸的速度不同，痉挛肌肉发生反应的角度也会不同，所以在比较痉挛评定结果时，需确保被动运动的速度相同。

②痉挛量化评定的可信度还受患者努力的程度、情感、环境温度、评定时并存的问题（如尿道结石、感染、膀胱充盈、便秘、压疮、静脉血栓、疼痛、局部肢体受压等可使肌张力增高）、患者的整体健康水平（如发热、代谢和电解质紊乱对肌张力的影响）、药物、患者的体位等因素的影响。因此，进行痉挛量化评定时，必须使评定的程序严格标准化。

③再次评定时，应注意尽量选择相同的时间段和评定条件。

2.肌力评定

肌力（muscle strength）是指肌肉收缩时产生的最大力量，是肌肉、骨骼、神经系统疾病的诊断及康复评定的最基本内容之一。

肌力评定的主要目的是判断肌力减弱的部位和程度，协助某些神经肌肉疾病的定位诊断，预防肌力失衡引起的损伤和畸形，评价肌力增强训练的效果。

（1）徒手肌力检查的一般原则

①大脑支配的是运动模式，而不是一块或一组肌肉的收缩，因此徒手肌力测试（MMT）是测试相关的主动肌和协同肌共同完成指定运动时所产生的最大力量。

②学习MMT，须具备一定的解剖、生理知识，包括肌肉的起止点、作用、肌纤维的走向和关节运动的方向、角度，以及可能出现的代偿等，只有具备扎实的基础知识，才能熟练掌握此项检查技术。

③MMT测试的是某块肌肉或某组肌群的随意收缩能力。中枢神经系统损伤后，因上运动神经元损伤导致肌痉挛及异常运动模式，无法完成分离运动，故MMT不适用于中枢神经系统损伤后还未出现分离动作的患者。

（2）肌力分级标准

通常采用6级分级法，各级肌力的具体标准见表4-2。

表4-2 MMT肌力分级标准

级别	名称	标准	相当于正常肌力的百分比（%）
0	零(Zero, 0)	无可测知的肌肉收缩	0
1	微缩(Trace, T)	有微弱肌肉收缩,但没有关节活动	10
2	差(Poor, P)	在去重力条件下,能完成关节全范围运动	25
3	尚可(Fair, F)	能抗重力完成关节全范围运动,不能抗阻力	50
4	良好(Good, G)	能抗重力及轻度阻力完成关节全范围运动	75
5	正常(Normal, N)	能抗重力及最大阻力完成关节全范围运动	100

（3）主要肌肉的检查。

①上肢MMT测定方法：见表4-3。

表4-3 上肢MMT测定法

肌肉	检查与评定		
	1级	2级	3、4、5级
三角肌前部喙肱肌	仰卧,试图肩前屈时可触及三角肌前部收缩	健侧卧位,患侧上肢置滑板上,肩可主动屈曲	坐位,肩内旋,肘屈,掌心向下;肩前屈达90°,阻力加于上臂远端
三角肌后部大圆肌背阔肌	俯卧,试图肩后伸时可触及大圆肌、背阔肌收缩	健侧卧位,患侧上肢置滑板上,肩可主动后伸	俯卧:肩外展30°~40°,阻力加于上臂远端
三角肌中部冈上肌	仰卧,试图肩外展时可触及三角肌收缩	同左,上肢放滑板上,肩可主动外展	坐位,肘屈:肩外展至90°,阻力加于上臂远端
冈下肌小圆肌	俯卧,上肢置床缘外自然下垂,试图肩外旋时在肩胛骨外侧缘可触及肌收缩	同左,肩可主动外旋	俯卧,肩外展,肘屈,前臂置床缘外自然下垂:肩外旋,阻力加于前臂远端
肩胛下肌大圆肌胸大肌背阔肌	俯卧,上肢置床缘外自然下垂,试图肩内旋时在腋窝前、后会可触及相应肌肉收缩	同左,肩可主动内旋	俯卧,肩外展,肘屈,前臂置床缘外自然下垂:肩内旋,阻力加于前臂远端
肱二头肌肱肌肱桡肌	坐位,肩外展,上肢放滑板上,试图肘屈时可触及相应肌肉收缩	同左,肘可主动	坐位,上肢自然下垂:前臂旋后(测肱二头肌)或旋前(测肱肌)或中立位(测肱桡肌),肘屈曲,阻力加于前臂远端
肱三头肌肘肌	坐位,肩外展,上肢放滑板上,试图肘伸时可触及肱三头肌收缩	同左,可主动伸肘	俯卧,肩外展,肘屈,前臂置床缘外自然下垂:伸肘,阻力加于前臂远端
肱二头肌旋后肌	俯卧,肩外展,前臂置床缘外自然下垂,试图前臂旋后时可于前臂上端桡侧触及肌收缩	同左,前臂可主动旋后	坐位,肘屈90°,前臂旋前:前臂旋后,握住腕部施加反方向阻力
旋前圆肌旋前方肌	俯卧,肩外展,前臂置床缘外自然下垂,试图前臂旋前时可在肘下、腕上触及肌收缩	同左,前臂可主动旋前	坐位,肘屈90°,前臂旋后:前臂旋前,捏住腕部施加反向阻力
尺侧腕屈肌	患侧侧卧位,前臂旋后45°,试图腕掌屈及尺偏时可触及其止点活动	同左,前臂旋后45°,可见大幅度腕掌屈及尺偏	同左,屈肘,前臂旋后:腕向掌侧屈并向尺侧偏,阻力加于小鱼际
尺侧腕伸肌	坐位,前臂旋前45°,试图腕背伸及尺偏时可触及其止点活动	同左,前臂旋前45°,可见大幅度腕背伸及尺偏	同左,前臂旋前:腕背伸并向尺侧偏,阻力加于掌背尺侧
桡侧腕屈肌	坐位,前臂旋前45°,试图腕掌屈及桡偏时可触及其止点活动	同左,前臂旋前45°,可见大幅度腕掌屈及桡偏	同左,前臂旋后45°;腕向掌侧屈并向桡侧偏,阻力加于大鱼际
桡侧腕长、短伸肌	同左,前臂旋前:腕背伸并向尺侧偏,阻力加于掌背尺侧	同左,前臂旋后45°,可见大幅度腕背伸及桡偏	同左,前臂旋前45°,腕背伸并向桡侧偏,阻力加于掌背桡侧
指总伸肌	试图伸掌指关节时可触及掌背肌腱活动	前臂中立位,手掌垂直时掌指关节可主动伸展	做伸掌指关节并维持指间关节屈曲,阻力加于手指近节背面
指浅屈肌	屈近端指间关节时可在手指近节掌侧触及肌腱活动	有一定的近端指间关节屈曲活动	屈曲近端指间关节,阻力加于手指中节掌侧
指深屈肌	屈远端指间关节时可在手指中节掌侧触及肌腱活动	有一定的远端指间关节屈曲活动	固定近端指间关节,屈远端指间关节,阻力加于手指末节指腹

续表

肌肉	检查与评定		
	1级	2级	3、4、5级
拇收肌	内收拇指时可于1、2掌骨间触及肌肉活动	有一定的拇内收动作	拇伸直,从外展位内收,阻力加于拇指尺侧
拇长、短展肌	外展拇指时可于横骨茎突远端触及肌腱活动	有一定的拇外展动作	拇伸直,从内收位外展,阻力加于第1掌骨梯侧
拇短屈肌	屈拇时于第1掌骨掌侧触及肌肉活动	有一定的拇屈曲动作	手心向上:拇指掌指关节屈曲,阻力加于拇指近节掌侧
拇短伸肌	伸拇时于第1掌骨背侧触及肌腱活动	有一定的拇伸展动作	手心向下:拇指掌指关节伸展,阻力加于拇指近节背侧
拇长屈肌	屈拇时于拇指近节掌侧触及肌腱活动	有一定的拇屈曲动作	手心向上,固定拇指近节:屈指间关节,阻力加于拇指远节指腹
拇长伸肌	伸拇时于拇指近节背侧触及肌腱活动	有一定的拇指指间关节伸展动作	手心向下,固定拇指近节:伸指间关节,阻力加于拇指远节背侧

②下肢MMT测定方法:见表4-4。

表4-4 下肢MMT测定法

肌肉	检查与评定		
	1级	2级	3、4、5级
髂腰肌	仰卧,试图屈髋时于腹股沟上缘可触及肌活动	患侧卧,托住健侧下肢,可主动屈髋	仰卧,小腿悬于床缘外:屈髋,阻力加于股骨远端前面
臀大肌 腘绳肌	俯卧,试图伸髋时于臀部及坐骨结节下方可触及肌活动	患侧卧,托住健侧下肢,可主动伸髋	俯卧,屈膝(测臀大肌)或伸膝(测腘绳肌):牵伸10°~15°,阻力加于股骨远端后面
内收肌群 股薄肌 耻骨肌	仰卧,腿外展30°,试图髋内收时于股内侧可触及肌活动	同左,下肢放滑板上,髋关节可主动内收	患侧卧,两腿伸直,托住对侧下肢:髋内收,阻力加于股远端内侧
臀中、小肌 阔筋膜张肌	仰卧,试图髋外展时大转子上方可触及肌活动	同左,下肢放滑板上,髋关节可主动外展	健侧卧,健侧下肢稍屈:髋外展,阻力加于股远端外侧
股方肌 梨状肌 臀大肌 上、下孖肌 闭孔内、外肌	仰卧,伸膝,试图髋外旋时于大转子上方可触及肌活动	同左,髋关节可主动外旋	仰卧,小腿置床缘外下垂:髋外旋,阻力加于小腿下端内侧
臀小肌 阔筋膜张肌	仰卧,伸膝,试图髋内旋时大转子上方可触及肌活动	同左,可主动内旋髋关节	仰卧,小腿置床缘外下垂:髋内旋,阻力加于小腿下端外侧
股二头肌 半腱肌 半膜肌	俯卧,试图屈膝时可于腘窝两侧触及肌腱活动	患侧卧,托住健侧下肢,可主动屈膝	俯卧,屈膝,阻力加于小腿下端后侧
股四头肌	仰卧,试图伸膝时可触及髌韧带活动	患侧卧,托住健侧下肢,可主动伸膝	仰卧,小腿置床缘外下垂:伸膝,阻力加于小腿下端前侧

续表

肌肉	检查与评定		
	1级	2级	3、4、5级
腓肠肌 比目鱼肌	侧卧,试图踝跖屈时可触及跟腱活动	同左,踝可主动跖屈	俯卧,伸膝位(测腓肠肌)或屈膝位(测比目鱼肌):踝跖屈,阻力加于足跟
胫前肌	仰卧,试图踝背屈、足内翻时可触及其活动	侧卧,可主动踝背屈、足内翻	坐位,小腿下垂:踝背屈并足内翻,阻力加于足背内缘
胫后肌	仰卧,试图足内翻时于内踝后方可触及腱活动	同左,可主动踝跖屈、足内翻	患侧卧,足置于床缘外:内翻并踝跖屈,阻力加于足内缘
腓骨长、短肌	仰卧,试图足外翻时于外踝后方可触及腱活动	同左,可主动踝跖屈、足外翻	健侧卧:使跖屈的足外翻,阻力加于足外缘
趾长、短屈肌	屈趾时于趾近端掌面可触及腱活动	有主动屈趾活动	仰卧:屈趾,阻力加于足趾近端掌面
趾长、短伸肌	仰卧,伸趾时于足背可触及腱活动	同左,有主动伸趾活动	同左;伸趾,阻力加于足趾近端背面
拇趾长伸肌	坐位,伸拇时于拇趾近端背侧可触及腱活动	同左,有主动伸拇活动	同左,固定趾近节:伸拇,阻力加于趾近端背面

③躯干MMT测定方法:见表4-5、6。

表4-5 躯干MMT测定法(一)

肌肉	检查与评定		
	1级	2级	3、4、5级
斜方肌 菱形肌	坐位,臂外展置于桌面,试图使肩胛骨内收时可触及肌收缩,胛骨内收	同左,使肩胛骨主动内收时可见运动	俯卧,两臂稍抬起:使肩胛骨内收,肩胛骨内侧缘施加向外阻力
斜方肌下部	俯卧,上臂前屈,内旋,试图使肩胛骨内收及下移时,可触及斜方肌下部收缩	同左,可见肩胛骨内收及下移运动	同左:肩胛骨内收及下移,肩胛骨内下缘施加向外上的阻力
斜方肌上部 肩胛提肌	俯卧,试图耸肩时可触及斜方肌上部收缩	同左,能主动耸肩	坐位,两臂垂于体侧:耸肩时,在肩锁关节上施加向下的阻力
前锯肌	坐位,上臂前屈置于桌上,肩前伸时肩胛骨内缘可触及肌收缩	同左,肩前伸时可见肩胛骨活动	坐位,上臂前平举,屈肘:上臂前移,保持屈肘,在肘部施加向后的阻力

表4-6 躯干MMT测定法（二）

肌肉	检查与评定				
	1级	2级	3级	4级	5级
斜角肌 颈长肌 头长肌 胸锁乳突肌	仰卧,颈前屈时可触及胸锁乳突肌收缩	侧卧,托住头部时可前屈颈	仰卧,头部能够离开床面,不能抗阻力	同左,能抗中等阻力	同左,颈前屈,能抗加于额部的较大阻力
斜方肌 颈部骶棘肌	俯卧,头后仰时可触及斜方肌活动	侧卧,托住头部时可仰头	俯卧,头能后仰,不能抗阻力	同左,能抗中等阻力	同左,头后仰时能抗加于枕部的较大阻力
腹直肌	仰卧,抬头时可触及上腹部腹肌紧张	仰卧,头部能抬离床面	仰卧,屈髋屈膝,肩胛以上能离开床面	同左,能双手前平举坐起	同左,能双手抱头坐起
AK棘肌	俯卧,头后仰时可触及其收缩	俯卧位,头能后仰	俯卧,胸部以上在床缘外下垂30°,固定下肢,能抬起上身,不能抗阻力	同左,能抗中等阻力	同左,能抗较大阻力
腹内斜肌 腹外斜肌	坐位,试图转体时可触及腹外斜肌收缩	坐位,能大幅度转体	仰卧,躯干旋转,一侧肩能离开床面	仰卧,屈髋屈膝,固定下肢:能双手前平举坐起并转体	同左,能双手抱颈后坐起同时向一侧转体

（4）肌力评定的适应证和禁忌证

①适应证：下运动神经元损伤、脊髓损伤、原发性肌病、骨关节疾病等。

②禁忌证：严重疼痛、关节活动极度受限、严重的关节积液或滑膜炎、软组织损伤后刚刚愈合、骨关节不稳定、关节急性扭伤或拉伤等为绝对禁忌证；疼痛、关节活动受限、亚急性和慢性扭伤或拉伤、心血管系统疾病为相对禁忌证。

（5）检查的注意事项

①若为单侧肢体病变，应先检查健侧对应肌肉的肌力，以便健患侧对比。

②当主动肌肌力减弱时，协同肌可能取代主动肌而引起代偿运动。避免代偿动作的方法是将受试肌肉或肌群摆放在正确的位置，检查者的固定方法要得当，触摸受试肌肉以确保测试动作精确完成且没有代偿运动。

③重复检查同一块肌肉的最大收缩力时，每次检查应间隔2min为宜。

④正常肌力受年龄、性别、身体形态及职业的影响，存在个体差异。因此，在进行3级以上的肌力检查时，给予阻力的大小要根据被检者的个体情况来决定。

⑤检查不同肌肉时需采取相应的检查体位，但为了方便患者，检查者应在同一体位下完成所有肌力检查的内容后，再让患者变换体位，即应根据体位来安排检查的顺序。

⑥检查者应尽量靠近被检者，便于固定、实施手法，但不应妨碍运动。

⑦施加阻力时，要注意阻力的方向，应与肌肉或肌群的牵拉方向相反；阻力的施加点应在肌肉附着点的远端部位。肌力达4级以上时，所做抗阻须连续施加，且与运动方向相反。

⑧选择适合的检查时间，疲劳、运动后或饱餐后均不宜进行检查。

（6）等长肌力测试

等长肌力测试是测定肌肉等长收缩的能力，适用于3级以上肌力的检查，可以取得较为精确的定量评定。通常采用专门的器械进行测试，常用的方法有握力测试、捏力测试、背肌力测试、四肢肌群肌力测试等。

①握力测试：用握力计测试手握力大小，反映屈指肌肌力。握力计有多种型号，但用法和结果基本一致。握力大小以握力指数评定，握力指数=手握力（kg）/体重（kg）×100%，握力指数正常值为大于50%。测试时，将把手调至适当宽度，立位或坐位，上肢置于体侧自然下垂，屈肘90°，前臂和腕处于中立位，用力握2~3次，取最大值。检查时避免用上肢其他肌群来代偿。

②捏力测试：用捏力计测试拇指与其他手指间的捏力大小，反映拇指对掌肌及四指屈肌的肌力。测试时调整好捏力计，用拇指分别与其他手指相对捏压捏力计2~3次，取最大值。正常值为握力的30%左右。

③背肌力测定：用拉力计测定背肌肌力的大小，用拉力指数评定。拉力指数=拉力（kg）/体重（kg）×100%，一般男性的正常拉力指数为体重的1.5~2倍（150%~200%），女性为体重的1~1.5倍（100%~150%）。测试时两膝伸直，将拉力计把手调至膝关节高度，两手抓住把手，然后腰部伸展用力上提把手。进行背肌力测定时，腰椎应力大幅度增加，易引发腰痛，故不适用于腰痛患者及老年人。

④四肢肌群肌力测试：在标准姿势下通过测力计，可测试四肢各组肌群（如腕、肘、肩、踝、膝、髋的屈伸肌群）的肌力。测力计一般由力学传感器及相应软硬件构成。根据传感器的敏感性，可测得的肌力范围可自极微弱到数百牛顿不等。

（7）等张肌力测试

等张肌力测试是测定肌肉克服阻力收缩做功的能力。测试时，被测肌肉收缩，完成全关节活动范围的运动，所克服的阻力值不变。测出1次全关节活动度运动过程中所抵抗的最大阻力值称为该被测者该关节运动的最大负荷量（1 repetitive maximum，1RM）；完成10次规范的全关节活动范围运动所能抵抗的最大阻力值称为10RM。

（8）等速肌力测试

等速运动是在整个运动过程中运动速度（角速度）保持不变的一种肌肉收缩方式。等速肌力测试需要借助特定的等速测试仪来完成，有Kin-Com、Lido等多种型号可供选择。等速测试仪内部特定结构使运动的角速度保持恒定，可以记录不同运动速度下不同关节活动范围内某个关节周围拮抗肌的肌肉峰力矩、爆发力、耐力、功率，肌肉达到峰力矩的时间、角度，肌肉标准位置和标准时间下的力矩、屈/伸比值，双侧对应肌肉的力量差值、肌力/体重百分比等一系列数据。等速肌力测试的优点是能提供肌力、肌肉做功量和功率输出、肌肉爆发力和耐力等多种数据；既可以同时完成一组拮抗肌的测试，也可以分别测定向心收缩、离心收缩及等长收缩等数据；测试参数全面、精确、客观。等速肌力测试是公认的肌肉功能评价及肌肉力学特性研究的最佳方法。等速肌力测试的缺点是测试仪器价格昂贵，操作较复杂，不同型号的仪器测试出的结果有显著差异。

3.关节活动范围测定

（1）定义

关节活动范围（range of motion，ROM）是指关节活动时可达到的最大弧度，是衡量一个关节运动量的尺度，常以度数表示，亦称关节活动度，是肢体运动功能检查的最基本内容之一。根据关节运动的动力来源分为主动关节活动度和被动关节活动度。

主动关节活动度（active range of motion，AROM）：是人体自身的主动随意运动而产生的运动弧。测量某一关节的AROM实际上是评定受检者肌肉收缩力量对关节活动度的影响。

被动关节活动度（passive range of motion，PROM）：是通过外力如治疗师的帮助而产生的运动弧。正常情况下，被动运动至终末时会产生一种关节囊内的、不受随意运动控制的运动，因此，PROM略大于AROM。

关节活动受限的常见原因包括人体老化导致骨骼、关节的结构发生退行性变化，如退行性脊柱炎、退行性关节炎、骨质疏松等；另外还包括关节、软组织、骨骼病损所致的疼痛与肌肉痉挛，制动，长期保护性痉挛，肌力不平衡及长期不良姿势等所致的软组织缩短与挛缩，关节周围软组织瘢痕与粘连，关节内损伤与积液，关节周围水肿，关节内游离体，关节结构异常，各种病损所致肌肉瘫痪或无力，运动控制障碍等。上述这些原因均可引起关节活动范围下降。

（2）关节活动范围测定的目的与方法

测定关节活动范围的主要目的是判断ROM受限的程度；根据整体的临床表现，大致分析可能的原因；为选择治疗方法提供参考；作为治疗过程中评定疗效的手段。如当关节水肿、疼痛，肌肉痉挛、短缩，关节囊及周围组织发生炎症及粘连、皮肤瘢痕等时，会影响关节的运动功能，这时就需要进行ROM测量。另外，对于存在关节炎症、痛风、截肢、关节周围软组织损伤以及关节继发性损伤的患者，ROM测量也是必查项目之一。

关节活动度有多种具体测定方法，也有多种测量工具，如量角器、电子角度测量计、皮尺等，必要时可通过X线片或摄像机拍摄进行测量分析。皮尺一般用于特殊部位的测量，如脊柱活动度、手指活动度等。临床上最常采用量角器测量。

①通用量角器检查法

量角器的组成：通用量角器又称关节角度尺，是由一个带有半圆形或圆形角度计的固定臂和一个普通长度尺（称为移动臂）组成，两臂交点用铆钉固定，为量角器的中心。由于量角器使用简单，携带方便，在临床中被广泛应用。量角器可由金属或塑料制成，其规格不等。

量角器的选择：量角器的长度7.5~40cm不等，检查者根据所测关节的大小，选择合适的量角器。如测膝关节、髋关节等大关节时应选择40cm长臂的量角器，而测量手或趾关节时，应选用7.5cm短臂的量角器。

量角器的摆放：测量时，量角器的轴心（中心）应对准关节的运动轴中心，固定臂与构成关节近端骨的长轴平行，移动臂与构成关节的远端骨的长轴平行（当患者有特殊障碍时可以变化）。例如，测量肩关节屈曲度时，量角器轴心位于肱骨头中心点的外侧面，固定臂与腋中线平行，移动臂与肱骨长轴平行。

体位：确定关节运动范围的体位方法为中立位法，即解剖学中立位时关节角度定为"零"起始点。测量旋转度时则选正常旋转范围的中点作为"零"起始点。另外，检查者要保证被检者体位舒适，测量在全关节活动范围不受限的解剖位上进行。例如，测量前臂旋前、旋后角度时，应取坐位，上臂紧靠躯干，屈肘90°，前臂呈中立位，可让被检者手中握一支笔，以确认体位的正确与否。

固定：被测量的关节在运动时，若其他关节参与运动，将会出现代偿动作，产生较大的ROM。为了防止代偿动作的发生，应在构成关节的远端骨运动时，充分固定近端骨。固定可以借助体重、体位以及测量者所施加的外力。

②评定分析及测量的注意事项

测量前要对患者详细说明，取得配合，防止出现错误的姿势和代偿运动。

被动关节活动时手法要柔和，速度要缓慢、均匀，尤其对伴有疼痛和痉挛的患者不能做快速运动。如患者存在关节脱位、骨折未愈合的情况或刚刚经历肌腱、韧带、肌肉等手术，则禁做关节活动度检查。

通常应先测量关节的主动活动范围，后测量被动活动范围。关节的主动与被动活动范围明显不一致，提示运动系统存在问题，如肌肉瘫痪、肌腱粘连等，应分别记录。评价关节本身活动范围应以被动活动度为准。

避免在按摩、运动及其他康复治疗后立即进行检查。

（二）平衡与协调功能评定

1.平衡功能评定

（1）定义

平衡（balance）是指身体保持一种姿势以及在运动或受到外力作用时自动调整并维持姿势的能力。人体重心（center of gravity，COG）是指人体质量（重量）的中心。支撑面（base of support）是指人体在各种体位下（卧、坐、站立、行走）所依靠的接触面，支撑面的大小和质地均影响身体的平衡。要保持平衡，身体重心必须在稳定极限（limits of stability）内，反之则需要调整姿势来维持平衡。

（2）分类

人体平衡可以分为以下两大类。

①静态平衡：人体维持某种特定姿势（如坐或站）的能力。

②动态平衡：在完成一个特定动作的同时保持一个稳定姿势的能力，可分为自主动态平衡和他动动态平衡。

（3）人体平衡的维持机制

平衡的控制是一个复杂的过程，需要三个环节的参与：感觉输入、中枢整合和运动控制，此外，前庭系统、视觉调节系统、本体感觉系统、大脑平衡反射调节和小脑共济协调系统以及肌群的力量在人体平衡功能的维持上也起到了重要作用。

①感觉输入：感觉系统包括躯体感觉、视觉以及前庭三个系统，它们在维持平衡的过程中扮演不同的角色。

视觉系统：在视环境静止不动的情况下，视觉系统能准确感受环境中物体的运动以及眼睛和头部的视空间定位；当平衡受到干扰或破坏时，通过颈部肌肉收缩，使头保持向上直立位，并保持视线水平，从而使身体保持或恢复到原来的平衡。当阻断视觉输入（如站立时闭眼）时，姿势的稳定性将较视觉输入通畅时显著下降，这也是视觉障碍者或老年人平衡能力降低的原因之一。

躯体感觉：在维持身体平衡和姿势的过程中，与支撑面相接触的皮肤的触、压觉感受器向大脑皮质传递有关体重分布情况和身体重心位置的信息；分布于肌肉、关节及肌腱等处的本体感受器收集随支持面而变化的信息（如随面积、硬度、稳定性以及表面平整度等而变化的各部位的空间定位和运动方向），经深感觉传导通路向上传递。

前庭系统：在躯体感觉和视觉系统正常的情况下，前庭控制人体重心位置的作用很小。只有当躯体感觉和视觉信息输入均不存在（被阻断）或输入不准确而发生冲突时，前庭系统的感觉输入在维持平衡的过程中才变得至关重要。

②中枢整合：当体位或姿势变化时，为了判断人体重心的准确位置和支持面的情况，中枢神经系统将三种感觉信息在脊髓、前庭核、内侧纵束、脑干网状结构、小脑及大脑皮质等多级平衡觉神经中枢中进行整合加工，并形成运动方案。中枢神经系统能够在不同环境条件下选择和使用相关感觉系统，这种能力被称为感觉再权重（sensory reweighting）。当人体站在一个不稳

定的表面时，中枢神经系统会增加对来自视觉和前庭系统感觉反馈的敏感度，减少来自躯体感觉系统感觉信息的敏感度。而在黑暗环境中，平衡控制主要得益于躯体感觉系统和前庭系统的反馈。

③运动控制：当平衡发生变化时，人体通过三种调节机制或姿势性协同运动模式来应变，包括踝调节机制（ankle strategies）>髋调节机制（hip strategies）及跨步调节机制（stepping strategies）。踝调节机制：是指人体站在一个比较坚固和较大的支持面上，受到一个较小的外界干扰时，身体重心以踝关节为轴进行前后转动或摆动，以调整重心，保持身体的稳定性。髋调节机制：当人体站在一个较小或较斜的支持面上，受到一个较大或较快的外界干扰，踝调节机制不足以调节平衡的变化时，通过髋关节的屈伸活动来调整身体重心和保持平衡。跨步调节机制：当外力干扰过大，髋调节机制不能调整平衡的变化时，人体启动跨步调节机制，自动向用力方向快速跨出或跳跃一步，重新为身体确定稳定站立的支持面。踝调节和髋调节是支撑面不发生变化的调节，而跨步调节是支撑面发生变化的调节。

（4）平衡评定的目的及对象

评定平衡主要是了解是否存在平衡功能障碍，找出引起平衡障碍的原因，确定是否需要治疗（如药物治疗或康复治疗），重复评定以了解治疗是否有效，预测患者可能发生跌倒的危险性。

任何引起平衡功能障碍的疾患都需要评定平衡功能。主要评定对象为：①中枢神经系统损害患者；②耳鼻喉科疾病患者，如各种眩晕症者；③肌肉骨骼系统疾病或损伤患者；④其他人群，如老年人、运动员、飞行员及宇航员。

（5）评定方法

包括主观评定和客观评定两个方面。主观评定以观察和量表为主，客观评定多用平衡测试仪评定。

①观察法：观察被评定对象能否保持坐位和站立位平衡，以及在活动状态下能否保持平衡。观察法虽然过于粗略和主观，缺乏量化，但由于其应用简便，可以对具有平衡功能障碍的患者进行粗略的筛选，至今在临床上仍广为应用。

②量表法：由于不需要专门昂贵的设备、评分简单、应用方便，故临床普遍使用，但评估结果是主观的，并且具有天花板效应，对轻度平衡障碍的评估不够敏感。信度和效度较好的量表主要有Berg平衡量表（Berg balance scale，BBS）、Tinnetti活动能力量表（Performance Oriented Mobility Assessment，POMA），以及"站起-走"计时测试（the timed "Up & Go" test）。Berg平衡量表和Tinnetti量表既可以评定被测试对象在静态和动态的平衡功能，也可以用来预测正常情况下摔倒的可能性。Berg量表满分56分，低于40分表明有摔倒的危险性。Tinnetti量表满分44分，低于24分提示有摔倒的危险性。"站起-走"计时测试主要评定被测试者从座椅站起，向前走3m，折返回来的时间以及在行走中的动态平衡。

③平衡测试仪：这类仪器采用高精度的压力传感器和电子计算机技术，整个系统由受力平台（force plate）即压力传感器、显示器、电子计算机及专用软件构成。受力平台可以记录到身体的摇摆情况，并将记录到的信号转化成数据输入计算机，计算机在应用软件的支持下，对接收到的数据进行分析，实时描记压力中心在平板上的投影与时间的关系曲线，将结果以数据及图的形式显示。可行静态和动态平衡测试。

2.协调功能评定

（1）定义

协调（coordination）是指人体产生平滑、准确、有控制的运动的能力，应包括按照一定的方向和节奏，采用适当的力量和速度，达到准确的目标等几个方面。协调与平衡密切相关。中枢神经系统中参与协调控制的部位主要有小脑、基底节、脊髓后索。协调功能障碍又称为共济失调（dystaxia），根据中枢神经系统病变部位的不同，分为小脑性共济失调、基底节共济失调和脊髓后索共济失调。

（2）协调评定的目的和分级

①协调评定的目的：明确有无协调功能障碍，评估肌肉或肌群共同完成一种作业或功能活动的能力；帮助了解协调障碍的程度、类型及引起协调障碍的原因；为康复计划的制订与实施提供依据；对训练疗效进行评估；协助研制协调评定与训练的新设备。

②协调功能分级：根据协调活动的情况，可将协调功能分为5级：Ⅰ级（正常完成）、Ⅱ级（轻度残损，能完成活动，但较正常速度和技巧稍有差异）、Ⅲ级（中度残损，能完成活动，但动作慢、笨拙、明显不稳定）、Ⅳ级（重度残损，仅能启动动作，不能完成）和Ⅴ级（不能完成活动）。

（3）临床评定方法

包括：①指鼻试验；②指-指试验；③轮替试验；④示指对指试验；⑤拇指对指试验；⑥握拳试验；⑦拍膝试验；⑧跟膝胫试验；⑨旋转试验；⑩拍地试验。

上述检查主要观察动作的完成是否直接、精确，时间是否正常，在动作的完成过程中有无辨距不良、震颤或僵硬，增加速度或闭眼时有无异常。评定时还需要注意共济失调是一侧性或双侧性，什么部位最明显（头、躯干、上肢、下肢），以及睁眼和闭眼有无差别。

（三）感觉功能评定

感觉（sensation）是人脑对直接作用于感受器官的客观事物个别属性的反映，个别属性包括大小、形状、颜色、硬度、湿度、味道、气味、声音等。感觉功能评定可分为浅感觉检查、深感觉检查、复合感觉检查。

1.浅感觉检查

（1）痛觉

被检者闭目，用大头针的针尖轻刺被检者皮肤，询问被检者有无疼痛感觉，两侧对比、近端和远端对比，并记录感觉障碍的类型（过敏、减退或消失）与范围。对痛觉减退的患者要从有障碍的部位向正常部位检查，对痛觉过敏的患者要从正常部位向有障碍的部位检查，这样能更准确地检测异常感觉的范围。

（2）触觉

被检者闭目，用棉签轻触被检者的皮肤或黏膜，询问有无感觉。触觉障碍常见于脊髓后索病损。

（3）温度觉

被检者闭目，用两支玻璃试管或金属管分别装有冷水（5~10℃）和热水（40~50℃），交替接触患者皮肤，让其辨别冷热。温度觉障碍常见于脊髓丘脑侧束病损。

2.深感觉检查

（1）运动觉

被检者闭目，检查者轻轻夹住被检者的手指或足趾两侧，上下移动5°左右，让被检者说出运动方向。运动觉障碍常见于脊髓后索病损。

（2）位置觉

被检者闭目，检查者将其肢体摆成某一姿势，请其描述该姿势或用对侧肢体模仿。

（3）震动觉

检查者将震动着的音叉柄置于骨突起处，询问被检者有无震动并计算持续时间，比较两侧有无差别。检查时常选择的骨突部位有胸骨、锁骨、肩峰、尺骨鹰嘴、桡骨小头、尺骨小头、棘突、髂前上棘、股骨粗隆、腓骨小头、内踝和外踝等。

3.复合感觉检查

包括皮肤定位觉、两点辨别觉、实体觉和体表图形觉，这些感觉是大脑综合分析的结果，也称皮质感觉。

（1）皮肤定位觉

被检者闭目，检查者以手指或棉签轻触被检者皮肤，让被检者说出或用手指指出被触部位。

（2）两点辨别觉

①以钝脚分规刺激皮肤上的两点，检测被检者有无能力辨别，再逐渐缩小双脚间距，直到被检者感觉为一点为止，测其实际间距，与健侧对比。两点必须同时刺激，用力相等。

②Moberg法：将回形针掰开，两端形成一定距离，然后放在患者皮肤上让其分辨。正常范围一般为：手指末节掌侧2~3mm，中节掌侧4~5mm，近节掌侧5~6mm。7~15mm为部分丧失，大于15mm为完全丧失。两点辨别距离越小，越接近正常值范围，说明该神经的感觉功能越好。

（3）实体觉

①被检者闭目，让其用单手触摸熟悉的物体（如钢笔、钥匙、硬币等），并说出物体的名称、大小、形状、硬度、轻重等，两手比较。怀疑有实体觉障碍者，应先测功能差的手，再测另一手。

②被检者睁眼，用一小布袋装入上述熟悉的物体，令其用单手伸入袋中触摸，然后说出1~2种物体的属性和名称。

（4）体表图形觉

被检者闭目，检查者用笔或竹签在其皮肤上画图形（方、圆、三角形等）或写简单的数字（1、2、3等），让被检者分辨，也应双侧对照。感觉功能评定结果可记录为：正常（0），减弱（-1）和消失（-2），轻度敏感（+1）和显著敏感（+2）。

（四）吞咽功能评定

1.吞咽障碍评定

（1）概述

①定义

吞咽障碍（dysphagia）是指由于下颌、双唇、舌、软腭、咽喉、食管等器官结构和/或功能受损，不能安全有效地把食物输送到胃内的过程。广义的吞咽障碍概念应包含认知精神心理等方面的问题引起的行为异常导致的吞咽和进食问题，即摄食吞咽障碍。吞咽障碍是临床常见的症状，多种疾病可导致吞咽障碍。包括中枢神经系统疾病、脑神经病变、神经肌肉接头疾病、肌肉疾病、口咽部器质性病变、消化系统疾病、呼吸系统疾病等。

②临床表现

常见的吞咽障碍临床表现有：口水或食物从口中流出，或长时间含于口中不吞咽；咀嚼困难或疼痛；进食过程需频繁清理口腔，或进食后食物粘在口腔或喉部；进食或喝水时出现呛咳；食物或水从鼻腔流出（鼻腔反流）；需要额外液体将食物湿化或帮助吞咽；声音暗哑；不能进食某些食物，或进食习惯改变；反复发作的肺炎或是不明原因的发热。因此可能会导致体重下降，营养不良，食物误吸进入呼吸道导致吸入性肺炎，因不能经口进食、佩戴鼻饲管等原因导致心理与社会交往障碍，如抑郁、社会隔离等。

（2）吞咽障碍的评定

①评定目的

了解是否存在吞咽障碍及吞咽障碍的类型、严重程度、预后，找出吞咽过程中存在的解剖和生理异常，预防并发症，为制定治疗方案、评定康复治疗效果、指导安全喂食和健康宣教提供客观依据。

②评定步骤

评估步骤建议由筛查开始，并作为工作常规，初步判断是否存在吞咽障碍及其风险程度，如果有或高度怀疑，则做进一步的临床功能评估和/或仪器检查。吞咽障碍的评估强调以团队合作模式进行。

③筛查

筛查可以初步了解患者是否存在吞咽障碍以及障碍的程度，如咳嗽、食物是否从气管套管溢出等表现。其主要目的是找出吞咽障碍的高危人群，决定是否需要做进一步检查。筛查方法包括检查法和量表法，介绍如下：

反复唾液吞咽试验：评定由吞咽反射诱发吞咽功能的方法。患者取坐位，检查者将手指放在患者的喉结及舌骨处，观察在30s内患者吞咽的次数和活动度。

饮水试验：患者取端坐位，像平常一样喝下30mL的温水，然后观察和记录饮水时间、有无呛咳、饮水状况等，进行分级与判断。

进食评估问卷调查（eating assessment tool，EAT-10）：EAT-10有10项吞咽障碍相关问题。每项评分分为4个等级，0分无障碍，4分严重障碍，一般总分在3分及以上视为吞咽功能异常。EAT-10有助于识别误吸的征兆和隐性误吸，异常吞咽的体征。与饮水试验合用，提高筛查试验的敏感性和特异性。

④临床吞咽评估

临床吞咽评估（clinical swallow evaluation，CSE）称为非仪器评估。CSE视为所有确诊或疑似吞咽障碍患者干预的必要组成部分。CSE包括临床病史检查、口颜面功能和喉部功能评估和进食评估三个部分。

⑤摄食-吞咽过程评定

通过意识程度，进食情况，唇、舌、咀嚼运动，食团运送情况，吞咽后有无食物吸入、残留等相关内容来观察和评定摄食-吞咽过程中各个阶段出现的问题，其中容积-黏度吞咽测试（volume-viscosity swallow test，V-VST）是一个基本满足这些要求的理想评估工具。容积-黏度吞咽测试主要用于吞咽障碍患者进食安全性和有效性的风险评估，帮助患者选择摄取液体量最合适的容积和稠度。一般测试时选择的容积分为：少量（5mL）、中量（10mL）、多量（20mL）3种；稠度分为：低稠度（水样）、中稠度（浓糊状）、高稠度（布丁状）。按照不同组合，完整测试共需9口进食，观察患者吞咽的情况，根据安全性、有效性的指标判断进食有无风险。

安全性方面临床特征：提示患者可能存在误吸，导致呼吸系统并发症、肺炎的相关风险，基于安全性方面征象，以下指标可判断是否有必要增加稠度继续检测，或暂停测试。其观察指标有：咳嗽：吞咽相关的咳嗽提示部分食团已经进入呼吸道，可能发生了误吸；音质变化：吞咽后声音变得湿润或沙哑，提示可能发生了渗漏或误吸；血氧饱和度水平下降：基础血氧饱和度下降5%，提示发生了误吸。

有效性方面的临床特征：提示患者未摄取足够热量、营养和水分，可能导致营养不良和脱水等相关风险，因其不会使患者的健康受到威胁，故没有调整稠度的必要。基于有效性方面的特征，需进行以下相关记录：唇部闭合：闭合不完全导致部分食团漏出；口腔残留：提示舌的运送能力受损，导致吞咽效率低；咽部残留：提示咽部食团清除能力受限；分次吞咽：无法通过单次吞咽动作吞下食团，降低摄取有效性。

（五）日常生活活动能力与社会功能评定

日常生活活动能力（activities of daily living，ADL）反映了人们在家庭（或医疗机构内）和在社区中的最基本能力，因而在康复医学中是最基本和最重要的内容。在日常生活活动中，最大限度地自理构成了康复工作的一个重要领域。要改善康复对象的自理能力，首先就必须进行 ADL 的评定。

1.ADL 定义、范围及评定目的

（1）定义

ADL 是指人们在每日生活中，为了照料自己的衣、食、住、行，保持个人卫生整洁和独立的社区活动所必需的一系列的基本活动。是人们为了维持生存及适应生存环境而每天必须反复进行的、最基本的、最具有共性的活动。

（2）范围

日常生活活动包括运动、自理、交流及家务活动等。运动方面有：床上运动、轮椅上运动和转移、室内或室外行走、公共或私人交通工具的使用。自理方面有：更衣、进食、如厕、洗漱、修饰（梳头、刮脸、化妆）等。交流方面有打电话、阅读、书写、使用电脑、识别环境标志等。家务劳动方面有：购物、备餐、洗衣、使用家具及环境控制器（电源开关、水龙头、钥匙等）。

（3）评定目的

ADL 的评定对确定患者能否独立及独立的程度、判定预后、制订和修订治疗计划、评定治疗效果、安排返家或就业都十分重要。

2. ADL 分类

（1）基本的或躯体的日常生活活动能力

基本或躯体 ADL（basic or physical ADL，BADL 或 PADL）是指每日生活中与穿衣、进食、保持个人卫生等自理活动和坐、站、行走等身体活动有关的基本活动。

（2）工具性日常生活活动能力

工具性 ADL（instrumental ADL，IADL）是指人们在社区中独立生活所需的关键性的较高级的技能，如家务杂事、炊事、采购、骑车或驾车、处理个人事务等，大多需借助或大或小的工具进行。

3. ADL 评定方法

ADL 有大量的评定方法。常用的标准化的 PADL 评定有 Barthel 指数、Katz 指数、PULSES、修订的 Kenny 自理评定等。常用的 IADL 评定有功能活动问卷（the functional activities questionary，FAQ）、快速残疾评定量表（rapid disability rating scale，RDRS）等。不同评定方法有其不同的适应证及评估价值，但研究也证实不同评定方法间具有一定程度的相关性或一致性。

Barthel 指数评定（Barthel index，BI）由美国 Florence Mahoney 和 Dorothy Barthel 于 1965 年设计并应用于临床，共有 10 个评定项目，每一项得分根据患者功能状况分为四个等级，总分 100 分，见表 4-7、8。

表4-7 Barthel指数项目和评分

ADL项目	自理	稍依赖	较大依赖	完全依赖
进食	10	5	0	0
洗澡	5	0	0	0
修饰(洗脸、梳头、刷牙、刮脸)	5	0	0	0
穿衣(包括系鞋带)	10	5	0	0
控制大便	10	5	0	0
控制小便	10	5	0	0
如厕	10	5	0	0
床椅转移	15	10	5	0
行走(平地45m)	15	10	5	0

BI评分结果:最高分是100分,60分以上者为良,生活基本自理;40~60分者为中度功能障碍,生活需要一定帮助;20~40分者为重度功能障碍,生活依赖明显;20分以下者为完全残疾,生活完全依赖。Barthel指数40分以上者康复治疗效益最大。

表4-8 改良Barthel指数项目和评分

ADL项目	自理	最小依赖(需监视或提醒)	中等依赖	较大依赖	完全依赖
进食	10	8	5	2	0
洗澡	5	4	3	1	0
修饰(洗脸、梳头、刷牙)	5	4	3	1	0
穿衣(包括系鞋带)	10	8	5	2	0
控制大便	10	8	5	2	0
控制小便	10	8	5	2	0
如厕	10	8	5	2	0
床椅转移	15	12	8	3	0
*行走(平地45m)/轮椅操控	15	12	8	3	0
上下楼梯	10	8	5	2	0

注:*"轮椅操控"只适用于"步行"项目中被评定为"完全不能步行"的患者曾接受过轮椅操控训练。

MBI评分结果分析:0~20分为完全依赖,21~60分为严重依赖,61~90分中度依赖,91~99分轻度依赖,100分自理。评分<40分回归家庭可能性较低,移动和自我照顾都需要较大依赖,60分是从依赖过渡到辅助独立的关键分,评分在60~80分独立居住需要社区服务辅助,评分>85分回归社区生活可能性较大。

4.ADL评定的实施及注意事项

(1)直接观察:ADL的评定可让患者在实际生活环境中进行,评定人员观察患者完成实际生活中的动作情况,以评定其能力,也可以在ADL评定中进行,评定活动地点在ADL功能评定训练室,在此环境中指令患者完成动作,较其他环境更易取得准确结果,且评定后也可根据患者的功能障碍在此环境中进行训练。

(2)间接评定:有些不便完成或不易完成的动作,可以通过询问患者本人或家属的方式取得结果。如患者的大小便控制、个人卫生管理等。

（3）注意事项：评定前应与患者交谈，让患者明确评定的目的，以取得患者的理解与合作。评定前还必须对患者的基本情况有所了解，如肌力、关节活动范围、平衡能力等，还应考虑到患者生活的社会环境、反应性、依赖性等。重复进行评定时应尽量在同一条件或环境下进行。在分析评定结果时应考虑有关的影响因素，如患者的生活习惯、文化素养、职业、社会环境、评定时的心理状态和合作程度等。

二、健康评估

（一）评估方法与量表

肿瘤患者的康复治疗对于提高患者的生存质量具有重要意义。在欧美发达国家，患者在接受系统治疗前或者结束后，都会有康复治疗的介入。康复治疗前首先需要对每一位患者进行康复需求的个人评估。评估内容包括患者的日常生活能力、症状、心理、社会支持等方面。通常采用对患者问诊、体格检查及心理专家通过常规心理困扰因素筛查程序进行心理评估来完成。评估方法的核心即应用标准化评估量表测定患者的生命质量，并确定患者的哪些康复需求可以得到满足。这既可以是通用的康复问题，亦可以是针对癌症患者的某些具体问题进行。除了协助入院前或者住院时患者康复需求评估外，这些量表也能有效地用于评估患者出院或随访时康复方案的效果。

1.普适性生活能力评估

（1）ADL量表

即日常生活独立活动量表（activity of daily life，ADL），该量表由Katz于1959年提出，1976年修订。评估的指标包括洗澡、穿衣、如厕、进餐、床椅转移及大小便自我控制等6项日常活动。修订的ADL量表分躯体活动（physical ADL）和日常家务活动（instrumental ADL）两部分。其中前者是维持躯体活动的基础，后者是维持社区活动的基础。该量表主要应用于慢性疾病患者和老年人的基本生活能力评估，也被应用于肿瘤患者基本生活能力的评估。

（2）Barthel指数及改良Barthel指数（BI）

Barthel指数是评估日常生活活动最基本的、具有共同性的身体动作，该量表通过对进食、洗澡、修饰、穿衣、控制大便、控制小便、如厕、床椅转移、平地行走及上楼梯等10项日常活动的独立程度进行打分，对患者的生活能力进行评估，生活独立能力与得分呈正相关。改良Barthel指数是评定内容不变的基础上对Barthel指数等级进行加权，将10项评估项目细分为1~5级，更加细化每一项指标占最终评分的权重，以达到对患者进行日常生活能力的评估。改良Barthel指数可作为癌症患者康复目标评估的基本方法之一。

2.普适性生命质量评估

（1）WHO QOL-100量表

该量表是WHO组织20余个国家和地区共同研制的跨国家、跨文化并适用于一般人群的普适性量表。1991年开始研制，经4年时间的不断优化，最终形成条目为100条的WHO QOL-100。量表由6个领域的24个小方面外加一个总的健康状况小方面构成。每个小方面由4个条目构成，分别从强度、频度、能力、评价4个方面反映同一特质。中山医科大学在WHO研制的WHO QOL-100基础上，根据我国实际状况，进一步研制成功WHO QOL-100的中文版，该中文版得到了量表原作者的认可，并于1999年12月由卫生部将该中文版确认为国内的标准。

（2）NHP量表

由英国人McEwen于1970年建立的诺丁汉健康调查表（Nottingham health profile，NHP）。设计

的目的是评价个人对卫生保健的需求和保健的效果，共45条。内容包括6个方面共38条目的个人体验（睡眠、身体活动、精力、疾病、情绪反应和社会孤独感）和7个方面共7条目的日常生活活动（职业、家务、社会生活、家庭生活、性活动、嗜好和休假），可用于癌症患者生命质量及康复需求的一般评估。

（3）MOS SF-36量表

该量表是美国医学结局研究组（Medical Outcomes Study，MOS）开发的一个普适性量表。于20世纪80年代初形成，后于1990年被美国波士顿健康研究所简化为简明健康调查量表（SF-36），包含11项共36个问题，分为8个维度，分别是生理功能（PF）、生理职能（RP）、身体疼痛（BP）、总体健康（GH）、活力（VT）、社会功能（SF）、情感职能（RE）和精神健康（MH）。它包括可用于人群健康状况监测、疗效评价及慢性患者的健康监测等，其应用领域相当广泛，并逐渐问世了多种不同语种版本，其中美国标准版和英国发展版为临床最常用的版本。

3.癌症患者生命质量评估

（1）EORTC QLQ-C30量表系列

即欧洲癌症研究与治疗组织（European Organization for Research and Treatment of Cancer，EORTC）的生命质量核心量表。该量表最早是针对癌症患者开发的共性量表，此后在共性量表的基础上增加不同的特异性条目（模块）即构成不同病种的特异量表。EORTC QLQ-C30第1版于20世纪90年代初开发成功，几经修改后于1999年推出了第3版。该版本量表共30个条目，其中条目29、30分为7个等级，其他条目分为4个等级进行评分。根据条目是生命质量构成部分中的不同方面，该量表分为15个领域（维度），包括5个功能领域（躯体、角色、认知、情绪和社会功能）、3个症状领域（疲劳、疼痛、恶心呕吐）、1个总体健康状况量表和6个单一条目（每个作为一个领域）。将各个领域所包括的条目得分相加并除以所包括的条目数即可得到该领域的得分。目前该量表系统已针对不同病种开发出了肺癌、乳腺癌、头颈部癌、直肠癌等多个特异性模块。其在癌症患者生命质量评估方面影响广泛，实用性高。

（2）FACT量表系列

是由美国西北大学转归研究与教育中心（Center on Outcomes Research and Education，CORE）的Cella等研制的癌症治疗功能评价系统（functional assessment of cancer therapy，FACT）。该系统由一个测量癌症患者生命质量共性的普通量表FACT-G和一些针对特定癌症病种的子量表模块构成，包括肺癌（FACT-L）、乳腺癌（FACT-B）、膀胱癌（FACT-BI）、结肠癌（FACT-C）、前列腺癌（FACT-P）等。FACT-G在整个体系中起着关键作用，也是基础部分，各种癌症的生命质量测定均需使用，既可以与各特异模块结合使用，也可以单独使用测定共性部分。FACT目前已经发展到第4版。FACT-G（V 4.0）由27个条目构成：生理状况7条、社会/家庭状况7条、情感状况6条和功能状况7条。国内目前应用较广泛的FACT-G中文版是CORE严格按照量表翻译的一套方法程序形成的，由27个相应的中文条目构成的量表。

（3）FLIC量表

即Schipper（1984）的癌症患者生活功能指标（the functional living index cancer，FLIC）。包括5个方面，即躯体良好、能力和心理良好、因癌造成的艰难、社会良好、恶心，共22个条目。比较全面地描述了患者的活动能力、执行角色功能的能力、社会交往能力、情绪状态、症状和主观感受等，适宜预后较好的癌症患者生命质量的自我测试，也可用于鉴定特异性功能障碍的筛选工具。

（4）癌症康复评价系统

癌症康复评价系统（cancer rehabilitation evaluation system，CARES）由Sehag、Ganz和Heinrich

编制，被国外生命质量研究者作为研究工具广泛应用。1991年作者将其简化为癌症康复评价系统-简表（CARES-SF），主要评定癌症患者的生命质量。该量表包括59个条目，涉及生理、心理社会、与医务人员的关系、婚姻关系、性关系5个维度。采用Likert 5级评分，评定癌症患者在过去的1个月内所遭遇的问题的严重程度，量表得分越高，提示问题越严重，生命质量越差，该量表能够较好地进行姑息患者的康复评价，但评估条目较多。

（5）Karnofsky行为状态评分表

Karnofsky行为状态评分表（Karnofsky performance status，KPS）是医学领域中使用较早的测定量表（1948），由医务人员根据病情变化对癌症患者的身体功能状况进行测评，评分主要根据患者生活自理能力和活动情况，从0~100分，每10分为一个等级，共分为11等级，100分代表正常，0分代表死亡。KPS是最早应用生活自理能力和活动情况来评估姑息患者预后和选择治疗方法的量表。由于该表内容较少，不包括患者的主观感受，不能全面反映患者的生存质量，在实际应用中也受到了一定的限制。

4.健康相关认知

（1）疾病感知问卷（IPQ-R）

为了测量疾病感知，Weinman等于1996年编制了疾病感知问卷（illness perception questionnaire，IPQ），Moss-Morris等于2001年将其修订成改良疾病感知问卷（the revised illness perception questionnaire，IPQ-R），该问卷共包括70个条目，分为3个部分：第1部分是症状识别维度，包括了14个基本症状或体征；第2部分原作者未具体命名，共7个维度38个条目，包括病程长短、预后、自我控制信心、治疗信心、疾病一致性、复发及情感陈述；第3部分为病因维度，共包括18个条目。后2个部分每个条目的回答均采用1~5级评分，从完全不同意、不同意、没意见、同意到完全同意。该量表能较全面地评估患者对疾病的感知情况，临床可应用于恶性肿瘤、心血管疾病、神经系统疾病等患者。

（2）多维度健康状况心理控制源量表

多维度健康状况心理控制源量表（multidimentional health locus of control，MHLC）是由Wallston于1978年以Levenson的IPC（internality powerful others and chance scales）量表为基础编制的。它包括2个平行的可互换的版本表A和表B，条目均为18项。1994年，原作者又编制了一种MHLC的条件特殊性版本MHLC-C，该量表分为内控性量表（IHLC）、有势力的他人控制量表（PHLC）和机遇量表（CHLC）3个子量表，每个子量表均有6个条目，评估采用Likert 6点法，得分范围为6~36分，从不同方面评定个体对健康的看法。该量表是目前使用最广泛的心理控制源评定量表，主要运用于健康人如学生、护士、秘书、医师等，也包括糖尿病、高血压及正在接受血液透析或化疗的癌症患者。

5.癌症的应对

（1）照顾者负担问卷（CBI）

CBI是Novak等于20世纪90年代末期编制，采用量性研究和质性研究相结合的方法。该量表共包含5个维度，即时间依赖性负担和发展受限性负担（各包含5个条目）、身体性负担和社交性负担（各包含4个条目）、情感性负担（包含6个条目）。评分采用Likert 5级评分法，每个维度的得分最低为0分，最高为24分；量表总分最高为96分。分数越高，家庭照顾者负担越重。CBI最初是为阿尔茨海默病患者的照顾者研制的，后逐渐推广应用于其他慢性病，包括癌症患者。

（2）应对量表（COPE）

COPE是Carver等人制定的用来测评人们应对反应的基本策略的测量工具，被国内外学者广泛使用。COPE所涉及的测评维度在同类量表中最多，最初版本包含53个条目，14种应对方式。后来Carver对完整版COPE补充了一些条目，并增加了"幽默"这一维度。目前常用量表包含积极重新解释与成长、心理隔离、情绪专注与宣泄、寻求工具性社会支持、积极应对、否认、宗教应对、幽默、行为隔离、压抑、寻求情绪性社会支持、使用烟酒/药物、接受、抑制干扰性活动和计划等15个维度，每个维度所包含项目数均为4个，评估采用4点计分法，1代表"从不或极少"，2代表"较少"，3代表"较多"，4代表"很多"。该量表以其丰富的测评维度，为临床提供了详细评估一般个体及癌症患者应付活动的可能性。

（3）记忆症状评估量表

记忆症状评估量表（memorial symptom assessment scale，MSAS）由美国纪念斯隆-凯特琳癌症中心研制，该量表包括生理症状、心理症状和总困扰指数3个分量表。其中24个条目从4个维度评估患者在疾病和治疗期间相关症状的发生率、频繁程度、严重程度及困扰程度，另外8个条目从3个维度评估相关症状的发生率、严重程度及困扰程度。发生率通过"有"或"无"来反映，频繁程度、严重程度采用Likert 4级评分法，1~4分分别代表"极少—几乎一直有""轻度—很严重"，困扰程度采用Likert 5级评分法，0~4分分别代表"完全没有—非常多"。该量表是一个多症状、多维度的评估工具，目前已广泛应用于癌症患者临床症状的评估。

（4）一般健康问卷

一般健康问卷（general health questionnair，GHQ）又可翻译为总体健康问卷，由英国医师Goldberg等于1972年编制。问卷原有60项问题，后经过逐渐简化，发展出30项问题的GHQ-30、28项问题的GHQ-28和12项问题的GHQ-12三个缩减版本。目前使用最普遍的是GHQ-28和GHQ-12。GHQ-28包括28个项目，由躯体症状、焦虑/失眠、社会功能障碍和严重抑郁等4个因子组成。评估以4级进行评分，回答前两项者计0分，回答后两项者计1分，分数越高，表示被试者的近期心理健康状况较前几个星期越差。GHQ问题简单易懂，评定重点是受评定人最近的心理变化，临床可用于肿瘤康复患者的精神状况评估。

总之，由于肿瘤及其治疗的多面性，肿瘤康复的评估也需要一个多学科团队的综合评估。这个多学科的癌症康复团队就很可能是来自以下各个学科的专家：肿瘤学、肿瘤心理学、护理学、营养咨询、物理治疗、职业治疗、艺术治疗（包括音乐治疗、舞蹈治疗等）、社会工作/职业咨询和精神关怀。作为一个团队，立足于患者生理、心理、社会、角色、认知能力及独立性的恢复，进行综合性评估。基于各自的评估结果，将与患者个人需求密切合作才能制定一份其个人的康复方案，给予患者良好的康复治疗。

（张　莹）

第二节　疼　痛

一、概述

WHO和国际疼痛研究协会把疼痛定义为：组织损伤或潜在组织损伤所引起的不愉快感觉和情感体验。1995年美国疼痛学会主席James Campbell提出将疼痛列为心率、血压、脉搏、呼吸之外的第五大生命体征。随着基础与临床研究的进展，2016年有学者建议将疼痛定义更新为"疼痛是一种与实际或潜在的组织损伤相关联的包括了感觉、情绪、认知和社会成分在内的痛苦体验"。最主要的变化在于将"不愉快的感觉和情绪体验"变化为"包括了感觉、情绪、认知和社会成分在内的痛苦体验"。从之前的感觉、情绪两个维度变为了新增认知和社会维度在内的四个维度。

（一）癌症疼痛的概念及分类

癌症疼痛（cancer pain）是指癌症、癌症相关性病变及抗癌治疗所致的疼痛，癌症疼痛常为慢性疼痛，慢性疼痛如果得不到缓解，会发展为顽固性癌痛。疼痛是癌症患者尤其是中晚期癌症患者最常见也最令患者痛苦的症状之一。

根据病理学特征，疼痛可分为伤害感受性疼痛（nociceptive pain）和神经病理性疼痛（neuropathic pain）。伤害感受性疼痛是完整的伤害感受器受到有害刺激引起的反应，多表现为尖锐痛、钝痛、酸痛、咬痛、跳痛等，分为躯体痛（somatic pain）和内脏痛（visceral pain）。躯体痛常因外科手术操作或肿瘤骨转移引起，表现为锐痛、搏动性疼痛，其定位常较明确；内脏痛常由肿瘤导致的周围脏器的浸润或空腔脏器的扩张引起，表现为钝痛或绞痛。神经病理性疼痛是神经纤维受损或神经系统因创伤或疾病发生异常改变时产生自发冲动所致，引起的痛感会投射到神经起源部位。神经病理性疼痛通常定位较差，多表现为烧灼样、刺痛、枪击样、电击样，或表现为感觉迟钝、感觉麻木、感觉过敏或感觉异常。癌症疼痛常表现为伤害感受性疼痛和神经病理性疼痛同时并存。

根据疼痛持续时间和性质，可分为急性疼痛（acute pain）和慢性疼痛（chronic pain），慢性疼痛又可分为慢性非癌痛和慢性癌痛。急性疼痛指短期存在、少于3个月，通常发生于伤害性刺激后的疼痛。慢性疼痛常持续3~6个月，导致患者产生心理痛苦，对身心造成极大伤害。

根据疼痛与肿瘤及治疗的关系，WHO将癌症患者的疼痛分为4类，分别为肿瘤侵犯所致疼痛、抗肿瘤治疗所致疼痛、与肿瘤相关的疼痛以及与肿瘤或治疗无关的疼痛。多数癌症患者尤其是癌症晚期患者常合并多种类型的疼痛。肿瘤侵犯所致的疼痛约占癌痛的80%，癌细胞直接浸润、压迫或转移可引起严重的癌症疼痛；抗肿瘤治疗所致的疼痛占癌痛的10%，手术、放疗及化疗等肿瘤治疗可导致患者出现疼痛；与肿瘤相关的疼痛约占癌痛的8%，癌症患者长期卧床不起、褥疮、便秘、肌肉痉挛等都可能引起疼痛；与肿瘤或治疗无关的疼痛指肿瘤患者因并发症等非癌症因素所致的疼痛，约占癌症疼痛的8%，如骨关节炎、风湿、痛风、糖尿病末梢神经痛等。

（二）癌症疼痛对患者心理的影响

癌痛会引发一系列的心理反应，出现焦虑、抑郁等不良情绪。很多患者表示自己不怕死，但过分担心因疼痛引起的痛苦折磨，希望能平静地离开人世；很多患者在忍受疼痛时心情沮丧，觉得活着已经没有任何意义了，感觉生不如死。癌痛还会引发精神障碍。

癌并不是一个纯粹的伤害性感受或是躯体的体验，其牵涉到人体功能的复杂方面，包括人格、情感、认知、行为和社会关系等。很多研究表明，心理因素在疼痛中起到重要的作用。认知、情感、社会环境与伤害感受性交织在一起展现出疼痛多维度的本质，需要多模式的干预。

（三）癌症疼痛控制的影响因素

影响癌症疼痛控制的因素主要源于三方面，一是医务人员方面，二是药品供应及管理方面，三是患者及家属方面。医务人员方面的因素有：对癌症疼痛重视不足，对癌症疼痛评估不足，对镇痛药物及辅助用药知识不足等；药品供应及管理方面的因素有：镇痛药品品种不足及药费较高，医药管理部门政策落实不到位，管理不合理等；患者及家属方面的因素有：缺乏正确的镇痛治疗知识，担心阿片药物成瘾及不良反应、担心过早用阿片药物后无法控制疼痛，受宗教、社会观念及教育影响认为应该忍受疼痛等。

（四）癌痛体验中的心理因素

癌痛会带给患者及家属多种恐惧，包括依赖性、残疾、死亡恐惧等，这些恐惧是普遍的。然而，心理痛苦的水平则是变化的，并与医疗因素、社会支持、应对能力和人格相关。有研究发现，转移性乳腺癌患者如果相信疼痛代表癌症的扩散将会报告更强的疼痛。情绪障碍的评估是晚期癌症患者疼痛的预测因素，具有较少焦虑、抑郁的患者报告更少的疼痛。有研究表明，不良应对策略、更低的自我效能以及与治疗或疾病进展特异的痛苦可显著预测疼痛强度。

二、评估

精准评估癌痛的症状是癌痛处理的重要环节。在进行癌痛评估时，要相信患者关于疼痛的主诉，详细询问患者的疼痛史，评估患者的心理状态，进行详细的体格检查和神经系统查体等。疼痛是患者的一种主观感受，由于尚无准确反映疼痛程度的指标，患者是否疼痛及疼痛严重程度主要依据患者的主诉，相信患者确实处于疼痛状态。因此，应该主动询问癌症患者的疼痛病史，仔细倾听并相信患者关于疼痛感受的主诉，全面评估患者的疼痛，并在疼痛治疗后动态评估患者的疼痛，合理调整镇痛药品，以获得理想镇痛效果。准确的癌症疼痛诊断是有效止痛治疗的前提。全面准确的疼痛性质和程度评估是开展个体化镇痛治疗的依据。癌痛诊断包括了解疼痛的原因、部位、程度、癌痛加重或减轻的相关因素、癌痛治疗的效果和不良反应等，可以从疼痛病史、社会心理因素、医疗史、体格检查和相关实验室及影像学资料等四个方面来评估癌症疼痛。

（一）疼痛病史

1. 疼痛发作时间及频率：了解是持续性、间断发作性还是突发性疼痛。

2. 疼痛强度：常用 0 ~ 10 数字分级法（NRS）评估疼痛程度，0 为无痛，10 为剧痛，应询问患者：你的疼痛有多严重？疼痛程度分级标准为：1 ~ 3：轻度疼痛；4 ~ 6：中度疼痛；7 ~ 10：重度疼痛。还可以使用痛苦面容脸谱法、根据主诉疼痛的程度分级法（VRS）、视觉模拟法（VAS）评估疼痛程度。评估时不仅要了解患者就诊时的疼痛程度，还应询问患者过去 24h 中的一般疼痛程度以及最重程度。止痛治疗过程中反复评估疼痛程度有助于安全用药。

3. 疼痛部位及范围：了解疼痛发生的部位及范围，有无放射痛及牵涉痛。

4. 疼痛性质：皮肤、肌肉、骨骼的躯体痛常表现为酸痛、刺痛、跳痛和压痛；内脏器官的内脏痛常表现为钝痛、锐痛、咬痛、绞痛、痉挛性痛；神经损伤引起的神经病理性疼痛常表现为刀割样痛、麻木感、封闭痛、枪击痛。有关神经病理性疼痛、躯体痛、内脏痛的描述各有特点，能给临床诊断提供有力证据。

5. 疼痛发作相关因素：评估与疼痛发作、加重及缓解的相关因素有助于进行个体化综合镇痛治疗。疼痛加重的因素包括：全身不适、失眠、乏力、焦虑、精神孤独、社会隔离、恐惧、愤怒、悲观、抑郁等。疼痛缓解的因素：睡眠改善、获得理解和支持、精神放松、其他症状缓解、主动活动、焦虑减轻、情绪改善等。

6. 疼痛对生活质量的影响：包括疼痛对生理、心理、精神、社会活动和交往的影响。睡眠障碍和抑郁是疼痛对生活质量最常见的影响。

7. 疼痛治疗史：详细了解患者既往及目前的疼痛治疗计划，包括药物和非药物治疗。药物治疗史包括了解镇痛药物使用的种类、药物剂型、药物剂量、给药途径、用药间隔、镇痛治疗效果及不良反应等。

8.与疼痛相关的特殊问题：了解疼痛对患者及家属的影响，询问患者及家属对疼痛相关知识的了解和看法，了解社会文化背景对患者疼痛认识的影响，了解患者对疼痛治疗的目标和期望，了解患者对舒适度的要求和功能要求。

（二）心理社会因素

无论患者疼痛程度如何，都需要对患者进行心理社会评估。评估患者的心理痛苦水平；评估患者目前的精神状况，是否存在精神障碍如焦虑、抑郁障碍；评估患者获得家庭和社会支持的程度。癌痛的顽固持续存在，使之比其他任何症状更易引起患者的心理和精神障碍，焦虑、抑郁等不良情绪能明显地加重患者对疼痛的感知和体验。

（三）医疗史

了解患者肿瘤的发病和诊断治疗过程，包括：肿瘤类型，病变范围，治疗方法及治疗经过，肿瘤病变目前是否已控制，抗癌治疗方法及效果，抗癌治疗的不良反应，患者对治疗的期望及目标。

（四）体格检查及相关检查

疼痛部位、疼痛性质及疼痛程度的评估主要依赖于患者的主诉，但仍有必要对疼痛患者进行全面的体格检查和相关检查，包括神经系统检查和医学影像学检查，以对患者情况进行全面的评估。骨转移是癌症疼痛最常见的原因，因此应重视癌症患者骨骼系统的检查。癌症患者一旦出现骨疼痛，应进行影像学检查包括X线、放射性核骨扫描、核磁共振骨扫描等。

全面评估疼痛后要尽快开展镇痛治疗。在镇痛治疗前，要首先明确患者是否存在肿瘤急症，如骨折、脑转移、硬膜外转移、感染所致疼痛、内脏器官梗阻或穿孔等，对肿瘤急症所致的疼痛应先进行针对性的治疗，如手术、激素、放疗、抗生素等，同时开展有效的镇痛治疗。

三、治疗

（一）药物治疗

规范化疼痛处理（good pain management），即持续有效地缓解疼痛，减少镇痛药物的不良反应，最大限度地减轻治疗给患者带来的心理及精神负担，最大限度地提高癌症患者的生活质量。癌症疼痛的治疗包括药物治疗和非药物治疗。

在癌痛治疗的各种手段中，药物治疗是最主要、最常用、最方便的方法，具有有效、作用迅速、风险小、费用合理等优点。

1.WHO 三阶梯镇痛原则

20世纪80年代初，WHO总结出一套通俗易懂、符合规范的三阶梯癌痛治疗原则。从1990年开始，经过慎重的考察论证，我国开始普遍推广三阶梯镇痛原则，取得了显著效果，使数以千万计的癌症患者基本摆脱了癌痛的折磨。它的基本原则是：

（1）按阶梯给药（by the ladder）：不同程度的疼痛选择相对应阶梯药物，根据疼痛的轻、中、重采取不同的方案进行治疗，镇痛药应从低级向高级顺序提高，弱化中度镇痛药的使用是目前的趋势。

（2）口服给药（by the mouth）或无创给药：是首选的给药途径，其优点在于简单、经济、易于接受，血药浓度稳定（与静脉注射同样有效），更易于调整剂量和更有自主性。口服用药时药物吸收缓慢，峰值较低，尤其对于强阿片类药物，极少产生成瘾及耐药。除口服给药途径外，其他无创性途径给药的应用也日趋广泛，如芬太尼透皮贴剂的使用。

（3）按时给药（by the clock）：即按规定的间隔时间给药，而不是按需给药。如无论当时患者是否发作疼痛，均每隔12h给药1次，这样可保证疼痛持续缓解。如果患者突发剧痛，可按需给予止痛药解救。

（4）个体化给药（individualized treatment）：对麻醉药品的敏感度个体间差异很大，所以阿片类药物并无标准剂量。凡能使疼痛得到缓解并且不良反应最低的剂量都是最佳剂量。

（5）注意具体细节（attention to detail）：对用止痛药物的患者要注意监护，密切观察其反应，目的是既要患者获得疗效，又要使不良反应最小，并及时采取必要措施。

2.镇痛的药物选择

药物止痛治疗的第一步是选择镇痛药，第二步是选择辅助镇痛药物。合理综合应用镇痛药物和辅助药物，有利于最大限度地缓解癌症患者的疼痛，减少止痛治疗的不良反应，提高患者的生活质量。

（1）非甾体类药物：此类药物对轻度疼痛，尤其对骨及软组织疼痛治疗效果显著，同时对骨膜受肿瘤机械性牵拉、肌肉或皮下等软组织受压或胸膜、腹膜受压产生的疼痛也有效果，并可作为合并用药增强阿片类镇痛药作用。

肿瘤生长可产生炎性因子，并对邻近组织产生机械性压迫刺激，邻近组织因此产生前列腺素、缓激肽和5-羟色胺等炎性因子，这些物质反过来又可刺激周围组织。非甾体类药通过抑制前列腺素的合成，发挥其解热镇痛及抗炎等作用。骨转移处癌细胞产生大量前列腺素，故上述药物对此类疼痛治疗效果较好。

非甾体类药有许多潜在的严重不良反应，包括消化道溃疡及出血、血小板功能障碍、肝肾功能障碍、过敏反应等。当其用量达到一定剂量水平时，增加用药剂量不仅不增加镇痛效果，反而明显增加不良反应。因此，当非甾体类药的用药剂量接近限制用药剂量时，如果仍未能理想缓解疼痛，不应该盲目增加非甾体类抗炎药物的用药剂量，而应该改用或合用其他类镇痛药。

（2）阿片类镇痛药：该类药物种类多，可选剂型多，无封顶效应，根据半衰期的长短可将阿片类药物分为两大类。短半衰期的药物作用时间为3～4h，较长半衰期的药物作用时间可达8～12h，作用时间最长者可达72h。应用阿片类药物需考虑许多因素，如年龄、性别、全身情况、癌症类型及疼痛严重程度和广泛程度。药物应用有很大的个体差异，通常由小剂量开始，根据临床经验进行个体剂量滴定，尽快达到无痛。给药途径以无创为主。可以选择口服、透皮给药等。

（3）精神科药物在癌痛患者中的应用：尽管阿片类药物和非甾体类药物是管理癌痛的主要药物，但是精神科药物在癌痛的管理中也有着重要的应用。联合精神科药物通常可以提高阿片类药物的疗效，通过改善导致疼痛的并发症状来管理疼痛，具有独立的止痛作用，可以在三阶梯的全部阶梯中使用。常用的联合药物包括抗抑郁药、抗癫痫药、精神兴奋剂、抗精神病药物等，其中多数药物是针对神经病理性疼痛的治疗。

①抗抑郁药。目前的研究证据支持使用抗抑郁药作为一种止痛联合用药来管理疼痛，包括癌痛。抗抑郁药通过一系列机制包括抗抑郁作用、增强阿片类止痛药作用以及直接的止痛作用等机制来达到止痛作用。

②抗癫痫药物。抗癫痫药物可以治疗针刺样、痛觉敏感等特征的神经病理性疼痛。目前使用最广泛的抗癫痫药物为加巴喷丁，安全性相对较高，药物交互作用小，并且不经过肝脏代谢。加巴喷丁起始剂量为300mg/d，并且逐渐加至900～3600mg/d，分3次服用。

③精神兴奋剂。精神兴奋剂同样可以提高阿片类药物的止痛作用，也可以减轻阿片类止痛药

镇静的不良反应，成为潜在的止痛联合药物。常用的药物有右旋苯丙胺、哌醋甲酯和匹莫林。小剂量的神经兴奋药可以促进食欲，让患者感受变好，以及改善癌症患者的虚弱感和疲劳感。

④神经阻滞类药物。神经阻滞类药物如氟哌啶醇、奥氮平等也具有联合止痛的作用，但是使用的时候必须权衡不良反应与疗效。应该注意评估患者的意识状态，权衡阿片类药物的使用剂量。

（二）非药物治疗

1.癌痛的心理管理

晚期癌症患者疼痛管理应该是综合的，包括药理学、心理治疗、麻醉、神经刺激以及康复的治疗方法。精神科在疼痛管理中的作用包括使用心理治疗干预、认知-行为干预以及精神科药物干预。

2.心理治疗

针对癌痛患者的心理治疗，目标是提供支持、信息和技能。治疗师可以强调患者既往的成功应对策略，并教会患者新的应对技能如放松、认知重建、止痛药的使用、自我观察、记录、判断以及沟通技巧。除了特定的心理干预外，患者与家属还需要一个广泛、长期、支持性的关系，这是精神科医生、心理学家、社工以及医护人员可以提供的。针对终末期癌痛患者，心理治疗主要在于积极的倾听，可以有一些支持性言语，以及少量的解释。

通常，在患者的多位家属和照料者中，只有心理治疗师是最合适让患者放松下来的，可以让患者说说自己的生活以及经历，允许终末期患者谈及或询问有关死亡、疼痛以及痛苦等话题，治疗师的任务就是维持一种良好的、相互交流的氛围。支持性的心理干预的重点应该转移至家庭上。根据笔者的经验，在此阶段家属的情绪、关注点可能会影响到患者与家属之间的交流，家属之间可能会产生争论，因此需要在患者止痛与保持患者意识清晰之间寻求平衡。

3.认知-行为技术

可用于癌痛管理，包括意向性想象、认知分离与认知关注、渐进性肌肉放松、生物反馈、催眠以及音乐治疗等。治疗目标为指导患者体验控制疼痛的感受。有些技术核心是认知，关注认知与思维过程；有些则是通过改善行为的模式来帮助患者应对疼痛。

尽管认知重建对于癌症早期阶段的患者是一种有效的技术，但是对于缓和治疗中的患者治疗目标需要改变。对于处于缓和治疗中的患者，治疗的目标不是为了改变患者的负性思维，而是使用干预措施减少患者的纠结、焦虑与愤怒。

除了改善负性思维与态度，行为技术最重要的是帮助患者进行自我监测，可以让患者注意到自己对于疼痛的不良功能性反应，并学会控制他们。

系统脱敏可有效改善由预期性焦虑导致的回避性行为并激活患者的动力。分级任务安排是系统脱敏的关键，可以鼓励患者逐渐地完成每一个小的进步。持续性的管理是一种增强"好"行为的方法，因此可用于改善继发于疼痛的功能不良性行为。

需要注意的是这些技术不能作为止痛治疗的替代，而只是作为疼痛综合治疗中的一部分来开展。这类治疗没有不良反应，因而成为缓和医疗中非常有用的干预措施。

4.放松技术

此项技术可用于达到精神与躯体放松状态。肌肉紧张、自主唤醒以及精神痛苦会加剧疼痛。一些特定的放松技术包括被动式放松（集中注意于温暖的感受可以减少身体的紧张感）、渐进性的肌肉放松（包括先主动紧张肌肉再体验放松感）、冥想放松技术等。其他同时包括放松与认知的技术包括催眠、生物反馈、音乐治疗等。

被动式放松的核心是将注意力关注于呼吸，被动肌肉放松训练包括注意力集中于呼吸，集中于温暖的感觉和放松，以及感受身体不同部位肌肉的放松。言语指导和意向想象有助于促进放松。进行性或主动的肌肉放松包括主动肌肉紧张与身体不同区块肌肉的放松，需要将注意力关注于紧张与放松的感觉。临床上，在住院环境中，放松是最常用到的，进行性肌肉放松训练与呼吸训练联合应用疗效更佳。一旦患者处于放松的状态之中，可以使用意向性想象技术来诱导患者进行更深入的放松，并使患者将注意力从癌症相关症状中分离开来。

四、护理

（一）评估与记录

1.评估疼痛的一般情况

包括疼痛部位、疼痛强度、疼痛性质、疼痛持续时间等，根据患者主诉如实记录，不以患者的面容表情的变化及生命体征的改变判断疼痛强度，也不以医护人员的主观感知判断患者的疼痛情况。

2.评估患者目前的治疗情况

包括疾病治疗和疼痛对症治疗、用药情况，评估治疗效果。

3.选择合适的疼痛评估工具

根据患者的理解能力和认知情况选择合适的疼痛评估工具，必要时与家属沟通，获得疼痛相关信息并记录。

4.评估疼痛对患者日常生活的影响

包括对自理能力、饮食、休息、睡眠、娱乐、社会交往、心理情绪等方面的影响并记录。

5.评估患者的心理状态

疼痛通常会使患者产生焦虑、沮丧、烦躁、内疚、绝望甚至自杀的念头。

6.评估患者对疼痛治疗的态度和依从性

评估患者是否存在不能遵医嘱用止痛药、不愿意汇报疼痛、不按时服药、自行减量、延迟、停药、拒绝服药、要求针剂的现象，尤其注重老年人，并记录。

7.评估患者的社会家庭支持系统

评估患者有无家属或其他人员陪伴以及照顾者在疼痛治疗中起的作用。

8.连续评估疼痛并记录

疼痛评估是连续的过程，记录疼痛干预的效果和药物不良反应时，医护人员应遵循动态评估的原则，即评估、干预、再评估并记录。

（二）用药指导

1.指导患者正确用药

①遵医嘱通过正确给药途径、正确给药时间、按照正确给药频次给药，遵医嘱增减药物。

②临床常用的有芬太尼透皮贴剂，一次用药维持作用时间可达72h，初次用药后4～6h起效，12～24h达稳定血药浓度。护士应向患者及家属详细讲解芬太尼透皮贴剂使用注意事项，说明使用贴剂的局部不要直接接触热源，因为温度升高会加速药物的释放，并注意观察药物不良反应并记录。

③使用羟考酮缓释片时应注意向患者讲解药物止痛原理，每12h服用1次，按时用药，不可随意加减药物，不得掰开、碾碎服用，并说明此药物整粒从肛门或造口排出，减少患者顾虑等。

④止疼泵的使用：护士应掌握不同种类止疼泵的原理和使用方法，包括注药方法、保持管路通畅，以及处理报警系统的反应等；使用止疼泵前评估患者的疼痛强度并记录。

2.积极预防药物不良反应，对已产生的不良反应给予有效的护理

①对有消化道溃疡、出血等潜在疾病的患者应避免长期大剂量服用非甾体类抗炎药；另外，此类药物镇痛作用有封顶效应且药物不良反应明确，指导患者应严格按照推荐剂量使用，不可无限制加量；告知患者如有胃肠道不适或症状加重，及时通知医护人员；并密切观察有无出血征象、监测肝肾功能。

②当使用阿片类药物出现恶心、呕吐时，根据患者恶心、呕吐程度给予适当流食，必要时需要治疗；难以控制的呕吐需卧床。如恶心、呕吐持续不缓解，需考虑是否存在其他因素如化疗、脑转移、肠梗阻等，并积极治疗。

③便秘是阿片类药物最常见的不良反应：鼓励患者进食粗纤维食物、多饮水，养成规律排便的习惯及适量活动；应指导患者在服用止痛药期间遵医嘱按时服用缓泻剂预防便秘。

④初次服用阿片类药物或阿片类药物增量时，患者可能出现思睡或嗜睡，连续评估并记录镇静程度，以免出现阿片类药物过量引起的呼吸抑制，必要时建议医生减少阿片类药物剂量。

⑤呼吸抑制最初表现为嗜睡、反应迟钝、呼之能应，继而呼吸减慢，逐渐昏睡、呼之不应、深大呼吸，瞳孔无变化或略微缩小，护士应及时停止或揭除阿片类药物，配合医生给予阿片类拮抗剂或呼吸兴奋剂。

（三）健康教育

1.向患者讲解癌症疼痛相关知识，提高其依从性

护士主动询问患者的疼痛经历和应对方式，尤其是老年患者；定期向患者和家属科普癌症疼痛的相关知识，护士应教育患者癌症疼痛如同其他慢性疾病一样，需要常规药物控制，而不能等到疼痛无法忍受时再用药，说明按时服药对于疼痛持续缓解的重要性；护士对药物依赖和成瘾方面做好解释，消除患者内心的担忧与恐惧，正确面对疼痛。

2.促进家属积极参与到患者疼痛治疗过程中

护士向家属说明家属在患者止疼过程中的重要作用，告诉患者和家属疼痛相关的情绪反应是正常的，相互理解，鼓励其积极参与；护士应对疼痛治疗知识缺乏的患者进行相关指导，促进患者减轻疼痛。

3.指导患者和家属采用非药物治疗方法缓解疼痛

恰当应用非药物疗法缓解疼痛，如按摩、放松训练、冥想等；护士首先应掌握常用的非药物疗法的使用范围及操作方法，才能指导患者和家属正确实施。

（四）随访

对于所有癌性疼痛的患者进行规律随访，可在首次就诊3d内、1周、2周、4周时进行，在此过程中患者如有用药时间、途径、药物剂量等止疼方案改变，将重新从首次就诊随访开始；叮嘱患者或家属如有不适，电话咨询或复诊；随访内容为患者疼痛缓解度、是否有较严重的不良反应、与上次随访的病情变化等，做好记录。

（张　莹）

第三节 疲 乏

一、概述

由癌症本身或癌症相关治疗引起的包括躯体、情绪和/或认知等方面疲乏或耗竭的主观感觉，称癌症相关疲乏（cancer related fatigue，CRF）。癌症相关疲乏是一种常见而又容易被忽略的症状，肿瘤患者无论是在早期、进展期、终末期，甚至在恶性肿瘤被确诊之前就会出现疲乏的表现，也是肿瘤常规治疗过程中最常见的不良反应之一，如手术、化疗、放疗、免疫治疗等；且这种疲乏不能通过常规的休息和睡眠得以缓解，增加了患者在疾病过程的症状负担，明显降低了患者的总体生活质量。由肿瘤治疗引起的疲乏有可能会随着治疗结束而逐步改善，但部分达到一定程度的疲乏症状会持续几个月或长期存在。虽然大多数研究数据显示，疲乏在肿瘤临床的发生率最高，且贯穿于疾病始末；但对疲乏处理仍处于相对不足的状态，最主要的阻碍来自于各方面对疲乏症状的认识或重视不足：患者认为疲乏必然会出现，从临床角度考虑疲乏虽引起患者生活质量下降，但不至于导致临床急症；目前肿瘤相关疲乏的发生机制仍未完全清晰，且尚未有循证医学验证得出结论哪种治疗措施能够对改善疲乏起到立竿见影的效果。然而，研究显示，如果对患者的疲乏进行全程管理，该症状能够获得有效改善，为临床治疗带来积极的效果。

二、评估

可通过疲惫评定量表、患者疲惫日记、病史采集、体格检查及伴随症状等评估。

1.简易疲乏量表（BFI）：由美国一所癌症中心疼痛研究小组研制，具有较好信度与效度。

采用10分制数字描述，0=无疲劳，10=最严重，中间部分表示程度不同的疲劳。

评估标准：轻度为2.57±1.04；中度为5.18±1.41；重度为8.4±11.35。

2.疲乏自评量表（PFS）：感觉方面5项、情绪方面5项、认知方面6项、行为方面6项。评分为0～10，0=无变化，10=变化非常严重，0～3.3为轻度疲劳，3.3～6.7为中度疲劳，6.8～10为重度疲劳。

3.患者疲惫日记：利用日记的方式要求患者在适当的时候记录关于疲惫的一切感受，包括发生的时间、继续的长短、疲惫的程度、缓解的方法等，有利于医患双方全方位地了解疲惫。

4.医护对患者当前疾病状况的评估：包括疲劳开始时间、模式、持续时间、随时间的变化、伴随症状和缓解因素及对机体功能的影响、治疗类型和时间长度、导致疲乏的因素、患者对治疗的反应、最近的住院情况等，确定疲乏是否与患者的癌症复发或进展有关。癌症复发或进展是对患者疲乏进一步评估的重要因素，若确定疲乏与癌症复发或进展无关，需及时告知患者及其家属，减少患者及家属的焦虑情绪。同时，强调社会支持在癌症治疗和生存中的重要作用。

三、诊断与鉴别诊断

1.诊断

国际疾病分类标准第10版（ICD-10）提出的CRF诊断标准：在过去1个月内，持续2周每天或几乎每天出现以下6项（或6项以上）症状，并且其中1项为明显的疲乏（A）。A1：明显的疲乏、精力减退或需要更多的休息，与近期活动量的改变不成比例；A2：全身无力或肢体沉重；A3：注意力不能集中；A4：对平时从事的活动的积极性或兴趣减退；A5：失眠或者嗜睡；A6：睡眠后感到精力未能恢复；A7：活动困难；A8：因疲乏引起情绪反应，如悲伤、挫折感、易怒；A9：因疲乏不能完成原先胜任的日常活动；A10：短期记忆力减退；A11：活动后疲乏持续数小时。B：在社交、职业或其他重要职能领域，这些症状引起临床上严重的痛苦或障碍。C：有病史、体格检查或实验室检查表明这些症状由癌症或癌症治疗引起。D：这些症状主要不是由于共存的精神疾病引起的，如重度抑郁症、躯体化障碍、躯体形式障碍、谵妄。可见，CRF是患者在生理、心理、功能性和社会性方面的一种多维度主观体验。

2.鉴别诊断

（1）普通疲劳：多发生在患者进行了剧烈运动或大量工作后，常见的表现主要有乏力、头疼、昏睡、疲倦等，此时患者通过充分的休息、饮食、补充能量，上述症状可很快缓解，而且患者完善彩超、CT、抽血等检查，体内没有发现肿瘤性病变，这种情况是疲劳的正常状态。

（2）中医虚劳：是由脏腑亏损、元气虚弱而致的多种慢性病的总称，是一种综合征或称证候群，它和疲劳并非同一种疾病，虽然其症状相同。

四、治疗

1.对因治疗：CRF的可治疗因素包括疼痛、情感障碍、贫血、睡眠障碍、营养不良及并发症（器官功能障碍或衰竭、感染等）。关于可治疗因素的干预，相应的药物使用可参考相关临床指南，如对癌痛使用非甾体类抗炎药、吗啡等，对情感障碍使用5-HT再摄取抑制剂，对肿瘤化疗引起的贫血可使用铁剂、促红细胞生成素，严重者可予输血。研究显示，胸腺法新能减轻肿瘤患者治疗后出现的乏力、虚弱等不良反应。

2.心理干预：CRF治疗中对肿瘤患者心理干预参见《中国肿瘤心理临床实践指南 2020》，可分为临床医护人员能做的心理干预及专业的心理干预。临床医护人员能做的心理干预包括支持性干预和教育性干预。支持性干预旨在帮助患者处理痛苦情绪，告知自身已存在的优势，促进对疾病的适应性应对。教育性干预是通过健康教育来进行干预的方法，包括疾病及治疗相关信息、非药物干预措施、应对策略等。

专业性的心理干预方法需专业的心理治疗师进行干预，包括认知行为疗法（CBT）、正念减压训练（MBSR）等多种干预方法。CBT涉及情绪、行为和认知过程，并将它们应用于目标导向的系统活动，常用于解决以下问题：如何应对癌症及担心疾病复发、睡眠障碍、活动异常、低社会支持和负社会互动等。MBSR将冥想练习与心理教育元素、认知行为干预和运动练习结合起来。核心的做法是静坐冥想和集中注意力、瑜伽、步行冥想和洞察力冥想。

3.营养管理：癌症患者由于放化疗等原因，常导致进食困难、食欲下降、营养摄入不足。因此，应对患者营养状况进行全面评估，制定个体化营养方案。原则上需以清淡、易消化以及高营养饮食为主。对于胃肠道反应严重者，应及时对其采取对症处理，并与营养师共同协商制订合理的饮食计划。若患者通过饮食摄入仍不能有效达到营养目标时，建议口服营养补充剂。当"营养咨询+口服营养补充剂"不能满足患者营养需求目标时，过渡至肠内营养，当肠内营养提供的营养需求仍不足，或患者不适宜采用肠内营养时，应过渡至肠外营养。

4.睡眠疗法：睡眠障碍可加重患者的CRF症状属于可治疗因素。睡眠障碍的管理包括药物治疗和非药物治疗。药物治疗主要包括苯二氮䓬类受体激动剂、抗抑郁药、褪黑素受体激动剂及具有镇静作用的抗精神病药。非药物治疗包括松弛疗法、刺激控制疗法、睡眠限制疗法、睡眠卫生、认知行为治疗等。松弛疗法主要包括想象性放松、冥想放松、渐进性肌肉放松、腹式呼吸训练、自我暗示法等。刺激控制疗法包括当有睡意时立刻就寝，每晚几乎在同一时间睡觉，以及每天保持规律的起床时间，无论是刚开始就寝还是在半夜醒来，如果20min内无法入睡就起床。睡眠限制疗法要求避免长时间的午睡、限制在床上的总时间。睡眠卫生包括促进夜晚良好睡眠和建立有利于睡眠的环境，例如黑暗、安静、舒适的环境等。认知行为疗法不仅对慢性失眠的临床疗效可靠，也可改善肿瘤患者的CRF情况。

5.健康宣教：对癌症患者及其护理者进行CRF相关知识的健康教育，如疲乏产生的原因、发生率、持续时间、临床表现和相关的治疗措施等。及时告知患者当接受放疗、化疗等抗肿瘤治疗时，可能会出现中重度疲乏，甚至治疗结束后仍存在CRF临床症状，但这并不代表所采取的治疗措施无效或病情加重，患者应适时调整心态，可采用节约体能法和分散注意力法来干预CRF，并加强对患者CRF的动态筛查和评估。

6.运动疗法：鼓励正在接受抗癌治疗或治疗后的患者进行中等强度运动。具体的运动计划应根据患者的年龄、性别、肿瘤类型、接受治疗的情况及身体状况来定，应循序渐进，并根据患者的具体情况适时调整。推荐成人每周进行150~300min的中等强度运动［如快走（5km/h）、有氧和对抗性运动等］，或每2周进行75~150min的高强度有氧运动，或中高强度的有氧运动的等效组合。当出现下列情况时患者应慎用运动疗法：骨转移、血小板减少、贫血、发热、活动性感染及由于肿瘤转移或其他疾病导致的限制。

7.药物干预：①中枢兴奋剂（哌醋甲酯）治疗CRF目前未达成统一共识（Ⅱ，D）；②建议短期使用地塞米松或甲泼尼龙治疗转移性癌症患者的CRF（Ⅱ，B）；③在西药治疗基础上可加用中药、中成药治疗CRF（Ⅱ，B）。

中枢兴奋剂仅对重度疲乏患者有效，代表性药物包括哌醋甲酯，老年患者使用时应谨慎，因其所需剂量要低于年轻患者。多项研究显示，哌醋甲酯较安慰剂可改善CRF患者的临床症状。哌醋甲酯也可缓解部分临终患者的CRF症状，而莫达芬尼则不能。需要注意的是，部分患者服用此药可能会出现头痛、恶心等不良反应。

类固醇皮质激素，如强的松及其衍生物、地塞米松等可短期缓解患者的CRF症状，提高患者生活质量，但鉴于其长期使用的毒性及不良反应，建议仅用于终末期患者、合并厌食症者、脑转移或骨转移引起疼痛者。

中药汤剂疗法以辨证论治、治病求本、调补气血、健脾补肾为治疗重点。根据CRF的肾阳虚证、肝气郁结证、脾胃阴虚证、寒湿困脾证、肺气亏虚证、脾气亏虚证6大临床证型，中药汤剂疗法可归纳为以下5点。①健脾益胃散寒法：癌症患者手术、放化疗后元气耗伤，脏腑调节功能下降，针对脾胃阴虚证、寒湿困脾证、脾气亏虚证所导致的CRF，采用健脾益胃散寒法，可迅速恢复元气、促进脏腑正常运转。使用补中益气汤治疗晚期肿瘤患者的CRF，可使患者脾胃充足、滋养气血，从而缓解肿瘤患者的疲乏症状。②补肺益气法：癌症患者表现为肺气损虚，浊气无法排出，采取补肺益气法，使体内外清浊交换，可缓解患者的疲乏症状。八珍汤加味补气补血、肝肾同调，治疗大肠癌术后CRF患者，可调节免疫炎症因子，提高机体的免疫功能，有效改善CRF症状，提高患者生活质量。③疏肝养肝法：癌症患者多情志抑郁、肝失疏泄、血行不畅、津液输布障碍、脏腑筋脉失养，且肝气郁结、癌毒内盛、肝郁化火、生痰致瘀。柴胡疏肝散合四物汤加减可减轻患者肝气郁滞与肝血虚症状，改善肝癌术后患者本虚标实的状况。四君子汤为主方并加以疏肝理气药治疗CRF具有良好收效。④补益肾阳法：癌症患者术后肾气受损、肾阳虚损、失于温煦、阳虚不振、精神萎靡、气化功能减退，出现呼多吸少、动则气喘等症状，在术后肾虚性

CRF治疗的过程中，补益肾阳法意义重大。运用益肾化瘀解毒方，患者的骨痛、贫血和厌食症可得以改善。⑤中成药治疗：正元胶囊有益气健脾、补肾填精、滋阴潜阳、大补元气、滋补肝肾、理气健脾的功效，可显著改善肺癌、食管癌、乳腺癌、胃癌及肝癌患者的CRF症状，提高患者生活质量。参芪扶正注射液有补益肺气、祛邪扶正的功效，其分子机制可能与TGF-β_1、TNF-α的表达有关。参芪扶正注射液联合甲地孕酮能较好地改善晚期癌症患者的CRF症状。龟鹿二仙膏用于肾阳虚患者，使患者肾阳得以滋养，精神倦怠、肢体乏力等肾阳虚症状逐步减轻，生活质量有所提高。

五、护理

1.协助患者正确认识癌因性疲惫：护士应提供患者有关癌因性疲惫的有关信息，事先给予患者和家属正确且充分的教育干涉，加强患者对安康照护的调整，并坚持本人的应对自信心。

2.提高睡眠质量：养成良好的作息习惯，每天保证充足的睡眠。对于睡眠障碍的患者，全面分析缘由，为患者提供一个良好的睡眠环境，消除精神要素对睡眠的影响，可采用临睡前用热水泡脚、喝热牛奶，或指导患者做自我催眠法、放松疗法，促进睡眠，提高睡眠质量。

3.鼓励适当的有氧运动：体力活动可提高患者自控、自立的能力，也使自我评价更加客观，这会加强他们的自信心，使他们具备更好的社会活动能力，减轻焦虑及恐惧，因此是缓解疲惫的有益可行的方法。

4.合理的营养摄入：按照少食多餐的原则指导患者摄取营养价值高、易咀嚼和吞咽、易消化的食物。蛋白质可以构建和修补人体组织，所以富含蛋白质的食物对于维持体力、缓解疲惫有重要作用；含铁质丰富的食物和维生素也很重要。

5.提供心理社会支持：护理人员要灵敏运用沟通技巧，了解患者心理状态和个性心理特征，鼓励他们积极寻求协助，倾听他们的苦恼，为患者提供更多的情感和精神支持，可有助于减轻他们的疲惫病症。鼓励患者从事适当的家务劳动和社会任务，可分散其留意力并加强自我照护的自信心。

疲乏是影响癌症患者机体功能的主要因素，尤其是老人。在协助日常生活方面，护理者应提供癌症特定的支持，如监测治疗不良反应、协助疲乏和疼痛管理、管理药物及其他形式的支持，可靠的护理人员可显著提高患者应对CRF的能力。

（张　莹）

第四节　肢体运动障碍

肢体功能运动障碍是指某处肢体或连带性肢体不受意识支配运动，或受意识支配也不能完全控制运动的一种功能障碍。人体肢体的运动源自肌肉的收缩，而肌肉收缩则是受神经支配。支配肌肉收缩的神经受到损伤，就会引起肢体运动障碍，导致肢体无力甚至瘫痪。而支配肌肉运动的神经纤维主要由起源于大脑皮层的中央前回合旁中央小叶向下经过内囊、脑干的大脑脚、延髓锥体，然后到达脊髓，通过脊髓发出的神经支配肌肉的运动。在整个通路过程任何一个环节受到损伤，都会导致肢体活动力量减弱，甚至完全瘫痪。中枢神经系统肿瘤的常见症状之一是肢体运动障碍。脑肿瘤和脊髓肿瘤都可因可能影响神经通路而引起肢体无力。既可以表现为单个肢体的力量减弱，如一侧上肢或者下肢无力；也可能出现一侧肢体的无力，如一侧上肢和下肢的力量同时减弱。相对而言，脑肿瘤引起单个肢体无力比较常见，而脊髓肿瘤引起一侧上下肢两个肢体无力比较常见。

一、评估

（一）肌力评定

肌力是指肌肉收缩时产生的最大力量，又称绝对肌力。肌力评定是肢体运动功能检查的最基本内容之一，也是肌肉、骨骼、神经系统疾病的诊断及康复评定的最基本内容之一。肌力评定的主要目的是判断肌力减弱的部位和程度，协助某些神经肌肉疾病的定位诊断，预防肌力失衡引起的损伤和畸形，评价肌力增强训练的效果。常用的肌力测定方法有徒手肌力测试（MMT）、等长肌力测试（IMMT）、等张肌力测试（ITMT）、等速肌力测试（IKMT）。

1.徒手肌力测试

MMT是根据受检肌肉肌群的功能，选择不同的受检体位，在减重、抗重力和抗阻力条件下完成一定动作，按动作的活动范围和抗重力或抗阻力的情况进行分级。此方法简便易行、科学实用，在临床中得到广泛应用。MMT肌力分级标准通常采用6级分级法，各级肌力的具体标准见表4-2。

2.肌力评定的适应证和禁忌证

（1）适应证：下运动神经元损伤、脊髓损伤、原发性肌病、骨关节疾病等。

（2）禁忌证：严重疼痛、关节活动极度受限、严重的关节积液或滑膜炎、软组织损伤后初步愈合、骨关节不稳定、关节急性扭伤或拉伤等为绝对禁忌证；疼痛、关节活动受限、亚急性和慢性扭伤或拉伤、心血管系统疾病为相对禁忌证。

（二）肌张力评定

肌张力是指肌肉组织在松弛状态下的紧张度，这种紧张度来自于肌肉组织静息状态下非随意、持续、微小的收缩。正常肌张力有赖于完整的外周神经和中枢神经系统调节机制以及肌肉本身的特性，如收缩能力、弹性、延展性等。肌张力是维持身体各种姿势和正常活动的基础，根据身体所处的不同状态，肌张力可表现为以下几种形式：①静止性肌张力是指肌肉处于不活动状态下具有的紧张度。②姿势性肌张力是指人体维持一定姿势（如站立或坐位）时，躯体前后肌肉所具有的紧张度。③运动性肌张力是指肌肉在运动过程中具有的紧张度。

1.异常肌张力

主要包括以下几种形式：

（1）肌张力增高：是指肌张力高于正常静息水平。肌张力增高的状态有痉挛和强直两种状态。痉挛多见于锥体束病变，表现为速度依赖性的牵张反射亢进，检查者在被动活动患者肢体时，起始感觉阻力较大，但会在运动过程中突然感到阻力减小，此现象又称折刀现象。强直多见于锥体外系病变，表现为在肢体的被动运动过程中，主动肌和拮抗肌同时收缩，各方向上的阻力均匀一致，与弯曲铅管的感觉类似，因此称为铅管样强直，若同时伴有震颤则出现规律而断续的阻力降低或消失，称齿轮现象。

（2）肌张力减低：是指肌张力低于正常静息水平。对关节进行被动运动时感觉阻力降低或消失，表现为关节活动范围增加。肌张力减低见于下运动神经元疾病、小脑病变、脑卒中软瘫期、脊髓损伤的休克期等。

（3）肌张力障碍：是一种因持续的肌肉收缩导致扭曲和重复运动及异常姿势的神经性运动障碍，临床上常见类型有扭转痉挛、痉挛性斜颈及手足徐动症等。肌张力障碍可由遗传因素（原发性、特发性肌张力障碍）所致，也可由外伤、感染、中毒及代谢异常等因素所致。根据受累的部位可分为全身性、局灶性及节段性肌张力障碍。

2.肌张力的评价标准

（1）正常肌张力评价标准：肌肉外观应具有特定的形态，肌肉应具有一定的弹性；跨同一关节的主动肌与拮抗肌进行有效的收缩可使关节固定，将肢体被动地放在空间的某一位置上，突然松手时，肢体保持肢位不变，可以维持主动肌与拮抗肌的平衡；具有随意使肢体由固定姿势向运动状态转变的能力，在需要的情况下，能够完成某肌群的协同动作，具有某块肌肉独立运动的能力。

（2）痉挛的评定标准：痉挛的准确量化评定比较困难，临床上多根据量表进行评定，最常用的评定量表是改良Ashworth痉挛评定量表（见表4-1）。

3.评定的注意事项

由于影响肌张力的因素较多，且肌张力呈动态变化，因此临床上同一患者的同一肌肉或肌群的肌张力在不同情况下会发生变化，在肌张力的评定过程中需注意以下事项。

（1）被动牵伸的速度不同，对痉挛评定结果不同。

（2）痉挛量化评定的可信度还受患者努力的程度、情感、环境温度、评定时并存的问题（如尿道结石、感染、膀胱充盈、便秘、压疮、静脉血栓、疼痛、局部肢体受压等可使肌张力增高）、患者的整体健康水平（如发热、代谢和电解质紊乱对肌张力的影响）、药物、患者的体位等因素的影响。因此，进行痉挛量化评定时，必须使评定的程序严格标准化。

（三）关节活动度评定

关节活动度（ROM）是指关节活动时可达到的最大弧度，又称关节活动范围，分为主动活动和被动活动范围。是肢体运动功能检查的最基本内容之一。主动活动范围是指作用于关节的肌肉随意收缩使关节运动时所通过的运动弧，被动活动范围是指由检查者使用外力使关节运动时所通过的运动弧。

关节活动范围的测定是临床医师及康复治疗师评定肌肉、骨骼、神经病损病人的基本步骤，是评定关节运动功能损害的范围与程度的重要指标之一，其主要目的是：确定是否有关节活动范围受限，积极发现影响关节活动范围的原因；确定关节活动受限的程度；确定合适的治疗远近期目标，初步判定可能康复的程度；为选择适当的治疗方式、方法提供客观依据；对临床评价康复治疗、训练的效果，为教学科研提供客观资料。

常用测量方法：关节活动范围测量有多种具体测定方法，也有多种测量工具，如量角器、电子角度测量计、皮尺等，目前临床出现了多种多样，针对不同关节的测量有效测量方法，如三维动作捕捉分析系统COFT-Motion，基于Azure Kinect骨骼追踪的关节活动度测量方法等，目前临床最常采用量角器测量。

（四）脊髓损伤的感觉运动评定

采用ASIA和ISCOS的感觉评分（sensory scores，SS）来评定感觉功能。

（1）关键感觉点：感觉检查的必查部分是检查身体左右侧各28个皮节的关键点（$C_2 \sim S_4$）。关键点应为容易定位的骨性解剖标志点。每个关键点要检查2种感觉：轻触觉和针刺觉（锐/钝区分）。感觉正常（与面颊部感觉一致）得2分，异常（减退或过敏）得1分，消失为0分。每侧每点每种感觉最高为2分，每种感觉一侧最高为56分，左右两侧最高共计112分。两种感觉得分之和最高可达224分。分数越高表示感觉越接近正常。

（2）运动平面确定：运动平面通过身体一侧10块关键肌的检查确定，肌力为3级及以上（仰卧位MMT）的最低关键肌即代表运动平面，前提是代表其上节段的关键肌功能正常（5级）。身体左右两侧可以不同，二者中的最高者为单个运动。见表4-9。

表4-9　人体10组关键肌肉

平面	关键肌
C_5	屈肘肌(肱二头肌、肱肌)
C_6	伸腕肌(桡侧伸腕长、短肌)
C_7	伸肘肌(肱三头肌)
C_8	中指屈指肌(指深屈肌)
T_1	小指外展肌(小指外展肌)
L_2	屈髋肌(髂腰肌)
L_3	伸膝肌(股四头肌)
L_4	踝背伸肌(胫前肌)
L_5	足拇长伸趾肌(拇长伸肌)
S_1	踝跖屈肌(腓肠肌、比目鱼肌)

二、诊断与鉴别诊断

（一）脑肿瘤引起肢体运动障碍的诊断与鉴别诊断

1.病史及临床表现

患者可出现头疼，头晕，恶心，呕吐，听力，语言及肢体功能障碍，精神及认知功能改变。

2.辅助检查

（1）颅CT检查：头颅CT具有较高的分辨率，能够初步判断病灶大小、部位及性质，但是CT检查难以清晰显示肿瘤的大囊小结节，不能有效检出微小结节，分辨软组织能力弱，易发生漏诊事件，应联合磁共振成像，提高对小转移灶的检测率，以提高准确判断率，改善对脑肿瘤的系统性治疗。

（2）MRI平扫+增强：是诊断脑部肿瘤的首选。脑实质转移瘤影像学多表现为圆形或类圆形，边界清楚，大小不一，平扫T1WI多为稍低信号或等信号。当病灶内伴出血或为黑色素瘤转移时可表现为高信号，T2WI或T2WI/FLAIR序列多为稍高信号，也可为等信号；增强扫描T1WI序列呈明显强化，病灶中心多见无强化坏死区域，病灶周围可伴范围不等水肿区，以T2WI或T2WI/FLAIR序列易于观察。

（3）脑电图：脑肿瘤患者的肿瘤会在一定程度上损伤脑神经细胞，而头部相应位置放置的电极能区分异常放电，不同性质的肿瘤在背景节律变化上也有一定区别，如以棘波灶为主的肿瘤是星型胶质瘤，不规则频率、背景脑波 α 节律紊乱则是脑膜瘤。脑电波变化和肿瘤周围组织的影响、肿瘤的浸润性、肿瘤的生长速度关系密切，可准确判断疾病。本研究结果显示，脑膜瘤患者脑电图见前额、额部局灶性慢波长程出现，而颅内占位性病变患者脑电图见广泛性慢波，头后部明显，由此可通过脑电图表现确定不同类型肿瘤。

3.病理活检

可明确肿瘤性质及具体分型，初步了解预后及制定进一步治疗方案。

4.康复评定

肌力，肌张力，感觉运动功能，平衡功能，日常生活能力，心肺功能，心理功能评估。

5.鉴别诊断

（1）脑血管意外导致的肢体运动障碍可表现为肢体运动功能障碍、言语及吞咽障碍、精神及认知功能损害，患者多合并高血压、糖尿病等心脑血管疾病史，行头颅CT及颅脑MRI+MRA+MRV基本可明确诊断。

（2）椎体外系统病变引起的运动障碍，患者肌张力增高，全身肌肉僵硬，故运动笨拙，精细动作困难，行走迟缓，步态慌张，表情呆板。常见于帕金森氏病或帕金森综合征，肝豆状核变性等。

（3）肌肉骨骼病变引起的运动障碍，如重症肌无力、进行性肌肉萎缩等。

（4）情绪及相关药物引起的肢体运动障碍。

（二）脊髓肿瘤引起肢体运动障碍的诊断与鉴别诊断

1.病史及临床表现

疾病早期表现为脊髓受压控制区域的神经根刺激症状，多表现为针刺、烧灼、刀割样疼痛，咳嗽、喷嚏和腹部压力增大使症状加重。可表现为受压平面以下同侧肢体运动障碍，对侧肢体感觉障碍。

2.辅助检查

（1）X线检查：可了解椎骨的继发改变，如椎体的吸收破坏，椎弓根及椎间孔大小等。

（2）CT及MRI检查：MRI是诊断脊髓肿瘤最常用的方法，可清晰地显示肿瘤的病变范围、大小、生长特点，结合增强可直接观察肿瘤形态、部位、大小及与脊髓的关系。

（3）脊髓血管造影及成像。

（4）脑脊液检查：行腰穿脑脊液常规及生化检查。

3.病理活检

可明确肿瘤性质及具体分型，初步了解预后及制定进一步手术及放化疗治疗方案。

4.康复评定

肌力，肌张力，感觉运动功能，平衡功能，日常生活能力，心肺功能，心理功能评估。

5.鉴别诊断

（1）可与脊髓网膜炎鉴别，后者病程长，发病前多有发热或外伤史，病情可有起伏，症状可间断性缓解，大多数有较广泛的根性疼痛。运动障碍较感觉障碍严重，深感觉障碍比浅感觉障碍明显，感觉平面不恒定且不对称。自主神经功能出现一般较晚。脑积液检查细胞数轻度升高，蛋白明显升高。

（2）椎管内结核常继发其他部位结核或既往有结核病史。脊柱多有后突畸形。临床表现多样，不易与其他椎管内占位鉴别，X线可见骨质多有破坏、椎间隙变窄或消失、椎旁可有冷性脓肿阴影。

（3）与椎间盘突出症鉴别，特别是脊髓型颈椎病，伴有椎间盘突出，或不典型慢性发展为腰椎间盘突出。有脊髓受压者，病情发展与脊髓肿瘤相似。早期出现根性疼痛，逐渐出现脊髓受压症状。

（三）四肢骨骼肌肉肿瘤引起肢体运动障碍的诊断与鉴别诊断

1.病史与临床表现

多表现为局部疼痛，硬肿块，关节疼痛，肢体运动障碍，夜间加重，后期可发生病理性骨折。

2.辅助检查

（1）X线检查：可初步发现病变，了解局部骨质的破坏。

（2）CT及MRI检查：CT及MRI是诊断四肢骨肿瘤最常用的方法，可清晰地显示肿瘤的病变范围、大小、生长特点，结合增强可直接观察肿瘤形态、部位、大小及与脊髓的关系。

（3）ECT全身骨扫描：可用于骨组织的形态、代谢异常、骨组织的血液供应情况以及骨组织的肿瘤性病变等。

（4）其他生化指标：血钙及血清碱性磷酸酶升高可辅助诊断。

3.骨组织穿刺及病灶切除活检

可明确诊断疾病性质、分类及分期，为后期的手术及放化疗做指导。

4.鉴别诊断

（1）骨结核：骨结核患者的骨密度通常比较低，骨肿瘤通常是骨质的异常增生。骨结核通常是由结核杆菌感染引起的。骨肿瘤通常是由于基因变异引起的。骨结核通常会出现关节疼痛、肿胀的症状，严重时还可出现活动受限，骨肿瘤会出现骨痛、骨折等表现，严重时候出现局部肿块。

（2）与骨骼良性肿瘤相鉴别：良性肿瘤特点是表现会比较轻微，病史比较长，肿瘤增长速度较慢，局部轻微压痛，表面比较光滑，局部皮温比较正常。如果是恶性肿瘤，初期症状比较轻，间断发作，但是症状会明显加重，疼痛也较强，而且肿瘤发展速度快，局部会迅速出现红、肿、热、痛等功能障碍。良性肿瘤的表现通常是骨骼均匀破坏，通常有硬化缘，骨骼表现为膨胀性的骨破坏。恶性肿瘤的表现是侵袭性边界不清，可以看到软质肿块阴影、骨质有明显破坏，甚至有病理性骨折的发生。

三、治疗

（一）康复治疗

脑部肿瘤患者引起的肢体运动功能障碍，常合并有吞咽功能障碍、交流功能障碍、认知功能障碍以及肩部问题，脊髓肿瘤引起的肢体运动障碍常合并大小便问题等。康复治疗就是改善原发疾病引起的功能障碍，提高患者生存质量。只有早期康复介入、采取综合有效的措施，并注意循序渐进，令患者主动参与，才能最大限度地减轻大脑及中枢神经功能受损，提高患者生存质量。

1.康复目标与时机选择

（1）康复目标：利用物理治疗及功能锻炼等综合措施改善患者肢体运动功能，预防运动功能障碍导致长期卧床可能发生的并发症（如压疮、坠积性或吸入性肺炎、尿路感染、深静脉血栓形成等），提高患者的日常生活活动能力和适应社会生活的能力。

（2）康复时机：循证医学研究表明，早期康复有助于改善脑及脊髓损失肢体运动功能受损的快速恢复，减轻残疾的程度，提高生存质量。通常主张在生命体征稳定48h后，原发神经病学疾患无加重或有改善的情况下，开始进行康复治疗。但对伴有严重合并症或并发症者，如血压过高、严重的精神障碍、重度感染、急性心肌梗死或心功能不全、严重肝肾功能损害或糖尿病酮症酸中毒等，应在治疗原发病的同时，积极治疗合并症或并发症，待患者病情稳定48h后方可逐步进行康复治疗。

2.早期康复

早期康复目标是通过被动活动和主动参与，促进偏瘫侧肢体肌力和肌张力的恢复和主动活动的出现，以及肢体体位的转换（如翻身等），预防可能出现的压疮、关节肿胀、下肢深静脉血栓形成、尿路感染和肺部的感染等并发症。

（1）体位与患肢的摆放：定时翻身（每2h 1次）是预防压疮的重要措施，开始以被动为主，待患者掌握翻身动作要领后，由其主动完成。脊髓肿瘤导致的截瘫患者可由治疗师及家属辅助被动完成。

（2）患侧肢体的被动活动：以治疗师被动活动患侧肢体为主。活动顺序为从近端关节到远端关节，一般每日2~3次，每次5min以上，直至偏瘫肢体主动活动恢复。同时，嘱患者头转向偏瘫侧，通过视觉反馈和治疗师的言语刺激，帮助患者主动参与。被动活动宜在无痛或少痛的范围内进行，以免造成软组织损伤。

（3）物理因子治疗：气压治疗可有效减少肢体运动功能障碍患者长期卧床导致深静脉血栓形成的风险，脊髓肿瘤导致的截瘫患者可选用气垫床。另外可在患侧肢体行功能性电刺激（如低频脉冲、中频脉冲治疗仪）、肌电生物反馈和冰刺激等，可使瘫痪肢体肌肉通过被动引发的收缩与放松逐步改善其张力。

（4）中医传统康复：可选择普通针刺及电针、艾灸、推拿等方法。建议以曲池、足三里为治疗肢体运动障碍功能的主穴，辅以太阳、少阳经穴。上肢偏瘫可选配肩髃、手三里、外关、合谷，辅助肩髎、阳池、后溪，下肢可选用环跳、伏兔、阳陵泉、解溪、昆仑、风市、阴市，可根据临床辨证选择，髓海不足可选择关元、悬钟，痰浊壅阻可选用三阴交、丰隆，气血亏虚可选用足三里、通里，瘀血阻络可选择血海，肝阳上亢可加太冲。得气后留针20~30min，可连接电针仪，以患者能耐受为准，其他配穴依据"虚则补之，实则泻之"的原则，在得气的基础上辅以补泻手法。可选用神庭、百会、风府等穴位进行艾灸治疗。

（5）其他：合并有吞咽功能障碍、交流功能障碍、认知功能障碍以及肩部问题，脊髓肿瘤引起的肢体运动障碍常合并大小便问题的康复。

3. 中期康复

此期的目标是以增加患者的协调性和选择性随意运动为主，并结合日常生活活动进行上肢和下肢实用功能的强化训练，同时抑制异常的肌张力。

（1）床上及床边活动：主要是在侧卧位的基础上，逐步转为床边坐（双脚不能悬空）。开始练习该动作时，应在治疗师的帮助指导下完成。床边站时，治疗师应站在患者的偏瘫侧，并给予其偏瘫膝一定帮助，防止膝软或膝过伸，要求在坐—站转移过程中双侧下肢应同时负重，防止重心偏向一侧。

（2）肢体功能锻炼：站立平衡训练、单腿负重训练、上下台阶运动、减重步行训练、平行杠内行走、室内行走与户外活动、双侧上肢或偏瘫侧上肢肩肘关节功能活动（包括肩胛骨前伸运动）、双手中线活动并与日常生活活动相结合。下肢功能活动：双侧下肢或偏瘫侧下肢髋、膝关节功能活动，双足交替或患足踝背伸运动。

（3）物理因子治疗：重点是针对偏瘫侧上肢的伸肌（如肱三头肌和前臂伸肌）和偏瘫侧下肢的屈肌（如股二头肌、胫前肌和腓骨长短肌），改善患者的伸肘、伸腕、伸指功能，以及屈膝和踝背伸功能，常用方法有低中频电刺激、肌电生物反馈等。

（4）传统康复治疗：同康复早期。

（5）作业疗法：主要是日常生活能力的训练，日常生活活动能力的水平是反映康复效果和患者能否回归社会的重要指标，基本的日常生活活动（如主动移动、进食、个人卫生、更衣、洗澡、步行和如厕等）和应用性日常生活活动（如做家务、使用交通工具、认知与交流等）都应包括在内。运动性功能活动：通过相应的功能活动增大患者的肌力、耐力、平衡与协调能力及关节活动范围。

（6）其他：合并有吞咽功能障碍、交流功能障碍、认知功能障碍以及肩部问题，脊髓肿瘤引起的肢体运动障碍常合并大小便问题的康复。

4.恢复后期康复

（1）此期患者大多数肌肉活动为选择性的，能自主活动，从不受肢体共同运动影响到肢体肌肉痉挛消失，分离运动平稳，协调性良好，但速度较慢。本期的康复治疗为三级康复，目标是抑制痉挛，纠正异常运动模式，改善运动控制能力，促进精细运动，提高运动速度和实用性步行能力，掌握日常生活活动技能，提高生存质量。

（2）肢体精细功能康复：上肢和手的功能训练综合应用神经肌肉促进技术，抑制共同运动，促进分离运动，提高运动速度，促进手的精细运动。下肢功能训练抑制痉挛，增加下肢运动的协调性，增加步态训练的难度，提高实用性步行能力。

（3）日常生活活动能力训练：加强修饰、如厕、洗澡、上下楼梯等日常生活自理能力的训练，增加必要的家务和户外活动训练等。

（4）传统康复治疗：同康复早中期。

（5）支具和矫形器的应用：必要的手部支具、患足矫形器和助行器等的应用，有助于提高患者的实用技能。

（二）中药治疗

中药是在中医思想理论指导下，根据疾病的病机辨证论治。中药汤剂指药物用煎煮、浸泡去渣取汁的方法制成的液体制剂，具有制备简单易行、溶媒来源广、液体制剂吸收快、药效发挥迅速等优点，因此成为肢体功能障碍患者中医治疗方案中的常用剂型之一。梁雪峰等认为中医理论中的"证"反映的是疾病的本质，因此疾病治疗就要抓住"证"的所在，根据中风后肢体功能障碍的病因病机，结合多年的临床实践经验，按照中医辨证论治的治疗原则归纳为以下证型。中医按照"中风"进行临床辨证论治。

1.肝阳上亢

证候：眩晕，头疼，头昏，半身不遂，口舌歪斜，舌强语謇或不语，半身麻木，面红目赤，口苦咽干，心烦易怒，大便干结。舌质红或红绛，舌苔薄黄，脉弦有力。

治则：镇肝熄风，滋阴潜阳。

主方：镇肝熄风汤加减。

方药：怀牛膝、代赭石、龙骨、牡蛎、白芍、玄参、龟板、天冬、茵陈、川楝子、生麦芽、甘草。

2.风痰阻络

证候：半身不遂，口舌歪斜，舌强言謇或不语，偏身麻木。舌质暗淡，舌苔白腻，脉弦滑。

治则：化痰通络。

主方：大秦艽汤加减。

方药：秦艽、羌活、独活、防风、当归、白芍、熟地、川芎、白术、茯苓、黄芩、石膏、生地。

3.痰热上扰

证候：半身不遂，口舌歪斜，舌强言謇或不语，偏身麻木，腹胀，便干便秘，头晕目眩，咳嗽痰多。舌质暗红或暗淡，苔黄或黄腻，脉弦滑。

治则：化痰通腑。

主方：星蒌承气汤加减。

方药：胆南星、全瓜蒌、生大黄、芒硝。

4.气虚血瘀

证候：半身不遂，半身麻木，面色青紫，头刺痛，眩晕不止。舌质暗淡，有瘀斑，舌苔青紫，舌下有瘀点，脉弦涩。

治则：益气活血。

主方：补阳还五汤加减。

方药：生黄芪、当归尾、川芎、赤芍、桃仁、红花、地龙。

5.阴虚风动

证候：半身不遂，口舌歪斜，舌强言謇或不语，偏身麻木，烦躁失眠，眩晕耳鸣，手足心热。舌质红绛或暗红，少苔或无苔，脉细弦或细弦数。

治则：滋阴熄风。

主方：大定风珠加减。

方药：鸡子黄、阿胶、地黄、麦冬、白芍、龟板、鳖甲、五味子、炙甘草。

如偏瘫较重者可加牛膝、木瓜、地龙、蜈蚣、桑枝等通经活络之品；如舌质暗红、脉涩等有血瘀证时加丹参、鸡血藤、桃仁、地鳖等以活血祛瘀；语言不利甚者加菖蒲、郁金、远志开音利窍。

（三）原发病治疗

对脑部及脊髓肿瘤压迫引起的肢体运动障碍，在康复治疗可同时积极治疗原发病，如手术治疗、放射治疗（包括碳离子治疗）、化学治疗、分子靶向治疗、生物免疫治疗等。

四、护理

（一）起居护理

通过顺应四时昼夜变化，随气候变化调摄寒温，起居有常，劳逸结合，保证充足的睡眠。保持环境安静，舒适，整洁。

常见症状护理：

1.肢体运动功能障碍

应指导协助患者良肢位摆放、肌肉收缩及关节运动，减少或减轻肌肉挛缩及关节畸形。指导患者进行床上的主动性活动训练，包括翻身、床上移动、床边坐起、桥式运动等。如患者不能做主动活动，则应尽早进行各关节被动活动训练。

2.语言交流障碍

可采用自制语言卡片等与患者沟通，训练有关发音肌肉。先做简单的张口、伸舌、露齿、鼓腮动作，然后进行软腭提高训练，再做舌部训练，还有唇部训练，指导患者反复进行抿嘴、噘嘴、叩齿等动作。

3.吞咽障碍

轻者以摄食训练和体位训练为主，重患采用间接训练为主。主要包括：增强口面部肌群运动、舌体运动和下颌骨的张合运动，咽部冷刺激，空吞咽训练，呼吸功能训练等。

4.有吸入性肺炎风险患者

可给予鼻饲饮食。

5.便秘者

可让患者及家属用双手沿脐周顺时针按摩，每次20～30周，每日2～3次，促进肠蠕动。鼓励患者多饮水，养成每日清晨定时排便的习惯，饮食以粗纤维为主，多吃增加胃肠蠕动的食物，如黑芝麻、蔬菜、瓜果等；多饮水，戒烟酒，禁食产气多刺激性的食物，如甜食、豆制品、圆葱等。

（二）健康指导

1.生活起居

调摄情志、建立信心，起居有常、不妄作劳，戒烟酒、慎避外邪；注意安全，防呛咳窒息、防跌倒坠床、防压疮、防烫伤、防走失等意外。

2.饮食指导

风痰瘀阻者可进食祛风化痰开窍的食品，如山楂、荸荠、黄瓜、鱼头汤等；气虚血瘀者可进食益气活血的食物，如山楂、大枣滋补粥；肝肾亏虚者可进食滋养肝肾的食品，如芹菜黄瓜汁、清蒸鱼、百合莲子薏仁粥。神志障碍或吞咽困难者，根据病情予禁食或鼻饲喂服，以补充足够的水分及富有营养的流质，如果汁、米汤、肉汤、菜汤、匀浆膳等，饮食忌肥甘厚味等生湿助火之品。

3.情志调理

语言疏导法：运用语言，鼓励病友间多沟通、多交流，鼓励家属多陪伴患者。移情易志法：通过戏娱、音乐等手段或设法培养患者某种兴趣、爱好，以分散患者注意力，调节其心境情志，使之闲情逸致。五行相胜法：运用"怒伤肝，悲胜怒；喜伤心，恐胜喜；思伤脾，怒胜思；忧伤肺，喜胜忧；恐伤肾，思胜恐"的五行制约法则，但要注意掌握情绪刺激的程度。

4.树立未病先防思想

基于中医治未病理论，未病先防，通过四时养生、饮食调摄、调畅情志、劳逸适度等措施，达到"阴平阳秘"的状态，防止疾病的发生。

5.心理护理

为患者进行心理护理，减轻患者焦虑、抑郁心理状态，告知患者疾病相关知识，使患者了解并配合医务人员护理，告知患者保持愉快的心情对肢体运动康复有极大帮助，提高患者对预后生活质量的期望。

（刘　柱）

第五节　淋巴水肿

淋巴水肿是指因自身或外部因素导致淋巴管系统发育异常或受损，使机体中某些部位淋巴液回流受阻后滞留在皮肤组织内引起的水肿，而组织液在体表反复感染后，出现皮下纤维结缔组织增生、脂肪硬化等一系列病理改变，如果病变部位是肢体，则可以出现病变肢体增粗，后期则会出现皮肤增厚、粗糙、坚韧如象皮之状，也被称之为"象皮肿"。临床上淋巴水肿可以分为原发性和继发性，临床上以继发性多见，一般乳腺癌术后水肿会发生在患侧上肢、前胸部、背部，其中以上肢水肿最常见，盆腹腔术后水肿会发生在会阴部、大腿处、小腿处及脚踝部。淋巴水肿不能自愈，如果不采取干预会进行性加重，导致患者日常生活能力下降，严重影响了患者的生活质量，后期发展会导致截肢等不良后果。

淋巴水肿是高致残类疾病，根据世界卫生组织的数据显示，随着癌症发病率逐年增高和癌症患者生存率的提高，肿瘤治疗后的淋巴水肿越来越常见，成为继发性淋巴水肿的主要病因。全球范围内淋巴水肿的患病人数约为1.7亿，在最常见的慢性疾病中，淋巴水肿排在第11位。我国原发性及继发性淋巴水肿患者人数每年在攀升，仅乳癌根治术后发生上肢淋巴水肿的患者每年约新增3万人。目前淋巴水肿的治疗已成为临床上较为关注的问题。

一、病因

淋巴水肿的发生可基于单纯淋巴管的发育异常，如淋巴管稀少、淋巴管扩张增生，或由淋巴结病变，如数目少、体积小、增生或结构不良及淋巴管的损伤引发。原发性和继发性两大类的水肿各不相同，继发性多为后期的淋巴结和淋巴管继发损伤或病变引起。

（一）原发性淋巴水肿

发病机制尚不清楚，一般认为淋巴系统的异常发育与基因变异相关。已经发现的与家族遗传性相关的基因有 *FLT4*、*GJC2*、*VEGFC*、*PIEZO1*。

1.单纯性

发病无家族或遗传因素。发病率占原发性淋巴水肿的12%。出生后即有一侧肢体局限或弥漫性肿胀，不痛、无溃疡，极少并发感染，一般情况良好，多见于下肢。

2.遗传性

又称Milroy病，较罕见。同一家族中有多人患病，多为一侧下肢受累，女性多见，发病年龄9～35岁，70%为单侧性。一般在无明显诱因下出现足踝部轻度肿胀，站立、活动、月经期及气候暖和时加重。

（二）继发性淋巴水肿

继发性淋巴水肿指有明确引发因素的淋巴水肿，根据发病因素的不同，继发性淋巴水肿有以下类型：恶性肿瘤相关、创伤后、医源性、感染相关、恶性肿瘤淋巴转移引发的淋巴水肿，丝虫性淋巴水肿是世界范围内最常见的继发性淋巴水肿。

1.乳腺癌相关淋巴水肿（breast car ncer-related lymphedema，BCRL）

是最常见的继发性水肿。在我国和发达国家，乳腺癌相关淋巴水肿占继发性淋巴水肿的大多数。乳腺癌手术、腋窝淋巴结清扫术、化疗和放疗是引起淋巴循环障碍的主要原因。乳腺癌手术后的患肢淋巴系统多数处在代偿状态，肢体劳累、感染和损伤等因素使已经超负荷的淋巴系统失去代偿功能或崩溃，导致淋巴水肿。

2.妇科恶性肿瘤相关淋巴水肿

常见的妇科恶性肿瘤如宫颈癌、子宫内膜癌和卵巢癌治疗后引发的下肢、外阴、下腹部和臀部等下半身的水肿。潜在危险因素包括手术切除的范围、切除淋巴结的数量、放疗和化疗，以上可导致淋巴暂时和永久回流障碍。

3.前列腺癌、直肠癌、膀胱癌根治手术和放疗后淋巴水肿

发病的原因是盆腔内淋巴结在根治术中被广泛摘除，术后淋巴管循环未能重建，导致会阴部和下肢上行的淋巴通路被阻断，淋巴液在组织间滞留。早期水肿局限在外阴部或发生在足背和踝周。随病期延长，水肿的范围扩大至整个肢体和外阴、下腹部。这类水肿的发生率似较女性盆腔肿瘤治疗后的要低。

4.创伤后淋巴水肿

最多见于车祸、严重的外伤致软组织缺损，浅表淋巴管甚至深部淋巴管损伤和缺失，造成远端肢体淋巴水肿，以下肢多见。

5.感染相关淋巴水肿

（1）丝虫性淋巴水肿：是世界范围内发病人数最多的继发性淋巴水肿。丝虫感染对淋巴系统造成的损害是丝虫抗原引起的淋巴管和淋巴结的过敏和免疫反应造成淋巴管和淋巴结的结构损害，如管腔扩张瓣膜闭合不全或闭塞以及淋巴结纤维化，淋巴循环因而受阻形成的组织水肿。

（2）淋巴管（结）炎引发的淋巴水肿：反复发作的淋巴管炎（丹毒）和淋巴结炎可以带来淋巴管和淋巴结结构的破坏，如管壁水肿、增厚、纤维化、狭窄和闭塞，最终阻塞淋巴回流通路，引发淋巴水肿。

6.医源性淋巴水肿

医源性淋巴水肿指由于误诊和治疗措施不当引发的继发性淋巴水肿，也是临床医师在医疗实践中应该避免的。医源性的淋巴水肿并非少见，许多外科手术有可能损伤淋巴管，例如乳腺癌根治术。髂窝和腹股沟淋巴结摘除属于根治手术的一部分。心脏手术可能损伤胸导管，其他还有肢体动脉重建手术、腹膜后区域的手术和肾移植术等手术后发生淋巴管受损引起淋巴水肿、淋巴漏、乳糜胸水、乳糜腹水、心包乳糜积水等。

7.恶性肿瘤淋巴转移引发的淋巴水肿

恶性肿瘤淋巴转移引发的淋巴水肿在临床上有增多的趋势，也称恶性淋巴水肿。恶性肿瘤的肿瘤细胞可以穿透淋巴管壁阻塞淋巴管，肿瘤本身也可能压迫淋巴管而阻挡淋巴循环，最常见的是转移到腹股沟、髂窝淋巴结从而阻断淋巴回流引发淋巴水肿。与常见的慢性淋巴水肿不同，恶性肿瘤淋巴转移引发的淋巴水肿具有病程短、发展快的特点，又称急性淋巴水肿。

二、评估与分期

（一）评估

1.病史

（1）询问首次出现时间

①水肿是什么时候开始出现的？

②水肿是怎么出现的？水肿出现的时间快还是慢？

③水肿出现的部位在哪里？水肿是持续性的还是夜间或晨起有消退？

④是否有诱发因素？哪些因素引发？

（2）疼痛

①水肿是否伴有疼痛？

②是哪种性质的疼痛？

③发生疼痛的部位和时间？

（3）部位

①水肿是对称性的吗？是一个患肢还是健侧同时水肿的？

②是远端水肿还是近端水肿？

③发生水肿的部位皮肤有无异常？颜色有无变化？

（4）治疗史

①是否做过手术？做过什么手术？手术时间？手术的方式？

②正在进行什么治疗吗？做过放疗、化疗吗？

③目前有服用什么药物吗？有无其他并发症？

2.客观检查

（1）视诊

嘱患者脱去水肿侧的上衣/裤子，查看患肢皮肤情况及水肿的部位，水肿以远端为主还是近端为主。

（2）触诊（如图4-1）

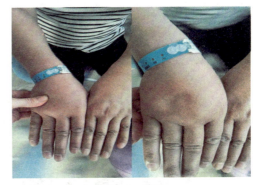

①触摸皮肤的温度是否与健侧一样？手术部位瘢痕？

②检查皮肤的感觉是否与健侧一样？按压有无凹陷？

③触摸皮肤的弹性及有无纤维化改变（Stemmer征)？

④触诊是否伴有疼痛？

图4-1 触诊

3.水肿周径的测量

上肢：分别测量手掌虎口处、腕横纹、腕上5cm、腕上10cm、腕上15cm、肘横纹、肘上5cm、肘上10cm、肘上15cm患肢周径。

下肢：分别测量足弓处、足踝部、踝上10cm、踝上20cm、踝上30cm、髌骨中点、髌上10cm、髌上20cm、髌上30cm患肢周径。

首次评估时需要同时测量健侧和患侧肢体的周径，治疗结束后只测量患侧肢体周径，用于作出效果评价，继续干预指导。

（二）分期

1.按照临床体征分期

按照淋巴水肿的水肿程度和纤维化程度进行分期：

Ⅰ期：此期又称可逆性淋巴水肿。特点是用手指按压水肿部位，会出现局部的凹陷。下午或傍晚水肿最明显，休息一夜后，肿胀大部分或全部消退。

Ⅱ期：此期水肿已不会自行消退。由于结缔组织增生，水肿区组织质地不再柔软，凹陷性水肿渐渐消失，组织变硬。

Ⅲ期：肿胀肢体体积增加显著，组织由软变硬，纤维化明显。皮肤发生过度角化，生长乳突状瘤。

Ⅳ期：也称象皮肿，晚期下肢淋巴水肿的特征性表现，由于肢体异常增粗，皮肤增厚、角化，粗糙呈大象腿样改变，尤以远端肢体更加明显。由于患肢体积异常增大、沉重，以及外形的明显畸形，影响患者的日常行动、生活和工作。

2.按照MR平扫图像分期

Ⅰ期：小腿胫前少量积水，皮下组织轻度增厚。

Ⅱ期：皮下组织弥散积水，中度增厚。

Ⅲ期：皮下层增厚较明显，弥散积水伴纤维隔生成。

Ⅳ期：皮下层异常增厚，广泛积水伴纤维组织增生和脂肪组织沉积。

3.其他分期

根据2013年国际淋巴协会发布的《外周淋巴水肿诊断与治疗共识》及2017年发布的《中国抗癌协会乳腺癌诊治指南与规范》，一般将水肿程度分为4期。

0期：乳腺癌患者的淋巴系统功能已经受到损伤，但测量患者患侧肢体的体积并没有发生异常。

Ⅰ期：富含蛋白的淋巴液在结缔组织中积聚，可以看到明显的肢体肿胀，抬高肢体后肿胀可以暂时消退。患侧与健侧上肢周径差小于3cm。

Ⅱ期：上抬肢体时肿胀不会消退，组织开始纤维化，导致肢体变硬，患侧与健侧上肢周径差3～5cm。

Ⅲ期：该阶段最典型特征是淋巴滞留性象皮肿，此时脂肪沉积和组织纤维化更加严重，皮肤出现色素沉着，可能会出现疣状增生，患侧与健侧上肢周径差大于5cm。见图4-2、3。

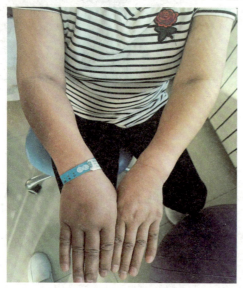

图4-2 上肢淋巴水肿

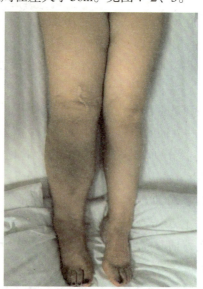

图4-3 下肢淋巴水肿

三、诊断与鉴别诊断

淋巴水肿的诊断主要依据病史和体征。淋巴水肿起病隐匿，进展缓慢，早期为凹陷性水肿，干预后可缓解，如果不重视治疗晚期会发展成"象皮肿"。

（一）诊断

1.临床初诊

淋巴水肿以下肢最常见，多是单侧下肢，较少发生在双下肢。上肢淋巴水肿也较为常见，上肢淋巴水肿一般多为单侧。淋巴水肿还可发生在面部、外生殖器和臀部。水肿早期出现在肢体远端的足背部和手背部，呈凹陷性水肿。水肿逐渐向近心端蔓延。随着病期的延长，组织逐渐变硬，患部的体积也不断增大，晚期形成象皮腿，皮肤变得粗糙，生长乳头状瘤及皮肤淋巴液渗漏。

2.临床特征

（1）起病缓。

（2）早期呈凹陷性水肿。

（3）水肿起自肢体远端：足背、踝周、手背。

（4）多有蜂窝织炎发作史。

（5）少有严重的疼痛。

（6）有沉重感。

（7）皮肤改变：干燥、粗糙、生长乳头状瘤、皮肤糜烂。

（8）少有溃疡。

3.体格检查

让患者暴露上肢或一侧下肢，检查水肿的肢体皮肤温度有无增高，颜色是否正常，感觉有无异常，有无凹陷性水肿，水肿在远端还是近端，有无疼痛及皮肤纤维化改变等。

4.相关病史

（1）是否有明显诱因。

（2）水肿持续的时间及进展情况。

（3）水肿发生前的其他疾病治疗情况。

（4）有无皮肤感染经历。

（5）有无心、肝、肾、肺等慢性疾病及治疗情况。

（6）有无骨科疾患。

（7）有无心理和社会方面问题。

（8）有无服用药物。

（二）鉴别诊断

淋巴水肿应该与慢性静脉曲张和静脉瓣膜功能不全、急性深静脉血栓、心源性水肿、脂肪水肿、黏液性水肿及良性肿瘤等做鉴别诊断。

1.慢性静脉曲张和静脉瓣膜功能不全：常累及双下肢，病史较长，常伴有皮肤色素沉着和硬化性脂膜炎，表皮薄。

2.急性深静脉血栓：特征是急性发作，一般为单侧，疼痛，霍曼斯征（+）。如果引发肺栓塞是致命的。血栓可以用多普勒超声诊断。

3.心源性水肿：一般凹陷性水肿局限于双下肢的远端，下肢抬高后肿胀可能会减轻。有慢性心功能不全的病史。

4.脂肪水肿：女性中更为常见，表现为下肢和躯干的对称性或不对称性受累，足部无肿胀。皮肤敏感，无蜂窝织炎，无皮肤角化。

5.黏液性水肿：通常被认为与甲状腺功能减退有关。患者有甲状腺功能亢进症的治疗史，双下肢皮肤结节性增生、质硬、皮肤干燥、指甲易碎、淋巴回流不受影响。

6.良性肿瘤：生长在下肢的良性肿瘤（如神经纤维瘤），有可能与淋巴水肿混淆。神经纤维瘤质地柔软，皮肤具有特征性的褐色斑，生长缓慢，无丹毒和蜂窝织炎的发作史。

7.肢体肥大：常见于儿童先天性肢体增粗，多见单侧肢体或半侧肢体。一般随年龄增长，不会进行性加重。无皮肤角化和组织纤维化。淋巴造影显示淋巴回流正常。

8.肝功能不全，低蛋白血症。

9.药物引发：常见药物有以下几种。

（1）钙离子拮抗剂：水肿多发于胫前部和踝部，与钙拮抗剂扩张血管有关。

（2）长期使用糖皮质激素可引起水盐代谢紊乱，使肾小管对钠离子重吸收增加，导致水钠潴留，出现药物性肾上腺皮质功能亢进，如全身水肿症状。

（3）胰岛素及口服降糖药：胰岛素引起水肿发生在治疗早期，部位多见于面部和双下肢。

（4）非甾体抗炎药：抑制前列腺素合成，引起水钠潴留，造成水肿。

（5）降压药：卡托普利、氯沙坦、替米沙坦、美托洛尔、卡维地洛可引起水钠潴留。

淋巴水肿还有一些辅助诊断，如核素淋巴造影、直接淋巴造影、间接淋巴造影、MR水成像、动态MR淋巴系统造影、吲哚菁绿淋巴造影、超声显像。

四、治疗

淋巴水肿患者的治疗有手术治疗、非手术治疗（保守治疗），临床上多以非手术治疗（保守治疗）为主，主要包括药物治疗及物理治疗等手段，但是效果不显著，无法达到预期效果。目前，国际上应用最广、疗效较好的淋巴水肿治疗方法是采用综合消肿治疗。

（一）药物治疗

1.利尿剂

利尿剂的使用可使水肿短期内消退，因为利尿剂对消除周围淋巴水肿的作用很有限，还会引起体内电解质的紊乱，不建议长期使用。常用的有氢氯噻嗪、螺内酯及呋塞米。

2.迈之灵

具有降低毛细血管通透性、减少渗出、减轻水肿、增加静脉回流及血管张力作用。治疗静脉性水肿，对早期静脉功能障碍引发的静脉-淋巴混合型水肿的治疗有辅助作用，但后期作用不大。

3.地奥司明

地奥司明治疗慢性静脉功能不全和静脉曲张，具有静脉抗炎作用。适用于静脉性水肿或静脉-淋巴混合型水肿的治疗，临床上也有应用地奥司明治疗淋巴水肿，但对于单纯性淋巴水肿的治疗效果并未见较好疗效的相关报道。

4.中医中药

与其他药物相比，中药副作用小，临床上常常会联合应用中药汤剂来治疗淋巴水肿，以促进水肿的消退。据报道，上海交通大学医学院附属第九人民医院淋巴中心研制的中药组方"淋巴方"在治疗急慢性淋巴水肿中有较好的疗效。

（二）物理治疗

1.冲击波在淋巴水肿治疗中的应用

使病人放松身体，取仰卧位，根据病人淋巴水肿的严重情况，选择在水肿严重及皮肤组织纤维化的部位运用冲击波进行局部治疗。每次治疗时间不要过长，每天1次。在治疗过程中要观察治疗处皮肤颜色，多询问病人的症状感知情况，如有不适及时停止治疗。

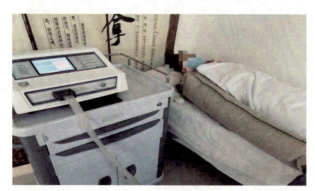

图4-4　空气压力波治疗

2.空气波压力循环治疗

该治疗能够促进血液循环和淋巴循环，能通过反复对肢体进行加压、卸压，使肌肉产生收缩、舒张的作用，达到缓解水肿的目的，能加速静脉血液和淋巴组织液驱向肢体近心端，以促进淋巴液回流至腋淋巴结或腹股沟区，再配合手法引流效果较好。每次30min，每日2次。如图4-4。

空气波压力循环治疗禁忌证：①未经治疗的非凹陷性淋巴水肿；②深静脉栓塞已知或怀疑病例；③肺栓塞；④栓塞性静脉炎；⑤急性皮肤蜂窝织炎和淋巴管炎；⑥肺水肿；⑦严重心力衰竭；⑧缺血性脉管病；⑨活动性转移性病变引起的水肿；⑩肢体根部和躯干的水肿。

3.肌内效贴治疗淋巴水肿

肌内效贴布于20世纪70年代起源于日本，由日本医师加濑建造（Kenzo Kase）研发，发展于欧美，而国内对肌内效贴布的认识则始于北京奥运会。经推广，现该技术不仅用于各类运动损伤的处理，且广泛延伸到临床康复等领域。肌内效贴技术通过粘贴时胶布的密度差牵动皮肤的走向，增加皮肤与肌肉之间的间隙，进而影响到皮下筋膜组织的流向，让筋膜系统能够有足够的通透性与流通，促进淋巴及血液循环。一般采用爪形或灯笼形，可起到辅助消肿的目的。

4.压力衣治疗

适合水肿稳定期的维持阶段。

臂部压力套的压力一般为2级。

上臂水肿：压力衣至腋窝下。

前臂-手水肿：长手套至肘关节，露指或不露指。

手背水肿：戴指手套（如图4-5）。

手指水肿：短型，长型分指手套。

下肢压力衣需要压力为3级的压力裤。

双腿及腹部皮肤的淋巴水肿：压力裤，可按需加压。

单腿和髋部淋巴水肿：单腿压力袜。

整条腿的淋巴水肿：长筒压力袜。

小腿淋巴水肿：中筒压力袜。

足踝淋巴水肿：短压力袜。

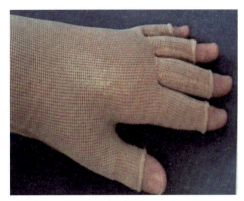

图4-5　指手套

压力套是预防和治疗肢体淋巴水肿的重要手段之一。Ⅰ期的淋巴水肿压力套是主要的治疗措施。即使中晚期的水肿，在经过手法引流综合治疗患肢的体积显著缩小，压力套就是后续治疗和巩固治疗效果的必要措施，甚至是终身采用的措施。在关节部位配合使用压力垫防止肌腱血管受压，使得不平整部位的压力均匀分散。

（三）综合消肿治疗

1932年丹麦 Vodder 医生和他的妻子作为按摩治疗师在法国首创了手法淋巴引流，成功治疗淋巴结肿大，并在1936年发表了第一篇手法淋巴引流的文章。1963年德国医生 Asdonk 首次将手法淋巴引流用于治疗淋巴管疾病。20世纪80年代，德国医生 Foeldi 夫妇改进并发展成了一套综合性技术，也就是今天所知的综合消肿治疗（Complete Decongestive Therapy，CDT）。综合消肿治疗包括：手法淋巴引流、弹性压力包扎、功能锻炼等。

1.手法淋巴引流治疗（MLD）

是一种温和的人工治疗方式，由 Vodder 的4个基本手法组成：静止画圈式、泵送式、铲式、旋转式，不同的部位采用不同的手法。手法淋巴引流技术是为了增加或促进淋巴液或组织液的回流，是遵循淋巴系统的解剖和生理通路来实施的。手法淋巴引流是目前世界范围内应用最广的主要治疗手段，疗效确切、安全，在国际上大多数国家都在推广应用。

（1）具体手法。

定圈法：手指平放在皮肤上，在圆的第一部分柔和渐进施加压力，在第二部分压力缓慢下降，同时使手指与皮肤接触，使皮肤回弹到原位。沿引流的方向推进。

泵送法：拇指外展与示指形成一个完全开放的弓形，手指伸展，手腕弯曲，手掌放松地垂直于被治疗区域的纵轴，随着手腕的伸展使手掌接近皮肤逐渐施加压力；治疗以一个切向力结束，施压阶段结束，手向相反方向运动，手腕回到初始弯曲的位置。

铲送法：起始位类似泵送法，拇者和示指形成一个完全开放的弓形，除拇指外其余四指指向患肢远端，覆于待治疗区域，然后手腕向身侧渐进伸展使整个手掌接触皮肤。考虑到浅层淋巴管的解剖方向，手应由远及近从后向前跨过肢体分界线。在运动后期施加更大压力，之后腕关节回到初始旋转弯曲与皮肤接触的位置。

旋转法：起始位为拇指（外展）和示指朝引流方向放在皮肤上，然后，手腕稍旋转放低向皮肤施压使皮肤表面朝引流方向移动直至手掌接触皮肤。当拇指与示指相触时，下一旋转治疗开始。

（2）原则。①治疗前确定淋巴水肿的分期，记录各点位周径的大小，便于观察效果进行对比；②操作时，手施加的压力要适度，强压会导致淋巴管痉挛；③工作期与休息期让组织间的压力平稳上升，平稳下降；④手法时间至少1s，每个部位重复5~7次；⑤手法操作的方向顺着淋巴回流的方向。

（3）操作。以上肢为例，手法淋巴引流方法：患者放松平躺，淋巴引流治疗师遵循淋巴系统的解剖和循环方向，采用静止旋转铲型、四指和拇指按送手法由近端、远端到近端的顺序，施加轻柔的压力推动皮肤，用力方向与淋巴流动方向一致，由颈部和锁骨下→肋间区域→上臂→腋下→腹股沟→前臂→手部促进回流，再从手背部→整个胳膊→腋下一直到腹股沟→再到颈部和锁骨下。治疗时注意观察皮肤颜色有无发红，治疗结束后配合绷带加压包扎。见图4-6。

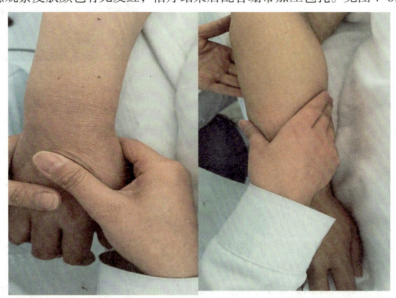

图4-6　画圆型和泵送型手法引流

2.弹力绷带加压包扎治疗

压力治疗可提高肌肉和关节在进行活动时的泵送能力，还可防止淋巴液再次瘀积，维持手法淋巴引流治疗的效果。

弹力绷带选择低弹弹力绷带为最佳，据相关文献报道，低弹性绷带（低延展性绷带）可拉伸长度小于100%，对深部静脉和淋巴回流起作用。在行走或运动时，低弹性绷带变形较小，可将肌肉泵工作时对绷带产生的力反射到深部组织，从而促进深静脉系统和深部淋巴系统的引流作用；在休息时，低弹性绷带对组织的静息压低，长时间使用不会影响肢体血供，安全性较高。

采用低弹弹力压力绷带包扎，先用柔软的衬垫平整套于患肢作为底层，再加一层棉垫保护皮肤，从患肢远心端向近心端无张力缠绕至肩部，然后用2cm纱布包扎5根手指各3层，最后用低弹弹力压力绷带螺旋式缠绕，用"8"字法加压从手掌固定均匀缠绕绷带直到肩部。根据患者水肿严重程度，弹力绷带可包扎4~5卷，每日加压持续时间8~10h。每次治疗时间约40min到1h，1次/d，每周6次，一个疗程共10~20d。绷带加压包扎时压力要遵循递减原则，手腕部的压力要均匀，不可过紧。治疗期间如患肢有手指胀痛、麻木、指端颜色加深，应及时拆除绷带解压，以防压伤皮肤。见图4-7。

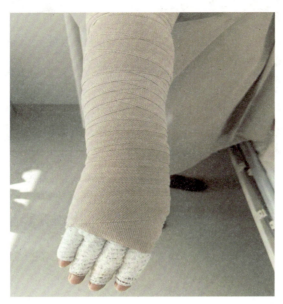

图4-7　治疗后绷带加压包扎6~8h

3.功能锻炼

功能锻炼是淋巴水肿综合消肿治疗中很重要的一部分，在手法淋巴引流+弹性压力绷带包扎治疗的同时，配合功能锻炼可以起到更有效的治疗效果。

（1）上肢功能锻炼

方法：下列的上肢淋巴水肿的功能锻炼可以在日常生活和工作的间隙开展，但必须在穿戴压力手套或使用压力绷带的情况下锻炼。如果不采用任何防护措施锻炼，患肢的水肿可能加重。

①耸肩运动，手臂自然下垂，肩部缓慢上抬（同时吸气）保持10s，然后呼气时缓慢放下归位，10~20下/次，2~3次/d。中等速度。

②活动肩部和肩胛部，肩部向后旋转，增加肌肉活动以促进淋巴液向颈静脉的回流。10~20下/次，2~3次/d。

③上肢缓慢屈曲，屈曲时握拳，然后缓慢放下。10~20下/次，2~3次/d。

④双上肢上举，举至头顶时握拳，然后缓慢放下。10~20下/次，2~3次/d。

⑤上肢水平外展至头顶，配合握拳，然后缓慢放下。10~20下/次，2~3次/d。

⑥双手扶于墙面，身体向前倾，缓慢做俯卧撑动作进行锻炼。10~20下/次，2~3次/d。

（2）下肢功能锻炼

①仰卧位，下肢屈曲，双手拉住大腿向胸部靠拢，然后缓慢伸直。交替进行，10~20下/次，2~3次/d。

②膝盖屈曲向外压，挤压臀部肌肉，然后放松伸直，交替进行，10~20下/次，2~3次/d。

③踝泵运动，取仰卧位，大腿伸直，下肢放松，进行趾屈，即脚尖向下压，保持5~10s，再做背伸，即脚尖向上勾，保持5~10s，最后做踝关节360°环绕，交替进行，10~20下/次，2~3次/d。

④空中蹬车训练，仰卧位，屈髋屈膝，双手放在身体两侧，两腿交替向上蹬，上半身保持不动，缓慢进行，10~20下/次，2~3次/d。

⑤臀桥运动，仰卧位下屈髋屈膝，双脚踩在床上，双脚分开5cm左右，足跟和脚掌用力蹬住床面，先做骨盆的后倾动作（就是下腹部的卷腹），然后缓慢地抬起臀部（以臀部为起始点，不要以腰部为起始点）至最高点（肩峰—髋—外膝呈一条直线）保持5s后收紧腹部，然后缓慢地将臀部落回床上。10~20下/次，2~3次/d。

（3）呼吸训练（腹式呼吸）

呼吸训练（腹式呼吸）中，膈肌的向下和向上运动是淋巴液充分返回血流的重要组成部分，膈肌的运动，结合腹部、胸腔和下背部的向外和向内运动也促进了组织的健康状态，肌肉放松，蠕动，静脉血回流到心脏减轻淋巴负荷。

吸气——采取仰卧或舒适的坐姿，可以把一只手放在腹部肚脐处，放松全身，先自然呼吸，然后用鼻子吸气，最大限度地向外扩张腹部，使腹部鼓起，胸部保持不动。

呼气——腹部自然凹进，向内朝脊柱方向收，胸部保持不动。最大限度地向内收缩腹部，把所有废气从肺部用嘴巴呼出去，这样做时，横膈膜会自然而然地升起，循环往复，保持每一次呼吸的节奏一致，细心体会腹部的一起一落。

注意吸气时用鼻子深吸，呼气时要用嘴巴缓慢进行，每次做5~10组，每天2~3次。

五、护理

（一）皮肤护理

淋巴水肿患者因淋巴通路受阻，细胞吞噬能力减弱，免疫力降低，其皮肤一旦发生破溃，细菌的入侵与富含蛋白质的淋巴液外渗易继发感染，导致更为严重的淋巴水肿，形成恶性循环。皮肤护理作为淋巴水肿综合消肿疗法的四大基石之一，对于优化皮肤和组织条件、预防和减少感染、延缓淋巴水肿进展起着至关重要的作用。

1.皮肤检查

（1）每天自我检查水肿区域的范围、形状、质地、疼痛、沉重感、松紧感和紧实感的变化。

（2）每天检查皮肤是否有发红、划痕、擦伤或割伤等。

（3）每天监测早期预警信号和症状，如遇发红、皮疹、皮温增高、疼痛、发热及感染症状等要及时就医。

2.皮肤清洁

进行皮肤清洁时，建议采用pH为中性的皂液，可使用包含油质增补物的"沐浴油"淋浴或洗澡，以恢复皮肤油脂。避免使用碱性肥皂，防止破坏皮脂层。清洗后应彻底干燥，建议采用毛巾以轻拍的方式吸干水，避免用力擦干，防止损伤皮肤。尤其皮肤皱褶处，应保证其干净和干燥。

3.润肤护理

每日早晚及洗澡后使用润肤剂建立皮肤的保护层，避免皮肤天然的水和油的流失，从而达到滋润润滑和舒缓皮肤的目的。若皮肤干燥及角化明显者需增加使用次数，避免使用带香味的润肤剂，避免使用含凡士林油或矿物油的润肤产品。

4.避免损伤

淋巴水肿患者由于局部肢体淋巴功能不全正常的免疫系统受到伤害，任何创伤都可能导致急性感染，感染也会进一步损害淋巴系统。因此，应鼓励淋巴水肿患者采取预防措施避免皮肤损伤。如：①园艺应戴手套和穿鞋，以保护皮肤。②衣着、佩戴首饰、戴手表或手套时一定要宽松。③避免患侧肢体被划伤、割伤、烧伤，避免肢体皮肤及软组织感染。④避免被宠物抓伤和挠伤。⑤使用驱虫剂，防治蚊虫叮咬或者传播蚊媒感染病。⑥避免高温损伤，避免烫伤，患侧手臂不要热敷，淋浴时水温不要过高。避免蒸桑拿、蒸汽浴或热水泡澡，避免暴露在炎热的气候中，防止淋巴水肿加重。⑦避免皮肤接触过敏源或刺激物，如洗涤时戴宽松手套，避免长时间接触有刺激性的洗涤液。⑧避免强光照射，使用防晒霜避免肿胀肢体晒伤。⑨禁止在肿胀肢体进行医疗操作，如采血、静脉注射、接种疫苗、血压监测、针灸、静脉造影和淋巴管造影。

5.感染预防

感染是淋巴水肿患者常见的并发症。研究显示，约1/3的淋巴水肿患者在感染因素暴露后会发生蜂窝织炎。任何导致皮肤屏障缺陷的局部因素如损伤、溃疡、皮炎和足癣都会增加微生物入侵的机会，进而增加蜂窝织炎发生风险。蜂窝织炎的发生会进一步破坏淋巴系统，促进淋巴水肿的进展。因此，应尽可能避免一切导致皮肤感染的因素。①采用综合消肿治疗等控制肢体肿胀，以降低感染发生；②去除指/趾间污垢，保持指/趾甲卫生，修剪指/趾甲时避免损伤皮肤；③积极处理皮肤问题，如皮炎、毛囊炎、真菌感染、开放性伤口（皮肤皲裂和溃疡）等；④既往发生蜂窝织炎者，可采用4%氯己定洗浴，每周2次，连续4周；然后改为每周1次，共3个月，以预防蜂窝织炎复发；⑤床单和衣服用热水洗，并在阳光下曝晒；使用一次性海绵等洗漱用品。

（二）饮食护理

合理饮食，可食用低钠、低脂肪、高纤维和富含蛋白质的食物，帮助身体补充营养和减少高消耗和液体聚集，保障营养的合理摄取。

1.饮食原则

宜低盐、低脂清淡饮食，合理膳食，保持体重。

忌油腻，忌辛辣，忌烟酒。

饮食应提高优质蛋白质摄入，补充维生素，多补充水果、高纤维的食物，减少淀粉、糖类的饮食和咖啡、浓茶等饮料的摄入。

2.食物多样

食物千万不能过于单一和简单，提倡广泛食用多种食物，注意品种多样化，结构要合理。

3.粗细搭配

淋巴水肿病人在主食选择上应注意粗细搭配。长期吃精米、精面会导致B族维生素的缺乏，诱发疾病，因此要搭配吃些五谷杂粮，使营养更全面。

4.控制盐分摄取

过多的盐分摄入可能导致水被吸入血管，增加动脉壁压力和肿胀恶化。应进食低盐的饮食，少吃含盐量高的食物，如咸菜、咸蛋、皮蛋、火腿、香肠等，以防水肿加重，高盐饮食会造成水钠潴留，加重患肢负担。

5.食物清淡

对于淋巴水肿患者来说，在保持清淡营养的基础上可以选用一些利于消除水肿的食物。

粗粮类：①小米：养肾益气，利二便。②粳米：粳米性平，健脾胃，有利运化水湿。③绿豆：解毒清热，利小便，消肿毒。但多食动腹中冷气，虚寒体质者忌吃。④赤小豆：利水除湿，利血排脓，消肿解毒。多食助热。⑤扁豆：健脾和中，消暑化湿。

肉类：①鲤鱼、鲫鱼：能消除浮肿，但有痈疮和热病时忌鲤鱼。②牛肉：牛肉蛋白质含量高而脂肪含量低，味道鲜美。

蔬菜类：①白菜：清肺热，利尿。②芹菜：健脾利尿，清热祛风。③土豆：含钾排钠，消水肿。④冬瓜：健脾止渴，利二便，消水肿，散热毒。⑤黄瓜及皮：黄瓜带皮吃可用来消除浮肿。⑥茄子：散血祛瘀，止痛，利尿消肿。

水果类：①西瓜：利尿去浮肿。②葡萄：补血益气，除湿利尿。③西柚：含钾排钠、减脂、利血管、消水肿。

消肿食谱：

①赤小豆薏米粥。用料：赤小豆、薏米、百合、红枣（去核）、莲子。赤小豆和薏米按1：1

（也可以根据自己的喜好）洗干净，泡2～3h后加水煮。待赤小豆煮至豆子上有裂口时，就可以放红枣、百合、莲子。再过15min，放入冰糖或者红糖，等糖块煮溶，清甜适口，充分发挥利尿的作用。

②消脂冬瓜汤。冬瓜500g，海带200g，陈皮2块，木瓜250g，盐少许。将冬瓜去皮洗净，海带浸水切断备用。连同陈皮和木瓜放进煲中，加入8碗水，煲约2h，加盐调味即可食用。可解暑除热，消除体内脂肪及胆固醇，减肥效果明显。

③玉米茶。把炒干后的玉米粒用食物处理机或果汁机打碎成粉，用2L的热水倒入50~100g的炒干玉米粒，煮10min左右。冷热饮皆可。

6.控制饮品

淋巴水肿是由淋巴液生成障碍或者淋巴循环障碍导致的水肿，喝水多少对于水肿并没有太明显的影响，所以淋巴水肿病人可以多喝水，而且多喝水也可以预防血栓形成，对于自身有一定好处。但是要注意以下几点：

①少喝高热量饮品。淋巴水肿自我管理中有一项重要内容——控制体重。因此，建议饮料、奶茶等热量很高的饮品要尽量少喝甚至不喝。

②水果代替果汁。喜欢喝果汁的病友尽量用水果代替果汁，不仅增加了膳食纤维的摄入，还可以增加饱腹感，对控制体重有一定的帮助。

③消肿利水茶。喜欢喝茶的病友可以根据自身的情况和口味喜好选择合适的消肿利水茶，或自制消肿利水茶，同时建议咨询中医给予更专业的指导和建议。如：小麦茶，脾虚久泻者不宜饮服；桑白皮茶，如肺虚、小便多者慎用；玉米根叶茶，为苦寒之品，用量不宜太大，否则易伤脾胃；萱草根茶，体质虚寒者慎用；车前子茶，脾胃虚寒者不宜饮用；灯心草茶，小便清长者不宜服用。

（三）睡眠管理

淋巴水肿患者因为肢体的不适感及担心转归等问题，更容易出现失眠的情况。因此可以通过一些途径来改善失眠问题。

1.要养成良好的睡眠习惯

（1）每天按时睡觉和起床，节假日也不例外。

（2）晚上最好不要抽烟，不要喝咖啡、茶及含有酒精的饮料，也不要大量饮水，睡前不宜过饱或过度饥饿。

（3）不要躺在床上做与睡眠无关的事情，比如看电视、玩手机。

（4）尽量避免日间小睡，若午睡，时间控制在半小时以内。

（5）尽可能营造适合睡眠的环境，如适合自己的枕头褥垫，柔和的光线、温度、湿度、清爽的气味、温馨的色调、缓慢助眠的音乐、安神助眠的香囊、科学的调理等。

2.睡前可以进食一些有助于睡眠的食物

例如，喝温牛奶或洋甘菊、缬草、西番莲等花草茶（也可以将其做成香囊置于枕下或床头）。食用除橙子等柑橘类以外的水果，如香蕉、菠萝、樱桃等。

3.建立一套准备就寝的程序以告知大脑马上应该休息了

比如，晚上9点开始洗漱，洗漱完坐在凳子上冥想5～10min，然后上床，关灯，把手机调至静音或关机，躺下睡觉。上床后，要注意放松身心，可以想一些愉快的事情或听一些轻柔的音乐以促进睡眠，也可以通过深慢的呼吸来放松焦虑的情绪，同时可以默念诸如"我累了，浑身都没有力气了，需要休息"，"我现在完全松弛了"等话语，进一步放松情绪。

4.注意睡姿

睡眠期间避免患侧卧位，侧卧可能会长时间压迫患侧手臂，加重肿胀。因此尽量选择平卧或健侧卧位（就是水肿的手臂在上方，健康的手臂在下方，患肢可怀抱一个抱枕）。平卧时注意将患侧肩部、肘部用长形抱枕垫高，使上臂高于胸壁水平即可，患侧下肢可用软枕从腘窝至脚踝稍微垫高，使患肢高于心脏水平20～30cm，以促进淋巴回流。

（四）心理干预

淋巴水肿是世界性的治疗难题，现阶段没有治愈的方案，保持愉快的心理，积极地应对治疗，维护效果还是非常好的。

1.建立自我意识

患者需要深入了解自己的内心需求和感受，找到自己的疗愈之路。可以通过阅读相关书籍、参加心理咨询、交流和分享等方式来提高自我意识。

2.与家人和朋友建立支持网络

在恢复期，与家人和朋友建立紧密的联系是非常重要的。通过分享自己的感受、情绪和需求，患者可以得到更多的支持和理解。同时，家人和朋友也可以通过陪伴和支持，帮助患者缓解焦虑、减轻压力，增强自信心和勇气。

3.参加心理咨询和心理疏导

参加心理咨询和心理疏导也是一种有效的方法。心理咨询可以帮助患者理解自己的情绪和需求，找到有效的应对方式；心理疏导可以帮助患者学习放松、冥想和调节情绪，同时减轻心理压力和焦虑。

4.建立积极的生活态度

治疗后的恢复期并不是一帆风顺的，但是患者可以通过积极的生活态度和心态，找到生活的乐趣和动力。可以尝试健身、瑜伽、旅行等活动，缓解焦虑和压力；同时，也要关注自己的饮食和休息，保持良好的生活习惯和规律。

（五）健康宣教

1.穿着

避免穿太紧的衣服，宜穿宽松纯棉舒适的居家服及肩带宽且舒适的文胸。全天穿戴弹力袖套，穿戴弹力袖套时应戴乳胶手套，定期与治疗师联系，检查弹力袖套的情况，给予正确指导。另外避免患肢佩戴戒指等首饰，避免佩戴弹性护腕。

2.预防感染

保持患侧皮肤清洁；避免蚊虫叮咬、烫伤等任何皮肤破损，如出现伤口应及时用肥皂或清水清洗干净并立即寻求医务人员的帮助；避免患肢输液、抽血等。

3.锻炼

根据治疗师的指导进行适度的功能锻炼和活动。不可过度运动，一旦患肢有不适感应休息并抬高患肢，要逐渐增加活动强度和持续的时间，在锻炼期间或锻炼后要注意观察患肢的变化，在锻炼过程中要注意不可过度疲劳，要多休息。可进行瑜伽、游泳、水中的有氧运动、步行训练及腹式呼吸训练。

4.避免高风险活动

参加园艺时要佩戴手套，避免网球等球拍运动、高尔夫球、铲雪、搬运行李、提重物、用力擦洗等，用患肢举重一般不超过6kg，避免激烈的骑马运动等，下肢避免长时间负重前行。

5.居家自护

居家期是淋巴水肿治疗中非常核心的环节。淋巴水肿是慢性进展性疾病，医院治疗的目的是减轻症状与快速消肿，但如果居家时不能坚持治疗，水肿可能会反复。居家时仍要坚持合理治疗，可在专业人员指导下进行自我手法引流，并佩戴压力袜/臂套、使用绷带（可调绷带）包扎，或应用淋巴水肿专用的空气波压力治疗仪。休息时尽可能地把患肢抬高，避免患肢长时间负重。

6.旅行

出行前先咨询医生和淋巴水肿治疗师，合理评估身体情况，提出相关预防措施。尽量避免或减少长时间乘坐交通工具（汽车、火车、飞机）对淋巴水肿的影响，应在弹力袖套外再戴一条绷带或弹力衣。途中增加停车的次数或经常站起来活动。

7.定期复查

肢体的淋巴水肿绝不是一天造成的，早预防、早发现、早治疗效果是最佳的。

术后及放化疗后要密切注意患肢的变化，是否有肿胀情况，部分患者可能先在患侧出现不适症状，如紧绷感、酸痛等，如有这些情形请尽快到医院就医。

（孙玉凤）

第六节　恶心、呕吐

恶心、呕吐是临床常见症状，多见于消化系统疾病。恶心为上腹部不适和紧迫欲吐的感觉。同时可伴有迷走神经兴奋的症状，如流涎、皮肤苍白、出汗、血压降低及心动过缓等，以上症状常为呕吐的前兆。一般为先出现恶心，随之出现呕吐，也可表现为恶心、干呕症状。呕吐是通过胃的强烈收缩迫使胃或部分小肠内容物经管、口腔而排出体外的现象。两者均为复杂的反射动作，可由多种原因引起。

肿瘤相关的恶心、呕吐症状，主要由化疗、放疗及分子靶向药物治疗、生物免疫治疗、消化系统肿瘤、精神心理因素引起。本节重点讨论肿瘤的化学治疗及放射治疗引起的恶心、呕吐。

一、化疗导致的恶心呕吐

是指由化学药物所导致的与药物相关的恶心呕吐称为化疗致恶心呕吐（CINV）。CINV可分为急性、延迟性、预期性、爆发性和难治性5类。急性CINV是指在使用化疗药物后24h内发生的恶心、呕吐，通常5～6h达峰；延迟性CINV一般发生于化疗后24～48h，有时可持续1周；预期性CINV是指既往化疗时出现过难以控制的CINV患者在下一个周期化疗开始前即发生的恶心、呕吐，恶心较呕吐更常见；暴发性CINV是指尽管已对患者进行了预防性处理，但其仍然发生了严重的恶心、呕吐，须行挽救性止吐治疗；难治性CINV是指患者在既往预防性和挽救性止吐治疗失败之后再次出现的恶心呕吐。

（一）评估

1.恶心呕吐临床分级

（1）恶心分级

Ⅰ级：食欲下降，不伴进食习惯改变。

Ⅱ级：经口摄食减少，不伴明显的体重下降，脱水或营养不良。

Ⅲ级：经口摄入能量和水分不足，需要鼻饲、全肠外营养或住院。

（2）呕吐分级

1级：24h内1~2次发作（间隔5min）。

2级：24h内3~5次发作（间隔5min）。

3级：24h内发作≥6次（间隔5min），需要管饲、全肠外营养或住院治疗。

4级：危及生命，需紧急治疗。

5级：死亡。

2.恶心呕吐量表评估

（1）MASCC止吐评价工具是由癌症支持治疗多国协作组研制推出的CINV自评量表。该表包括2个子量表共8个条目，分别在化疗后第1d、第7d评估急性和延迟性CINV。主要用于评估恶心呕吐是否发生、发生频率及严重程度。

（2）呕吐生活功能指数量表，量表最早由Lindley等编制，该量表包括恶心、呕吐2个维度，每个维度9个条目，用于评估急性以及延迟性CINV对患者日常生活的影响。

（二）诊断与鉴别诊断

1.诊断依据

（1）接受化学药物治疗后立即出现或延迟出现恶心或呕吐症状，或者与上一次化学治疗时出现了难以控制的恶心呕吐症状，在本次化疗前即出现了恶心呕吐症状。

（2）停用化疗药物后恶心呕吐症状减轻或消失。

（3）排除其他自身因素引起的恶心呕吐症状即可诊断。

2.鉴别诊断

（1）内耳前庭疾病：内耳前庭疾病所致恶心呕吐的特点是呕吐突然发作，较剧烈，有时呈喷射状，多伴眩晕、头痛、耳鸣、听力下降等。常见疾病有晕动症、迷路炎和梅尼埃病等。

（2）消化系统急腹症：如急性肠梗阻、胆管结石、输尿管结石、肠扭转、卵巢囊肿扭转等。急性内脏炎症（阑尾炎、胰腺炎、胆囊炎、憩室炎、腹膜炎、重症克罗恩病及溃疡性结肠炎等）常伴有恶心呕吐，患者多有相应的体征，如腹肌紧张、压痛、反跳痛、肠鸣音变化等。实验室检查可见白细胞升高，有的患者血清淀粉酶升高（胰腺炎）或胆红素升高（胆石症）。

（三）治疗

1.西药治疗

目前临床常用的止吐药物为5-HT₃受体拮抗剂、神经激肽受体拮抗剂、皮质类固醇激素、多巴胺受体阻滞剂、精神类药物等。

（1）5-HT₃受体拮抗剂

5-HT₃受体拮抗剂通过阻滞5-HT₃受体发挥作用。昂丹司琼为第一代5-HT₃受体拮抗剂，具有高选择性，可有效预防急性呕吐，对延迟性呕吐效果差。故没有锥体外系反应、神经抑制症状等不良反应，之后又研发出格拉司琼、多拉司琼、托烷司琼、雷莫司琼、阿扎司琼等第一代5-HT₃受体拮抗剂。经研究表明，第一代5-HT₃受体拮抗剂各品种间的疗效并无明显差异。帕洛诺司琼为第二代5-HT₃受体拮抗剂，它能更好地与5-HT₃受体结合，且半衰期更长，显著改善了患者的用药依从性，临床疗效优于第一代5-HT₃受体拮抗剂，同时安全性更好。

（2）神经激肽1（NK-1）受体拮抗剂

NK-1受体拮抗剂作用机制为：通过选择性对P物质在中枢神经系统NK-1受体上的结合，增强5-HT$_3$拮抗剂和皮质类固醇激素地塞米松的止吐活性，进而发挥止吐效果。目前，NK-1受体拮抗剂包括福沙匹坦、罗拉匹坦、奈妥匹坦、阿瑞匹坦等，对各类型的CINV尤其是对延迟性CINV的疗效明显优于5-HT$_3$受体拮抗剂，预防急性CINV完全缓解率可达89%，预防延迟性CINV完全缓解率达75%。

（3）皮质类固醇激素

地塞米松属于皮质类固醇激素，是预防急性呕吐的有效药物，主要通过抑制患者前列腺素合成及抗原抗体反应引起的组织损害，对5-HT$_3$进行抑制，同时促进内啡肽的产生、释放，从而改善患者病情。地塞米松通常需要与其他药物联合使用以提高疗效。

（4）多巴胺受体拮抗剂

甲氧氯普胺为常用的多巴胺受体阻滞剂，常用于轻度的恶心、呕吐，它可阻断胃肠多巴胺受体，加强胃肠蠕动，促进胃的正向排空，协同止吐。治疗剂量时，20%患者可出现轻微嗜睡、疲倦，其他不良反应包括锥体外系反应。

（5）精神类药物

以上药物治疗效果欠佳时可配合使用，不能单独使用。奥氮平能够与机体内多巴胺受体、胆碱能受体、组胺H$_1$受体等相结合，发挥拮抗作用，通过减少对化学感受器触发区（CTZ）的刺激，从而减少呕吐的发生。奥氮平最常见的药物不良反应包括疲劳、嗜睡、头晕、口干、体质量增加和高血糖等。

2.中草药治疗

化疗相关性恶心呕吐，中医理论中并未记载有关化疗引起的恶心呕吐内容。其被中医归于"呕吐"的范围内。癌症患者自身正气亏虚，化疗药物属于外邪导致脾胃受到损伤，进而造成脾胃虚弱。脾虚无法运湿，湿浊内生，而且大部分化疗患者化疗过程中长时间卧床休息，活动量减少，内湿易生，脾虚湿邪入侵，内外作用，最后导致呕吐。可见，呕吐的病机为本虚标实，临床治疗以降逆化痰、健脾益气为总治疗原则。张景岳认为"呕吐一证，最当辨虚实"，即在"和胃、降逆、止呕"总的治疗原则基础上，还需结合标本虚实进行辨治。

辨证论治：

（1）痰饮内阻

症状：呕吐多为清水痰涎，脘腹部胀闷不舒，不思饮食，头眩心悸。苔白腻，脉滑。

证候分析：脾不运化，水液内停，聚而为痰，痰饮内停，胃气不降，则脘闷不食，呕吐痰涎。水饮上犯，清阳之气不展，故头眩，水气凌心则心悸，苔白腻，脉滑，为痰饮内停之征。本证以呕吐清水痰涎与头眩心悸为临床特点。

治法方药：健脾化痰、止呕，可选二陈汤和苓桂术甘汤加减。

（2）肝气犯胃

症状：呕吐吞酸，嗳气频繁，双侧胸胁胀闷疼痛，口苦。舌边红，苔白腻或黄腻，脉弦。

证候分析：肝气不舒，横逆犯胃，胃失和降，故呕吐吞酸，嗳气频繁，胸胁闷痛，舌红，脉弦为气滞肝旺之征。本证以呕吐伴嗳气胁痛为临床特点。

治法方药：治以疏肝解郁、降逆止呕，选用柴胡疏肝散加减。

（3）脾胃虚寒

症状：腹部冷痛，喜食热饮，饮食稍有不慎，即易呕吐，时作时止，面色㿠白，倦怠乏力，口干而不欲饮，四肢不温，大便稀溏。舌淡，脉濡弱。

证候分析：脾胃虚弱，中阳不振，水谷熟腐运化不及，故饮食稍有不慎即吐，时作时止；阳虚不能温布，则面色㿠白，四肢不温，倦怠乏力，中焦虚寒，气不化津，故口干而不欲饮，脾虚则运化失常，故大便溏薄；舌质淡，脉濡弱乃脾阳不足之象。

治法方药：温补脾胃、温胃止呕，选用理中丸加减。

（4）胃阴不足

症状：呕吐反复发作，时作干呕，口燥咽干，饥而不欲食。舌红少津，脉细数。

证候分析：癌肿日久，胃热不清，耗伤胃阴，以致胃失濡养，气失和降，故呕吐反复发作，时作干呕，似饥而不欲食；津不上承，故口燥咽干；舌红津少，脉细数为津液耗伤，虚中有热之象。本证以干呕、口燥咽干、舌红津少为临床特点。

治法方药：滋阴养胃、降逆止呕，选用麦门冬汤加减。

3.康复治疗

（1）针刺治疗：针灸选穴以足阳明胃经为主，可配合选取任脉及督脉穴位、足太阴脾经穴位、足厥阴肝经穴位，取中脘、足三里、内关、胃俞、气海、太冲、脾俞、膻中、上脘等为主要穴位。配穴可选用阳陵泉、天枢、内庭、三阴交、大椎、合谷、下脘、尺泽、上脘、大陵、膈俞、肾俞、公孙、通谷、章门、中庭。研究表明，电针刺激足三里对胃肠道功能性疾病有着良好疗效，能够明显调节胃动力，调整肠道功能状态。四肢以下为"根"为"本"，是经气之源。四肢肘膝以下部位的腧穴主治范围广泛，加之治疗呕吐时选用的穴位主要为五腧穴中的井、荥、输、经、合穴及络穴、原穴、下合穴、八脉交会穴都有选用。八脉交会穴不仅可以节省用穴，而且能同时治疗相交经脉的病症。

（2）穴位贴敷疗法：常用药物有姜半夏、吴茱萸、丁香、党参、白术、干姜、陈皮。根据临床辨证选择上述药物各10g，将药物碾碎成粉末，采用姜汁、蜂蜜及白醋调至蚕豆大小，在足三里、中脘、内关、涌泉4个穴位分别贴敷，外用胶布固定，每日1次，贴敷6h，化疗前1d开始坚持治疗至化疗结束后2～3d。

（3）耳穴压丸：选取耳穴有神门、交感、胃、食道、内分泌、贲门、肝穴。将王不留行籽用胶布固定在穴位处，拇指与示指进行按、压，自感轻微胀痛感为主，以耐受程度为限进行穴位按压，每日3～5次，每次坚持5min左右，每日1耳，两耳交替进行，直至化疗结束后7d。

（4）物理治疗：可选择低频脉冲及中频脉冲电治疗，选择双侧内关、腹部中脘等，每日1次，每次20～30min。

（5）揿针：体针可选择内关、中脘、足三里，可选用1.5mm揿针。耳穴可选用神门、交感、皮质下、脾、胃、肝，可选用0.6mm揿针，一次留针3d，每日按摩3～5次，每次5min，以局部酸麻胀痛为主，直至化疗结束后3d。

（6）其他：如认知行为治疗、脱敏疗法、催眠疗法、音乐疗法等。

（四）护理

1.健康宣教：通过耐心、亲切地交谈，告知患者目前依据病情采取的治疗手段是化疗，恶心、呕吐为化疗的常见不良反应，明确告知患者化疗后出现恶心呕吐为正常反应，消除其恐惧、不安情绪，并告知其止吐治疗方式，增强患者治疗依从性。同时通过发放宣传手册、开展集体讲座等方式，增强患者自我护理能力。帮助患者正视疾病，提高化疗积极性。

2.环境护理：保持干净整洁的病房环境，温度适宜，舒适安静，光线柔和，无异味，及时处理患者呕吐物。病床间设置隔帘，避免相互影响。

3.饮食护理：根据患者自己的日常饮食习惯为其制定个性化饮食方案。以清淡易消化为主。化疗前可适当进食蛋类、豆制品、牛奶、瘦肉等易消化、高蛋白、高维生素食物；化疗当天进食蔬菜稀饭或小米粥。化疗期间以少食多餐为原则，补充易消化、高热量、高蛋白质和高维生素食物，忌食油腻、辛辣食物。

4.用药护理：明确各类止吐药物的使用原则，根据患者的恶心呕吐表现确定给药时间，呕吐频繁者餐后2h给药或化疗。用药后做好不良反应监测，发现异常及时与主管医师沟通，严格按照医嘱给药。

5.心理护理：治疗全程做好密切监测患者心理状态，通过与患者交流，鼓励患者说出自身顾虑、疑惑等方式帮助患者疏解情绪，必要时配合心理辅导，给予镇静药物达到稳定情绪目的。通过音乐疗法、渐进式肌肉放松训练、系统脱敏疗法、自我催眠法、运动指导、意象放松疗法等方式帮助患者放松心情。

二、放疗相关恶心呕吐

（一）评估
参见化疗相关恶心呕吐评估内容。

（二）诊断与鉴别诊断
1.诊断
（1）接受放疗后立即或者延迟出现恶心或呕吐。
（2）症状经止吐药物治疗后可缓解，放疗停止后恶心呕吐症状亦可逐渐缓解。
（3）除外自身其他疾病引起的恶心、呕吐。
（4）重新开始放疗后再次出现恶心呕吐。

2.鉴别诊断
（1）脏器疼痛所致恶心呕吐：属反射性呕吐，如急性肠梗阻、胆管结石、输尿管结石、肠扭转、卵巢囊肿扭转等，急性内脏炎症（阑尾炎、胰腺炎、胆囊炎、憩室炎、腹膜炎、重症克罗恩病及溃疡性结肠炎等）常伴有恶心呕吐，患者多有相应的体征，如腹肌紧张、压痛、反跳痛、肠鸣音变化等，实验室检查可见白细胞升高，有的患者血清淀粉酶升高（胰腺炎）或胆红素升高（胆石症）。

（2）精神性呕吐：精神因素引起的恶心、呕吐常见于年轻女性，有较明显的精神心理障碍，包括神经性呕吐、神经性厌食和神经性多食。呕吐发作和精神紧张、忧虑或精神受刺激密切相关。呕吐常发生于进食开始或进食结束时，无恶心，呕吐不费力，呕吐物不多，常为食物或黏液，吐毕又可进食，患者可自我控制或诱发呕吐。

（三）治疗
参见化疗相关恶心呕吐治疗内容。

（四）护理
参见化疗相关恶心呕吐护理内容。

（刘　柱）

第五章 心理管理

第一节 心理评估

一、概述

肿瘤患者的康复管理是一个复杂而多层次的过程，康复管理旨在提高生活质量、促进身体和心理的康复，并减轻治疗带来的不适。本章我们将介绍心理评估的定义、目的、类型和实施方法。同时，我们还将探讨心理评估在不同治疗阶段的应用，以及如何为患者提供更全面的心理支持，以促进他们的康复和生活质量。

肿瘤患者的康复管理一直是医学和心理学领域的重要研究课题。肿瘤治疗通常伴随着副作用和心理压力，因此，综合性的康复管理计划对于患者的生活质量至关重要。在这一过程中，心理评估被认为是一个不可或缺的组成部分，它能够帮助医疗团队更好地了解患者的心理状况，从而更好地满足他们的需求。心理评估在肿瘤患者康复管理中发挥着关键作用，它在患者的身心健康和整体康复过程都具有重要意义。心理评估在肿瘤患者康复管理中的关键作用：

（一）患者情绪支持

诊断和治疗癌症是一个情绪上的巨大挑战。心理评估可以帮助患者面对情感困扰，提供情绪支持，减轻焦虑、抑郁和恐惧等负面情绪，从而改善患者的生活质量。

（二）应对压力和焦虑

肿瘤患者通常经历身体上的不适和治疗的不确定性，这可能导致严重的压力和焦虑。通过心理评估，专业心理医生可以提供有效的压力管理技巧和应对策略，帮助患者更好地处理这些情感困扰。

（三）改善治疗依从性

患者的心理状态可以影响他们对治疗的依从性。通过心理评估，医疗团队可以了解患者的心理健康状况，以确保他们能够按照治疗计划执行，提高治疗的成功率。

（四）应对身体形象和自尊心问题

癌症治疗通常涉及身体的变化，如手术瘢痕、脱发等，这可能对患者的自尊心和身体形象产生负面影响。心理评估可以提供自尊心支持和身体形象问题的治疗，帮助患者更好地应对这些变化。

（五）促进康复和生活质量

通过心理评估，患者可以学习应对疾病和治疗的方式，提高生活质量。专业心理医生可以与患者合作，制订康复计划，帮助他们逐渐恢复到正常生活，包括工作、家庭和社交方面。

（六）增强社会支持

心理评估还可以帮助患者建立更强大的社会支持系统。通过与家庭成员、朋友和其他支持者一起工作，患者可以更好地应对疾病，减轻孤独感和社交隔离。

总之，心理评估在肿瘤患者康复管理中扮演着不可或缺的角色，有助于改善患者的身心健康，提高康复成功的机会，提高生活质量，并帮助他们更好地应对癌症及其治疗过程中的各种挑战。因此，它被认为是综合性癌症治疗团队的重要组成部分。

二、心理评估的定义和目的

心理评估是一种系统性的过程，旨在评估个体的心理和情感状态。是在生物、心理、社会、医学模式的共同指导下，综合运用谈话、观察、测验的方法，对个体或团体的心理现象进行全面、系统和深入分析的总称。心理评估有广义和狭义之分，广义的心理评估是指对各种心理和行为问题的评估，可以在医学、心理学和社会学等领域运用。主要用来评估行为、认知能力、人格特质、个体和团体的特性，帮助作出对人的判断、预测和决策。在肿瘤患者康复管理中，心理评估的主要目的包括：

（一）识别患者的心理状况

通过心理评估，医疗团队可以了解患者是否存在焦虑、抑郁、恐惧或其他心理问题。

（二）评估应对策略

评估患者应对癌症诊断和治疗的方式，以便为他们提供更好地心理支持和应对策略。

（三）制订个性化治疗计划

根据心理评估的结果，医疗团队可以为每位患者制订个性化的治疗计划，以满足其特定的心理需求。

狭义的心理评估也叫临床评估，是指在心理临床与咨询领域，运用专业的心理学方法和技术对来访者的心理状况、人格特征和心理健康作出相应判断，必要时作出正确的说明，在此基础上进行全面的分析和鉴定，为心理咨询与治疗提供必要的前提和保证。

三、心理评估的类型

心理评估涉及对心理活动的各个方面进行描述的各种方法，主要包括观察、会谈和心理测验等方法。

（一）观察法

观察法（observational method）指的是通过视觉或电子摄像设备等对他人或自身的行为进行有目的、有计划的观察，获得相应资料，并在此基础上作出评定和判断的方法。

1.观察法的种类

观察可以根据具体的观察目的、内容和手段等的不同而区分为不同的类型。根据观察的途径，观察法可以分为直接观察和间接观察（如通过摄像、录像设备等）；根据研究者是否参与来访者的活动，观察法又可以分为自然观察与控制观察两种形式。

（1）自然观察法：是心理评估中最基本、最普遍的一种方法，它具有方便灵活的特点，在临床诊断及疗效判定上具有非常重要的实用价值。由于这种形式的观察是对来访者的自然表现进行观察，来访者不会受到外界的影响、干预或控制而处于一种特殊的身心状态，从而保证得到真实状态下的观察结果。例如，一个病患被认为存在注意缺陷，通过实际观察却发现，该病患在自己比较感兴趣的事情上可以集中注意力，在看自己感兴趣的电视时也可以长时间地集中注意力，因此，观察的结果不支持该病患存在注意缺陷。自然观察法虽然很有效，但评估者必须到来访者的自然生活环境中对其进行观察，这必须消耗一定的时间和精力，因此在具体实施时存在一定困难。

（2）控制观察法：也称模拟观察，是指评估者设置一定的情境、控制来访者的条件，在这样的情境中对来访者的行为改变进行观察。控制观察常用于与焦虑有关的行为，如在回避行为的测试中，患有某种恐惧症的来访者会被要求接近他的恐惧对象（如蛇、老鼠、蜘蛛等），或与他害怕的对象同处一室，评估者观察来访者与害怕对象的距离以及相处时间。为了避免来访者发现自己被人观察而受到干扰，常常使用单向玻璃设计的观察室。模拟观察优于自然观察之处在于它相对经济。在模拟观察中，评估者可以对干预前后的目标行为进行量化处理，因而它在干预效果评估中很有用。此外，在模拟观察中由于来访者处于标准条件下，观察到的结果有可比性，从某种意义上讲，也更有科学性。

2.观察的主要内容

行为观察的主要内容因目的而异，一般包括以下几个方面：

（1）仪表，即穿戴、举止、表情。

（2）身体外观，即胖瘦、高矮、畸形及其他特殊体形。

（3）人际沟通风格，如大方或尴尬、主动或被动、易接触或不易接触。

（4）言语，包括表达能力、流畅性、中肯、简洁、赘述。

（5）动作，如过少、适度、过度、怪异动作、刻板动作。

（6）在交往中表现出的兴趣、爱好、对人对己的态度。

（7）感知、理解和判断能力。

（8）在困难情境中的应对方式。

特别要强调的是，观察法的一个重要特点就是收集非言语信息，对与非言语沟通有关的所有方面都应给予足够的重视。会话中有意的手势、动作、身体姿势、面部表情等，以及无意的言语模式，如音调的抑扬顿挫和语速变化等特征，都表达了与语词相同或语词以外的信息。这些信息提供了心理评估的重要线索。

3.观察法的优缺点

观察法作为心理评估的基本方法贯穿于评估的全过程，并在其中起着十分重要的作用。

（1）优点主要有以下几个方面：

①观察法收集的资料比较全面。评估者只要善于洞察和捕捉，就有可能从观察中发现问题，找到有用的信息线索。这些可以为以后透过现象深入思考，分析其实质创造条件。

②通过观察所得到的结果较真实，资料可靠性高，是收集原始资料的基本方法。通过观察对某些行为表现的发生、发展的具体过程进行细致的系统记录，可以使评估者获得最原始的资料。这是进一步心理诊断、咨询与治疗的基础。

③观察法是验证心理诊断、咨询效果的重要手段。心理诊断的正确与否、心理咨询的效果如何，虽然可以通过多种方法进行验证，但科学的观察是检验诊断有效性的重要途径。

（2）和其他方法相比，观察法也有许多局限性：

①观察只能针对个体的外显行为，对于个体内隐的心理过程，例如认知评价、态度、情感等难以通过观察法进行研究，而这些内容往往是心理咨询工作者非常感兴趣的。

②个体的外显行为可能是多种因素共同作用的结果，经常带有一定的偶然性，因此观察结果不易重复。如果感兴趣的行为发生频率较低，应用观察法需要花费大量的时间和精力。

③对于某些隐私行为的观察会非常困难而且可能是不道德的。并且，观察结果的有效性还取

决于评估者的观察能力、判断能力和对信息的筛选能力。

（二）会谈法

会谈法（interview method）又称访谈法或晤谈法，从广义上来说，就是通过评估者和来访者的谈话，采用回答问话或问卷的方式来收集个案材料或了解某些人、某些事或某些行为及态度等的一种方法。在心理咨询的临床应用上，最常使用的有评估性会谈和治疗性会谈。这里我们主要介绍评估性会谈。

1.会谈法的种类

会谈有许多不同的方式，但一般分为两类：一类称为结构化会谈，另一类称为非结构化会谈。

（1）结构化会谈（structured interview）也称标准化会谈，是由评估者按所需资料的要求，编制出详细的会谈主题或大纲，会谈过程中按照同样的措辞和顺序向每一个来访者询问同样的问题，要求来访者按所提问题逐一回答。

附：结构化临床会谈举例

例1：幻觉评价

评价说明：幻觉指在缺乏相应的客观刺激下出现的错误知觉，综合评估幻觉坚信程度、频度、持续时间和对行为的影响。多种幻觉出现时，选最重要的在本项评定。

问：你是否听到不存在的或其他人听不到的声音、看到或闻到不存在的或其他人看不到的东西或闻不到的气味？有多久了？

评分：1.无；2.难说；3.轻；4.中；5.偏重；6.严重；7.极重。

例2：思维障碍——关系妄想评价

评价说明：关系妄想指异乎寻常地将看上去无关的人或事，或无意义的记号都认为是针对自己的。

问：你是否有别人不理解的想法，有多久了？你怀疑过有人在监视你吗？有些事情如广播、电视、报纸）好像是故意冲着你安排的吗？是否有人在背后议论你、嘲笑你。

评分：1.无；2.可疑；3.不能以当时的实际情况说服其怀疑，但仅偶尔出现，自己也感到可能是多心，这种观念很轻微，但临床意义已可肯定；4.显然是一种异常观念；5.明显持续的异常观念或部分妄想；6.完全妄想；7.妄想明显影响行为。（说明：部分妄想是指妄想尚未完全形成，主要表现为对妄想内容尚没有完全确信，可以这样问："你真的认为这都是真实可信的吗？一点疑问也没有？"）

结构化会谈的优点在于它使用标准化的程序，不同的评估者只要经过适当的培训，其进行的会谈方式和获得的会谈结果应该是具有可比性的。此外，结构化会谈积累了较多信度和效度方面的证据，因而它广泛应用于心理咨询、药物治疗和其他干预手段的效果评估。目前心理学家已经设计出许多现成的会谈程序供评估人员使用。

（2）非结构化会谈（unstructured interview）也称自由式会谈，这种会谈预先无须确定会谈的主题或大纲，评估者可以根据自己的判断探索各种与会谈目的相关的话题，让来访者自然而然地说出他想说的话。非结构化会谈的优点在于方法上比较灵活，可以使来访者在谈话中不知不觉地、较无戒心地吐露出一些内心的真情实意，从而使评估者获得一些比较深层的对诊断较有意义的资料。如果评估者控制不当，非结构化会谈容易偏离主题，因而对经验不足的评估者来说较难把握。事实上，完全非结构化的会谈在临床评估上也是很少使用的，通常评估者在实际使用时会采用半结构化的会谈方式。半结构化会谈预先会确定会谈提纲，但询问的方式和次序可以灵活进行，因此可以说是介于结构化与非结构化之间。

2.会谈应注意的问题

会谈既是一种技术，也是一种艺术。评估者除了掌握主要的会谈技术外，在会谈中还有一些通常的注意事项。艾肯（Aiken）曾提出了一些进行临床会谈的建议，包括：

（1）向来访者承诺会谈的保密性。

（2）表达兴趣与温暖。

（3）努力使来访者放松下来。

（4）试图体会来访者的感受（共情）。

（5）表现的礼貌、耐心和接纳。

（6）鼓励来访者自由地表达自己的想法和感受。

（7）根据来访者的文化和教育背景调整提问的方式。

（8）避免使用精神病学或心理学的专业术语。

（9）避免使用引导性的问题。

（10）在适当的时机和来访者分享个人的信息和经验（自我暴露）。

（11）少量使用幽默，注意要恰当而不要冒犯对方。

（12）倾听，同时不要有过度的情绪反应。

（13）不仅关注来访者说了什么，而且也关注他是如何说的。

（14）做书面记录或录音时尽可能不太显眼。

最后，除了上述所谈及的注意事项外，评估者还应注意与来访者建立良好的关系，并且把握住会谈的方向，这些都是会谈成功的关键。

（三）心理测验法

心理测验作为心理学的研究方法之一始于欧洲，19世纪传入中国，引起我国心理学家与临床工作者的关注。无论是进行临床诊断，判定疗效，还是进行心理咨询和心理治疗，都必须以心理测验为基础。因此，心理咨询师有必要了解心理测量的理论和技术。

1.心理测验的基本概念

（1）心理测验的定义。所谓心理测验（psychological test），就是依据心理学理论，使用一定的操作程序，通过观察人的少数有代表性的行为，对于贯穿在人的全部行为活动的心理特点作出推论和数量化分析的一种科学手段。

首先，心理测验测量的是人的行为，严格地说，只是测量了做测验的行为，也就是个人对测验题目的反应。在这个意义上，测验即引起某种行为的工具。

其次，心理测验在测量个别差异的时候，往往只是对少数经过慎重选择的行为样本进行观察，来间接推知被试者的心理特征。

再次，为了使不同的被试者所获得的分数有比较的可能性，测验的条件对所有的被试者都必须是相同的。

最后，个人在测验中所得到的原始分数并不具有什么意义，只有将它与其他人的分数或常模相比较才有意义。

（2）心理测验的性质。把心理测验同物理测量混为一谈，是导致人们对心理测验产生种种误解的原因。由于心理现象比物理现象更加复杂，测量起来也更困难，因此心理测验具有独特的性质。

①间接性：科学发展到今天，我们还无法直接测量人的心理活动，只能测量人的外显行为，也就是说，我们只能通过一个人对测验项目的反应来推论出他的心理特质。

②相对性：在对人的行为做比较时，没有绝对的标准，我们有的只是一个连续的行为序列。所谓测验就是看每个人处在这个序列的什么位置上，由此测得一个人智力的高低、兴趣的大小或性格的特性等。

③客观性：测验的客观性实际上就是测验的标准化问题。测量工具必须标准化，这是对一切测量的共同要求。心理测量的标准化包括以下内容：

首先，测验用的项目或作业、施测说明、施测者的言语态度及施测时的物理环境等均经过标准化，测验的刺激是客观的。

其次，评分记分的原则和手续经过了标准化，对反应的量化是客观的。

最后，分数转换和解释经过了标准化，对结果的推论是客观的。

2.心理测验的分类

心理测验种类较多，据统计，仅以英语发表的测验就有5000余种。其中，有许多因过时而废弃不用；有许多本来就流传不广，鲜为人知；有一部分测验因应用广泛，经过再修订，并为许多国家译制使用。1989年出版的《心理测验年鉴》（MMY-10）收集了常用的各种心理测验有近1800种。为了方便起见，可以从不同的角度将其归纳为几种类型：

（1）按测验的功能分类

①智力测验：这类测验的功能是测量人的一般智力水平。如Binet-Simon智力测验、Stanford-Binet智力量表、Wechsler儿童和成人智力量表等，都是现代常用的著名智力测量工具，用于评估人的智力水平。

②特殊能力测验：这类测验偏重测量个人的特殊潜在能力，多为升学、职业指导以及一些特殊工种人员的筛选所用。常用的如音乐、绘画、机械技巧以及文书才能测验。这类测验在临床上应用得较少。

③人格测验：这类测验主要用于测量性格、气质、兴趣、态度、品德、情绪、动机、信念等方面的个性心理特征，亦即个性中除能力以外的部分。一般有两类，一类是问卷法，一类是投射法。前者如明尼苏达多项人格调查表（MMPI）、卡特尔16人格因素问卷（16PF）、艾森克人格问卷（EPQ），后者如罗夏测验、主题统觉测验（TAT）。

（2）按测验材料的性质分类

①文字测验：文字测验所用的是文字材料，它以言语来提出刺激，被试者用言语作出反应。MMPI、EPQ、16PF及Wechsler儿童和成人智力量表中的言语量表部分均属于文字测验。

②操作测验：操作测验也称非文字测验。测验题目多属于对图形、实物、工具、模型的辨认和操作，无须使用言语作答，所以不受文化因素的限制，可用于学前儿童和不识字的成人。如罗夏测验、TAT、Raven测验及Wechsler儿童和成人智力量表中的操作量表部分均属于非文字测验。

③客观测验：在此类测验中，所呈现的刺激词句、图形等意义明确，只需被试者直接理解，无须发挥想象力来猜测和遐想，故称客观测验。绝大多数心理测验都属这类测验。

④投射测验：在此类测验中，刺激没有明确意义，问题模糊，对被试者的反应也没有明确规定。被试者作出反应时，一定要凭自己的想象力加以填补，使之有意义。在此过程中，恰好投射出被试者的思想、情感和经验，所以称投射测验。

（3）按测验的方式分类

①个别测验：指每次测验过程是以一对一形式来进行的，即一次一个被试者。这是临床上最常用的心理测验形式，如Binet-Simon智力量表、Wechsler智力量表。

②团体测验：指每次测验过程中由一个或几个主试者对较多的被试者同时实施测验。心理测

验史上有名的陆军甲种和乙种测验、教育上的成就测验都是团体测验。团体测验材料也可以个别方式实施，如MMPI、EPQ、16PF等。但个别测验材料不能以团体方式进行，除非将实施方法和材料加以改变，使之适合团体测验。

（4）按测验的要求分类

①最高作为测验：此类测验要求被试者尽可能作出最好的回答，主要与认知过程有关，有正确答案。智力测验、成就测验均属最高作为测验。

②典型行为测验：此类测验要求被试者按通常的习惯方式作出反应，没有正确答案。一般来说，各种人格测验均属典型行为测验。

3.心理测验在心理咨询中的应用

心理咨询的有效性，不仅取决于咨询人员对心理咨询的性质、过程的正确认识，熟练掌握心理咨询的原则、方法和技能技巧，同时还有赖于对来访者心理特性、行为问题性质的正确评估和诊断，以便于提供适当的指导，帮助和行为矫正训练，因此，心理测验在心理咨询中有重要意义，在我国目前情况下，心理门诊中运用较多的大致有这样三类心理测验：智力测验、人格测验以及心理评定量表。

（1）智力测验。目前常用量表有：吴天敏修订的中国比内量表，龚耀先等人修订的成人智力量表（WAIS-RC）、市民儿童智力量表（C-WISC）和市民幼儿智力量表（C-WYCSD），林传从等人修订的书氏儿童智力量表（WISC-CR），以及张厚架主持修订的端文标准型测验（SPM）和李丹等修订的联合型端文测验（CRT）等，这类测验可在来访者有特球要求时以及对方有可疑智力障碍的情况下应用。

（2）人格测验。目前应用较多的有：EPQ、16PF、PDQ以及MMPI等。人格测验有助于咨询师对来访者人格特征的了解，以便于对其问题有更深入的理解，并可针对性地开展咨询与心理治疗工作，其中，MMPI还有助于咨询师了解对方是否属于精神异常范围。

（3）心理评定量表。主要包括有精神病评定量表、躁狂状态评定量表、抑郁量表、焦虑量表、恐怖量表等，这类量表用法及评分简便，多用于检查对方某方面心理障碍的存在与否或其程度如何，并可反映病情的演变。

一般来讲，心理测验应在咨询关系尚未建立之前实施，进入正式的心理咨询程序之后，要尽量避免心理测验。当然也有例外，如咨询过程无法进行下去，咨询者也不知如何进行下去的时候，由心理测验的结果可以再次确认与来访者的咨询关系以更好地达到对来访者的理解，这种情况下，如果可能的话，心理测验最好由其他心理学工作者、专家实施。

四、心理评估在不同治疗阶段的应用

心理评估在肿瘤患者的治疗过程中可以多次应用，以确保持续的心理支持。以下是不同治疗阶段的心理评估应用：

（一）诊断阶段

在诊断阶段，心理评估可以帮助患者应对诊断的冲击，并识别可能存在的心理症状。它可以提供以下几方面的帮助：

1.情绪状态评估：心理评估可以帮助医生了解患者在诊断阶段的情绪状态，包括焦虑、抑郁等情感反应。癌症的诊断往往会给患者带来很大的心理压力，了解其情绪状态有助于医疗团队及时采取相应的干预措施，以减缓情绪压力，提升患者的心理抗压能力。

2.认知功能评估：肿瘤患者在诊断阶段可能会经历认知功能的变化，如注意力缺陷、记忆力

下降等。心理评估可以帮助医生了解患者的认知状况，有助于制定个性化的治疗方案。

3.社会支持评估：心理评估可以评估患者的社会支持系统，包括家庭、朋友、社区等，这对患者的康复和心理健康至关重要。了解患者的社会支持情况可以帮助医疗团队提供相应的支持和资源。

4.生活质量评估：肿瘤患者的生活质量可能会受到很大影响，心理评估可以帮助医疗团队了解患者在生活方面的困难和需求，以提供相应的支持和建议。

5.治疗决策的参考：了解患者的心理状态可以为医疗团队提供治疗决策的参考，比如在选择手术、放疗、化疗等治疗方式时，需要考虑患者的心理健康状况。

6.预测心理健康问题：通过心理评估，可以预测患者在治疗过程中可能出现的心理健康问题，及时采取干预措施，减轻症状的严重程度。

7.提升患者的治疗依从性：心理评估可以帮助医疗团队了解患者对治疗的态度和信念，有助于制定个性化的治疗方案，提升患者的治疗依从性。

总的来说，心理评估在肿瘤患者诊断阶段的应用可以提供全面的心理健康信息，有助于医疗团队制定个性化的治疗方案，提升患者的整体抗击癌症的能力。同时，也为患者提供了必要的心理支持，帮助其更好地应对癌症诊断带来的生活变化和心理压力。

（二）治疗阶段

在治疗阶段，心理评估有助于监测患者的心理状况，识别治疗带来的心理负担，并制定应对策略。

1.应对治疗相关的情感反应：肿瘤治疗可能涉及手术、化疗、放疗等各种治疗方法，这些治疗可能引发焦虑、抑郁、恐惧等情感反应。心理评估可以帮助医疗团队了解患者的情感状态，以便提供相应的支持和干预。

2.疼痛管理：癌症治疗过程中，患者可能会经历疼痛和不适。心理评估可以帮助评估疼痛的程度和对患者生活质量的影响，以便制订更有效的疼痛管理计划。

3.应对治疗副作用：癌症治疗可能伴随着各种副作用，如恶心、呕吐、疲劳等。心理评估可以帮助患者应对这些副作用，并提供行为干预和生活方式建议，以改善他们的生活质量。

4.促进遵循治疗计划：心理评估可以帮助医疗团队识别患者是否遇到治疗计划遵循的障碍，如忘记服药、治疗疲劳等。在识别问题后，可以采取干预措施，以提高患者的治疗遵从性。

5.家庭和社会支持：心理评估还可以考虑患者在治疗过程中的家庭和社会支持系统。有时候，家庭成员和护理者也需要心理支持，以应对他们的情感和负担。

6.应对术后康复：对于接受手术治疗的患者，心理评估可以帮助评估康复过程中的情感和身体需求，以确保患者恢复的尽可能顺利。

7.决策支持：治疗过程中可能需要作出重要的治疗决策，如选择治疗方案、继续或停止治疗等。心理评估可以帮助患者更好地理解他们的选择，以便作出符合他们的个人需求和价值观的决策。

总之，心理评估在肿瘤患者治疗阶段的应用有助于提供全面的支持，促进患者的心理健康和生活质量。它可以帮助医疗团队更好地理解患者的需求，并为患者和他们的家庭提供定制的心理支持和干预。这有助于改善治疗的效果，减轻患者的心理痛苦，并提高他们的生活质量。

（三）康复阶段

在康复阶段，心理评估可以帮助患者逐渐恢复正常生活，处理治疗后的心理问题，并提高生活质量。癌症康复是一个长期的过程，涉及身体、心理和社会各个方面的适应和恢复。

1.应对长期后遗症和副作用：在癌症治疗结束后，患者可能继续经历身体上的副作用、疼痛、疲劳等问题。心理评估可以帮助评估这些问题对患者心理健康和生活质量的影响，并提供相关的心理支持和应对策略。

2.生活质量评估：康复阶段通常伴随着生活质量的变化。心理评估可以用来衡量患者的生活质量，包括身体功能、心理健康、社交互动、职业生涯和日常生活等各个方面，以便制订个性化的康复计划。

3.心理干预：心理评估可以识别患者在康复过程中可能面临的心理挑战，如抑郁、焦虑、自尊心问题等。基于评估结果，医疗团队可以提供心理治疗、支持性咨询、认知行为疗法等心理干预，帮助患者应对情感问题。

4.康复目标设定：心理评估可以帮助患者和医疗团队明确康复的目标和优先事项。这有助于患者建立积极的康复动力，并更有针对性地制订康复计划。

5.社交支持和家庭治疗：康复阶段可能需要家庭成员的支持，以及应对家庭中可能出现的挑战。心理评估可以帮助识别这些问题，并提供家庭治疗或社交支持建议。

6.促进健康生活方式：心理评估可以用来评估患者的生活方式选择，如饮食、运动、吸烟等习惯。医疗团队可以通过评估结果提供相关建议，以帮助患者维持健康的生活方式。

7.康复计划的监测和调整：随着时间的推移，患者的康复需求和目标可能会发生变化。心理评估可以用来定期监测患者的进展，并根据需要调整康复计划。

综上所述，心理评估在肿瘤患者康复阶段的应用有助于提供全面的心理支持，促进患者的心理健康和生活质量。它可以帮助患者应对康复过程中的各种挑战，提高其康复成功的机会。此外，心理评估还有助于医疗团队制订更好的个性化康复计划，以满足患者的具体需求和目标。

（张　莹）

第二节　焦虑障碍

一、概述

焦虑在癌症患者中很常见。已报道的焦虑患者率因接受评估患者的异质性而有所不同。使用医院焦虑和抑郁量表（HADS），以焦虑量表评分为8分或更高位标准时，发生率为18%～31%。以焦虑量表评分为11分或更高为标准更较保守的估计，发生率为9%～19%。尽管在普通人群中，通常年轻女性更容易焦虑，但在癌症患者中，年龄、性别、婚姻状况、社会阶层和教育通常与焦虑无关。急性焦虑的患者可能出现各种躯体症状，如心悸、心动过速、收缩压上升和胸痛；还可能会出现呼吸急促，感觉好像快窒息了。焦虑也会影响自主神经系统，出现出汗、畏寒、潮热、眩晕和头昏等症状。也可能会出现各种神经系统症状，包括颤抖、腹痛、胃灼热、腹泻、摄食过量等。上述各种恐惧表现也可能会在急性焦虑发作中出现。此外，患者可能经历游离于自身或周围环境的情况。

慢性焦虑以一些长期症状为特点，如过多的或不可靠的担心、烦躁、肌肉紧张、睡眠困难、易激惹、疲劳、注意力难以集中以及决策困难。

原发性焦虑症可能早于癌症出现，包括：对焦虑情绪的顺应反应、广泛性焦虑症、恐慌症以及创伤后应激综合征、恐惧、强迫症。癌症可能会加剧这种情况，特别是癌症或癌症治疗的过程与患者的某些具体恐惧吻合时。不同的焦虑需要相互鉴别，主要包括以下几方面。

（一）继发于癌症诊断的焦虑

正常的焦虑反应在癌症患者病程的所有时间点极为常见，从癌前病变筛查到癌症的终末期。焦虑可以是预期性的或是反应性的。

任何焦虑症可能会在癌症诊断之后发病，对针头、活检、化疗相关的副作用和输血的恐惧症很常见。创伤后应激综合征可以在经历或目睹如同一病房的其他癌症患者死亡这类高度创伤事件后发生。恐慌或广泛性焦虑往往在焦虑症状变得过于强大，超过了患者的应付能力时出现。

（二）精神紊乱所致的焦虑

焦虑症状通常见于其他精神疾病患者。一些抑郁症患者也会有明显的焦虑症状，如失眠。当出现抑郁特异的症状时，如过度内疚或自杀意念，应考虑抑郁症为主要诊断。滥用药物也有可能造成焦虑，这可能表现为尼古丁、酒精、苯二氮䓬或巴比妥酸盐戒断症状，或兴奋剂（如可卡因或安非他明）的沉溺征象。住院后不久出现的焦虑，应考虑戒断的可能性。

大多数谵妄的患者也会表现出明显的焦虑症状和体征。在谵妄的早期阶段，有可能被误诊为焦虑。然而，谵妄可通过简明精神状态检查而区别于其他原因引起的焦虑。谵妄患者通常有定向、注意力和记忆力的障碍，知觉障碍（如幻觉），意识水平改变。

（三）医学原因所引起的焦虑

焦虑症状可能有潜在的医学病因。在癌症患者中，无法控制或控制不佳的疼痛可能是最常见的"医源性"焦虑。呼吸困难伴或不伴低氧也是常见原因。焦虑症状可能是内科疾病引起的急性交感神经自主放电，这些内科疾病如肺栓塞、心律失常、心绞痛或胃食道反流，或者是代谢紊乱的结果。

患者一旦发现及明确患有肿瘤疾病，刚开始从心理上大多不愿接受，抗拒这一疾病诊断，一段时间后，逐渐认可这一事实后，手术打击、放化疗副反应、疗效不确定、治疗费用高昂难以承担等因素易使这类病人情绪低落，产生焦虑及抑郁情绪，其中女性乳腺癌术后患者并发焦虑和抑郁障碍率较高，这可能是与其年龄、性别、乳房缺失等因素密切相关，其中睡眠障碍是常见的躯体症状，主要表现为入睡困难、易醒和早醒，睡眠障碍又导致进一步的焦虑情绪，出现新的躯体障碍症状，心悸、心慌、出汗、头痛、胃肠不适等。焦虑抑郁障碍的发生导致自身免疫力进一步下降使原发疾病加重和恶化，延缓康复，增加肿瘤病人自杀危险。肿瘤患者主要治疗手段为放疗和手术治疗，手术治疗可引起患者严重的心理刺激，使肿瘤患者产生焦虑和抑郁。有作者对乳腺癌手术患者焦虑状态进行测评发现，焦虑是乳腺癌手术患者主要的心理反应，还有肿瘤患者手术后状态与患者年龄及文化程度相关，不同年龄患者的焦虑症状及程度各不相同，以中青年妇女焦虑症状为多，可能与中青年患者心理压力大有关，易发生心理冲突和应激的缘故。学历越高的肿瘤患者，手术后焦虑程度愈重，发生率也高，所以，肿瘤患者手术后应加强术后的心理咨询，做好心理治疗及护理工作，建立良好的护患关系。良好的护患关系是做好心理治疗和提高治疗依从性的前提，采用各种方式与患者进行沟通，掌握肿瘤患者焦虑的病因和心理需求，针对其病因进行心理治疗。

焦虑障碍在肿瘤患者康复管理中是一个常见而严重的问题，它不仅对患者的心理和生理健康产生负面影响，还可能影响其治疗效果和生活质量。焦虑本身是一种正常的情绪，存在于每个人的身上，考前担忧考不好，遇到危险会出现恐惧、心跳加速，面对喜欢的异性感到紧张，比赛或表演前担忧表现得不好等等，正常的焦虑无处不在。但如果焦虑过了头，不该恐惧的恐惧，不该紧张的紧张，放大了各类危险，感受到的焦虑与现实处境并不相称，且持续时间较长，这时就不再是正常的焦虑，而是病理性焦虑，也就是焦虑障碍（焦虑症）。焦虑障碍指的是一组以过度担忧、紧张或恐惧为核心症状的疾病。在美国最新的诊断标准DSM-5中焦虑障碍主要包括以下类型：

1.广泛性焦虑障碍：表现为对各类生活事件的过度担忧，总是担忧发生不好的事，总是想到坏的结果，比如担心工作、学习、健康、安全、家人等等。

2.社交焦虑障碍／社交恐惧症：表现为过度担忧在社交中的表现，在被他人关注时表现出过度的紧张，因此会经常回避一些社交场合。上台表演或发言紧张也属于社交焦虑。社交焦虑都是担心成为被关注的焦点，以及可能出现的负面评价。

3.惊恐障碍：担忧出现类似心脏病发作的惊恐发作（发作时感到恐惧、濒死感，身体有强烈不适，比如心慌、头晕、出汗、恶心等），经常有打120去急诊室的经历，患者觉得自己得了心脏病，但是却检查不出异常，其实这些貌似心脏病的症状是焦虑引发的植物神经反应过度。

4.特定恐惧症：害怕一些特定的场合，比如怕做磁共振检查，怕坐飞机、火车、电梯，或是怕血液、动物等，所谓"恐高症""幽闭恐惧症"都属于特定恐惧症。

5.场所恐惧症：担忧在公共场所或独自出门等情况出现惊恐发作，所以经常需要人陪伴，怕在公共场所晕倒或者"心脏病发作"后无人帮助。

6.分离焦虑障碍：担忧与所依恋的人分离，比如儿童因为离开父母感到不安而不愿去上学。

7.选择性缄默症：在社交场合中不能讲话，而在其他场合却能正常讲话，和社交恐惧有些类似，都是面对社交的紧张恐惧，但主要表现为无法正常讲话。

8.未特定焦虑障碍：不符合上述典型特点，剩下的焦虑类疾病都装在这个"筐"里。

焦虑障碍在肿瘤患者康复管理中的重要性越来越受到关注。癌症诊断本身可能引发焦虑，而治疗过程中的身体不适和不确定性也可能加重焦虑症状。焦虑不仅影响患者的心理健康，还可能干扰治疗的进行和康复的进程。因此，及时识别和有效管理焦虑障碍对于提高肿瘤患者的生活质量至关重要。

焦虑症状也可能是药物的副作用所致。癌症患者中最常见的药物引起的焦虑反应为静坐不能，以焦躁不安的急性客观和主观表现或无法安坐为表征。静坐不能通常用药后由几个小时发展到几天。静坐不能是诸如氟哌啶醇和氯丙嗪等大多数抗精神病药物，以及诸如胃复安、氟哌利多、异丙嗪和氯丙嗪等止吐药物的一种副作用。值得注意的是，静坐不能不会发生于新型止吐药物，如昂丹司琼和格拉司琼等。静坐不能在接受大剂量静脉止吐治疗的患者中尤其常见。通常静坐不能在接受苯海拉明25～50mg（口服或静脉用）的起始剂量，苯二氮䓬类（如劳拉西泮2mg，每天2次或3次口服），或受体阻断剂（如普萘洛尔10mg，每天3次口服作为起始剂量）处理后能够迅速缓解。焦虑、易怒或发抖可能是拟交感类即β-肾上腺素受体激动剂非处方药物、茶碱、咖啡因和其他甲基黄嘌呤衍生物和抗抑郁药的一种副作用。因癌症或其治疗所导致的身体或精神疲劳，患者可能通过增加咖啡或其他含甲基黄嘌呤产品的摄入进行自我调节。应要求焦虑患者将其咖啡、茶、含咖啡因的苏打水及含有咖啡因和其他兴奋剂的非处方药的消费量化。应当意识到，许多中草药产品、市场销售的一些茶和其他的注入调节剂就含有大量的咖啡因或相关的甲基黄嘌呤衍生物或拟交感神经类药物，这些制剂有些是强效的，甚至很少量就能使一些患者产生焦虑。

二、评估

在肿瘤患者中评估焦虑障碍的关键在于使用合适的工具和方法。一些常用的评估工具包括：

（一）焦虑自评量表

焦虑自评量表（Self-Rating Anxiety Scale，SAS）是一种用于自我评估焦虑症状程度的量表。SAS通常包含20个题目，每个题目都与焦虑相关的症状有关。

1.优点

（1）简便易行：SAS是一种简单的自评量表，患者可以迅速完成，通常只需要10～15min。

（2）自我评估：患者可以根据自己的感受来回答问题，而无须专业医生的评估。

（3）用途广泛：SAS可用于评估各种类型的焦虑，包括一般性焦虑障碍、社交焦虑症、恐惧症等。

2.缺点

（1）主观性：SAS是基于个体的主观报告，可能受到患者个体主观认知和表达的影响。

（2）不具备诊断性质：SAS不能用来确诊焦虑障碍，只能用来评估症状的严重程度。

（3）不能代替专业评估：对于确诊和治疗焦虑障碍，仍需要专业医生的评估和诊断。

3.注意事项

在使用SAS之前，患者应被告知如实回答问题，并不需要担心回答是否正确。应在相对安静和私密的环境中填写SAS，以减少干扰。SAS的得分通常需要由专业医生或心理健康专家来解释和评估，以确定是否需要进一步的治疗或干预。

总之，焦虑自评量表是一种简便的工具，可用于自我评估焦虑症状的严重程度。尽管它有一些优点，但不能用于诊断焦虑障碍，因此，如果存在严重的焦虑症状，建议咨询专业医生或心理健康专家，以获取更准确的评估和治疗建议。

（二）汉密尔顿焦虑量表

汉密尔顿焦虑量表用于评估患者的抑郁和焦虑症状的严重程度。它常用于评估肿瘤患者的心理状态，尤其是那些可能患有抑郁症或焦虑症的患者。

1.优点

提供了量化的测量结果，有助于客观评估抑郁和焦虑症状的程度。适用性广泛，不仅限于肿瘤患者，还可用于其他人群。已经在临床实践中得到广泛应用，具有较高的可靠性和效度。

2.缺点

由于需要专业医生进行评分和解释，可能不适合自评或自助评估。不适用于评估其他心理问题，如睡眠问题或特定的焦虑症。部分问题可能与肿瘤治疗的身体症状相互混淆。

（三）医院焦虑抑郁量表

医院焦虑抑郁量表（Hospital Anxiety and Depression Scale，HADS）用于评估患者的焦虑和抑郁症状，特别是在医疗环境中，如医院或临床实践中的患者。

1.优点

专门设计用于医院或临床环境中，适用于肿瘤患者等。包括焦虑和抑郁两个维度，可以同时评估这两种心理问题。可以用于快速筛查，识别可能需要进一步评估或干预的患者。

2.缺点

依赖于被评估者的自我报告，可能受到主观因素的影响。不能提供详细的诊断信息，仅用于初步筛查。可能需要与其他评估工具一起使用，以进一步评估和诊断。

（四）临床访谈

医疗专业人员可以通过与患者的面对面访谈来评估焦虑症状，这种方法允许更深入地了解患者的心理状态和需求。

三、诊断与鉴别诊断

诊断肿瘤患者的焦虑障碍需要考虑以下因素：

（一）鉴别诊断

与其他精神障碍，如抑郁症或创伤后应激障碍进行鉴别诊断非常重要。不同的障碍可能有相似的症状，但需要不同的治疗方法。

（二）病因分析

了解焦虑障碍的病因有助于确定最合适的治疗方法。在肿瘤患者中，焦虑可能与诊断、治疗或康复阶段的特定因素相关。

（三）严重程度评估

诊断时需要考虑焦虑症状的严重程度。轻度、中度和重度焦虑可能需要不同程度的干预。

四、治疗

焦虑的治疗包括支持治疗、药物和心理干预疗法等。

（一）支持治疗

支持治疗应该在焦虑治疗的开始使用。因为癌症患者往往有可预期或反应性焦虑症状，应允许患者表达他们的感受。医生或健康机构应该提供现实的保证，纠正任何误解，处理任何对将来的不现实期望。患者应该对特殊的以及潜在的可诱导焦虑的诊断和治疗做好准备。

每项干预措施都应当被谨慎评估，以避免太过或不足。例如，没有安慰和保证，很多患者会想到最差的结局并放弃治疗。相反，不现实的保证会有损医生的信任度，也会导致患者丧失治疗的信心。可能加剧焦虑的任何因素，例如睡眠不足、疼痛治疗不当、咖啡因的过量摄入以及尼古丁的戒除都应当被消除。简单的放松技巧如深呼吸、渐进的肌肉放松或意向治疗对轻微焦虑的控制是有用的，当与其他的心理或药物干预联合使用时或许是有帮助的。更加复杂的放松技巧包括催眠、生物反馈、沉思和瑜伽。严重焦虑的患者通常太紧张而不能充分参与到放松治疗法中，然而，当使用药物治疗缓解症状后，这部分患者可能受益于放松疗法。

（二）药物干预疗法

焦虑障碍可能与5-羟色氨系统与去甲肾上腺素系统功能低下有关，氟西汀是单受体抑制剂，选择性抑制5-羟色氨再摄取，使5-羟色氨受体功能增强。苯二氮䓬类是目前临床上运用最广泛的抗焦虑药，疗效确切，二者单用或联用，不失为抗焦虑及抑郁的一种较好选择。对肿瘤病人，尤其是女性患者，及时诊断和治疗有利于疾病的康复。针对肿瘤患者术后焦虑及引起心理障碍的主要因素，医护人员在手术治疗前后进行积极的心理干预和必要的解释，主治医师、责任护士经常到病房与术后肿瘤患者谈心，鼓励肿瘤患者术后宣泄自己的情感，使患者产生安全感、归属感，以降低其焦虑情绪。在用化疗药物前，医护人员应重点讲解化疗药物的用法，以及如何应对毒副反应。由于肿瘤患者术后心理上非常痛苦，可引起自尊心受损、自卑感、无助感等，使肿瘤患者术后在焦虑郁闷之中徘徊。医护人员应帮助患者确认积极情绪对健康的影响，帮助术后肿瘤患者克服心理障碍，使肿瘤患者术后以良好的心态接受治疗。良好的社会支持能使肿瘤手术后患者舒缓压力，减轻悲观、焦虑等不良情绪。因此，在治疗中应关注评估肿瘤手术后患者的社会支持，让医生、护士、家属、社会共同组成支持系统，减轻其焦虑、抑郁情绪，促使肿瘤手术后患者身心康复。

（三）心理干预疗法——认知行为疗法

认知行为疗法（Cognitive Behavioral Therapy，CBT）在肿瘤病人身上发挥着重要的作用，它是一种通过识别和改变不健康的思维模式和行为习惯来减轻心理健康问题的治疗方法。

1. 处理焦虑和抑郁：肿瘤病人常常面临焦虑和抑郁等心理问题。CBT教授患者如何识别并挑战消极的思维模式，以及如何应对情感和身体感觉。通过这种方式，患者可以学会更好地管理焦虑和抑郁情绪。

2. 应对诊断和治疗：CBT可以帮助患者处理对癌症诊断和治疗的应对问题。它可以帮助患者应对与治疗相关的焦虑，如手术、化疗和放疗等。患者可以学会积极应对治疗过程中的挑战，提高治疗的依从性。

3. 疼痛管理：肿瘤治疗和手术可能伴随着疼痛，CBT可以教授患者应对疼痛感觉，通过深度呼吸、冥想和其他技巧来减轻疼痛。

4. 睡眠问题：焦虑和抑郁常常伴随着睡眠问题。CBT可以教授患者建立健康的睡眠习惯，如规律的作息时间和应对失眠的策略，以改善睡眠质量。

5. 生活质量提高：CBT可以帮助患者重新评估他们的生活目标和价值观，以提高生活质量。患者可以学会积极参与社交活动、恢复工作、重新建立生活的正常性，以促进康复和心理健康。

6. 社交支持：CBT可以教授患者如何与家庭成员、朋友和医疗团队有效沟通，并请求和接受社交支持。这有助于改善患者的心理健康和治疗效果。

7. 自我管理：CBT赋予患者主动管理自己的情感和行为的能力。这种自我管理的技能可以在康复过程中帮助患者更好地应对挑战和压力。

总之，认知行为疗法在肿瘤病人身上发挥作用的关键在于帮助他们识别和改变不健康的思维和行为模式，从而提高心理健康，应对治疗挑战，改善生活质量，增强自我管理能力，并促进康复。CBT通常需要专业心理医生或心理治疗师的指导和支持，以确保有效的治疗效果。

五、护理

在肿瘤患者康复管理中，护理团队在处理焦虑障碍时起着关键作用。他们起着协调、提供支持和提供关键护理的作用。护理团队通常由不同职业背景的专业人员组成，以确保患者得到全面的医疗和心理支持。

（一）肿瘤医生（Oncologist）

肿瘤医生是治疗癌症的专家，他们负责制订和管理肿瘤患者的治疗计划。这包括手术、放射治疗、化疗等。肿瘤医生与患者密切合作，监测治疗效果，并提供医学建议。

（二）肿瘤护士（Oncology Nurse）

肿瘤护士是专门为癌症患者提供护理的护士。他们负责监测患者的症状、药物管理，并提供教育和支持。肿瘤护士还可能协助医生进行治疗过程。

（三）心理医生/心理治疗师（Psychologist / Psychotherapist）

心理医生或心理治疗师可以帮助患者处理与癌症诊断和治疗相关的心理问题，如焦虑、抑郁和应对问题。他们提供心理治疗，帮助患者应对情感挑战。

（四）社会工作者（Social Worker）

社会工作者协助患者和家庭处理社会和心理方面的问题，如经济困难、保险、家庭支持和资源获取。他们可以提供信息和指导，以帮助患者应对各种社会问题。

（五）康复师（Rehabilitation Therapist）

康复师协助患者在康复过程中重建身体功能，如物理治疗师、职业治疗师和言语治疗师。他们帮助患者恢复生活自理能力。

（六）疼痛管理专家（Pain Management Specialist）

疼痛管理专家协助患者管理与肿瘤治疗和疾病相关的疼痛问题。他们可以制订有效的疼痛管理计划，以提高患者的舒适度。

（七）营养师（Nutritionist/Dietitian）

营养师为患者提供饮食建议，帮助他们维持健康的营养状态，以支持治疗和康复。

护理团队成员在肿瘤患者的康复管理中密切合作，以提供全面的护理、支持和教育。他们的目标是帮助患者最大限度地提高生活质量，减轻症状，提供心理支持，并促进患者的康复。与患者及其家庭保持沟通和协作非常重要，以确保提供最合适的护理。

焦虑障碍在肿瘤患者康复管理中具有重要性。通过有效的评估、诊断、治疗和护理，我们可以更好地处理患者的焦虑，提高他们的生活质量，促进康复。当然这需要一个综合的医疗团队来共同努力，以确保患者得到全面的支持和关怀。

（张　莹）

第三节　抑　郁　障　碍

一、概述

癌症患者由于肿瘤的原因，抑郁症的发病率高于正常人群。癌症患者抑郁症的评估包括主要症状（情绪抑郁、认知障碍）检查、仪器检测及训练有素的专业人员面谈。整个过程包括筛选、诊断、分级和治疗。但评估癌症患者抑郁症时，需要考虑患者患癌的事实，因为患者的情绪抑郁、无希望可能与患癌这一事实有关，这一点不同于没有躯体疾病的抑郁症患者，这实际上也是共病问题。在诊断中医师尤需注意，厌食、消瘦、性欲降低等躯体症状是普通人诊断抑郁症重要的依据，但在癌症患者中这些症状既可能是抑郁症的表现，也可能是癌症的症状，故作为诊断依据的可靠性降低。另外，癌症患者经常有一些抑郁的身体方面的问题，如睡眠障碍、精神性运动迟缓、食欲不振、注意力不集中等，这些抑郁表现有些可能与治疗有关，有些可能与癌症诊断本身有关。

（一）癌症患者抑郁症的发病情况

癌症患者由于肿瘤的原因，抑郁症的发病率高于正常人群。统计资料显示，癌症患者抑郁症的发病率为正常人群的2～4倍，高达20%～50%。癌症患者抑郁症的发病率与性别、年龄、住院情况、肿瘤的诊断、肿瘤的类型、肿瘤的分期有关，这些因素都对抑郁症的评估有影响。其他影响因素还包括抑郁症的评估体系和诊断方法。不同部位的肿瘤其抑郁症的发病率不一样，根据Massie 2004年的研究报道，抑郁症在头颈癌的发病率为22%～57%、胰腺癌为33%～50%、乳腺癌为1.5%～46%、肺癌为11%～44%，而其他部位肿瘤抑郁症的发病率则较低，如结肠癌

（13%～25%）、妇科肿瘤（12%～23%）和淋巴瘤（8%～19%）。多数研究报告显示，头颈部肿瘤患者抑郁症的发生比例最高，这可能与头颈部肿瘤由于外观的原因，对患者的负面情绪影响较大。另外由于肿瘤治疗，造成头颈部的外观畸形，影响患者的心理状态。在肿瘤患者中，以晚期肿瘤、既往有抑郁史、负性思维习惯、疼痛明显、药物副作用多者患病率高。

二、评估

悲哀是癌症患者获知诊断的正常心理反应。鉴别癌症患者处于正常心理反应的悲伤和抑郁及异常心理反应的悲哀和抑郁非常重要。悲伤和抑郁是对现实中的已经发生的或预期将要发生的丧失正常功能的心理反应。对癌症患者来说，疾病不仅导致躯体结构的破坏和功能丧失，还意味着令人恐惧的生命丧失。因此，绝大多数癌症患者都会产生悲伤和抑郁。如果这种反应持续且程度严重就有可能发展成抑郁症。尽管正常与异常心理状态的鉴别比较困难，但它恰恰是最重要的，它决定着医师对患者的处理方式。事实上，在抑郁症状上，从正常的悲哀到反应性抑郁到严重的抑郁症并非互不关联，而是可以逐渐移行的，也可以从最轻的反应向最严重的抑郁转化。如果症状加重使得患者日常生活受到干扰，就可以作出适应障碍伴抑郁心境的诊断，如果在此基础上抑郁逐渐加重，就可能达到抑郁症的诊断标准。

需要注意的是，有些抑郁症状除了与癌症本身有关外，还与治疗过程中使用的药物有关。癌症化疗药物包括甲氨蝶呤、长春新碱、长春花碱、L-天冬酰胺酶、盐酸甲基苄肼、两性霉素和干扰素都可能在一些患者引起抑郁症状。在许多情况下，医务人员往往只注意到患者的情绪低落，而忽略了这种低落的情绪是由治疗过程中药物所致。皮质激素也可引起患者的抑郁症状，其临床表现及对抗抑郁剂的反应都与功能性心境障碍难以区分。另外，脑部照射也可引起抑郁症状。

在实验室检查方面，内分泌及免疫系统的改变是有用的标志。Cohen等检查了27例肾细胞癌和18例恶性黑色素瘤治疗前后皮质激素的变化，他们发现皮质醇和去甲肾上腺素的水平与患者的抑郁呈正相关。这些激素会伤害记忆和认知中心的海马细胞的功能。抑郁症的评价体系有许多种，这其中包括有医院焦虑抑郁量表（HADS）、白氏抑郁量表（BDI-SF）、崇氏自我评定量表（ZSRDS）、汉密顿抑郁量表（HAMD）、简明症状量表（BSI）等，这些评价体系各有千秋，例如HADS不包括抑郁症的身体症状，但BDI-SF和ZSRDS包括抑郁症的身体症状。一般来讲，HADS是最常用的肿瘤抑郁症评价系统，这是因为HADS涵盖了抑郁症的三个基本问题，情绪低落、缺乏兴趣和活力降低，而癌症患者经常存在这些心理障碍问题，至少有时是暂时的。

一般认为，抑郁情绪能增加肿瘤转移，而焦虑则不会。因此癌症患者抑郁症的正确诊断是十分重要的，如果患者的心理反应过于消极或负性情绪时间过长，这对治疗和康复极为不利，这其中包括治疗效果、住院时间、依从性、自我照料能力及生活质量等。因此，积极有效控制患者的抑郁症状不仅可以延长患者的生命，更重要的在于提高患者的生活质量。

三、诊断与鉴别诊断

（一）诊断抑郁障碍需要考虑以下因素

1.鉴别诊断：与其他精神障碍，如焦虑障碍或情感性障碍进行鉴别诊断非常重要。不同的障碍可能有相似的症状，但需要不同的治疗方法。

2.病因分析：了解抑郁障碍的病因有助于确定最合适的治疗方法。在肿瘤患者中，抑郁可能与治疗副作用、疼痛、社会孤立等因素相关。

3.严重程度评估：诊断时需要考虑抑郁症状的严重程度。轻度、中度和重度抑郁可能需要不同程度的干预。

（二）抑郁量表

1.癌症抑郁量表（CDS）

（1）题目数：CDS包括27个问题，用于评估癌症患者的抑郁症状。这些问题涵盖了与癌症相关的情感问题，如沮丧、焦虑、疲劳等。

（2）优点：专门设计用于癌症患者的抑郁评估，考虑了与癌症相关的特殊因素；提供了详细的关于患者情感状态的信息，有助于医疗团队更全面地了解患者的心理健康问题。

（3）缺点：包含的问题较多，可能需要更多的时间来完成；对于不熟悉该量表的医疗专业人员来说，上手难度高。

2.癌症心理症状量表（CPSC）

（1）题目数：CPSC包括30个问题，用于评估癌症患者的心理症状，包括抑郁、焦虑、疲劳、失眠等。

（2）优点：涵盖了多个心理症状，可以帮助医疗团队更全面地了解患者的心理健康问题；有助于及早识别和干预不同类型的心理症状。

（3）缺点：包含的问题较多，可能需要较长时间来完成。

3.汉密顿抑郁量表（HAMD）

（1）题目数：汉密顿抑郁量表通常包含17个问题，用于评估抑郁症状的严重程度。不过，有时也可以包括更多的项目。

（2）优点：是一种经典的抑郁评估工具，被广泛用于临床和研究中。有较长的历史和大量的研究支持，具有良好的信度和效度。

（3）缺点：主要用于一般抑郁症的评估，未考虑到与癌症相关的特殊因素。不如CDS和CPSC那样专门针对癌症患者的心理健康问题。

总的来说，CDS和CPSC是专门设计用于癌症患者的抑郁和心理症状评估工具，考虑了与癌症相关的特殊因素。它们提供了更全面的信息，但可能需要更多的时间来完成和解释。HAMD是一种经典的抑郁评估工具，适用于一般抑郁症的评估，但在评估癌症患者时可能需要额外考虑特殊情况。选择量表应基于患者的具体需求和心理治疗师的专业判断。

四、治疗

当涉及肿瘤患者的抑郁障碍时，治疗方法与焦虑障碍类似，也包括支持治疗、药物治疗和心理干预疗法。

（一）支持治疗

与焦虑障碍一样，支持治疗在抑郁障碍治疗的早期阶段非常重要。肿瘤患者可能会因癌症诊断和治疗引发抑郁情绪。医生和护理团队应提供情感上的支持，允许患者表达他们的感受，纠正不现实的期望，并提供现实的保证。此外，消除可能加剧抑郁的因素，如睡眠问题、疼痛、药物副作用等，也是治疗的一部分。

（二）药物治疗

药物治疗在处理抑郁障碍时可能是有效的选择。

1.选择性5-羟色胺再摄取抑制剂（SSRI）。荷尔蒙（Fluoxetine）、帕罗西汀（Paroxetine）、普萘洛尔（Sertraline）、艾司西酞普兰（Escitalopram）、弗拉莫西汀（Fluvoxamine）。

2.其他抗抑郁药物。三环抗抑郁药：如阿米替林（Amitriptyline）、多塞平（Doxepin）等。单胺氧化酶抑制剂（MAOI）：如异卡波肼（Isocarboxazid）、苯乙肼（Phenelzine）等。腹泻药：如米立辛（Mirtazapine）。

3.其他类别的药物。抗焦虑药物：在某些情况下，抗焦虑药物如阿普唑仑（Alprazolam）或氟西汀（Fluoxetine）可用于减轻焦虑和抑郁症状。利多卡因贴片（Lidocaine Patches）用于治疗与神经性疼痛相关的抑郁。

不同的药物可能对不同的患者产生不同的效果，因此需要仔细监测患者的反应，并在必要时进行药物调整。药物治疗通常需要一段时间才能显示出明显的效果，因此患者需要坚持按照医生的建议进行治疗。同时，药物治疗可能会伴随着一些副作用，患者需要向医生报告任何不适，以便及时处理。综合治疗可能包括药物治疗、心理治疗和支持性治疗，以最大限度地改善抑郁症状。

（三）心理干预疗法

认知行为疗法（CBT）等心理干预疗法在处理肿瘤患者的抑郁障碍时也可以发挥重要作用。CBT帮助患者识别和改变消极的思维模式，同时提供应对挑战和应对策略。它还可以帮助患者处理与癌症诊断和治疗相关的情感问题，并提高心理适应性。

1.疼痛管理：肿瘤治疗可能伴随着疼痛，这可能加重抑郁症状。专业的疼痛管理团队可以制订疼痛管理计划，包括药物管理、物理治疗和其他疼痛缓解方法，以减轻患者的疼痛感。

2.生活质量提高：心理干预疗法还可以帮助患者重新评估生活目标和价值观，以提高生活质量。患者可以学会积极参与社交活动、继续工作或兴趣爱好，从而促进康复和心理健康。

3.社交支持：肿瘤患者在抑郁治疗中也需要社交支持。心理医生和社会工作者可以协助患者建立良好的社会支持系统，包括家庭、朋友和其他支持网络。

综合来看，抑郁障碍的治疗方法包括支持治疗、药物治疗、心理干预疗法、疼痛管理、生活质量提高和社交支持。这些方法可以帮助肿瘤患者应对抑郁症状，提高心理健康，并促进康复。治疗计划通常需要根据患者的具体情况进行个性化和调整。

五、护理

在肿瘤患者康复管理中，护理团队在处理抑郁障碍时发挥着关键作用。

（一）提供支持性护理
护士可以提供情感支持，鼓励患者表达他们的情感和需求，并提供安慰。

（二）监测症状
护士应该定期监测患者的抑郁症状，以便及时调整治疗计划。

（三）协调多学科团队
护士可以协调多学科团队，确保患者得到全面的护理和治疗。

抑郁障碍在肿瘤患者康复管理中具有重要性。通过及早地评估、诊断、治疗和护理，可以更好地处理患者的抑郁，提高他们的生活质量，促进康复。

（张　莹）

第四节　谵　妄

一、概述

谵妄是一种以急性起病和注意力障碍反复波动为特征的意识障碍，伴有认知水平的改变或感觉障碍，导致患者接收、处理、存储和回忆信息能力受损。谵妄的发生会增加患者机械通气时间，增加院内感染的发生率，延长重症监护时间以及增加医疗负担，并可能导致术后认知功能障碍以及增加患者死亡率。

谵妄是晚期癌症患者中最常见的精神障碍之一，它是一种短暂的、通常可以恢复的，以认知功能损害和意识水平下降为特征的脑器质性综合征，通常急性发作，多在晚间加重，持续时间可数小时到数日不等。在住院癌症患者中，15%～30%有谵妄表现，终末期患者则达到85%，随着人群老龄化，住院患者谵妄总体发生率有增加的趋势。当患者不能准确处理加工环境中的信息时，应进行谵妄的评估。例如，你相识多年的患者不能认出你或叫出你的名字；看起来嗜睡或易激惹；回答问题时需要很长时间；需要反复重复同一个问题；言语散漫或不连贯；定向力障碍；出现幻视、幻听或妄想等。

（一）流行病学

谵妄在临床中的患病率预计为1%～2%；对于年龄在85岁以上的患者，这一数字则上升至14%。在所有老年病患中，谵妄的患病率高达30%。老年住院患者的患病率在10%～40%之间。在住院患者中，谵妄在急诊科患者的患病率为14%～24%，术后患者的患病率为15%～53%，重症监护患者则为70%～87%。

（二）病理生理学

谵妄的病理生理机制尚不明确。神经影像学研究显示存在脑部多个不相关区域功能障碍，这些区域包括前额叶、皮层下结构、丘脑、基底神经节、舌回、梭状回和颞顶皮层。脑电图（EEG）研究结果也表明皮层活动弥漫性放缓。

谵妄发病也与神经递质、炎症和慢性应激有关。例如，使用抗胆碱能药物的患者谵妄发生率显著增高，表明胆碱能神经递质缺乏与谵妄发生有关。针对手术患者的研究已证实术后发生谵妄的患者体内胆碱能系统与免疫系统之间存在互动功能障碍。

多巴胺能过剩也被认为会引起谵妄。证据似乎并不支持使用抗精神病药物（多巴胺受体拮抗剂）来预防或治疗谵妄，但证据不完全一致。

涉及谵妄病理生理学的其他神经递质包括去甲肾上腺素、5-羟色胺、γ-氨基丁酸、谷氨酸和褪黑素。另有证据表明白细胞介素1和2、TNF-α和干扰素等细胞因子也与谵妄的发生相关。此外，继发于疾病或外伤的慢性应激所诱发的慢性皮质醇增多症也可能会导致谵妄。

（三）谵妄的影响因素

1.易感因素：高龄（年龄>70岁）、酗酒合并疾病（高血压、糖尿病、心血管疾病、脑血管疾病）。

2.疾病因素：严重创伤、严重感染、电解质紊乱、代谢性酸中毒、呼吸衰竭等。

3.促发因素：术后疼痛、焦虑、镇静镇痛药物的不合理使用、手术时间长、睡眠剥夺、制动等。

二、临床表现

（一）意识障碍

是谵妄的主要症状。迷茫，时间、地点和人物的定向力差，时间定向最易受损，注意力的指向、集中、持续和转移能力降低，意识障碍程度可以介于清晰度下降至浅昏迷之间。

（二）认知障碍

认知功能损害严重程度不一，可有明显的波动，语言含混不清，回答刻板或不连贯，常有语言知觉障碍，常见各种形式的幻觉。

（三）感知障碍

丰富的幻觉和错觉，多为恐怖性内容，可有感觉过敏。如对声音和光线的刺激特别敏感，也可以有感觉迟钝。

（四）思维障碍

思维结构解体及言语功能障碍。通常表现为思维不连贯，理解、逻辑推理和抽象思维能力减退，可能出现牵连观念和短暂而片段的被害妄想。

（五）记忆障碍

识记、保持、再现、再认障碍。以即刻记忆和近记忆障碍为主，对于近期发生的事情难以识记。

（六）注意力障碍

注意力难唤起，表情茫然，注意力保持、分配、转移障碍。睡眠-觉醒周期障碍：白天昏昏欲睡，夜间失眠，间断睡眠或睡眠周期完全颠倒；情绪失控：间断出现恐惧、妄想、焦虑、躁动、淡漠，症状不稳定有波动；早期多见轻度抑郁、焦虑、易激惹和恐惧，病情严重者可表现为淡漠。

（七）肿瘤患者谵妄症状一般表现

包括认知障碍、感知障碍、情绪障碍等。

1.认知障碍：肿瘤患者出现谵妄症状，主要是由于肿瘤的增生和生长导致大脑皮层受到刺激引起的神经系统症状。患者可能会出现定向力障碍、计算能力下降、思维不连贯等症状。

2.感知障碍：肿瘤患者出现谵妄症状，可能是由于肿瘤的增长和生长导致大脑皮层受到刺激引起的中枢神经系统症状。患者可能会出现错觉、幻觉、思维跳跃等症状。

3.情绪障碍：肿瘤患者出现谵妄症状，可能是由于肿瘤的增长和生长导致中枢神经系统受到刺激引起的精神系统症状。患者可能会出现抑郁、焦虑、愤怒、恐慌等症状。

除此之外，肿瘤患者谵妄症状还可能会出现睡眠障碍、注意力不集中等症状。建议患者及时去医院就医，积极配合医生进行治疗。

一旦发现谵妄，在积极治疗的同时，应仔细回顾病史，进行躯体检查、实验室检查以及了解患者目前使用的药物，查找病因。根据病因纠正谵妄，如抗感染治疗、纠正代谢紊乱、调整抗癌治疗方案等，对酒精戒断导致的谵妄可给予氯硝西泮治疗，疼痛用阿片类药物治疗。当患者过度激越、精神症状突出或者对自身及他人有潜在危险时，应予药物治疗。可给予抗精神病药物如氟哌啶醇等，如果仍有兴奋或过度活动，可联合苯二氮䓬类药物联合治疗谵妄。

环境干预有助于治疗谵妄。将患者搬到离护士站近的房间，以便近距离观察。家人或者亲友的陪护同样有所帮助。对于较重的患者，需要一对一的24h陪护。护士或家人让患者重新定向是很重要的，要经常提醒患者具体的时间、住院的原因以及医院的名字等，将日历、钟表、家庭照片放在患者所能看到的地方。

三、临床分型

（一）活动过度型谵妄

该型患者一般处于高度觉醒状态，并伴有坐立不安、激越、幻觉和不适当行为。

（二）活动减退型谵妄

该型患者一般具有昏睡、肢体活动减少、语无伦次和缺乏兴趣的表现。

（三）混合型谵妄

同时具有活动过度型和活动减退型的体征和症状。术语"亚综合征谵妄"是指部分消退或不完整形式的谵妄。

四、谵妄的常用评估量表

1.谵妄评定量表-98修订版（DRS-R-98）。

2.CAM-ICU——适用于不能说话的危重症患者。

3.CAM-意识模糊评估量表——适用于普通患者。

4.ICU站完善材料表（ICDSC）。

5.躁动-镇静RASS评估表。

五、诊断与鉴别诊断

（一）诊断

诊断分为两步，第一步为辨别是否谵妄，需要通过病史、床旁精神状况检查特别对注意力的检查并复习谵妄的诊断标准来完成；第二步是从大量的可能诊断中识别出引起谵妄的病因。

谵妄诊断的临床标准变异很大，而且常用的精神状况量表及测验可能无助于将谵妄与痴呆及其他认知障碍相鉴别，由于诊断中的变异性，已发展出特异性量表及标准来做谵妄的诊断。

1.精神疾病诊断与统计手册（DSM-5-TR）：指出患者必须表现出以下全部4项特征才能被诊断为谵妄。

（1）注意力障碍（即对环境的认识清晰度下降）明显，伴集中、保持或转移注意力的能力下降。这种意识障碍可能较轻微，最初仅表现为昏睡或注意力分散，临床医生和/或家人常常会认为其与原发性疾病有关而不予重视。

（2）认知改变（例如记忆缺失、定向障碍、语言障碍）或出现之前存在或目前存在的痴呆无法解释的知觉障碍。

（3）这种障碍在短期内（通常为数小时至数日）出现，表现为急性起病，一天当中症状往往会出现波动。

（4）来自病史、体格检查或实验室检测结果的证据表明，这种障碍由全身疾病状态、物质中毒或物质戒断直接导致。注意力和认知的改变不应发生在觉醒水平严重降低（例如昏迷）的情况下。

2.ICD-10精神与行为障碍分类中对谵妄的诊断标准如下：

（1）这是一种病因非特异的综合征，特点是同时有意识、注意、知觉、思维、记忆、精神运动行为，情绪和睡眠-觉醒周期的功能紊乱。

（2）可发生于任何年龄，但以60岁以上多见。

（3）谵妄状态是短暂的，严重程度有波动，多数病人在4周或更短的时间内恢复，但持续达6

个月的波动性谵妄也不少见，特别是在慢性肝病、癌症或亚急性细菌性心内膜炎基础上所发生的谵妄。

（4）有时人们将谵妄区分为急性和亚急性，这种区分的临床意义很少，应将谵妄视为病程易变，从轻微到极重，严重程度不一的单一性综合征。

（5）谵妄状态可继发于痴呆或演变成痴呆。

（二）诊断要点

患者或轻或重地存在如下症状即可明确诊断。

1.意识和注意损害：从混浊到昏迷，注意的指向、集中、持续和转移能力均降低。

2.认知功能的全面紊乱：知觉歪曲，错觉和幻觉——多为幻视；抽象思维和理解能力损害，可伴有短暂的妄想，但典型者往往伴有某种程度的言语不连贯；即刻回忆和近记忆受损，但远记忆相对完好；时间定向障碍，较严重的病人还可出现地点和人物的定向障碍。

3.精神运动紊乱：活动减少或过多，并且不可预测地从一个极端转变成另一个极端，反应的时间增加，语流加速或减慢，惊跳反应增强。

4.睡眠-觉醒周期紊乱：失眠，严重者完全不眠或睡眠-觉醒周期颠倒；昼间困倦；夜间症状加重；噩梦或梦魇，其内容可作为幻觉持续至觉醒后。

5.情绪紊乱：如抑郁、焦虑或恐惧、易激惹、欣快、淡漠或惊奇困惑。

（三）鉴别诊断

鉴别诊断的要点是在概念上应注意与轻度意识混浊、亚急性意识错乱（subacute confusional state）及梦样状态（dream-state）相鉴别。

谵妄可以定义为一种中等程度或严重的意识混浊，并且至少有以下四者之一表现明显：①错觉、幻觉等知觉障碍；②言语不连贯；③精神运动性不安，行为瓦解，动作是习惯性的或无目标导向的；④短暂而片段的妄想。反之，上述四者都没有的意识障碍便是狭义的意识混浊。

1.病因鉴别诊断

几乎任何足够严重的内科或外科疾病都能引起谵妄，最好的鉴别办法就是追踪所有可用的诊断线索，大约半数老年谵妄病人有一种以上的致病因素，谵妄的病因中，老年人最常见的是代谢障碍、感染、卒中及药物特别是抗胆碱能药及安眠药的服用，年轻人中的最常见因素为药物滥用及戒酒。

2.特殊病理鉴别诊断

（1）谵妄必须与痴呆、Wernicke失语及精神病相鉴别。用于痴呆筛选的认知性量表对鉴别痴呆和谵妄不可靠，痴呆的主要鉴别特征是病程长，缺乏突出的波动性注意及知觉缺损，慢性意识模糊状态持续6个月或更久者为痴呆的一型，变为慢性的谵妄病人倾向于逐渐进入嗜睡状态，一天当中病情少有波动，知觉障碍少见，昼-夜周期也很少破坏。另外，谵妄和痴呆常常重叠在一起，因为谵妄病人发展为附加痴呆的易感性高，痴呆病人病情突然恶化者应考虑发生谵妄。

（2）可误为谵妄的精神病有精神分裂症、抑郁、躁狂、孤独症、注意力缺损及Ganser综合征。一般而言，精神病患者无波动性注意力缺陷及其他方面的缺陷，精神分裂症病人的言语紊乱突出，主题稀奇古怪，幻觉多为迫害性的说话声音而很少为恐怖性视觉影像，妄想为系统性及与个人有关系。相反，谵妄的幻觉常为视觉性，妄想短暂而片段，急性躁动性抑郁及易激惹突出的躁狂可误认为谵妄。另外，40岁以上无精神病既往史而出现精神病行为者可能由谵妄所致，这是一个通用原则。

（3）谵妄的症状由于和多种疾病引发的症状相似而需进行鉴别诊断。需要与谵妄鉴别的疾病包括：Wemick's脑病、高血压性脑病、脑供血不足、脑出血或颅内感染性疾病、低血糖症、脑膜炎或脑炎、低氧血症、中毒或药物引发的病变、痴呆及抑郁。

六、治疗

（一）非药物治疗

1.检测生命体征，记录出入量，给氧。

2.治疗脱水、心衰、电解质紊乱。

3.吸痰护理。

4.治疗常见感染，补充营养。

5.治疗贫血、低氧、低血压。

6.避免扰乱患者睡眠。

7.如果感到环境危险，安排专人陪护，最好家人陪护。

8.尽量避免身体约束。

9.帮助进食。

10.工作人员及家属与谵妄患者适当的交流沟通，如谈话、对视和经常触摸。

11.协助活动和物理治疗。

12.减少环境嘈杂（特别是夜间）。

13.给予充足光线。

14.每天至少3次给予时间、地点和人物的再定向适应。

（二）药物治疗

如果患者经非药物治疗措施不能控制其激动兴奋症状，则选用药物治疗。药物治疗适用于谵妄的症状可能对患者自身及他人安全产生威胁时以及症状严重的患者。抗精神病药物或精神抑制药物是主要的谵妄治疗药物，氟哌啶醇是常用药物之一。不典型抗精神病药物也可有效治疗谵妄，这类药物有奥氮平、利哌酮及喹硫平。但此类药物禁用于痴呆患者以避免增加卒中及死亡危险。治疗药物应于谵妄症状消失后7~10d内停药，特别是睡眠-觉醒周期恢复正常后停药。单独使用地西泮可治疗酒精或镇静剂减药引发的谵妄，但对其他原因引起的谵妄禁用。地西泮和抗精神病药物合用可迅速缓解谵妄症状。劳拉西泮由于具有起效迅速、药效持续时间短暂等优点而首选。利他林作为一种精神兴奋剂可有效治疗活动减退型谵妄，早晨和中午是最佳给药时间，这样可避免药物对睡眠的不良影响。

1.药物首选是氟哌啶醇（haloperidol），可口服、肌注和静注，一般肌注或静注，观察30~60min，如果需要还可以重复。一般到病人激动兴奋明显减轻或消失。虽然有最大剂量1000mg报道，但最大剂量没有确定。副作用是心电图QT间期延长。

2.苯二氮䓬类和巴比妥类慎用。该药要小心应用，因为可以加重或延长谵妄症状，同时有反常兴奋、呼吸抑制、过度镇静等副作用，作为二线药物应用。但是对由于镇静药或酒精戒断引起的谵妄可以选用。该类药中可以用劳拉西泮（Lorazepam）、中效镇静催眠药，必要时每4h重复。因为劳拉西泮是最不易引起呼吸抑制的苯二氮䓬类药物之一。

3.其他吩噻嗪类抗精神病药物偶尔应用，如氯丙嗪、奋乃静，但是氟哌利多容易引起呼吸抑制。

七、护理

（一）基础护理

保证患者对环境、所需物品的熟悉；预防压疮，保证患者舒适；约束患者，注意观察约束部位皮肤。

（二）安全管理

针对听觉、视觉障碍的患者积极佩戴助听器、眼镜等工具，增加患者安全感。管理好各种生命通道。

（三）睡眠干预

降低噪声、调整灯光、使用睡眠辅助工具等尽量减少睡眠剥夺。

（四）ABCDEF集束化措施

A——疼痛的评估、预防、处理。

B——每日唤醒、自主呼吸实验。

C——镇痛及镇静剂的选择。

D——谵妄的评估、预防处理。

E——早期活动。

F——家属参与或授权。

（张　莹　武学圣）

第五节　自　　杀

一、概述

自杀的预防是世界卫生组织在发展中国家心理卫生的工作重点之一。WHO将自杀定义为：一个人有意识地企图伤害自己的身体，以达到结束自己的生命之行为。自杀不仅是诸如心理、社会和生物的多种因素共同作用的结果，也是在危险因素增加、保护因素下降，随之个人抗压能力减弱的情况下产生的结果。

50%以上癌症晚期患者产生过轻生念头，平均每年2例跳楼死亡，部分人欲采取自杀措施被发现挽救。2019年，发表于《美国医学会杂志》一项追踪了20年的英国研究显示，对470多万名癌症患者随访过程中，共有2491名癌症患者因自杀死亡，占死亡病例的0.08%。研究者认为，在确诊后最初的6个月，患者缺乏足够的心理支持，让他们更趋于轻生的念头。

许多癌症患者在确诊后承受着巨大的心理压力，在治疗过程中需同时忍受躯体和心理上的双重痛苦。癌症患者发生自杀行为的原因与疼痛、经济、心理、情感支持等有关。本应生活光明，却在刹那间遁入无底深渊。在这种情况下，如果没有及时获得专业的心理帮助，很容易让患者选择"短痛"来摆脱痛苦、寻求解脱。有专业研究数据显示，癌症患者人群的自杀风险是普通人的4.4倍。这需要肿瘤科医护人员有能力去评估此类病人的自杀风险并采取防范措施，以避免住院病人自杀行为的发生。肿瘤科医护应意识到癌症病人存在更高的自杀风险，对其自杀意念和行为进行系统筛查，可以识别有自杀高风险的癌症病人和促进心理健康评估，并给予支持和帮助。对癌症病人住院期间进行抑郁症的早期检测和绝望感的评估，可以帮助识别那些最有可能自杀的人，癌症病人的自杀危险度几乎是一般人群的2倍。

（一）自杀的相关知识

1. 自杀行为

（1）自杀意念：有意念，未计划。

（2）自杀计划：有计划，未做准备。

（3）自杀准备：做了准备，未采取行动。

（4）自杀未遂：采取了行动，但未死亡。

（5）自杀死亡：采取了行动，导致死亡。

2. 有关自杀的错误认识

（1）要自杀的人不会有任何预警。

（2）自杀的人肯定想死。

（3）自杀企图失败后，自杀危机也随之解除。

（4）自杀倾向是天生遗传的。

（5）只有精神病病人才会自杀。

（6）只有极富或极穷者才会自杀。

3. 自杀的时间选择

时间常选择陪人外出、休息或医护人员少、精力不足的时段，如凌晨、午夜或午休时间。有研究对癌症病人自杀发生时间进行分析后发现，15:00～17:00自杀发生率较高。另外，医护人员繁忙、无人陪伴的时候也是自杀多发的时间。有的病人在掌握到护士查房的规律后，选择查房间隙达到自杀的目的。

4. 自杀的方式

住院病人最常见的是高处坠楼，其次包括自缢、吞服安眠药、割腕、投河等。

（二）癌症患者自杀的四个主要原因

1. 病痛折磨：癌症本身给患者带来身体上的痛苦。癌症是给人们带来非常大的痛苦的重要疾病，特别是癌症终末期的相关症状都是患者难以忍受的，例如胸水、脱水、各器官严重衰竭、肠梗阻、呼吸恐慌症和呼吸困难等等症状，都是令患者很难承受的。还有由于乳腺癌、肺癌等恶性肿瘤骨转移破坏导致的病理性骨折和骨骼疼痛，由于肝癌、胰腺癌等脏器的癌变还会导致内脏的疼痛，有部分恶性肿瘤还会压迫中枢或周围的神经导致神经性疼痛，由癌症并发症引起的软组织痛、卧床痛等其他疼痛也在癌症带来的病痛之内。

2. 经济负担：经济因素虽现实，但绝对是占患者自杀主导因素的第一位。据肿瘤医院医生介绍，不同的患者或者不同分期的肿瘤可能采取的治疗方案不一样，费用差异很大。至少可能是几万元，也有可能是十几万元甚至更多。无力承担巨额治疗费用的患者，很容易在困难中选择极端方式。无论是觉得求救无门，还是认为自己拖累了家庭，这些自杀倾向的患者常认为自杀或许能够在困境中扯开一条出路。

3. 心理脆弱：不同治疗阶段的癌症患者会出现不同的疾病认知、心理反应。尤其是对癌症缺乏认知的患者，普遍将癌症视为绝症，认为不如早点死算了。肿瘤心理治疗师表示："国人恐癌心理特别强，国外没有医生、家属会瞒着病人不告诉其患癌，但在国内很多家属则央求医生怎么也不能告诉病人患癌。"无论是患者还是家属对癌症的承受度都比较弱。恐惧、绝望等情绪若一直笼罩在患者心头，很容易导致患者失去理性，选择极端方式结束自己的生命。

4.缺乏关怀：癌症患者在出现躯体症状并且感到丧失尊严、失去社会角色和生存意义时，自杀的风险特别高。

面对癌症，需要医治的不仅仅是身体，癌症患者的自杀风险因素是综合性的，对于可调控的风险，我们应该给予更多关注。预防癌症病人自杀的主要措施之一就是开展临终关怀，多一些人文关怀，患者自然就会"求生"。

二、评估

晚期癌症病人在诊治过程中承受身体与精神的巨大压力，由于治疗无望，难以承受的躯体痛苦，生活质量显著下降而产生恐惧、抑郁和厌世情绪，甚至自杀，已成为社会自杀行为的高危人群。抑郁症、自杀意念、谵妄和严重的焦虑在癌症病人中很常见，严重时这些症状可增加病人的自杀风险，需要立即采取干预措施。由于护理工作的特殊性，医院护士通常比其他医疗工作者花更多的时间与病人接触，所以他们在日常工作中对病人的心理治疗有明显的优势。然而，当病人有强烈的自杀愿望时可能会掩盖绝望的心情，尤其是如果病人觉得家人或照顾者可能会终止结束生命的方式来预防自杀行为的意图。故对住院癌症病人自杀风险进行评估与防范很有必要，自杀在临床中主要以心理医生的问询结合量表的辅助检查进行系统的评估。

（一）自杀态度问卷（Suicide Attitude Questionnaire，SAQ）

该问卷由肖水源等人于1999年编制。研究表明，一个国家和地区的自杀率高低与其居民对自杀的态度具有密切的关系；而自杀态度对自杀意念者是否会采取自杀行为也具有相当的影响。此问卷共29个条目，分为4个维度：①对自杀行为性质的认识；②对自杀者的态度；③对自杀者家属的态度；④对安乐死的态度。评估时将自杀态度分为3种情况：不高于2.5分为对自杀持肯定、认可、理解和宽容的态度；2.5~3.5分为矛盾或中立态度；不低于3.5分为反对、否定、排斥或歧视态度。

（二）自杀意念量表（Self-rating Idea of Suicide Scale，SIOSS）

由夏朝云基于BDI、SDS、SAS、SCL-90、MMPI等问卷中有关自杀意念方面的内容于2002年编制而成。该量表共有26个题目，包括绝望因子、乐观因子、睡眠因子、掩饰因子4个因子。采用0、1评分，得分越高，自杀意念越强，并以12分为临界点，作为初步筛选有无自杀意念的指标。该量表具有条目少、易理解、能快速筛查出有自杀意念者的优点。

（三）心身健康自我评定量表

如症状自评量表（SCL-90）、康奈尔健康问卷（CMI）等。这些问卷中都包含死亡的观念、自杀意念、抑郁、躯体化、人际关系、生活意义观等与自杀危险因素有关的测查项目，经过身心健康状况的综合评定，有助于筛查出自杀高危人群。

三、诊断与鉴别诊断

自杀行为的鉴别诊断需要通过严谨的心理评估、观察和多方面综合分析来完成。自杀行为的鉴别诊断是心理医生需要掌握的一项重要技能，这涉及了对自杀的认知和理解，需要借助专业知识和多年的临床经验来实现。

以下是一些常用的鉴别诊断方法：

（一）对自杀的本质认知和分析

自杀是一种可以产生致命后果的行为，但并不是所有的自杀行为都具有相同的危险性。因此，评估者需要理解自杀行为的不同方式和风险因素。例如，有些人会发出明显的求助信号，他们并不真的想自杀，但却受到了极大的压力。

（二）对患者进行详细的评估和访谈

这是评估者了解患者心理状态和可能的自杀意图的关键步骤，需要耐心地听取患者的背景资料和主观感受，观察表情、语言，了解其自杀意愿的具体表达和想法。评估者需要了解患者是否有悲观、绝望、堕落、失落感或任何其他负面情绪，同时了解是否存在精神障碍、药物滥用和家庭背景等可能增加自杀风险的因素。

（三）使用标准化自杀评估工具

这是评估者进行自杀风险评估的重要工具。这些工具可以帮助评估者量化自杀的风险，并有助于确定下一步治疗计划和预防策略。

总而言之，自杀风险的鉴别需要专业心理学家了解自杀背后可能的原因，对患者进行详细的评估和访谈，同时结合综合评估和工具指导确立适当的预防和干预做法。

四、护理对策

临终关怀并非是治愈疗法，而是一种专注于患者在将要逝世前的几个星期甚至几个月的时间内减轻其疾病的症状、延缓疾病发展的医疗护理。

张华认为对于癌症晚期患者而言，治疗本来就是漫长的抗战，周期长、花费高，整体费用肯定比普通疾病高，个人往往难以承担。这个时候，一味地增加物理治疗对于患者身体已经无明显起效，在生命最后的阶段应以心理治疗为主。

国内著名精神心理专家于恩彦表示，成人癌症患者因抑郁情绪可增加39%的死亡发生率，约有3/4的患者伴有明显的抑郁，且他们从未接受过心理测试或药物矫治。心灵陪伴也属于癌症患者治疗的关键一环，正确的心理介入，可以在帮助患者改善情绪的同时，也能协同改善躯体疼痛等问题。

治疗癌症，不仅仅是解除患者生理上的痛苦，延长他们的生存期，患者的心理健康也同样需要关注。癌症治疗，需要人文关怀，让患者活得有价值、有意义、有尊严，即便时日无多，也能无痛苦、无牵挂，是一种人道主义精神。

1.癌症手术治疗创伤要大于一般的手术，相对的对患者身体的损坏也大，特别是癌症治疗大多伴有化疗和放疗，这又有严重的副作用和治疗反应，会导致患者恶性呕吐、脱发和身体消瘦等。癌症患者对接受这些治疗常常会顾虑很多，容易陷入严重的趋避式冲突中不能自拔。病情严重的患者，还会出现幻视幻听、精神错乱、智力障碍、嗜睡和定向障碍等明显的中枢神经系统的功能障碍，发生人格的改变也大有人在。这就需要患者家属及医院积极配合为患者树立正确的面对癌症的观念，癌症不是不治之症，如果能早发现早治疗，是可以延缓癌症病情的发展的，甚至可以治愈。即使不能达到治愈，同样可以通过医生的治疗和加强体育锻炼来提高患者的生活质量。

2.了解患者自杀的原因及自杀危险性评估。了解患者自杀的原因，就能根据原因来采取相应的对策来解决问题，最大限度地使患者消除自杀轻生的想法。至于自杀危险性评估，大致把自杀程度分为高中低三个等级。级别中的高级就是癌症患者控制不住自杀的念头，或者说自己已经设下了详细的自杀计划，即使计划没有成功，还会再次执行的患者。而中级只是患者口头上表露出有自杀的想法，还没有采取任何行动。那些处于自杀企图最小危险之下的患者则属于等级中的低级，他们只是觉得很难承受病痛给自身带来的折磨，只是有自杀的倾向，没有设定自杀计划，也没有采取行动。

3.提高医护工作人员的专业水准。对于癌症患者所在病区的医护人员，应提高其专业水准。对于癌症患者，医护人员应及时对其做心理疏导，常常给患者做思想工作，应该向患者灌输科学的医学知识，在承认癌症是种严重疾病的同时，还要使患者相信只要配合治疗，并且保持良好的心态。医护人员还要引导患者实时地把心里的愤怒发泄出去，紧张的情绪要学会放松，学会调整心情。

综上所述，癌症患者是自杀行为的高发人群。自杀是一种由于自身有意识的动作或行为所造成的机体的死亡和生命体征消失。癌症患者自杀的原因是多种多样的，但也不外乎是心理、身体和经济上的疼痛。癌症患者长期遭受病痛的折磨，难免会发生性格孤僻、焦虑易怒的焦躁情绪，一旦失去了生活的乐趣和动力，就很容易产生极端的想法。因此，关注癌症患者的心理活动，是医护人员在癌症患者护理中的重要工作，在护理工作的每一个环节都要做到细致入微，不断加强与患者及其家属的沟通，通过对患者病情的了解，制定行之有效的护理方案，并予以执行。竭力为患者营造一个和谐、安宁、健康、积极向上的治疗环境，能够及时减轻疾病给患者带来的身体和心理上的痛苦，才能有效地降低或是杜绝由于癌症导致自杀事件的发生率。

（张　莹　武学圣）

第六章　睡 眠 管 理

第一节　睡 眠 评 估

一、概述

睡眠在肿瘤患者康复管理中扮演着至关重要的角色。肿瘤治疗和诊断过程中的生理和心理压力常常影响患者的睡眠质量，进而影响其康复和生活质量。肿瘤患者在病程的各个阶段常存在不同程度的睡眠障碍，可发生于诊断前，常于治疗期间恶化，持续至治疗结束后。失眠是肿瘤患者中最常见的睡眠障碍，发生率为20％～59％，是普通人群的2～3倍。通常伴随着疼痛、疲乏等多种症状，影响肿瘤患者的生存质量和预后。

（一）筛查与评估

医护人员应定期筛查肿瘤患者睡眠问题，建议在诊断初期、开始治疗、治疗期间、治疗结束、治疗后存活期、个人过渡时期（如家庭危机）、肿瘤复发或进展、生命末期对肿瘤患者进行睡眠筛查和评估。

医护人员应该动态评估肿瘤患者睡眠问题，当患者经历了病情变化或治疗变化时，对经历失眠的肿瘤患者需评估引起失眠的相关因素。其主要相关因素有医疗因素、神经病学因素、精神症状、疼痛、轮班工作、某些药物、环境因素、睡眠卫生。

需要进一步评估由于失眠给肿瘤患者带来的不良后果，如日间功能障碍、生活质量下降和心理痛苦。

睡眠是生命的重要组成部分，对于健康和康复至关重要。然而，肿瘤患者经常面临着与治疗、疼痛、情感压力和药物副作用等相关的睡眠问题。这些问题可能会影响他们的康复和生活质量。因此，睡眠评估在肿瘤患者康复管理中具有关键作用。

（二）肿瘤患者的睡眠问题

肿瘤患者常常面临以下与睡眠相关的问题：

1.失眠：患者可能经历难以入睡、频繁醒来或早醒等失眠症状。

2.睡眠呼吸暂停综合征：某些肿瘤治疗和药物可能增加患者患上睡眠呼吸暂停综合征的风险。

3.疼痛：肿瘤引起的疼痛可能干扰患者的睡眠。

4.情感问题：焦虑和抑郁与睡眠问题密切相关，肿瘤患者常受到情感困扰。

5.药物副作用：一些肿瘤治疗药物可能导致睡眠问题。

二、睡眠评估方法

睡眠评估可以使用多种方法，以了解患者的睡眠质量和问题。以下是一些常用的评估方法：

（一）睡眠日志

是一种用于记录个体睡眠习惯和睡眠模式的工具，通常由患者自行填写。它是一种有助于医疗专业人员评估和诊断睡眠问题的简单而有用的方法。睡眠日志通常包括以下内容：

1.入睡时间（睡觉时间）：记录每天晚上入睡的时间。

2.醒来时间：记录每天早上醒来的时间。

3.夜间醒来次数：记录夜间醒来的次数以及每次醒来的时间。

4.入睡时间（床上时间）：记录进入床上的时间，包括躺在床上的时间，但尚未入睡的时间。

5.起床时间：记录每天早上离开床的时间。

6.睡眠延迟：表示从躺在床上到入睡所需的时间。

7.清醒时间：记录夜间醒来后清醒的时间。

8.梦境和噩梦：记录是否发生了梦境或噩梦，并描述其内容。

9.药物和饮食：记录是否服用了药物、酒精或咖啡因，以及晚餐和晚上的饮食情况。

10.身体状况：记录患者的身体感觉，如不适、疼痛或其他不适。

11.情绪状态：记录入睡前和夜间的情绪状态，如焦虑、愉快、烦躁等。

12.体育活动：记录是否进行了体育活动，以及活动的时间。

13.其他事件：记录与睡眠相关的其他事件，如噪声、光线、温度等。

患者通常需要在每天早上醒来后尽快填写睡眠日志，以确保记录准确。睡眠日志通常需要连续记录一段时间，通常是1～2周，以提供足够的数据供医疗专业人员进行分析。医生或睡眠专家会根据睡眠日志的内容来评估患者的睡眠模式、问题和可能的睡眠障碍，从而制订适当的治疗计划。

睡眠日志是一种简单而有用的工具，可以帮助医疗专业人员更好地了解患者的睡眠情况，而不需要进行复杂的睡眠监测。这种自我记录的方式有助于提供有关睡眠习惯和模式的详细信息，有助于改善睡眠质量和诊断睡眠问题。

（二）睡眠问卷

睡眠相关的评估量表有助于分析睡眠紊乱的程度和评估疗效，确定精神心理问题与失眠的关系，对失眠的诊断和鉴别诊断具有重要意义。主要包括以下自评和他评量表：

1.匹兹堡睡眠质量指数（pittsburgh sleep quality index，PSQI）：主要用于评估最近1个月的睡眠质量。PSQI由19个自评条目和5个他评条目组成，其中18个条目组成7个因子，每个因子按0～3分计分，累计各因子得分为总分，总分范围为0～21，得分越高，表示睡眠质量越差。

2.Epworth思睡量表（epworth sleepiness scale，ESS）：主要针对日间思睡患者，筛查睡眠呼吸紊乱及其他睡眠障碍。ESS对8种情景下思睡的机会分别评分，然后相加即得思睡评分。

3.失眠严重程度指数量表（insomnia severity index，ISI）：共7个题目，每项按0～4评分，总分28分，用于评估最近2周失眠的严重程度。分数越高表示失眠越严重。0～7分表示无失眠，8～14分表示亚临床失眠，15～21分表示中度失眠，22～28分表示重度失眠。

（三）多导睡眠图

多导睡眠图，也被称为多导睡眠脑电图（Polysomnogram，PSG），是一种用于评估睡眠过程的详细监测工具。它通常由医疗专业人员在医疗机构或睡眠实验室中进行，用于诊断和评估各种睡眠障碍和睡眠相关问题。以下是多导睡眠图的详细信息：

1.测量参数：多导睡眠图包括多个生理参数的监测，以提供全面的睡眠信息。这些参数通常包括：

脑电图（EEG）：用于测量大脑活动，以确定睡眠的不同阶段，如清醒、快速眼动期（REM）

睡眠和非 REM 睡眠。

眼动电图（EOG）：用于检测眼球运动，帮助确定快速眼动期睡眠。

肌电图（EMG）：用于测量肌肉活动，以确定肌肉的放松或紧张程度，帮助评估肢体运动障碍和无意识的运动。

心电图（ECG）：用于监测心脏活动，检测心率和心律不齐等心脏问题。

呼吸监测：包括鼻气流、口气流、胸部和腹部运动，用于检测呼吸暂停、低氧血症和其他呼吸问题。

氧饱和度（SpO_2）：用于测量血液中的氧气饱和度，以检测低氧血症。

体位监测：用于跟踪患者在不同睡眠阶段中的体位变化，以评估睡眠中的体位相关问题。

2.放置传感器：为了监测这些参数，多导睡眠图通常需要患者在头部、胸部、腹部和四肢等部位放置传感器和电极。这些传感器记录生理数据，并将其传输到监测设备中。

3.睡眠分期：多导睡眠图通过分析不同参数的变化，可以将睡眠分为不同的阶段，包括清醒、非快速眼动期（NREM）睡眠的各个阶段和快速眼动期（REM）睡眠。这有助于医生了解患者的睡眠质量和是否存在睡眠障碍。

4.用途：多导睡眠图常用于诊断和评估各种睡眠障碍，如睡眠呼吸暂停症、多动症、疾病相关的睡眠问题、周期性肢体运动障碍等。它还可以用于评估睡眠的质量、持续时间和睡眠结构，以帮助医疗专业人员制定适当的治疗方案。

5.配合其他测量：多导睡眠图通常与其他测量工具一起使用，如声音录音、体位监测和呼吸监测，以提供更全面的睡眠评估。

总的来说，多导睡眠图是一种非常有用的工具，用于深入评估和诊断各种睡眠障碍和睡眠相关问题。

（四）观察法

医疗专业人员通过观察患者的睡眠行为来评估其睡眠质量。

（张　莹）

第二节　多导睡眠检测

一、多导睡眠监测技术操作规范及临床应用共识

> 舒服的睡眠才是自然给予人的温柔的令人想念的看护。
>
> ——莎士比亚

PSG 技术的发展史：PSG 中最重要的监测项目是脑电图（electroencephalogram，EEG）。EEG 是大脑皮质电活动的总体记录。1875 年，英国生理学家 Caton 用简易的电压感受器记录犬和兔头表面电活动，1924 年，奥地利精神病学家 Hans Berger 首次对人的脑电图进行了测量，1927 年发表论文，描述了人脑电的 α 波和 δ 波。20 世纪 50 年代，在芝加哥大学工作的 Kleitman 及其同事在给儿童做眼电和 EEG 监测时，发现在睡眠某些阶段，眼球会呈现周期性地快速扫动，此时的 EEG 酷似清醒期的 EEG，但此时受试者似乎睡得更深、更难被唤醒。1966 年腿部肌电检测同时应用于 PSG 检查。最初多导睡眠监测仅限于科学研究，20 世纪 70 年代在睡眠呼吸暂停综合征被广泛注意后，

1972年美国科学家将呼吸和心电监测加入，形成了完整的PSG。自此，多导睡眠监测逐渐被广泛用于临床诊断。

随着现代医学对睡眠疾病的认识逐渐提高，睡眠监测技术得到越来越广泛的应用，在神经科、呼吸科、耳鼻咽喉科、口腔科、精神科等临床科室均有开展。作为睡眠医学临床和科研的重要工具，多导睡眠监测技术的价值日益受到重视。

多导睡眠监测是在睡眠监测室中应用多导睡眠仪（polysomnograph）持续同步采集、记录和分析多项睡眠生理参数及病理事件的一项检查技术。多导睡眠监测采集和记录的参数包括脑电图、眼动电图、肌电图、心电图、口鼻气流、鼾声、呼吸运动、脉氧饱和度、体位等，还可以添加视音频监测、食管压力、食管pH、经皮或呼气末二氧化碳分压、勃起功能等参数。这些参数以曲线、数字、图像以及视音频等形式显示并形成可判读分析的信息数据，即多导睡眠图（polysomnogram）。多导睡眠监测是分析睡眠结构、评估睡眠疾病的常用客观检查，是睡眠医学临床和科研的基本工具，是诊断睡眠障碍的金标准。

（一）多导睡眠监测的适应证

1.睡眠呼吸障碍疾病

（1）睡眠呼吸障碍（sleep disordered breathing，SDB）患者的诊断，明确睡眠呼吸暂停和低通气事件的类型（阻塞型/中枢型/混合型）及睡眠呼吸障碍疾病的分类（阻塞性/中枢性），评估严重程度以及同其他睡眠疾病的鉴别；明确睡眠相关低通气疾病和睡眠相关低氧性疾病。

（2）评价各种治疗手段对睡眠呼吸障碍的治疗效果。

（3）高度疑似睡眠呼吸障碍，但应用家庭睡眠呼吸暂停监测或首次多导睡眠监测结果阴性患者的复查。

（4）接受无创正压通气治疗的患者出现体质量变化，临床治疗效果不佳或症状重新出现，应用多导睡眠监测重新评估治疗情况。

（5）无创正压通气前进行人工压力滴定。

（6）临床上其他症状体征提示可能患有睡眠呼吸障碍疾病，如不能以原发疾病解释的日间过度思睡、日间低氧血症、红细胞增多症、难治性高血压、原因不明的心律失常、夜间心绞痛、晨起口干或顽固性慢性干咳等。

2.日间过度思睡疾病

（1）发作性睡病的诊断、鉴别诊断以及治疗效果评估。

（2）特发性睡眠增多的诊断及鉴别诊断。

（3）在进行多次睡眠潜伏期测试（multiple sleep latency test，MSLT）的前一夜应进行多导睡眠监测。

3.异态睡眠（parasomnias）、睡眠期癫痫及其他夜间发作性疾病

明确夜间发作性事件的疾病类型，如异态睡眠、睡眠期癫痫及肌张力障碍等。特别对于临床症状不典型、常规治疗效果不明确或对自身及他人造成伤害等患者，需进行多导睡眠监测。

4.睡眠相关运动障碍

周期性肢体运动障碍患者的诊断评估，以及与不安腿综合征、快速眼球运动睡眠期行为紊乱等疾病的鉴别。

5.失眠

主要用于临床症状不典型或治疗效果欠佳的失眠患者的临床评估。以明确是否存在主观性失眠，鉴别是否合并睡眠呼吸障碍、周期性肢体运动障碍、异态睡眠等影响睡眠的其他睡眠疾病。

6.昼夜节律失调性睡眠觉醒障碍

明确患者的睡眠结构情况及排除其他睡眠障碍。观察患者昼夜节律变化推荐采用体动记录仪（actigraph）等便携式睡眠监测技术。

7.精神疾病相关睡眠障碍

（1）精神疾病相关睡眠障碍治疗效果评估。

（2）排除睡眠呼吸障碍、不安腿综合征等其他睡眠障碍，以及药物因素导致的睡眠障碍。

（二）睡眠监测的时机

专家提醒，以下12种情况，如果符合其中的一项或几项时，建议尽快到医院做睡眠呼吸监测：

1.入睡困难、早醒、易醒、多梦等。

2.睡眠打鼾、张口呼吸、频繁呼吸暂停。

3.白天困倦、疲乏无力、嗜睡。

4.睡眠中反复憋醒，睡眠不宁。

5.经常发生夜间心绞痛或心律失常。

6.睡眠时遗尿，夜尿次数增多。

7.晨起后头痛、头晕、口干。

8.晨起后血压增高，而且以收缩压升高为主。

9.记忆力减退、反应迟钝、工作学习能力下降。

10.性功能减退、阳痿、早泄。

11.性格改变，如暴躁易怒、抑郁不振等。

12.睡眠时动作异常，肢体抽动。

（三）检查方法

多导睡眠监测记录的内容及电极的放置：多导睡眠监测常规记录生物电信号，如脑电图（EEG）、眼动电图（EOG）、肌电图（EMG）和心电图（ECG）；记录生理信号，如呼吸气流、胸腹运动、脉搏氧饱和度和鼾声等；记录外接信号，如经皮二氧化碳和压力滴定相关参数等。

1.脑电图记录：电极应按照国际"10~20"定位系统命名的标准放置。脑电导联的组合推荐采用C4~M1、F4~M1和O2~M1进行记录；推荐导联的备份导联采用C3~M2、F3~M2及O1~M2进行记录；可接受导联为Fz~Cz、Cz~Oz和C4~M1。推荐将接地电极放置于Fpz位置及其附近，将参考电极放置于Cz位置。如果在监测期间电极出现故障，备份电极应放置在Fpz、C3、O1和M2；允许以Fpz代替Fz，C3替代Cz或C4、O1替代Oz，M2替代M1。

2.推荐将眼动电图记录电极E1、E2分别置于左眼外眦向外向下各1cm处和右眼外眦向外向上各1cm处。EOG导联推荐采用E1~M2/E2~M2记录。

3.推荐将颏肌电图的探测电极放置在下颌骨前缘向下2cm，中线左旁开2cm处为Chin1电极，中线右旁开2cm处为Chin2电极。参考电极Chin$_z$置于下颌骨前缘中线上1cm处。推荐导联采用Chin1-Chin$_z$或Chin2-Chin$_z$。

4.呼吸气流监测：推荐同时采用口鼻温度传感器、鼻压力传感器监测呼吸气流。

口鼻温度传感器通常置于鼻孔和口唇上方。

5.呼吸努力监测：推荐采用呼吸感应体积描记胸腹呼吸带监测呼吸努力度。胸带放置在腋下、靠近乳头水平，腹带放置在脐水平。也可选用肋间/膈肌肌电图和食管内测压等进行记录。

6.脉搏氧饱和度监测：通常使用指端或耳垂传感器，持续记录脉搏氧饱和度以评价氧饱和度降低程度和频次。成人脉氧探头放置于无名指端并妥善固定。

7.心电监测：通常应用单一导联心电监测。推荐采用改良Ⅱ导联的电极放置方法：负极放置于右锁骨下方与右下肢延长线交点，正极放置于第6、7肋间与左下肢延长线交点。主要用于评估心率和心律失常。

8.肢体运动监测：电极通常放置于双下肢胫前肌中段，两电极间距2～3cm。根据临床检查需求，也可以同时监测双上肢运动，此时应将电极置于双侧指伸肌或指浅屈肌中段，两电极间距2～3cm。

9.视频-音频记录：视频及音频记录应与EEG、EOG、EMG等信号同步，以确认患者的体位、睡眠期间的异常行为和发声等。音频还可用于协助诊断磨牙、梦语、鼾症、呻吟等。鼾声传感器需放置在颈部适当位置以拾取最大信号。

10.体位记录：记录体位变化的三维加速传感器通常放置于前正中线近胸骨剑突的位置，可以显示仰卧位、俯卧位、左侧卧位、右侧卧位以及直立位等不同体位。

11.其他辅助监测内容：针对不同临床检查需要，可增加相应监测模块。如对睡眠呼吸障碍患者，可增加呼气末二氧化碳分压监测、经皮二氧化碳分压监测等辅助监测内容。对异态睡眠或癫痫患者，推荐进行全程视频脑电监测和增加脑电图记录电极，并推荐在分析时采用10s视窗进行判读。对胃食管反流病患者进行诊断和治疗评估时可同时进行食管pH测定。对存在阴茎勃起功能障碍的患者，可以通过测定扣带张力来反映是否出现阴茎勃起、勃起强度及所处睡眠期。

（四）多导睡眠监测的技术和数据规范

1.检测并记录电极阻抗：PSG记录开始及结束前应检测和记录电极阻抗。EEG、EOG和颏EMG的电极阻抗应≤5kΩ，下肢EMG电极阻抗最好≤5kΩ，≤10kΩ也可以接受。出现伪迹应重新检测电极阻抗。

2.最低数字分辨率为12bits。

3.采样频率和滤波：按照《美国睡眠医学会睡眠分期及相关事件判读手册：规则，术语和技术规范》推荐的各通道采样频率和滤波设置（表6-1）。

表6-1 常规多导睡眠监测记录中各通道采样频率和滤波设置（Hz）

采集参数	理想采样率	最低采样率	低频滤波	高频滤波
脑电信号	500	200	0.3	35
眼动信号	500	200	0.3	35
肌电信号	500	200	10	100
心电信号	500	200	0.3	70
口鼻温度气流	100	25	0.1	15
鼻压力气流	100	25	直流或≤0.03	100
正压通气气流	100	25	直流	直流
胸腹运动	100	25	0.1	15
呼气末二氧化碳	100	25	—	—
脉搏氧饱和度	25	10	—	—
经皮二氧化碳	25	10	—	—
鼾声	500	200	10	100
体位	1	1	—	—

（五）多导睡眠监测的流程

1.机械定标：监测前应对各放大器灵敏度、极性和滤波设置等进行校准；针对不同的导联应当选取合适的信号采样频率；将显示器设置合适的分辨率。目前应用的数字化PSG已无须每次监测都进行机械定标，只需定期校准。

2.电极安放：按照前述电极放置要求，准确测量并定位后，顺序粘贴安放各电极。

3.生物定标：规范专业的生物定标是每次进行睡眠监测的必要部分。通过观察被监测者按照指令作出相应动作而采集的信号可以记录患者生理指标的基础参数，如脑电记录中的α节律、胫前肌肌电活动幅度等，并确定电极安放位置是否准确，监测设备、传感器及电极是否处于正常工作状态。这些指令动作包括闭眼、睁眼、眼球向上下左右方向活动、吸气、呼气、屏气、活动足趾等（表6-2）。监测前及监测后均应进行生物定标。

表6-2　生物定标的指令及观察内容

序号	观察通道	指令及操作	观察效应
1	脑电信号、眼动信号	仰卧、放松、安静、闭眼，并持续30s	脑电导联大部分人可见α节律活动，眼动导联可能见到慢速眼球运动
2	脑电信号、眼动信号	仰卧、放松、睁眼，直视前方，并持续30s	脑电导联可见α节律活动减弱或消失，出现β节律，眼动导联可见快速眼球运动及眨眼
3	眼动信号	保持头位不变，双眼向上、下看5次，向左、右看5次	眼动导联可见不同时相位移，水平眼动波幅大于垂直眼动波幅
4	眼动信号	保持头位不变，缓慢眨眼5次	眼动导联可见眨眼
5	颏肌电信号	咬牙3次	颏肌电导联可见波幅增高
6	鼾声信号	模拟鼾声或发出声音5s	鼾声通道可见波幅增高
7	口鼻气流、胸腹呼吸	正常呼吸5s	呼吸通道可见气流与胸腹呼吸努力同步
8	口鼻气流、胸腹呼吸	屏气10s，然后自然呼吸	温度、压力、胸腹呼吸等通道可见波幅均降低接近呈直线
9	口鼻气流	仅用鼻呼吸10s	压力和温度传感器通道均可见呼吸气流
10	口鼻气流	仅用口呼吸10s	压力传感器通道可见呼吸气流消失
11	下肢肌电信号	左脚背曲后放松；右脚背曲后放松。重复5次	胫前肌电导联可见波幅增高
12	体位	向左侧翻身，维持5s；然后向右侧翻身，维持5s；然后放松平卧	体位通道显示相应改变

4.获取稳定的图形后开始监测，监测期间注意观察患者异常行为、动作和事件，及时识别和纠正可能出现的信号伪迹，定时检测阻抗。

5.患者要求起床或结束记录时，应当暂停或终止监测。

6.分析检查结果，出具署名报告，由负责睡眠检查的医生复核并签字。

（六）睡眠分期的依据和基本规则

1.睡眠分期的依据

多导睡眠监测主要依据脑电图、眼动电图和颏肌电图记录的信息综合判断清醒期和睡眠各期。

2.脑电图记录的常见波形

识别脑电记录波形是睡眠分期的重要基础。除了在常规脑电图监测中常见的α波、β波、δ波等波形外，还有一些特有的脑电波形，是判读相应睡眠期的主要依据或参考，包括α节律、低波幅混合频率波、顶尖波、睡眠纺锤波、K复合波、慢波、锯齿波等（表6-3）。

表6-3　PSG脑电记录的常见波形特征及生理意义

名称	特征	生理意义
α波	频率8～13Hz	主要见于W期,安静闭目时
α节律	8～13Hz的序列正弦脑电波	主要见于W期,安静闭目时,睁眼时波幅减弱,枕区导联明显
β波	频率>13Hz的低波幅波	主要见于W期睁眼时
慢波	频率0.5～2Hz,额部导联波幅>75μV	可见于N_3期,额区导联波幅最大
θ波	频率4～7.99Hz	见于N_1期、N_2期及R期
低波幅混合频率波	通常波幅<10μV的连续波或波幅<20μV的单波,频率4～7Hz	见于N_1期、N_2期及R期
顶尖波	波形尖锐,持续时间<0.5s	颅中央区导联波幅最大
睡眠纺锤波	频率11～16Hz,最常见为12～14Hz,持续时间≥0.5s	N_2期睡眠的特征波,颅中央区导联波幅最大
K复合波	由清晰可见的陡峭负相尖波和之后随即出现的正相波组成,持续时间≥0.5s	N_2期睡眠的特征波,通常在额区导联波幅最大
锯齿波	频率2～6Hz,形态上呈连续的尖锐或三角形波形,类似锯齿	通常出现在快速眼球运动之前,颅中央区导联波幅最大

3.眼动电图记录的常见波形

（1）眨眼（blinks）：清醒期睁眼状态眨眼时出现的0.5～2.0Hz共轭垂直眼动波。

（2）阅读眼动（reading eye movements）：阅读文字时出现的由慢速眼球运动和随后反向快速眼球运动组成的共轭眼动波。

（3）快速眼球运动（REM）：共轭、不规则、波形陡峭的眼动波，初始达峰时间<500ms。快速眼球运动是R期的特征，也见于清醒状态睁眼扫视周围环境时。

（4）慢速眼球运动（SEM）：共轭、相对规则的正弦眼动波，初始达峰时间通常>500ms。

4.颏肌电图记录的常见波形

颏肌电波幅通常清醒期高于睡眠期。进入睡眠期后，颏肌电波幅由N_1期至N_3期继续逐渐降低，也可在N_1期已降至较低水平，R期降低至整个记录的最低水平。

5.睡眠分期的基本规则

（1）睡眠分期的基本单位：连续30s的PSG记录称为一帧（epoch）。帧是睡眠分期的最小单位，每一帧应标记为一个睡眠分期。当一帧中出现2个或以上睡眠分期的特征时，应以占主导（比例最大）的睡眠分期作为此帧的标记。

（3）睡眠分期的标记：正常睡眠结构分为三个部分，非快速眼球运动睡眠（NREM）期、快速眼球运动睡眠（REM）期和清醒期，其中 NREM 期又分为 N_1 期、N_2 期和 N_3 期。

①W 期：脑电图在睁眼时可以为低波幅的混合波形（β波和α波），闭眼时可在枕区记录到α节律并且占所在帧的比例应>50%。眼动电图在睁眼时可为阅读眼动、快速眼球运动和眨眼，闭眼时可记录到慢速眼球运动。颏肌电图波幅多变，但一般高于睡眠期。

②N_1 期：脑电图的特征为低波幅混合频率波，并且占所在帧的比例应>50%，可以出现顶尖波。眼动电图可以为慢速眼球运动。颏肌电图波幅多变，通常低于清醒期。

③N_2 期：脑电图的特征波为睡眠纺锤波和 K 复合波。眼动电图记录通常没有明显的眼球活动，有时也可见慢速眼球运动。颏肌电图波幅多变，通常低于清醒期。

④N_3 期：脑电图中慢波占所在帧的比例应≥20%。眼动电图记录通常没有眼球活动。颏肌电图波幅多变，通常低于 N_2 期，有时会接近 R 期水平。

⑤R 期：脑电图可见低波幅混合频率波，可以出现锯齿波。眼动电图可见快速眼球运动。颏肌肌电图可见张力明显降低，通常为整个记录的最低水平。

6.睡眠分期的其他情况

（1）大体动（MBM）：由于身体活动和 EMG 伪迹干扰 EEG 超过一帧的 50%，导致无法准确判断睡眠分期。

（2）唤醒（arousal）：睡眠期间脑电频率发生突然变化，引起睡眠连续性的一过性中断，但并不一定表现出清醒的情况。在非快速眼球运动睡眠判读唤醒，需要观察到脑电频率突然改变，出现α波、θ波或频率>16Hz 的波，持续时间≥3s，频率改变前存在持续时间≥10s 的稳定睡眠。在快速眼球运动睡眠判读唤醒，在满足脑电频率变化的同时，还需要同时在颏肌电记录中观察到肌电增高超过 1s。

二、睡眠异常事件

1.呼吸相关事件

（1）呼吸暂停：口鼻温度传感器通道呼吸气流信号幅度较基线下降≥90%，且事件持续时间≥10s。基于气流缺失期间呼吸努力有无进一步分为：①阻塞型呼吸暂停：呼吸气流缺失期间，呼吸努力持续存在或增强；②中枢型呼吸暂停：呼吸气流缺失期间，呼吸努力持续消失；③混合型呼吸暂停：呼吸气流缺失期间，事件起始部分呼吸努力消失，而后呼吸努力恢复。

（2）脉搏氧饱和度降低：通常定义为较呼吸事件前脉搏氧饱和度下降≥3%的事件。

（3）低通气：鼻压力通道呼吸气流信号幅度较基线下降≥30%，事件持续时间≥10s，并伴有脉氧饱和度较基线值下降≥3%或伴有唤醒。

（4）呼吸努力相关性唤醒（RERA）：一段持续时间≥10s 的呼吸事件，具备呼吸努力增加或鼻压力波形变扁平的特征，同时导致睡眠中出现唤醒，而且不满足呼吸暂停或低通气的标准。

2.心脏相关事件

（1）窦性心动过速：睡眠期间窦性心律，心率持续≥90 次/min，持续时间超过 30s。

（2）窦性心动过缓：睡眠期间窦性心律，心率持续≤40 次/min，持续时间超过 30s。

（3）心脏停搏：心脏停搏时间≥3s。

（4）宽复合波心动过速：至少出现连续 3 次心搏，QRS 复合波波形宽大，时限≥120ms，心率>100 次/min。

（5）窄复合波心动过速：至少出现连续 3 次心搏，QRS 复合波时限<120ms，心率>100 次/min。

（6）心房颤动：心律绝对不齐，正常 P 波被大小、形态、时限不等的快速颤动波取代。

3.肢体运动异常事件

（1）有意义的肢体运动：持续时间 0.5 ~ 10s，EMG 波幅与静息状态相比升高>8μV，持续时间以 EMG 波幅与静息状态相比升高>8μV 为起点，EMG 波幅与静息状态相比升高不超过 2μV 的起始处为终点。

（2）周期性肢体运动：连续出现 4 次或以上的肢体运动，连续相邻两次肢体运动的起点间隔时间 5 ~ 90s。

（3）睡眠中周期性肢体运动（PLMS）：是出现在睡眠期间的周期性肢体运动。

（4）快速眼球运动睡眠期持续肌电活动：在 1 帧 R 期中，出现颏肌电波幅高于非快速眼球运动睡眠期最小波幅的肌电活动时间超过 50%。

（5）快速眼球运动睡眠期阵发性肌电活动：在 1 帧 R 期中，再次细分每 3s 为 1 小帧，其中 5 小帧出现持续时间 0.1 ~ 5.0s，波幅较基础 EMG 波幅升高≥4 倍的阵发性肌电活动。

三、报告书写的内容和格式

1.多导睡眠监测常规报告内容

（1）患者的一般信息：包括姓名、性别、联系方式、身高、体质量、血压、体质指数（BMI）、颈围、腰围等。

（2）检查的一般信息：包括检查日期、检查目的、电极放置方法、记录参数、睡眠分期及相关事件的判读依据、多导睡眠监测分析技师和医师签名等。

（3）睡眠结构参数：

①关灯时间（light out time）（hh:mm）：睡眠监测的起始时间。关闭灯光，嘱患者开始睡眠的时间，通常应与患者惯常的入睡时间一致。

②开灯时间（light on time）（hh:mm）：睡眠监测的终止时间。患者已经清醒，表示不再入睡的时间。

③总记录时间（TRT）（min）：从关灯到开灯的时间，是睡眠记录的全部时长。

④睡眠潜伏期（SL）（min）：从关灯到出现第一帧睡眠期的时间。

⑤总睡眠时间（TST）（min）：关灯至开灯时间内实际睡眠时间总和，即各睡眠期（N_1 期、N_2 期、N_3 期、R 期）时间的总和。

⑥入睡后清醒时间（WASO）（min）：第一帧睡眠期到记录结束之间所有的清醒时间的总和。

⑦R 期潜伏期（min）：从第一帧睡眠到出现第一帧 R 期的时间。

⑧睡眠效率（SE）（%）：总睡眠时间/总记录时间×100%。

⑨清醒期时间（W）（min）：记录中全部清醒期时间，包括入睡潜伏期及入睡后清醒时间。

⑩各睡眠期时间（min）：各睡眠期（N_1 期、N_2 期、N_3 期、R 期）分别进行累计的时间。

⑪各睡眠期比例（%）：各睡眠期（N_1 期、N_2 期、N_3 期、R 期）分别累计的时间占总睡眠时间的百分比。

⑫唤醒次数（次）：睡眠中出现的唤醒总次数。

⑬唤醒指数（ArI）（次/h）：单位睡眠时间中的唤醒次数，即唤醒次数/总睡眠时间。

（4）脑电图记录：描述基础脑电波，是否存在异常脑电活动等。若监测中发现异常脑电活动，应描述所在睡眠期、是否观察到异常发作症状、持续时间以及是否伴有心律、呼吸等自主神经功能变化等。

（5）呼吸相关事件参数：

①睡眠呼吸事件次数（次）：睡眠中呼吸暂停、低通气及RERA次数的总和。

②睡眠呼吸暂停低通气次数（次）：睡眠中呼吸暂停次数及低通气次数的总和。

③睡眠呼吸暂停次数（次）：睡眠中呼吸暂停次数的总和。需要进一步分为阻塞型、中枢型和混合型呼吸暂停。

④低通气次数（次）：睡眠中低通气的总次数。

⑤睡眠呼吸事件指数（次/h）：单位睡眠时间中呼吸事件的次数，即呼吸暂停、低通气RERA次数/总睡眠时间。

⑥最长呼吸暂停持续时间及最长低通气持续时间。

⑦氧饱和度下降指数（ODI）（次/h）：单位睡眠时间中氧饱和度下降的次数，即氧饱和度下降次数/总睡眠时间。

⑧平均氧饱和度和最低氧饱和度。

⑨氧饱和度低于88%或90%的累积时间。

（6）心脏相关事件参数：清醒期、睡眠期心率变化情况（最快心率、最慢心率、平均心率），是否存在心律失常事件等。如果存在心动过速应描述事件中最快心率，心动过缓应描述事件中最慢心率，心脏停搏应描述最长停搏时间，心房纤颤应描述平均心率。

（7）肢体运动异常事件：①睡眠中周期性肢体运动的次数和指数。②唤醒相关的周期性肢体运动次数和指数。

（8）趋势图：采用结构图形式显示监测的不同时段的睡眠分期、唤醒、呼吸事件、脉搏氧饱和度及肢体运动事件等。

（9）值班技师和分析技师对检查过程的描述：包括检查过程中患者的配合情况，夜间观察到患者的异常活动和相关干预，检查环境和检查设备状况的变化，多导睡眠图质量，一些特殊多导睡眠图表现等。

（10）诊断小结：描述总体睡眠情况（睡眠时间、睡眠结构），睡眠呼吸事件和严重程度，睡眠期存在的异常行为、肢体运动事件等。

2.多导睡眠监测的安全性

睡眠监测室医师应结合检查目的及对患者具体病情的评估，安排医护人员进行整夜监护，特殊患者必要时签署知情同意书并要求家属陪护。对于监测中可能出现的意外情况制定应急预案，睡眠医师和睡眠技师应加强培训，具备独立处理突发事件的能力。睡眠监测室应有相对独立的空间，保证安静、遮光和舒适的睡眠环境，可调控室温，配备基本的抢救设备和防护装置。

3.多导睡眠监测的注意事项

（1）监测当天中午不要睡午觉，请带睡衣和睡裤。

（2）监测当天勿饮酒和饮茶、咖啡、可乐等饮料。期间服药者是否停药请咨询临床医生。

（3）年龄小于18周岁或大于65周岁请家属陪护。

（4）监测前请沐浴，沐浴后勿使用美发护肤品。

（5）男性患者监测当天请剃须。

（和丽花）

第三节　药　物　治　疗

　　肿瘤患者常见的睡眠障碍为失眠，失眠是仅次于疲乏的肿瘤患者第二大症状，有研究结果显示，睡眠障碍在肿瘤患者中的发生率为 30% ~ 88%，发病原因尚不清楚，危险因素包括肿瘤、治疗因素、药物、环境因素、心理障碍和共患病等，肿瘤可以导致多巴胺、γ-氨基丁酸、去甲肾上腺素、肾上腺素、5-羟色胺、组胺等神经递质与内分泌激素水平紊乱，影响睡眠觉醒中枢，导致失眠。药物治疗主要分为西药治疗和中药治疗。①药物治疗的关键在于把握患者获益与用药风险的平衡，同时要考虑到患者对药物的获取容易程度、经济负担以及患者主观依从性。②选择药物治疗时需考虑既往用药情况、患者一般情况、当前用药是否存在相互作用、药物的不良反应等。③部分药物说明书中未明确载入失眠的适应证，比如某些抗抑郁剂和抗精神病药物，但是这些药物具备治疗失眠的临床证据，可以进行个体化患者的辅助治疗。

一、西药治疗

（一）药物治疗目标

1.缓解和恢复日间功能损害症状，提高患者生活质量。

2.改善睡眠质量和/或延长有效睡眠时间，缩短睡眠潜伏期，减少入睡后觉醒次数。

3.防止短期失眠转化为长期失眠。

4.防止长时间失眠发展为焦虑、抑郁等精神疾病。

（二）药物治疗原则

1.总体原则：按需、间断、足量。

2.个体化：用药剂量应遵循个体化原则，从小剂量开始给药，一旦达到有效剂量后不轻易调整药物剂量。

3.服药原则：每周服药 3 ~ 5d 而不是连续每晚用药。需长期药物治疗的患者宜"按需服药"，镇静催眠药物在上床前 30min 服用。扎来普隆片适用于夜间醒后无法再次入睡，比通常起床时间提前≥5h 醒来的患者。抗抑郁药不能采用间歇疗程的方法。

4.治疗疗程：应根据患者睡眠情况来调整用药剂量和维持时间：短于 4 周的药物干预可选择连续治疗；超过 4 周的药物干预需要每个月定期评估，每 6 个月或旧病复发时，需对患者睡眠情况进行再次全面评估；必要时变更治疗方案，或者根据患者的睡眠改善状况适时采用间歇治疗。

5.特殊人群：儿童、孕妇、哺乳期妇女、肝肾功能损害、重度睡眠呼吸暂停综合征（OSA）、重症肌无力患者不宜服用苯二氮䓬类催眠药物治疗，应选择非苯二氮䓬类中的酒石酸唑吡坦和右佐匹克隆片。

（三）药物治疗的次序

推荐用药顺序为：

1.短、中效的苯二氮䓬受体激动剂（BZRAs）或褪黑素受体激动剂（如雷美替胺）。

2.中长效 BZRAs 或褪黑素受体激动剂。

3.具有镇静作用的抗抑郁剂（如曲唑酮、米氮平、多塞平），尤其适用于伴有抑郁和/或焦虑症的失眠患者。

4.联合使用BZRAs和具有镇静作用的抗抑郁剂。

5.新型抗精神病,如喹硫平、奥氮平片,仅适用于某些特殊情况和人群。

6.非处方药如抗组胺药常被失眠患者用于失眠的自我处理,临床上并不推荐使用;此外食欲素受体拮抗剂中的苏沃雷生(Suvorexant)已被美国食品药品监督管理局(FDA)批准用于失眠的治疗。

(四)药物分类

1.苯二氮䓬受体激动剂

(1)非苯二氮䓬类药物(NBZDs):NBZDs包括右佐匹克隆、佐匹克隆、唑吡坦、扎来普隆。该类药物半衰期短,主要用于入睡困难患者的睡前诱导入睡,但右佐匹克隆片可用于睡眠维持困难,作用途径类似苯二氮䓬类药物,对正常睡眠结构破坏较少,由于半衰期短,产生日间困倦,药物依赖比苯二氮䓬类药物少,治疗失眠更安全,有效。

(2)苯二氮䓬类药物(BZDs):BZDs主要包括艾司唑仑、三唑仑、地西泮、阿普唑仑、劳拉西泮、氯硝西泮等。对失眠合并焦虑症患者的疗效较好。可增加总睡眠时间,缩短入睡潜伏期,减少夜间觉醒频次,但可显著减少慢波睡眠,减少REM期睡眠,导致睡后恢复感下降。最常见的不良反应包括日间困倦、头昏、头晕、口干、食欲不振、便秘、谵妄、遗忘、跌倒、潜在的依赖性、认知功能损害等,严重肝肾功能损害、慢性阻塞性肺疾病和中重度阻塞性睡眠呼吸暂停综合征及重症肌无力患者禁用。

2.褪黑素受体激动剂:雷美替胺:褪黑素MT1和MT2受体激动剂,已被FDA批准用于失眠的药物治疗。用于治疗以入睡困难为主诉的失眠及昼夜节律失调导致的失眠症。

3.食欲素受体拮抗剂:食欲素又称下丘脑分泌素,具有促醒作用。苏沃雷生是一种高选择性食欲素受体拮抗剂,已获得FDA批准用于治疗失眠的药物。苏沃雷生通过阻断食欲素受体促进睡眠,可以缩短入睡潜伏期,减少入睡后觉醒时间,增加总睡眠时间,提高睡眠质量。

4.具有镇静作用的抗抑郁药物:尤其适用于失眠伴发焦虑症和抑郁症患者治疗,其用于失眠的治疗剂量低于抗抑郁作用所要求的剂量,这类药物包括:①盐酸曲唑酮:为5-羟色胺(5-HT)受体拮抗/再摄取抑制剂(SARIs),小剂量曲唑酮(25~150mg/d)具有镇静催眠效果,睡前服药,可改善入睡困难,增强睡眠连续性,可以用于治疗失眠和催眠药物停药后的失眠反弹。盐酸曲唑酮相比三环类抗抑郁药抗胆碱能活性小,适合合并抑郁症、重度睡眠呼吸暂停综合征及有药物依赖史的患者。②米氮平:为去甲肾上腺素能和特异性5-HT能抗抑郁剂(NaSSA),小剂量米氮平(3.75~15.00mg/d)通过阻断5-HT受体、组胺H_1受体而改善睡眠,可以增加睡眠的连续性和慢波睡眠,缩短入睡潜伏期,增加总睡眠时间,改善睡眠效率,尤其是对于伴有失眠的抑郁症患者,部分患者小剂量也可能导致体重增加风险。③多塞平:三环类抗抑郁药(TCAs),小剂量多塞平(3~6mg/d)为FDA批准的唯一一种可用于治疗失眠的抗抑郁药,主要适用于睡眠维持困难和短期睡眠紊乱的患者。

5.新型抗精神病药物:①富马酸喹硫平为第二代抗精神病药,可以拮抗组胺、多巴胺D_2和5-HT_2受体,小剂量(12.5~25.0mg)主要发挥抗组胺作用;该药通常不用于没有明显精神疾病的患者,除非其他药物治疗失败。②奥氮平:第二代抗精神病药,可拮抗5-HT_3、5-HT_6受体,多巴胺D_1、D_2、D_3、D_4、D_5受体;胆碱能$M_1 \sim M_5$受体以及组胺H_1受体主要通过拮抗组胺H_1受体发挥镇静作用,可用于治疗矛盾性失眠。

(五)终止药物治疗

1.停药指征:患者感觉能够自我控制睡眠时,考虑逐渐减量、停药;如失眠与其他疾病(如抑郁症）或生活事件相关，当病因去除后，也应考虑减量、停药。

2.停药原则：避免突然中止药物治疗，应逐步减量、停药以减少失眠反弹，有时减量过程需要数周至数月。

二、中药治疗

（一）肿瘤相关性失眠在中医归属于"不寐"范畴

《黄帝内经》中就有"不得卧""目不瞑""卧不安"等记载。《素问·逆调论》载"胃不和则卧不安"。《类证治裁》云"思虑伤脾，脾血亏虚，经年不寐"。中医认为，失眠的主要病因为外邪侵袭、七情内伤、思虑太过，也可因先天禀赋不足、房劳久病或年迈体虚所致。

（二）病因病机

主要病机是阴阳失调、气血失和以及神明被扰、神不安舍。

（三）治疗原则

肿瘤相关性失眠是继发于肿瘤之后的一种常见病证，在临床治疗时可辨病与辨证相结合。辨病时当明了肿瘤之"癌毒邪气"的存在是前提，失眠或不寐是当下主要矛盾。但在辨证时应不拘泥于"癌毒邪气"的存在，把握患者即刻出现睡眠问题时的脏腑、气血津液等辨证参数的变化，随机处方，据证加减用药。观其脉诊，知犯何逆，随诊治之。总原则：补虚泻实、调和阴阳、滋阴、清热、降火、补虚。

（四）辨证论治

1.心胆气虚证

肿瘤患病初期之时许多患者会出现忧思多虑、惊恐不安等情志问题，而情志过极或者不及均可通过影响脏腑气血运行，导致阴阳失衡、失眠发生；另一方面对患病机体来讲，手术以及放疗、化疗等治疗措施属邪气，可影响脏腑气血津液如心血、胆汁的生成与运行，从而打破阴阳平衡，导致不寐。

主要临床表现：有虚烦不得眠，触事易惊，惕惕不安，胆怯心悸，或伴有气短自汗，乏力倦怠。舌淡，脉弦细。

治则：益气镇惊，安神定志。

方药：可选取安神定志丸或桂枝甘草龙骨牡蛎汤加减。

2.肝郁化火证

对于肿瘤相关性失眠患者，肝郁化火型在初期较常见，其发生一则为病后癌毒邪气内耗气血，从而导致肝体失养，虚可致郁，郁久化热，上扰心神；另则为思虑过度，肝气不畅，郁而化火，扰乱心神。此皆属阳盛不入阴，导致失眠。

主要临床表现：失眠多梦，急躁易怒，伴头晕头胀甚则胁痛，耳鸣目赤，口干口苦，不思饮食，便秘溲赤。舌红苔黄，脉弦而数。

治则：清肝泻火或疏肝清热为主。

方药：可选用龙胆泻肝汤或丹栀逍遥散加减。

3.痰热扰心证

对于肿瘤相关性失眠患者，或因情志、癌毒邪气等主客观因素的影响，或因饮食水谷、外来六淫等损伤，导致中焦脾胃之气逐渐衰败，功能失司，则经口所进之食谷停积于内可化生痰湿邪气。痰湿郁久化热，上扰心神，阳盛不入阴，发为失眠。

主要临床表现：心烦不寐，胸闷脘痞，嗳气恶心，伴口苦，头重目眩。舌质偏红，苔黄腻，脉滑数。

治则：清痰热、和中、安神助眠。

方药：可选黄连温胆汤加减。

4.心脾两虚证

肿瘤患者感癌毒邪气日久，一则正气愈虚，脾气不健，心神失养，易发为失眠；二则患者病后使用手术及放疗、化疗等治疗方法，可导致脾胃虚弱，进而产生痰湿瘀血等病邪可干扰睡眠，甚或脾胃虚弱，生化乏源，营血亏虚，血不养心脾，阴阳失衡，发为失眠。

主要临床表现：难以入睡，睡眠轻浅，多梦易醒，神疲健忘，肢体倦怠，腹胀纳差。舌淡而苔薄，脉细软无力。

治则：补益心脾。

方药：可予归脾汤加味。

5.心肾不交证

对于肿瘤患者，多见于肿瘤后期，因于癌毒邪气居身日久，或基础治疗等内耗元阴，阴精耗伤，不能上抑心火，心火独亢于上，阳不入阴，发为失眠。

主要临床表现：心烦不寐，心悸多梦，入睡困难，伴头晕耳鸣，腰膝酸软，潮热盗汗，五心烦热，咽干少津。舌红少苔，脉细数。

治则：滋阴降火，交通心肾。

方药：可选六味地黄丸合交泰丸或孔圣枕中丹加减。

（刘　柱）

第四节　物　理　治　疗

失眠症的物理治疗就是利用声、光、电、磁、力等物理刺激作用于人体，包括物理因子治疗（modality）、运动疗法（movement）和手法治疗（manual），针对肌体局部或全身性的功能障碍或病变，采用非侵入性的治疗来恢复身体原有的生理功能。这些物理刺激有的可以作用于大脑皮层，调节大脑兴奋性；有的可以直接或间接调节大脑睡眠-觉醒中枢，改善患者的日间功能以及夜间睡眠状况，起到改善失眠的作用。物理治疗的研究和应用尚在进行中，但根据已有的研究成果，其成瘾性低、不良反应小、无创、易操作等是较为突出的优点，是一种绿色、安全、有效的治疗手段。

一、光照疗法

光线对人类的睡眠-觉醒周期有重大的调节作用，主要机制是影响位于下丘脑控制昼夜节律的视交叉上核以及光刺激抑制松果体褪黑素的分泌。基于此原理，光照疗法可以通过帮助建立和巩固规律的睡眠-觉醒周期来改善睡眠质量、提高睡眠效率和延长睡眠时间。目前研究表明，光照疗法在治疗昼夜节律紊乱、非季节性抑郁、双相情感障碍、帕金森综合征、阿尔茨海默病患者的睡眠障碍等疾病方面，疗效较明显。一篇Meta分析总结：光照疗法对失眠的治疗有效，而且对失眠的疗效大于其他睡眠障碍，甚至胜过对昼夜节律睡眠障碍的作用。由于光照疗法是一种自然、简单、低成本的治疗方法，而且不会导致残余效应和耐受性，目前推荐与药物或其他治疗方法联合治疗失眠障碍。主要用于睡眠节律失调性睡眠障碍患者，如睡眠时相延迟综合征、睡眠时相提前综合征、倒班引起的睡眠障碍和有时差问题者。另已有研究表明现代设备紫外线光量子透氧疗法、低能量He-Ne激光治疗等对于失眠有显著疗效。

二、重复性经颅磁刺激

经颅磁刺激治疗（TMS）通过脉冲磁场改变大脑皮层神经细胞的膜电位，使之产生影响脑内代谢和神经电活动的感应电流。根据TMS刺激脉冲形式不同，将TMS分为4种模式，其中以固定频率和强度能够连续作用某部位的TMS，称之为重复经颅磁刺激（repetitive transcranial magnetic stimulation，rTMS）。重复经颅磁刺激治疗能在以下四个方面起到改善睡眠的作用：①诱导加深睡眠深度和入睡时间；大量研究表明rTMS能增加N_3期睡眠，也就是我们所说的深睡眠时间，而药物治疗则很难增加深睡眠的时长与比率。②影响局部脑代谢功能和神经递质水平。③影响褪黑素的分泌。④影响心理因素，缓解焦虑及抑郁情绪。目前推荐治疗方案：经颅磁刺激治疗仪，右侧低频1200～1500次，左侧高频300～600次，每日1～2次，强度以患者耐受为宜，20d为1疗程。

有研究表明，rTMS治疗失眠有效，效果甚至优于阿普唑仑，可很好地提升患者的睡眠质量，改善患者睡眠结构。

三、生物反馈疗法

生物反馈疗法（biofeedback therapy）指的是用现代的医学仪器，在脑电监测技术引导下，通过心理和行为训练（呼吸训练、引导想象、肌肉放松），使患者学会利用自己身体发出的信号来调整自己的脑电活动，改善健康状态和行为，从而使紊乱的心理和生理功能得到改善，恢复身心健康的一种疗法。脑电生物反馈疗法用特定频率的声、光刺激使受试者通过听觉和/或视觉诱发大脑皮质脑电活动，通过改变皮层-下丘脑-皮层反馈调节的觉醒和睡眠脑皮质的局部活动，抑制和/或加强特定的脑电节律来达到改善失眠的目的。治疗方案：目前多应用电子生物反馈治疗仪，患者取坐位，处于安静环境状态，记录并分析90s睁眼与90s闭眼状态下的脑电波，电脑图像采用α波和θ波进行反馈训练，1个疗程为10～15次，1～2d治疗1次，共10～30d。已有研究表明，脑电生物反馈能够使失眠患者的睡眠功能逐渐正常化，而且该治疗技术没有副作用，便于患者长期治疗。

四、电疗法

电疗法（cranial electrotherapy stimulation，CES）是一种安全、非侵入性地通过对大脑轻度电刺激进行治疗的物理方法，主要用于治疗焦虑、抑郁、创伤后应激障碍和失眠等精神疾病。其作用原理是采用低强度微量电流刺激大脑，使中枢神经系统产生镇静性的内源性脑啡肽，从而控制紧张焦虑，改善睡眠。是目前应用最多、研究设备最丰富的治疗方法，现包括经颅直流电（tDCS）、经颅交流电刺激（tACS）、失眠治疗仪、高压低频电疗、高压静电疗法、电睡眠疗法和低压静电治疗等。不同的仪器、不同的电流强度、不同的刺激时间、失眠伴或不伴有其他症状等不同情况下，治疗效果还有待进一步研究。

五、音乐疗法

近年来医学模式由传统生物医学模式向生物心理社会医学模式的转变，音乐疗法以其较强的应用性、突出的疗效和无副作用的特点得到了迅速的发展。研究证实音乐不仅可以改善从儿童至老年不同年龄群体的睡眠质量，还可以用于单纯或其他疾病伴发的失眠症治疗之中；无论现代音乐疗法还是中国传统音乐疗法，它们对睡眠的影响作用均不可忽视。

音乐疗法可刺激褪黑素的分泌，发挥镇静催眠作用。通过音乐对人体的影响，协助患者在疾病及焦虑、不安情绪的治疗中达到生理、心理和情绪的整合。听音乐阶段，指导其轻闭双眼，身体尽量放松，在半卧位或平卧位听音乐30min。音乐选择轻柔、舒缓的音乐，音量40dB，10次为1个疗程。目前也有许多相关的综合性治疗设备的研发应用，如：慢波享睡舱、脑波治疗仪等。

六、其他

（一）运动疗法

运动可增加大脑的血流量，有利于大脑皮层功能的恢复，发挥对睡眠的调节作用。研究发现，5-HT作为脑内重要神经递质，与运动中枢疲劳发生息息相关，为运动疗法提供了理论依据。其中瑜伽、游泳、八段锦等有氧运动作为治疗失眠健身的辅助疗法在临床上颇为有效，值得推广。

（二）传统治疗手段

1.针灸治疗

是临床使用较为普遍的非药物疗法，能够补虚泄实、镇静安神、养血疏肝、调节阴阳失衡，从而使阴阳调而神自安，且针灸治疗无毒副作用，便于临床操作，在中医临床失眠的治疗上备受关注和推崇。

2.推拿、按摩、引导

常用按摩取穴有：印堂、神庭、气海、天枢、神门、三阴交等。引导就是气功，要按照医学气功师的要求，选择适合自己身体情况的气功方法。以达到放松肌肉、疏通穴位的目的。

3.刮痧、砭石疗法

刮痧和砭石作用机制类似，都是以中医脏腑经络学说为理论基础，采用无创性的温和刺激，扶正祛邪，调节阴阳、气血、脏腑功能，调理机体内部，恢复机体健康。

（三）芳香疗法

目前常用的是芳香药枕和安神香囊。两者作用机制类似，都是运用芳香药枕或安神香囊中含有芳香族或挥发油类物质的中药材散发出的芳香类气味，这些芳香类气味有静心、醒脑、安神等作用，有助于患者改善睡眠。其中临床常用于制作芳香药枕和香囊的安神助眠中药材有：藿香、薄荷、合欢花、合欢皮、玫瑰花、川芎、百合等。

（张　莹）

第五节　心理治疗

近半个世纪以来随着手术、放射治疗和内科治疗的发展，尤其是综合治疗的进展，很多常见的肿瘤的治愈率明显提高。临床上治愈的病人愈来愈多。医生的观点开始转变，除了特殊情况以外，都主张尽可能地将病情告诉病人，并争取病人的合作，共同与疾病作斗争。这样，病人的精神和心理问题就愈来愈突出。

——孙燕（中国工程院院士，临床肿瘤学家）

美国1980年诺贝尔化学奖获得者伯格博士（Paul Berg）提出论断：所有的疾病都是不正常的基因和环境相作用的结果，而人所生活的环境应包括生物环境、社会环境和人各自的心理环境。

一、肿瘤心理治疗的概念和研究内容

心理社会肿瘤学（Psychosocial Oncology），简称心理肿瘤（Psycho-Oncology），也有人将其翻译为肿瘤心理学。心理社会肿瘤学就是心理学、社会学与肿瘤学相结合的学科。心理社会肿瘤学的主要研究内容可以简单概括为两个部分：第一，肿瘤患者和患者家属在疾病发展的各阶段所承受的心理压力以及所表现出来的心理反应；第二，肿瘤的发生发展的心理、社会以及行为因素。

心理社会肿瘤学主要研究心理社会因素与肿瘤的发生、发展、治疗、康复等之间相互作用的学科。它既是心理学的分支学科，即将心理学的系统知识和技术应用于肿瘤临床；又是肿瘤学的分支，即研究肿瘤对患者、患者陪护者、患者家庭以及患者亲属心理行为的影响及肿瘤科医务工作人员的工作应激对他们心理行为的影响。

心理社会肿瘤学不仅涉及肿瘤临床的心理社会问题，还涉及肿瘤临床的心理生物问题。心理社会问题主要指个人的心理社会因素对肿瘤的发生、发展、转归、康复的作用及对不同病种、不同病程心理反应的影响，肿瘤患者家属和肿瘤医务工作人员的情绪反应特点及其对病人的影响。心理生物问题主要指心理社会因素通过心理-神经-免疫学途径及其他心理生物学途径影响肿瘤的发生、发展、转归、康复或死亡的作用。

肿瘤心理治疗的历史就是心理社会肿瘤学发展的历史，两者是不能分割的；当人们开始关注心理社会因素在肿瘤发生、发展中的作用的时候，也就开始注意到心理社会因素在肿瘤康复、转归中的作用。

我国古代医学宝库中有许多有关心理社会因素与疾病相关的论述。如《黄帝内经》指出，情志的改变可以使人发病，"喜怒不节则伤肝，脏伤则病起于阴也"。

20世纪以来，心理社会因素与肿瘤之间相关的研究逐渐形成气候。30—50年代间，由于在综合性医院出现了各类心理咨询机构，心理学家开始关注对临床躯体病人包括肿瘤病人的心理咨询。1983年，美国癌症协会以癌症病人心理评估为核心召开了第二届学术研讨会，并提出了心理社会肿瘤学研究的三大研究领域：第一，病人的心理特点；第二，病人的社会环境特点；第三，病人的治疗环境特点。1992年，在法国召开了第一届国际心理社会肿瘤学大会，同年创办了国际心理社会肿瘤学杂志《心理肿瘤学》（*Psycho-Oncology*）。

二、我国心理社会肿瘤学的发展

我国心理社会肿瘤学的研究起步较晚，20世纪70年代末，我国心理治疗开始获得发展。1990年8月，中国抗癌协会成为中国癌症康复会二级学会，奉行"让社会知道恶性肿瘤不等于死亡，恶性肿瘤患者需要康复治疗"的宗旨，贯彻生物-心理-社会医学模式，提倡患者积极参与治疗。

1990年11月，在中国心理卫生协会下专门成立了"心理治疗和心理咨询专业委员会"。20世纪90年代初，张宗卫等在北京肿瘤医院首先建立了康复科，主要从事肿瘤心理问题的临床和研究工作，标志着我国肿瘤领域开始了癌症心理学的临床和研究工作。2000年12月，中山医科大学黄汉腾和哈尔滨第一专科医院的赵菊丛在《中国医院管理》上发表《顺应医学模式转变——建立肿瘤心理学科》。2006年，中国抗癌协会肿瘤心理专业委员会（CPOS）成立。

肿瘤是一个重大的负性事件和应激事件，患者不得不面对肿瘤给自己和家庭生活带来的巨大

变化。研究显示，16%～42%的肿瘤患者会出现适应障碍，适应障碍是肿瘤患者最常见的精神障碍，往往伴随焦虑和抑郁症状；25%～45%的肿瘤患者在不同的病程和疗程发生抑郁，10%～30%会产生焦虑。

许多资料证明，大部分肿瘤患者基本性格特征是：习惯了自我克制、情绪压抑、善于忍耐、多思多虑、内向而不稳定等。具有这类性格缺陷者，长期处于情绪压抑状态和精神应激情况下，中枢神经和大脑边缘系统过度紧张，削弱了免疫功能，增加了人体对致肿瘤因素的敏感性。

此外，不良社会心理因素对肿瘤具有促发作用，包括对疾病与死亡的恐惧、对治疗方法的恐惧（手术损伤、肢体残疾、形体改变、放化疗副作用等等）、经济压力、体能下降、社交缩小、社会适应能力下降、家庭及社会角色改变、社会支持不足等等。

抑郁、焦虑等恶劣情绪是肿瘤的活化剂，可以降低和抑制机体的免疫能力。肿瘤患者的情绪和心理障碍对疾病的治疗和预后有明显影响。如病人情绪乐观，积极配合治疗，能正确认识疾病，就能延长生存期，提高生存质量，否则反之。因此，肿瘤患者心理康复具有重要临床意义。可是，心理怎么康复？想要心理康复，一可以靠心理医生的帮助，二可以靠自己的行动来改善。寻求医生的帮助，医生会针对患者的情形展开不同方法的心理治疗，如认知行为治疗、松弛治疗和正念冥想、催眠治疗、沙盘疗法、音乐治疗等。

三、睡眠的心理治疗

心理治疗是应用心理学的理论与方法，通过语言的引导，或情感的支持、鼓励，或暗示、启发等手段，对患者进行心理上的教育和治疗，以达到稳定情绪、改善睡眠状态、适应环境、促进全面康复的一种治疗方法。肿瘤患者在疾病康复过程因疼痛、放化疗不良反应、环境变化、情绪变化等诱因，会出现睡眠紊乱、饮食变差等一系列伴随状态，严重影响患者身心状态、康复治疗效果。而睡眠紊乱的患者多数是因为在疾病康复治疗过程出现焦虑、抑郁等情绪状态以及其他心理诱因，为此改善睡眠对患者整体康复尤为重要，心理治疗对于失眠患者来说效果明显。而临床上失眠后的心理干预常用方法包括刺激控制疗法、睡眠限制疗法、认知行为疗法、松弛疗法、睡眠卫生教育等。

（一）刺激控制疗法

该疗法是指一套行为干预措施，目的在于改善睡眠环境与睡意之间的相互作用，恢复卧床作为诱导睡眠信号的功能，消除由于卧床后迟迟不能入睡而产生消极情绪，使患者易于入睡，重建睡眠觉醒生物节律。该法具体内容包括：①只在有睡意时才上到床上；②不要在床上做与睡眠无关的活动，如看电视、思考问题、进食等；③如上床20min不能入睡，应起床离开卧室；④不管何时入睡，应保持规律的起床时间；⑤避免白天小睡。

（二）睡眠限制疗法

通过缩短卧床时间，增加入睡驱动力，提高睡眠效率。具体为：减少卧床时间以使其和实际睡眠时间相符，在睡眠效率维持85%以上至少1周的情况下，可增加15~20min的卧床时间；当睡眠效率低于80%时则减少15~20min的卧床时间；当睡眠效率维持80%~85%之间则保持卧床时间不变；可以规律午睡，但时间不超过30min，避免日间小睡，并保持规律的起床时间。

（三）认知行为疗法（CBT）

认知行为疗法（Cognitive Behavioral Therapy，CBT）是一个心理疗法，它整合了行为疗法和认知疗法，主要针对抑郁症、焦虑症等心理疾病和不合理认知导致的心理问题。它的主要着眼点放在患者不合理的认知问题上，通过改变患者自己，对人或对事的看法与态度来改变心理问题。认知行为疗法主要是处理思维以及行为之间的关系。通过认知行为疗法，能够促进患者对睡眠的错误认知，助力疾病的痊愈，帮助患者识别想要摆脱的思想以及行为模式，意识到问题并作出改变，通过日常生活中练习新技能，帮助识别具有挑战性的行为模式，负面行为模式往往可以被消除，需要通过检验事实，挑战心里的想法，要求练习心态以及健康的行为。

失眠患者常过分关注失眠的不良后果，在临睡时感到紧张，担心睡不好。这些负面情绪又反过来影响患者的情绪，导致恶性循环。失眠的产生一般是由疾病刺激所致，但患者对失眠产生的主观层面的不合理的想法会夸大失眠程度，从而提升了失眠的感知度。认知疗法的目的是改变患者对失眠的偏差、非理性信念和态度，保持合理的睡眠期望，自然入睡，避免过度主观的入睡意图，不要过分关注睡眠。

认知行为疗法治疗阶段可以分为六个阶段：①评估或心理评估；②重新概念化；③技能习得；④技能整合和应用培训；⑤推广和维护；⑥治疗后评估随访。这些阶段基于 Kanfer 和 Saslow 创建的系统。在确定了需要改变的行为之后，无论是过度还是不足，并且已经发生了治疗，心理学家都必须确定干预是否成功。

评估阶段的步骤包括：

步骤1：找出关键行为。

步骤2：确定关键行为是过度还是不足。

步骤3：评估频率，持续时间或强度的关键行为（获取基线）。

步骤4：如果过多，请尝试减少行为的频率，持续时间或强度；如果有缺陷，请尝试增加行为。

（四）松弛疗法

松弛疗法（Relaxation therapy）又称放松疗法、放松训练，它是按一定的练习程序，学习有意识地控制或调节自身的心理生理活动，以达到降低机体唤醒水平，调整那些因紧张刺激而紊乱了的功能。

松弛疗法认为一个人的心情反应包含"情绪"与"躯体"两部分。假如能改变"躯体"的反应，"情绪"也会随着改变。至于躯体的反应，除了受自主神经系统控制的"神经内分泌"系统的反应不易随意操纵和控制外，受随意神经系统控制的"随意肌肉"反应则可由人们的意念来操纵。也就是说，经由人的意识可以把"随意肌肉"控制下来，再间接地把"情绪"松弛下来，建立轻松的心情状态。

人类通过松弛疗法治疗某些疾病已有很长的历史了。我国的气功疗法、印度的瑜伽术、日本的坐禅以及近代德国斯库尔兹的自我训练法和美国雅克布松的渐进性放松训练等，都是以放松为主要目的的自我控制训练。大量实践表明，这些松弛训练可以使机体产生生理、生化和心理方面的变化，不但对于一般的精神紧张、神经症有显著的疗效，而且对某些与应激有关的心身疾患也有一定的疗效。

1.渐进性放松

是由美国生理学者 Jacobson 创立的一种由局部到全身，由紧张到松弛的肌肉放松训练。在安静的环境里，病人取舒适的体位（坐位或平卧位），微闭双眼，在指导语的引导下，进行"收缩—放松"交替训练，每次肌肉收缩5~10s，然后放松20~30s。本方法建议最好在专业心理医生引导下进行，具体步骤如下：

第一部分：做一次深、长的吸气，保持吸气末状态几秒钟，慢慢地呼气；再做一次深而长的吸气，同时把脚趾向上拉（跷足趾），收紧大腿和小腿的肌肉，体会紧张感；呼气，放松紧张的肌肉；再做一次深吸气，闭住气，两手用力握拳，收紧手臂和肩部肌肉，体会紧张感；呼气，放松紧张的肌肉；再做一次深吸气，闭住气，咬紧牙关，收缩面部肌肉，体会紧张感；呼气，放松紧张的肌肉；再做一次深吸气，闭住气，收缩腹部和颈部肌肉，体会紧张感；呼气，放松紧张的肌肉；再做一次深吸气，闭住气，使收缩全身肌肉，保持到能有紧张感为止；现在呼气，全身放松；再做一次深吸气，闭住气，使收缩全身肌肉，保持到能有紧张感为止；现在呼气，恢复原状，完全放松。

第二部分：慢慢地集中思想，做深而长的呼吸；我感到非常平静和寂静；我开始感觉十分轻松（重复一遍）；我觉得、我觉得发沉和轻松（重复一遍）；我的两脚感到发沉和轻松（重复一遍）；我的两脚踝感到发沉和轻松（重复一遍）；我的两膝关节感到发沉和轻松（重复一遍）；我的臀部感到发沉和轻松（重复一遍）；我的脚、我的踝、我的膝、我的臀部都感到发沉和轻松（重复一遍）；我的两手感到发沉和轻松（重复一遍）；我的双臂感到发沉和轻松（重复一遍）；我的两肩感到发沉和轻松（重复一遍）；我的双手、我的双臂、我的双肩都感到发沉和轻松（重复一遍）；我的全身都感到沉重和放松；我的呼吸越来越深（重复一遍）；我能感到太阳光照到了、温暖了我的头顶；我的头顶感到温暖和沉重（重复一遍）；这轻松的暖流流到我的右肩；我的右肩感到温暖和沉重（重复一遍）；我的呼吸越来越深；一股暖流流到我的右手；我的右手感到温暖和沉重（重复一遍）；这轻松的暖流流到我的右臂；我的右臂感到温暖和沉重（重复一遍）；这轻松的暖流通过我的右肘传到我的右肩；我的右肘和右肩感到温暖和沉重（重复一遍）；这轻松的暖流慢慢地流过我的整个背部；我的背部感到温暖和沉重（重复一遍）；这轻松的暖流通过背部传到我的头顶；我的头顶感到温暖和沉重（重复一遍）；这轻松的暖流流到我的左肩；我的左肩感到温暖和沉重（重复一遍）；我的呼吸越来越深；一股暖流流到我的左手；我的左手感到温暖和沉重（重复一遍）；这轻松的暖流回到我的左臂；我的左臂感到温暖和沉重（重复一遍）；这轻松的暖流通过我的左肘传播到我的左肩；我的左肘和左肩感到温暖和沉重（重复一遍）；这暖流流到我的心脏；我的心脏感到温暖和沉重（重复一遍）；我的心跳是缓慢而均匀的（重复一遍）；这轻松的暖流流向我的腹部；我的腹部感到温暖和沉重（重复一遍）；我的呼吸越来越深；一股暖流流到我的右腿；我的右腿感到温暖和沉重（重复一遍）；这轻松的暖流回到我的右脚；我的右脚感到温暖和沉重（重复一遍）；这轻松的暖流慢慢地通过我的右小腿流向我的右膝、我的右大腿；我的右腿感到温暖和沉重（重复一遍）；我的呼吸越来越深，我的呼吸越来越深；一股暖流流到我的左腿；我的左腿感到温暖和沉重（重复一遍）；这轻松的暖流回到我的左脚；我的左脚感到温暖和沉重（重复一遍）；这轻松的暖流慢慢地通过我的左小腿流向我的左膝、我的左大腿；我的左腿感到温暖和沉重（重复一遍）；我的呼吸越来越深，我的呼吸越来越深；这轻松的暖流慢慢地通过我的腹部流向我的心脏；我的心脏感到温暖和沉重（重复一遍）；我的心脏把轻松和温暖注入我的全身；我的全身感到温暖和沉重（重复一遍）；我在很深、很慢地呼吸；我的全身感到非常的平静（重复一遍）；我的精神是宁静的、舒服的；我的思想已脱离周围的环境；我的周围什么都不存在了；我感到一种内心的安静；我进行了一次成功的放松；睁开眼睛，再次体会放松后的轻松和舒适，活动一下肢体。

自我放松的常用的指导语如下（此技巧可在心理治疗师引导熟练后自我练习）：

平静而缓慢地呼吸，我的呼吸很慢、很深；我感到很安静；我感到很放松；我的双脚感到沉重和放松；我的踝部感到沉重和放松，我的膝关节感到沉重和放松，我的双脚、双踝、双膝和臀部都感到沉重和放松；我的腹部感到沉重和放松；我的双手感到沉重和放松，我的手臂感到沉重和放松，我的双肩感到沉重和放松，我的双手、双臂、双肩都感到放松和沉重；我的颈部感到沉重和放松，我的下巴感到沉重和放松，我的额部感到沉重和放松，我的颈部、下巴和额部都感到沉重和放松；我感到全身沉重和放松，我很安静、舒适；我的呼吸越来越深、越来越慢；我感到很放松；我的双手、双臂是沉重的和温暖的；我感到非常安静；我的全身是放松的，我的双手是温暖的、放松的；轻松的暖流流进了我的双手，我的双手是温暖的、沉重的；轻松的暖流流进了我的双臂，我的双臂是温暖的、沉重的；轻松的暖流流进了我的双腿，我的双腿是温暖的、沉重的；轻松的暖流流进了我的双脚，我的双脚是温暖的、沉重的；我的呼吸越来越深，越来越慢；我的全身感到安宁、舒适和放松；我的头脑是安静的，我感觉不到周围的一切；我的思想已专注到身体的内部，我是安闲的；我的身体深处、我的头脑深处是放松、舒适和平静的；我的头脑安静，我的呼吸更深更慢；我感到一种内心的平静；保持1min；放松和沉静现在结束。深吸一口气，慢慢睁开眼睛，再次体验全身的轻松和舒适。

2. 松弛疗法医疗用途

（1）治疗神经症：松弛疗法对于一般的精神紧张、神经症有明显的疗效。它可以帮助减轻肿瘤患者的焦虑和紧张感。通过深度放松和呼吸练习，人们可以减少身体的紧张感，从而缓解焦虑情绪。松弛疗法也能够帮助人们改善心理健康，减轻抑郁症状和其他情绪问题。

（2）改善睡眠：临床实践表明，松弛疗法有良好的镇静催眠作用。许多患者通过深度放松和呼吸练习，在临睡前进行松弛训练的过程中安静入睡，并且睡眠质量良好，次日头脑清醒，思维效能提高。

（3）心理训练：松弛疗法可以帮助人们提高注意力和集中力。通过深度放松和呼吸练习，人们可以减少身体上的干扰和杂念，从而更好地集中注意力。松弛训练也可以帮助人们增强自我控制力。通过深度放松和呼吸练习，人们可以更好地控制自己的情绪和行为，从而提高自我控制力。

3. 正念冥想

正念这个概念最初源于佛教禅修，是从坐禅、冥想、参悟等发展而来。有目的、有意识地关注、觉察当下的一切，而对当下的一切又都不做任何判断、任何分析、任何反应，只是单纯地觉察它、注意它。后来，正念被发展成为了一种系统的心理疗法，即正念疗法，就是以"正念"为基础的心理疗法。

美国肿瘤学会认为，在乳腺癌治疗中及治疗后，正念冥想能有效减轻手术患者的焦虑，稳定血压和心率，减轻应激反应；能有效地缓解肿瘤患者的抑郁，大大减低了癌性疲乏程度，并对改善化疗期间的恶性呕吐、疼痛、睡眠障碍及焦虑情绪等具有明显的改善作用。2016年，湖南省肿瘤医院的心理医生和心灵关怀师们开始尝试用正念冥想为肿瘤患者改善睡眠提供干预。开展冥想训练有以下几个主要内容：①身体放松：参与者选取坐姿或仰卧姿势，引导患者闭上双眼，保持清醒，以不困倦及想入睡为度。跟随引导语，从头至脚进行肌肉渐进性放松。②调节呼吸：在放松的过程中，引导患者深慢地呼吸。③注意聚焦：引导患者在放松后进行愿景想象。

在该训练中，患者及其家属均表示在冥想训练中他们感到放松以及想要睡觉。在个体辅导中，心理医生不仅用正念冥想的方式帮助化疗患者缓解睡眠障碍，并且引导手术患者在术前进行冥想训练，有效减轻了术前焦虑、紧张情绪，帮助患者更加积极乐观地面对手术以及术后康复等问题。

正念冥想的适用情况包括：适应性障碍、悲痛、狂躁、精神上极度的紧张不安、认知功能障碍、苦恼、焦虑、抑郁或其他心理问题和睡眠障碍；正念冥想的治疗频次为1次/d；每次在20～30min为宜，心理医生强烈推荐肿瘤患者把正念冥想应用在自己疾病全周期康复管理过程里，促进自我心态改善，提升内在免疫力，高效推进自我身心康复。

4.催眠疗法

催眠治疗是催眠术在临床工作中的应用，是众多心理治疗的方法之一，催眠治疗主要用于神经症及某些心身疾病。对于有严重机能性色彩的器质性疾病患者，催眠治疗可作为药物治疗的一种辅助方法，其主要适应证如下：

（1）神经症。这是催眠疗法最为适应的病症，包括神经衰弱、焦虑、抑郁、癔症、强迫性、恐怖性神经症等。

（2）心身疾病。催眠治疗不但能消除致病的心理因素，还能使机体病损康复。

（3）神经系统某些疾患。包括面神经麻痹、偏头痛、神经痛、失眠等。

（4）其他适应证。如戒酒、戒烟、术后镇痛、无痛分娩、减轻癌痛和关节炎疼痛，改善机体抵抗力，破坏或消除由于病毒引起的其他疾病。

在失眠的方法中，催眠肯定是绝佳的辅助治疗手段。根据目前实际临床应用，催眠的功效有：①探索失眠的心理、灵性因素；②减低病人的压力与焦虑；③运用想象治愈；④减轻身体痛苦；⑤减少化学治疗、放射治疗的副作用；⑥提升免疫力；⑦加速身体复原。

催眠疗法包括催眠诱导、深化和治疗三个阶段：

催眠诱导是指催眠师通过语言暗示、动作引导等方式，使受治者进入催眠状态的过程。常见的催眠诱导方式包括眼球注视法、逐渐放松法、数数法、呼吸法等。催眠师需要根据受治者的情况选择合适的诱导方式，引导其进入催眠状态。

深化是指在诱导进入催眠状态后，通过语言暗示、动作引导等方式，使受治者进一步加深催眠状态的过程。深化的目的是为了使受治者更加放松，更加专注于内心体验。常见的深化方式包括逐步加深、梯级深化、显性深化等。

治疗是指在催眠状态下，通过语言暗示、联想引导等方式，对受治者进行心理治疗的过程。常见的治疗方式包括暗示法、联想法、情境化暗示法等。

总之，催眠具有广泛的应用领域，包括止痛、助眠、压力管理、情绪管理、创伤治疗、习惯改变和个人成长。通过催眠人们可以改善身体和心理健康，提高生活质量。然而，催眠应该由专业催眠师进行指导和管理，以确保安全和有效性。需要注意的是，催眠疗法需要专业的催眠师进行操作，不建议个人自行尝试。在接受催眠治疗前，受治者需要了解催眠疗法的基本原理和注意事项，选择合适的催眠师进行治疗。同时，受治者在催眠治疗期间需要全身心地参与，积极配合催眠师的引导。如果您考虑使用催眠作为治疗方法，请务必咨询专业心理医生的意见。

5.团体心理治疗

所谓团体心理治疗，就是对失眠患者以集体、群体为对象给予心理治疗。这种集体疗法，除了心理医生、睡眠专科医生的共同参与外，通过失眠患者集体成员之间的讲座互相作用、互相影响，使病人明白什么是对，什么是错，从而治疗和矫正自己对睡眠的心理障碍与不良行为。在这种特殊病人集体的帮助鼓励下，心理治疗效果好、见效快。

通常团体治疗可由1位心理医生或睡眠专科医生主持，7~12名睡眠障碍的患者参加，每周聚会1次，每次90min左右，10次为1疗程。每次应根据患者的情况与存在的问题确定中心内容，还要给一定时间由病人提出问题进行讨论。目前认为这种集体疗法为失眠病人提供了互相帮助的场所和交流信息的机会，有利于塑造良好的行为，促进同命运人之间的相互支持。

对于大多数失眠患者而言，专门设计的团体治疗可能是最为有效的心理社会干预。与个体干预相比，团体干预的优势在于能够为患者提供社会支持，使其以一种特殊的方式与其他患者取得联系，并从有相似经历的患者身上相互学习。对于绝大多数患者而言，专门设计的团体治疗可能是最为有效的心理社会干预。与个体干预相比，团体干预的优势在于能够为失眠紊乱的患者提供社会支持，使其以一种特殊的方式与其他患者取得联系，并从有相似经历的患者身上相互学习。通过团体中开放的情绪表达及相互支持，患者可以获得对治疗过程的控制感。在团体中，凝聚力是一种有效的治疗力量，安全、接纳的团体氛围可以使参与者毫无顾忌地谈论平时不能与家人和医务人员提及的话题，相互分享失眠以后自我调整方法，共同面对疾病对生命的威胁。此外，患者通过帮助他人能够获得自尊和价值感。而且集体干预的效率最高，也更经济。

团体治疗的内容包括：了解失眠和治疗的相关信息；了解其他患者是怎么做的，有什么经验分享；表达自己的感受；在团体治疗过程中讨论对睡眠的担心和焦虑。团体治疗对团体成员有心理互助的作用，让成员之间的资源达到共享；团体治疗也给成员提供了一个很好的安全倾诉场所，有助于参与者宣泄睡眠相关负面情绪。

（五）睡眠卫生教育

大部分患者存在不良的睡眠习惯，破坏正常的睡眠模式，形成对睡眠的错误概念，从而导致失眠。而睡眠卫生教育主要是帮助失眠患者认识不良睡眠习惯。保持良好的睡眠卫生是消除失眠的前提条件，但是单纯依靠睡眠卫生教育治疗失眠是不够的。睡眠卫生教育的主要内容包括：①睡前4~6h内避免吸烟或接触咖啡、浓茶等兴奋性物质；②每天规律安排适当锻炼，睡前3~4h内避免剧烈运动；③睡前不要暴饮暴食或进食一些不易消化的食物；④睡前不要饮酒，特别是不能利用酒精帮助入睡；⑤睡前1h内不做容易引起兴奋的脑力劳动或观看容易引起兴奋的书刊和影视节目；⑥保持规律的作息习惯；⑦卧室环境安静、舒适，保持适宜的光线及温度。

（张　莹）

第六节　运动疗法

中医养生传统健身运动，通过"调身""调息""调心"等手段，疏通人体经络，调节脏腑机能，保证人体气血畅通，镇静安神，愉悦心情，缓解焦虑，促进睡眠。

一、八段锦

八段锦通过"调身""调息""调心"等手段，疏通人体经络，调节脏腑机能，改善人们的不良心理状态，保证人体气血畅通，达到强健机体、防病治病、延年益寿的效果。尤其对于改善失眠、颈椎病、腰腿痛、肠胃病等有着明显效果。

二、乐眠操

乐眠操是在中国道家养生功法"筑基功"的基础上，通过转动头部以下、腰部以上的躯干部分，达到锻炼任脉、督脉的作用。乐眠操在愉悦心情、镇静安神、强身健体等方面有很好的功效。

准　备　工　作

着宽松衣服，身体直立，脚跟并拢，脚尖分开30°～60°，平视前方，自然呼吸。意念专注于身体的转动，并默数躯干转动次数。以下每节动作，初学者先做50～100次，如无身体不适逐渐增至200次。

第一节 气 海

双手交叉，拇指相抵置于肚脐处，左右转动躯干，头部保持不动。

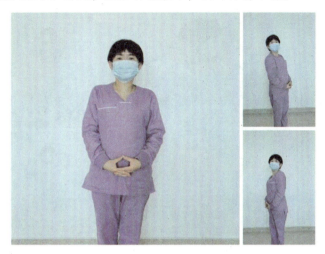

第二节 命 门

双手置于腰后，以一手握另一手腕，左右转动躯干，头部保持不动。

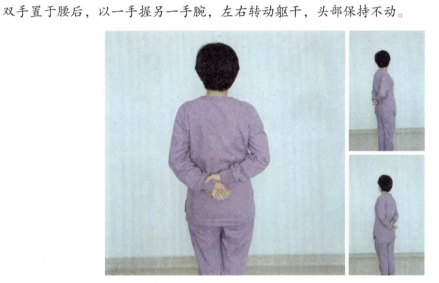

放松运动：身体直立，两脚分开与肩同宽，半蹲状态，手指并拢，双臂前后自然摆动，摆动幅度尽可能大。

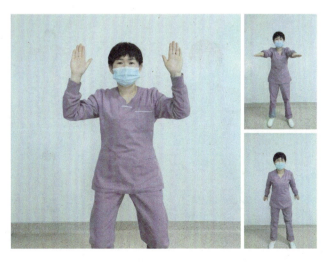

第三节 大　　椎

双手置于颈后，掌心朝前，手不要接触到头颈部，左右转动躯干，头部保持不动。

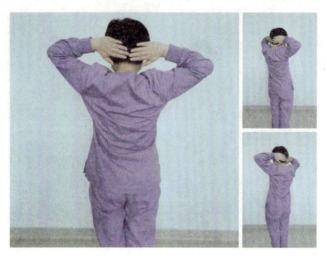

第四节 百　　会

双手交叉，置于头顶，双臂尽量伸直，左右转动躯干，头部保持不动。

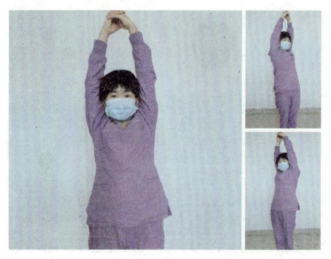

放松运动：身体直立，两脚分开与肩同宽，半蹲状态，手指并拢，双臂前后自然摆动，摆动幅度尽可能大。

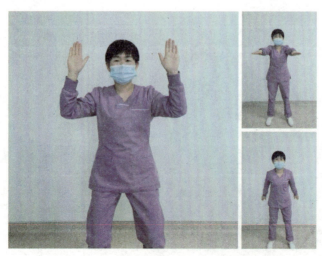

第五节 神 庭

双手手指并拢，举于身体两侧，掌心朝前，左右转动躯干，头部保持不动。

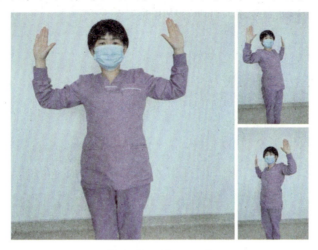

第六节 膻 中

双臂交叉抱于胸前，左右转动躯干，头部保持不动。

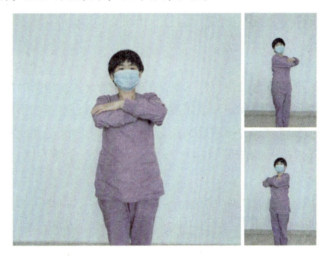

放松运动：身体直立，两脚分开与肩同宽，半蹲状态，手指并拢，双臂前后自然摆动，摆动幅度尽可能大。

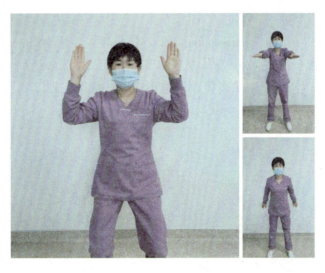

注意事项：躯干转动幅度尽可能大，循序渐进增加转动幅度和次数，做完整套动作需要50min左右；练习初期关节异响属正常现象，练习中如有明显身体不适，应停止练习并咨询医生。头部须保持不动，不能随躯干转动而转动，否则容易出现头晕现象。

三、正念呼吸

正念呼吸是通过对呼吸的关注，使意念专注于呼吸时下腹部的起伏（意守丹田），促进"心肾相交"，减少脑中的杂念，缓解焦虑，从而使内心清净、放松，促进睡眠。

四、身体扫描练习

身体扫描练习是正念心理治疗的练习之一，对于放松身心很有帮助，身心放松了，自然可以轻松入眠。

（张　莹）

第七节　10S睡眠管理

现代社会，随着人们生活节奏加快，学习和工作压力加大，夜生活时间延长，生物钟打乱等因素，睡不着、早醒、睡眠时间短和多梦成了困扰很多人的烦心事。如不能及时调整，可引起较为顽固的慢性睡眠障碍。长期失眠会导致高血压、糖尿病和肥胖等慢性疾病的患病风险，而且增加抑郁障碍、焦虑障碍等精神疾病的患病风险。武威肿瘤医院为肿瘤患者倾力打造"10S"标准的睡眠中心，可有效解决睡眠障碍。

S1　柔和的光线（Sleep One：Soft light）：大众区域色温：2600K，照度360lux。睡眠区域色温：2600K，光照度：100lux。睡眠环境对人们睡眠质量有很大的影响，我们从视、触、听、嗅觉等方面设置最适宜患者入睡的环境。

S2　清爽的气味（Sleep Two：Fresh smell）：专业打造来自悠远的香格里拉格桑花的味道。

S3　温馨的色调（Sleep Three：Quiet music）：原生态的木质色和自然的绿色，让您在温馨、安全的色调中入眠。

S4　恬静的音乐（Sleep Four：Reasonable diet）：提供轻柔、恬静流淌自然气息的安神助眠曲——哥德堡变奏曲，让您在轻柔委婉、缓慢悠扬的旋律中释放郁闷的情绪，安然入眠。

中医经典著作《黄帝内经》两千多年前就提出了五音疗疾的理论，音乐可以感染、调理情绪，在聆听中让曲调、情志、脏气共鸣互动，达到动荡血脉、通畅精神和心脉的作用。助眠音乐如《平湖秋月》《自然之声》等。

S5　合理的膳食（Sleep Five：Reasonable diet）：专业营养师量身定制益于您睡眠的食物和茶——决明子、酸枣仁等茶品。失眠患者经常服用镇静催眠药，久服会依赖成瘾，有些食物有很好的催眠作用，用食物治疗失眠，健康安全，无副作用，效果也较佳，可长期食用，根据医生的辨证推荐相应的食疗方案，如酸枣仁汤、玄参百合粥、桂圆莲子粥、双仁粥等。

①玄参百合粥：玄参为滋阴降火要药。百合滋阴兼清心安神。合欢皮为治虚烦不寐之妙品。诸药合之，使阴虚除、心火降、志得宁、眠易酣。适合心烦不寐、头晕耳鸣、口干津少、腰酸梦

遗、五心烦热，属于阴虚火旺者服用。

②生地黄粥：生地黄清热滋阴，酸枣仁宁心安神。适于失眠兼心烦、心悸、头晕、耳鸣、腰酸梦遗、五心烦热，属于阴虚火旺者服用。

③桂圆莲子粥：桂圆肉补益心脾、养血安神，适用于劳伤心脾、气血不足所致的失眠、健忘、惊悸等症；莲子补脾、养心、益肾。此粥对心脾两虚失眠兼心悸健忘、神疲肢倦、大便溏泄、面色少华者更为适用。

④甘麦枣藕汤：具有补气安神的作用。

⑤双仁粥：柏子仁有养心安神之功，对于心血不足、神志不宁、失眠多梦、惊悸怔忡颇有良效；酸枣仁补益肝胆，滋养心脾，是治疗虚烦不眠、惊悸不安之佳品。此粥适于失眠伴多梦易惊醒、胆怯心悸，属心胆气虚者服食。

⑥龙胆草粥：粥中龙胆草泻肝降火，竹叶清心除烦。适于失眠兼性情急躁易怒、目赤口苦、小便黄、大便秘结，属于肝郁化火者服食。

⑦竹沥粥：竹沥（系由鲜竹经火炙沥出之液汁）有涤痰、除烦、定惊之功。适于失眠伴头重、胸闷痰多、恶食嗳气，属于痰热内扰者服用。

S6 舒适的枕头（Sleep Six：Comfortable pillow）：提供乳胶枕头、荞麦枕头、海绵枕头等不同材质、高矮不同的各类枕头；薰衣草枕头、茉莉花茶叶枕头、决明子枕头等不同类型利于睡眠的枕头。

S7 清雅的香囊（Sleep Seven：Elegant sachet）：专业医师辨证施治，量身定制适合睡眠的草本香囊。

古方认为，气味可以无孔不入，镇静药枕、安神香囊、香薰等草本中的特殊气味通过口、鼻、皮毛等进入体内，可以平衡气血、调和脏腑，起到闻香调理、安神助眠的作用。清心安神香囊可清心除烦、安神助眠；薰衣草香囊是一种治疗失眠的好药剂；玫瑰香囊可以帮助调节身体，远离肝气郁结的问题。

S8 对症的中药（Sleep Eight：Chinese medicine for right reason）：中医专家辨证施治适合针对亚健康状态的各种中药。

（1）中药

中医治疗失眠需辨证论治，通过四诊合参进行辨证，主要包括：

①肝火扰心证：患者经常彻夜不眠，包括口干、口苦、目红、耳鸣等症状，临床常用龙胆泻肝丸、龙胆泻肝汤加减治疗。

②痰热内扰证：患者常伴有心情烦躁、胸闷不舒、脘腹胀满、头重如裹等症状，临床常用珍珠末、黄连温胆汤加减治疗。

③心脾两虚证：患者经常会气虚、乏力、体弱、萎靡不振等症状，失眠多因气血亏虚，常用归脾丸、柏子养心丸、归脾汤加减治疗。

④心肾不交证：患者经常会出现潮热出汗、手脚心发热等症状，临床常用六味地黄丸合交泰丸加减治疗。

⑤心胆气虚证：患者常伴有胆小易惊、惶惶不可终日的表现，临床常用温胆汤加减、安神定志丸合酸枣仁汤加减治疗。

（2）中医适宜技术

针灸、推拿、火罐、刮痧、艾灸法、耳穴疗法、穴位贴敷、穴位按摩、中药足浴等。

①针灸：可根据其证候的属性来调节阴阳的偏盛偏衰，使机体归于"阴平阳秘"，恢复其正常

生理功能。

②推拿：三部推拿法以手法作用于头部、腹部、背部，三部手法共施，使人体气机调畅，上下通达，心肾相交，阴阳调和，神自安宁，不寐者得以安睡。

③火罐：通过促进血液流动，缓解酸痛，消除肌肉疲劳，调节植物神经治疗失眠。

④刮痧：通过经络腧穴对神经系统产生良性刺激，可以引起大脑皮层内兴奋与抑制活动加强或减弱，促进大脑正常工作，有效调整脏腑组织功能，使机体阴阳平衡治疗失眠。

⑤灸法：是运用艾绒或其他药物在体表或腧穴进行烧灼、温熨，以激发穴位的相关功能来调整人体气血、阴阳的平衡，从而达到防病、治病的一种治疗方法。失眠可以取以下穴位进行艾灸：涌泉穴、神门穴、三阴交穴、安眠穴。

⑥耳穴疗法：主要在于疏通经络，扶正祛邪，协调阴阳，调理脏腑。调节交感植物神经功能，改善烦躁紧张及植物神经功能紊乱的症状，可调节身体内分泌功能，起到滋补肾阴、镇静安神的作用。

S9 科学的理疗（Sleep Nine：Scientific physiotherapy）：通过经颅磁刺激治疗仪、失眠治疗仪、经颅直流电治疗仪、脑波治疗仪治疗，调节睡眠–觉性节律，恢复紊乱的睡眠系统，增加深睡眠。

①重复经颅磁刺激：低频（≤1Hz）的重复经颅磁刺激能够抑制大脑皮质的兴奋性，可增加慢波睡眠波幅，加深睡眠深度，增强记忆。该技术被认为是治疗慢性失眠症的有效手段。

②失眠治疗仪：通过耳后乳突位电刺激到人体的睡眠调节中枢，进而从易化下丘脑神经元活动、抑制神经元膜过于兴奋、调节神经递质的释放等多环节参与睡眠–觉醒节律的主动调节，恢复紊乱的睡眠系统，增加深睡眠，达到治疗失眠的作用。

③脑波治疗仪：用特殊声光电信号，分别作用于人的听觉与视觉等感官，利用声光电信号频率的节律变化，影响、调节人体的神经递质、脑电活动水平及兴奋程度，改善脑血流量，改变异常脑电波，从而达到减轻焦虑紧张、生理心理松弛、改善睡眠、控制疼痛等目的。

④经颅直流电治疗仪：通过电流作用改善脑组织的血液供给和缺氧状态，提高组织的新陈代谢，加速脑细胞的生物化学过程，激活处于抑制状态的脑细胞，调整大脑皮层的兴奋和抑制过程，促进患者脑电功能的有序化，使紊乱的脑功能和神经系统得到调整和恢复。

S10 适当的运动（Sleep Ten：Proper exercise）：运动康复提供八段锦、康复操、瑜伽、太极拳、老年操等中医养生传统健身运动，通过"调身""调息""调心"等手段，疏通人体经络，调节脏腑机能，保证人体气血畅通，镇静安神，愉悦心情，缓解焦虑，促进睡眠。

（张　莹）

第八节　睡眠常识

一、睡眠不足和长期晚睡对身体的危害

超过三成国人睡眠质量不及格，六成人上床后难以入睡，手机、平板电脑成为国人的最佳"床伴"。导致许多人晚睡和睡眠不足。

请对照以下自测：

1.白天忙得焦头烂额，压根没时间做自己的事情。

2.公交车上、办公桌旁、教室课桌前……随时随地都能睡着的节奏。

3.晚上回到家，刷社交软件、逛购物网站、看视频、打游戏，根本停不下来的节奏。

4.寂静的夜晚特别适合思考，做任何事情都能达到"灵感爆发"的程度。

5.终于决定去睡觉了，可是一躺下就下意识地拿出了手机。

6.每天都在上演"今晚一定早点睡"和"这么早睡会不会太可惜了"。

如果你的回答是多于不，那么你很可能已经患上了"晚睡强迫症"。如果你的回答90%以上都是是，你基本可以确诊了！

长期缺觉，后果很可怕。

长时间晚睡，不仅会摧毁身体正常的新陈代谢机能，带来黑眼圈、偏头痛、憔悴、萎靡不振等健康隐患，还会让人逐渐养成"夜猫"病，白天哈欠连天，进而影响正常的学习和工作。长期晚睡对身体伤害主要为：

伤害一：耳聋耳鸣。睡眠不足易造成内耳供血不足，伤害听力，长期熬夜可能导致耳聋。

伤害二：肥胖。熬夜的人经常吃"夜宵"，不但难消化，隔日早晨还会食欲不振，造成营养不均衡，引起肥胖。

伤害三：皮肤受损。皮肤在晚10～11点进入保养状态，长时间熬夜，人的内分泌和神经系统就会失调，使皮肤干燥、弹性差、晦暗无光，出现暗疮、粉刺、黑斑等问题。

伤害四：记忆力下降。熬夜者的交感神经在夜晚保持兴奋，到了白天就会出现精神萎靡、头昏脑涨、记忆力减退、注意力不集中、反应迟钝等。时间长了，还会出现神经衰弱、失眠等问题。

伤害五：肠胃危机。人的胃黏膜上皮细胞平均2～3d就要更新1次，并且一般是在夜间进行的。如果夜间进餐，胃肠道得不到休息，会影响其修复过程。同时，夜宵长时间停滞在胃中，促使胃液的大量分泌，对胃黏膜造成刺激，久而久之，易导致胃黏膜糜烂、溃疡。

伤害六：免疫力下降。经常处于熬夜、疲劳、精神不振的状况，人体的免疫力会跟着下降，感冒、过敏等就会不期而至。

伤害七：心脏病风险。长期"黑白颠倒"的人，不仅脾气会变坏，内脏也得不到及时调整，使心血管疾病的患病概率升高。

二、失眠的临床表现及治疗方案

社会高速发展的今天，越来越多的人深受失眠的困扰。失眠是对睡眠时间和/或质量感到不满足，影响日间社会功能的一种主观体验。

（一）失眠的具体表现

1.入睡困难。

2.不能熟睡，睡眠时间减少。

3.早醒，醒后无法入睡。

4.频频从噩梦中惊醒，自感整夜都在做噩梦。

5.睡过之后精力没有恢复。

6.症状持续时间可长可短，短者数天可好转，长者持续数日难以恢复。

7.容易被惊醒，有的对声音敏感，有的对灯光敏感。

8.很多失眠的人容易胡思乱想，长时间的失眠会导致神经衰弱和抑郁症，而神经衰弱患者的病症又会加重失眠。

上述情况反复出现，影响白天工作和生活，出现记忆力下降、情绪不良、社交表现不佳等状况。

（二）失眠治疗方法

1.西药治疗方法：镇静催眠药物、褪黑素受体激动剂、抗抑郁药等。

2.中药治疗方法：中成药+中草药。

3.CBT-I治疗方法：认知行为疗法、刺激控制疗法、放松疗法、睡眠卫生教育等。

4.物理疗法：经颅磁刺激仪、失眠治疗仪、经颅直流电刺激治疗仪、脑波治疗仪等。

5.中医适宜技术：针灸、拔罐、艾灸、耳针、足浴、穴位贴敷、推拿等。

三、打呼噜的危害

打呼噜又称睡眠呼吸暂停，阻塞性睡眠呼吸暂停（OSA）又称为阻塞性睡眠呼吸暂停低通气综合征（OSAHS），是由于睡眠时，人体咽喉部悬壅垂、软腭及小舌可能产生对气道不同程度的拥堵，发出鼾声，阻塞到一定程度可致气道内压力改变、呼吸暂停。

（一）OSA的症状

1.睡觉时打鼾并时而停止呼吸，反复憋醒

打鼾是睡眠中由于气道狭窄，气流在经过狭窄的气道时形成湍流引起咽侧壁软组织振动发出的声音。可以说，睡觉打鼾就是呼吸道变狭窄的证据。

2.睡觉时出汗，夜尿频繁

睡觉时出汗较多，以头颈部、上胸部更为明显，夜尿量增多，起夜频繁。

3.晨起头痛头晕

睡醒后不同程度的头晕、乏力、头痛等。

4.白天疲倦嗜睡

经常感觉疲乏嗜睡。轻者表现为工作学习疲乏困倦、注意力不集中、睡不解乏。严重者吃饭、与人谈话时即可入睡，甚至在驾车及工作中瞌睡导致工伤或交通事故。

（二）OSA的危害

1.短期危害：起床时常常伴有头痛、头昏、疲倦感；白天嗜睡，注意力不集中，记忆力下降；交通事故、生产力降低、工作失误导致工伤。

2.长期危害：高血压、糖尿病、心力衰竭、夜间猝死、脑出血、脑梗死、认知障碍、儿童发育迟滞。

3.OSA患者患高血压的概率是正常人的1.37倍，夜间猝死的概率是健康正常人的2.61倍，中风/脑梗死的概率是正常人的3.3倍。

四、养成好的睡眠习惯

失眠症是以频繁而持续的入睡困难和/或睡眠维持困难并导致睡眠感不满意为特征的睡眠障碍。失眠症可孤立存在或与精神障碍、躯体疾病、物质滥用共病，可伴随多种觉醒时功能损害。

了解睡眠习惯，养成好的睡眠习惯是治疗失眠成功的一半。

1.保证你的睡眠时间：正常成年人需要的睡眠时间是7~8h，太多太少都不好，睡懒觉或者睡眠不足，都可能增加患病和死亡的风险。有些人天生就属于短睡眠者，有些人属于长睡眠者，可根据自己的情况及次日的精神状况合理安排，改变我一定要睡多少个小时才可以等诸多对睡眠的不良认知。

2.早睡早起：人的身体在夜间会进行排毒，在不同的时间会进行不同器官的排毒，最好在晚上11点前睡觉。

3.床铺应该舒适、干净，光线与温度适中，卧室安静。

4.定时休息，准时上床，准时起床，无论前晚何时入睡，次日都应准时起床。

5.床是用来睡觉的地方，不要在床上看书、看电视或玩手机。不要在床上做与睡眠无关的任何事情。

6.每天规律的运动有助于睡眠，但应避免在睡前2h剧烈运动，否则会影响睡眠。

7.避免在睡前喝酒、咖啡、茶及抽烟；若存在失眠，应避免在白天使用含有咖啡因的饮料来提神。

8.若上床30min之后没有睡意，可起来做些放松训练，或者做自己日常不喜欢做的事情，等有睡意时再上床睡觉。如果半小时后还是无法入睡，可重复前面的放松训练。

9.睡不着时不要时时看时间，夜间醒了也不要看时间，也不要生气有挫折感，应坚信自己能睡着。

10.若存在失眠，尽量不要午睡。

11.白天清醒时间越长，睡眠驱动力就越强，夜间才越容易入睡。

12.助眠药不要自行停药，在医生指导下合理用药。

五、睡眠质量

睡眠的深浅、做梦多少、睡眠长短，我们是无法控制的。那么什么是"深睡眠"？什么是"浅睡眠"？人为什么会做梦？我们究竟需要多长时间的睡眠呢？弄清楚这些问题，就能减少我们对睡眠质量的担心。

正常睡眠过程包含两个不同的时期，分别为："快速眼动睡眠期（REM期）"和"非快速眼动睡眠期（NREM期）"。非快速眼动睡眠期又分为1期（N_1）、2期（N_2）、3期（N_3）。其中非快速眼动睡眠期的1期和2期睡眠，被称为"浅睡眠"。而非快速眼动睡眠期的3期睡眠，被称为"深睡眠"。至于快速眼动睡眠期，多会有梦境体验，因此常被称为"做梦睡眠"。

人们的正常睡眠往往是先进入1期和2期浅睡眠，然后再慢慢进入3期深睡眠。3期深睡眠结束后会再回到2期睡眠，然后进入快速眼动睡眠。这个完整的过程被称为一个"睡眠周期"。每个睡眠周期大约持续90min。整夜睡眠有4~5个睡眠周期。

每个睡眠时期的作用各不相同，都不可或缺。非快速眼动期睡眠，包括"浅睡眠"和"深睡眠"，是用来恢复体力的；而快速眼动期的"做梦睡眠"可以巩固大脑记忆、恢复精力。

做梦，其实是记忆再加工、储存的过程。如果缺少了快速眼动期的"做梦睡眠"，人们就记不住事，容易发展成"痴呆"。

睡眠与吃饭一样，每种食物都有其特殊的营养成分，不可偏食。睡眠也是这样，不能只想着"深睡眠"，而讨厌"浅睡眠"或"做梦睡眠"。正常人1期睡眠占总睡眠的2%~5%；2期睡眠占总睡眠的45%~55%；3期"深睡眠"仅占总睡眠的13%~23%；快速眼动期的"做梦睡眠"占总睡眠的20%~25%。

那我们究竟需要多长时间的睡眠呢？有没有标准的睡眠时长？一定要睡够8h吗？其实，并没有标准的睡眠时长。睡眠时长和人的饭量一样，都是因人而异的。睡眠好坏，不能以睡眠时间的长短作为评判标准，而是以睡眠后第二天精力、体力是否够用为标准。

如果一定要给一个参考时间的话，成人的正常睡眠时间是4～5个睡眠周期，每个睡眠周期大约90min。这样算下来，成人每天的睡眠时间为6～8h。而且随着年龄的增加，人的睡眠需求会越来越少。各个年龄段的大体睡眠时长如下：新生婴儿16～20h、幼儿9～12h、儿童9～10h、成年人6～8h、老年人5～6h，以上睡眠时长只是参考，千万不要作为自己的睡眠标准，否则容易产生焦虑。

六、睡眠手环可靠吗？

很多人为了监测自己的睡眠状况，会购买一些睡眠设备，如睡眠手环等。现在市面上有很多种类的睡眠手环，那么，它们可靠吗？

目前市面上售卖的睡眠手环，主要是通过分析睡眠中的身体活动、脉搏、体温等几个简单的生理信号来推断使用者的睡眠状况。其结果和标准的多导睡眠监测结果当然有很大差距。尤其是对于睡眠的分期，睡眠手环存在很大误差。既然如此，那我们还有没有必要使用睡眠手环？答案是肯定的。因为有些睡眠手环对于判断用户何时入睡、何时醒来、总睡眠时间等指标，还是基本可靠的。另外，睡眠手环基本都有运动监测功能，可以指导使用者达到理想的运动量，从而促进对失眠的治疗。

所以，如果您正在使用或者准备使用睡眠手环，重点关注的指标应该是总睡眠时间。对于结果中的深睡眠、浅睡眠、快速眼动睡眠等睡眠分期的结果，不必太在意。另外，如果睡眠手环的监测结果让你感到放松、安心，强烈建议继续使用。如果睡眠手环加重了你对睡眠的焦虑，那么就把手环的睡眠监测功能关闭，仅用来监测你的运动数据。

（张　莹）

第九节　睡眠卫生教育

失眠往往与不良的睡眠卫生习惯有关，如在床上看书、看电视，或晚上喝酒、咖啡和茶等。不良的睡眠卫生习惯会破坏睡眠的正常节律，导致睡眠模式的紊乱，引起失眠。睡眠卫生教育，包括帮助失眠患者建立并坚持昼醒夜眠的作息习惯，帮助患者认识到不良睡眠习惯对睡眠的影响、分析和寻找形成不良睡眠习惯的原因，教育患者学会控制与纠正各种影响睡眠的行为，通过营造舒适的睡眠环境、维持固定的起床时间、尽量减少卧床时间、注意饮食调节、睡前进食易消化的食物、避免过于兴奋的娱乐活动、戒烟戒酒等方式改善患者的睡眠质量，建立良好的睡眠习惯，改善不良睡眠卫生习惯引起的失眠。

睡眠健康教育是失眠的预防策略，并作为肿瘤相关性失眠干预的第一步。但并不推荐单独使用此干预措施治。治疗失眠，应将其与失眠认知行为干预等方法联合使用。

1. 规律作息

保持规律的就寝时间和起床时间。如有必要，每天下午最多小睡1次（不超过30min）。

2. 规律锻炼

定期上午或下午进行身体锻炼，避免在睡前3h内进行中度及剧烈运动。

3. 睡眠环境

保持黑暗、安静的房间和舒适的温度。临睡前减少暴露在强光下（如计算机、手机屏幕等），睡前关掉电子设备和发光设备。

4.饮食管理

临睡前避免摄入乙醇、尼古丁，限制液体摄入量。睡前3h内避免进食过多，睡前4h内避免摄入咖啡因。

5.情绪管理

别带着烦恼入睡，半夜醒来不要看时间以免影响再次入睡。

心理干预是肿瘤相关性失眠干预的基本措施，建议家属及医疗团队通过对患者表达支持、安慰和关心来进行心理疏导，以提高患者应对肿瘤诊断及治疗的能力，减少由于失眠带来的焦虑。

对于应对能力差的患者，可以提供正念减压疗法，以提高患者有效应对的能力，从而提高睡眠效率和睡眠质量。

（张 莹）

第七章 饮食管理

第一节 营养评估

一、常用营养学名词

营养不良（malnutrition）、恶液质（eachoxia）、肌肉减少症（sarcopenia）是描述营养状况常用的名词，它们既相互独立，又相互联系，各自有不同的定义、范畴与诊断标准。肿瘤导致的肌肉减少症在很大程度上可归结为恶液质导致的肌肉减少。恶液质是与原发肿瘤疾病密切相关的，表现为明显的肌肉减少，伴或不伴脂肪减少的代谢综合征。大部分恶液质患者可描述为肌肉减少症，而大部分肌肉减少症患者并不属于恶液质。恶液质、继发性肌肉减少症是营养不良的一种特殊表现，是一种严重的营养不良。

（一）营养不良

1.定义

营养不良（malnutrition）是指营养物质摄入不足、过量或比例异常，与机体的营养需求不协调，从而对机体细胞、组织、形态、组成与功能造成不良影响的一种综合征。其不良影响包括心理与生理两个方面，临床上表现为不良临床结局。营养不良包括营养不足和营养过度两种类型，涉及摄入失衡、利用障碍、消耗增加三个环节。根据病因可分为原发性和继发性两类。

2.诊断标准

判断普通人群营养状况的最常用指标是体质指数（body mass index，BMI）。表7-1是世界不同地区的体质指数切点值标准。体质指数小于$18.5kg/m^2$定义为体重低下。

表7-1 体质指数切点值

分级	WHO标准（kg/m²）	欧美标准（kg/m²）	亚洲标准（kg/m²）	中国标准（kg/m²）
低体重	<18.5	<20	<18.5	<18.5
正常范围	18.5～24.99	20～24.99	18.5～22.99	18.5～22.99
超重	25～29.99	25～29.99	23～26.99	24～26.99
肥胖Ⅰ级	30～34.99	30～34.99	27～29.99	27～29.99
肥胖Ⅱ级	35～39.99	35～39.99	30～39.99	30～39.99
肥胖Ⅲ级	>40	>40	>40	>40

3.营养不足

营养不足又称为蛋白质-热能营养不良症（protein-energy malnutrition，PEM），是一种以体组织消耗、生长发育停滞、免疫功能低下、器官萎缩为特征的营养缺乏症。基于急性期炎症反应的存在与否，将其宽泛地分为两类：无炎症的慢性饥饿和与持续炎症反应有关的慢性状态。肿瘤营养不良特指营养不足。

根据营养素摄入情况，可以将营养不足分为三型：

（1）能量缺乏型：以能量不足为主，表现为皮下脂肪和骨骼肌显著消耗和内脏器官萎缩，称为消瘦型营养不足，又称Marasmus综合征。多数为慢性过程，是由于长时间营养素摄入不足造成的后果。为了保存能量和蛋白储备，机体经历了一个渐进的适应过程以降低代谢率。临床特征为人体测量数值下降。

（2）蛋白质缺乏型：蛋白质缺乏而能量尚属正常者称为水肿型营养不足，又称为Kwashiorkor综合征、恶性（蛋白质）营养不良。病因主要为：蛋白性食物长期严重摄入不足；疾病诱发，多见于感染性疾病，尤其是肠道和呼吸道感染。临床主要表现为血浆蛋白质水平下降、水肿以及皮肤病等。其临床特征包括水肿、脂肪肝、淡漠、生长障碍、毛发色素减退、皮肤病等，后期可发生心、肝、肾等重要器官功能不全，并可合并神经系统症状。

（3）混合型：能量与蛋白质均缺乏者称为混合型营养不良，又称为Kwashiorkor-Marasmus综合征，是最常见的一种类型，即通常所称的营养不良。是因能量、蛋白质及其他营养素缺乏所致的需求与摄入不平衡，造成机体功能或/和组织器官受损，最终可导致不良临床结局。混合型营养不良表现为慢性营养不良的病人被急性事件激惹恶化。

（二）恶液质

1.定义

恶液质（Cachexia）一词来源于希腊语Kakos（意为坏的）和Hexia（意为状态）。这种体重下降主要变现为肌肉的萎缩，并进一步影响活动状态评分（如Karnofsky评分）。

恶液质是以骨骼肌块持续下降为特征的多因素综合征，伴随或不伴随脂肪块减少，不能被常规的营养治疗逆转，最终导致进行性功能障碍。其病理生理特征为摄食减少，代谢异常等因素综合作用引起的蛋白质及能量负平衡。

2.诊断标准

在1个月时间内体重下降5%，或者6个月之内下降10%，即可诊断为恶液质。2011年Fearon K等专家发布了国际恶液质专家共识，提出的具体诊断标准为：无节食条件下，6个月内体重下降>5%，或BMI<20（中国人<18.5）和任何程度的体重下降>2%，或四肢骨骼肌量指数符合肌肉减少症标准（男性<7.26kg/m²，女性<5.45kg/m²）及任何程度的体重下降>2%。

3.分类

恶液质按病因，可以分为两类：

（1）原发性恶液质：直接由肿瘤本身导致的代谢紊乱（代谢方面、神经内分泌方面和营养合成方面）。

（2）继发性恶液质：①营养不良：经口进食减少，消化系统吸收下降。②基础疾病：慢性疾病或者继发感染。③长期卧床：肌肉萎缩。

4.分期

2011年Fearon K等人发表了肿瘤恶液质定义与分类的国际共识，提出将恶液质分为恶液质前期、恶液质期、恶液质难治期三期（表7-2）。

表7-2 恶液质分期

分期	诊断标准	分期	诊断标准
恶液质前期	体重减轻≤5%	恶液质难治期	不同程度的恶液质
	厌食和代谢改变		分解代谢增强,对治疗无反应的癌性疾病
恶液质期	体重减轻>5%		低体能状态评分
	或BMI<20和体重减轻>2%		预期生存期 < 3 个月
	或肌肉减少和体重减轻大于2%		
	常常有食物摄入减少/系统性炎症		

5.肿瘤恶液质

肿瘤恶液质(cancer cachexia)是一组常见于肿瘤晚期的消耗性症状的总称。恶液质是肿瘤相关营养不良的特殊形式,经常发生于进展性肿瘤的患者。肿瘤恶液质在临床相当普遍,50%～75%的患者都会经历不同程度的恶液质。最容易引起恶液质的肿瘤包括胃癌(85%)、胰腺癌(83%)、非小细胞肺癌(61%)、前列腺癌(57%)和大肠癌(54%)。许多研究已经证实,营养不良状态影响药物治疗效果,增加化疗毒性,不仅使肿瘤本身得不到及时有效的治疗,而且使治疗相关死亡率升高。

（三）肌肉减少症

1.概述

目前世界正在迅速地进入老龄化社会,联合国统计数据显示全球65岁及以上人口数量预计将从2015年的6.1亿增加到2050年的20多亿。而肌肉骨骼疾病是老年人的常见病,占老年人疾病的7.5%。肌肉减少症（肌少症）是以肌量减少、肌力下降和肌功能减退为特征的综合征,它与老年人跌倒和骨折风险增加、活动能力和生活质量下降等有关。近年来肌少症备受关注,国外对肌少症可能的病因及发病机制进行了大量研究,同时发现了其可能有效的防治方法,而国内关于肌少症的研究较少。

肌少症最初由 Irwin Rosenberg 在 1989 年提出,指与年龄相关的肌量损失和肌力下降。1998年,Delmonico等首先使用双能X线吸收仪（DXA）测量肌量,定义肌量低于年轻健康人群2个标准差者为肌少症。2010年老年肌少症欧洲工作组（EWGSOP）和2011年国际肌少症会议工作组（ISCCWG）进一步将肌少症定义为:一种广泛的、渐进性的骨骼肌量和肌力丧失,伴有身体活动障碍、生活质量降低等不良后果风险的综合征。肌少症的诊断包含3个要素,即肌量减少、肌力下降和肌肉功能减退,它是导致老年人机体功能和生活质量下降甚至死亡的重要原因。

根据发病原因,肌肉减少症可以分为原发性肌肉减少症及继发性肌肉减少症,前者特指年龄相关性肌肉减少症,后者包括活动相关性肌肉减少症、疾病相关性肌肉减少症及营养相关性肌肉减少症。

骨骼肌是机体的蛋白质库,机体60%的蛋白质都以各种形式储存在骨骼肌内。肌肉减少症最常见的诱因为老化、肿瘤、营养不良,其中以老化最为重要。老化过程中及体力活动减少导致肌肉块丢失。1972年Novak LP对500名年龄18～85岁的男女志愿者进行了测量,发现随着年龄的增加,无脂肪块逐渐减少,脂肪比重逐渐增加。人类在其生命的第2个10年到第7个10年间,肌肉体积缩小40%,肌肉力量减低30%,脂肪比重增加15%,其中男性体内脂肪量由18%增加为36%,女性体内脂肪量由33%增加到44%。

2.临床表现

肌肉减少症是各种原因导致的骨骼肌减少综合征。这些原因包括衰老、肿瘤、营养不良、废用、骨骼肌细胞去神经支配、线粒体功能障碍、炎性、激素及分泌改变等。其临床表现主要包括骨骼肌肌力减退、骨骼肌质量下降以及由此导致的其他表现如疲劳、代谢紊乱、骨折、基础代谢率下降、营养摄入障碍、自主生活能力下降、呼吸困难等。

（1）肌力减退：肌肉减少症患者在不同肢体部位、不同负荷状态下，均存在肌力的减退。下肢骨骼肌对于机体运动意义重大，是肌肉功能测试中最重要的解剖位置之所在，而下肢肌力的减退也是引起跌倒、损伤、伤残等的主要因素。横断面研究显示，70～80岁的健康人群较20～40岁组膝伸肌扭矩及肌力下降了20%～40%。纵向队列研究显示，膝伸肌扭矩及肌力在10年间下降了12%～18%。上肢的测试结果与下肢相似。横断面研究显示，握力及肘伸肌扭矩，老年组较之青年组的降幅达20%～40%。纵向队列研究显示，握力及肘伸肌扭矩年平均下降1%～5%。

（2）肌肉质量下降：可以采用双能X线吸收测定术（dual energy X-ray absorptiometry，DEXA）测量瘦体组织，三维成像技术如CT、MRI等测量肌肉横截面积（Cross-sectional area，CSA）。研究发现，20岁之后的40年间，CSA下降了约40%。老化过程中体内无脂肪块的减少几乎全部为肌肉块的减少，而非肌肉块的减少微乎其微；肌肉块减少的主要原因是Ⅰ、Ⅱ型肌肉纤维数量的减少及肌肉细胞体积的缩小，其中以Ⅱ型肌肉纤维减少为主。肌肉的糖酵解能力无明显下降，而氧化酶活性、肌肉毛细血管化程度减低25%。

（3）其他：肌肉减少可以导致一系列不良后果，表现如疲劳、代谢紊乱、骨折、基础代谢率下降、营养摄入障碍、自主生活能力下降、呼吸困难、感染等。

3.肌少症的评估和诊断

由于肌少症缺乏特异性的临床表现，且人体肌肉质量受种族、区域、年龄及性别等多种因素的影响，故目前国内外对肌少症的诊断尚没有统一标准。亚洲肌少症工作组（AWGS）、国际肌少症工作组（IWGS）、美国国立卫生研究院基金会（FNIH）等均指出，肌少症的诊断应全面考虑肌肉质量和肌肉功能，主要指标包括肌量、肌力及肌功能。具体诊断标准见表7-3。

表7-3 肌少症的诊断标准

研究机构	肌量减少	肌力下降	肌功能减退
EWGSOP	肌量低于健康成人（19~39岁）2个标准差	肌力低于健康成人（19~39岁）2个标准差	步速低于健康成人（19~39岁）2个标准差
AWGS	四肢肌量/身高²：男<7.0kg/m² 女<5.4kg/m²	肌力：男<26kg 女<18kg	步速<0.8m/s
IWGS	四肢肌量/身高²：男≤7.23kg/m² 女≤5.67kg/m²	—	步速<1m/s
FNIH	四肢肌量/身高²：男<0.789kg/m² 女<0.512kg/m²	肌力：男<26kg 女<16kg	步速≤0.8m/s

（1）肌量的评估

人体肌量评估的常用方法包括生物电阻抗测量分析（BIA）、双能X线吸收仪（DAX）、电子计算机断层扫描（CT）、磁共振成像（MRI）等。BIA目前已被广泛用于人体成分的研究，其原理是利用人体组织特异性电导率的差异来区分骨骼肌、骨及脂肪等组织，从而计算出骨骼肌肉质量，这种方法价格相对便宜，且技术要求不高，但其对人体的水合作用（如水肿、出汗等）和近期活动比较敏感。DXA目前在肌少症的研究和临床实践中应用广泛，它通过X线扫描全身至少4个部位（包括头部、躯干、四肢）来区别肌肉、脂肪和骨骼，该方法具有成本适中、辐射量小等优点。CT和MRI都是通过成像来分析和计算骨骼肌量，它们不仅能准确地计算肌肉质量，还能测定肌肉密度和脂肪浸润程度；但由于其设备昂贵、电子辐射较大及分析过程复杂等缺点限制了其临床应用。我国研究者推荐的肌少症肌量减少的诊断标准，即男女四肢瘦肉质量指数（四肢瘦肉质量/身高^2）分别定为7.01kg/m^{2}和5.42kg/m^2，与AWGS制定的男女诊断阈值7.0kg/m^{2}和5.4kg/m^{2}近似。

（2）肌肉力量评估

目前测量肌肉力量的技术较少，主要包括手握力测量、膝关节屈曲技术及呼气峰流量检测等。目前临床上应用最多的是通过测量手握力来评估全身肌肉力量；而膝关节屈曲技术因其需要特殊设备和专业培训，故多用于学术性研究；呼气峰流量检测主要是评估呼吸肌的力量，单独测量不能用于评估全身肌力。研究表明，等距握力强度与下肢肌力、膝关节伸长力矩和小腿横截面肌肉面积密切相关。握力的下降是身体活动能力降低的临床标志，并且较肌量减少更能预测临床结局。AWGS（亚洲肌少症工作组）推荐诊断肌力下降的阈值：男性优势手握力<26kg，女性优势手握力<18kg。

（3）肌肉功能评估

EWGSOP（欧洲老年肌少症工作组）推荐了多种评估肌肉功能的方法，包括简易体能状况测试（SPPB）、日常步速评估法、6min步行试验、站起步行试验（TGUG）等。SPPB可全面评估肌肉功能，但由于其测试程序复杂，适用人群少，故AWGS推荐使用6min步行速度作为肌肉功能评估的方法，且将诊断肌肉功能减退的临界值定为步速≤0.8m/s。

2016年，中华医学会骨质疏松和骨矿盐疾病分会推荐的肌少症筛查与评估步骤如图7-1所示。

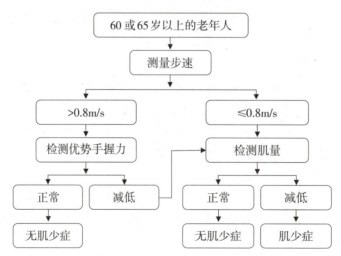

图7-1　肌少症筛查与评估流程

二、营养筛查和评估

2001版美国肠外肠内营养学会（ASPEN）指南推荐的营养疗法流程为：营养筛查、确定营养不良风险患者、营养状况评估、营养干预、营养疗效评价。由此可见，营养筛查和评估是营养疗法的第一步。严重的营养不良临床上常常显而易见，可能不需要借助任何营养筛查或评估工具即可获得诊断。但是，对那些潜在的、隐性的营养不良、营养不良前期、营养不良风险则需要借助营养筛查和/或评估工具才能发现。因此，营养筛查与评估的工具就显得非常重要。一个良好的营养筛查或评估工具既要求简便、快速，又要求高效、经济，从而使患者乐意接受、愿意配合，使医务人员易于掌握、方便操作，使营养不良易于发现、诊断准确。

营养筛查与营养评估是两个不同的概念。Kondrup J.等人认为：筛查是一个在全部患者中快速识别需要营养支持的患者的过程，该工作由主管医师负责；评估是为少数有代谢或营养问题、可能需要特殊喂养技术的患者，制定个体化营养治疗方案的过程，该工作由营养师完成。

尽管如此，营养筛查与评估的目的是一致的，其共同目的是发现具有营养风险和营养不良的患者，确定营养治疗的对象，进而实施营养治疗，以预防临床并发症，减少治疗失败率，降低医疗健康保健费用，从而达到改善临床结局的目的。要进行合理的营养治疗，首先需要了解每个患者的营养状况，筛选出具有营养治疗适应证的患者。而且，在营养治疗过程中，要不断进行再评价，了解营养治疗效果，以便及时调整治疗方案。

（一）相关定义

1.营养风险（nutritional risk）

尽管多年来的医学文献中常提及"营养风险"这个名词，但直到2003年，欧洲肠内肠外营养学会（ESPEN）以Kondrup为首的专家组才在128个随机对照临床研究（RCT）的基础上，提出了"营养风险"的明确定义。该ESPEN定义为"现存的或潜在的与营养因素相关的导致患者出现不利临床结局的风险"。值得注意的是，这里所强调的营养风险，是指与营养因素有关的、出现临床并发症的风险，而不是指出现营养不良的风险。所以，ESPEN的营养风险概念是与临床结局密切相关的，是通过及时发现患者的营养风险来预测患者可能的临床结局，及监测患者对临床营养支持的效果。这与营养不良的风险是截然不同的两个概念。

2.营养风险筛查（nutritional risk screening）

美国营养师协会（American Dietetic Association，ADA）指出："营养风险筛查是发现患者是否存在营养问题和是否需要进一步进行全面营养评估的过程。"美国肠外肠内营养学会（American Sociely for Paremeral and Eneral Niurition，ASPEN）的定义为："营养风险筛查是识别与营养问题相关特点的过程，目的是发现个体是否存在营养不足和有营养不足的危险。"ESPEN认为："营养风险筛查是一个快速而简单过程，通过营养筛查如果发现患者存在营养风险，即可制订营养计划。如果患者存在营养风险但不能实施营养计划和不能确定患者是否存在营养风险时，需进一步进行营养评估。"

由此可见，欧美学会的营养风险筛查的定义有显著差异：美国学会（ADA、ASPEN）的定义是发现营养不足的过程，而欧洲学会（ESPEN）则认为是发现营养风险的过程。

3.营养评估（mutritional assessment）

是在大量临床资料中收集相关资料，如一般状况、饮食情况、身体测量指标和生化指标，按营养状态对患者进行分类：营养良好或营养不良，并评估患者营养不良的程度，从而进行相应的营养治疗。

（二）常用营养筛查与评估量表

目前究竟有多少种营养筛查与评估方法，是一个未知数。2000年Joes JM报告1975—2000年间文献报告的营养筛查与评估方法达44种之多，考虑到近年新增加的方法实际可能超过50种。但是，在临床上经常使用的方法不足10种。目前甘肃省武威肿瘤医院常用的筛查工具包括：营养风险筛查2002（Nutritional Risk Screening 2002，NRS 2002）、主观整体评估（SGA）、患者主观整体评估（PG-SGA）等。上述方法中，NRS 2002是纯筛查性质的，SGA、PG-SGA是纯评估性质的。

1. NRS 2002

由丹麦、瑞士及 ESPEN 特别工作小组开发，中华医学会肠外肠内营养学分会（CSPEN）推荐使用。其适用对象为一般成年住院患者，包括肿瘤患者。该筛查方法建立在循证医学基础上，简便易行。具体步骤包括：①初步营养风险筛查，要求回答 4 个问题：BMI<18.5kg/m²，过去 3 个月有体重下降吗？在过去的 1 周内有摄食减少吗？有严重疾病吗？②再次营养风险筛查，对上述 4 个问题有任何一个肯定回答者需要接受再次营养风险筛查，具体内容包括疾病严重程度评分，营养状态受损评分及年龄评分 3 项。

NRS 2002 总分≥3 分提示营养风险存在，而不是提示营养不良。营养风险的存在说明需要制订营养支持计划，但并不是实施营养支持的指征。是否需要营养支持应该进行进一步的营养评估。

附：营养风险筛查评分简表

姓名_____性别_____年龄_____岁　科室_____床号_____住院号_____

适用对象：18~90 岁，住院 1 天以上

一、主要诊断：_____

若患有以下疾病请在□打"√"，并参照标准进行评分。注：未列入下述疾病者须"挂靠"，如"急性胆囊炎""老年痴呆"等可挂靠于"慢性疾病急性发作或有并发症者"计 1 分。

评分 1 分，营养需要量轻度增加：髋骨折□；慢性疾病急性发作或有并发症者□；

COPD□；血液透析□；肝硬化□；一般恶性肿瘤患者□

评分 2 分，营养需要量中度增加：腹部大手术□；脑卒中□；重度肺炎□；血液恶性肿瘤□

评分 3 分，营养需要量重度增加：颅脑损伤□；骨髓移植□；

大于 APACHE 10 分的 ICU 患者□

小结：疾病评分：□1 分 □2 分 □3 分 （注：上述 3 个评分中取 1 个最高值）

二、营养状况受损评分

1. 人体测量：

身高_____m（免鞋）体重_____kg（空腹、病房衣服、免鞋）

BMI _____kg/m²（<18.5，3 分，≥18.5，0 分）注：因严重腹水、水肿等得不到准确 BMI 值时用血清白蛋白代替（白蛋白小于 30g/L，3 分）

小结：_____分

2. 近期（1~3 个月）体重是否下降？（是□，否□）；若是体重下降_____kg，体重下降>5% 是在 □3 个月内（1 分）□2 个月内（2 分）□1 个月内（3 分）

小结：_____分

3. 一周内进食量是否减少？（是□，否□）如果减少，较从前减少□<25%（0 分）□25%～50%（1 分）□51%～75%（2 分）□76%～100%（3 分）

小结：_____分

综合：营养受损评分 □0 分 □1 分 □2 分 □3 分 （注：上述 3 个小结评分中取 1 个最高值）

三、年龄评分（≥70 岁为 1 分，否则为 0 分）□0 分 □1 分

四、营养风险总评分：_____分（疾病评分＋营养状况受损评分＋年龄评分）

筛查者签名_____日期：_____年____月____日

2. SGA

SGA 是美国肠外肠内营养学会推荐的临床营养状况的评估工具，其结果是发现营养不良，并对营养不良进行分类。其评估的内容包括详细的病史与身体评估的参数。病史主要强调五方面的

内容：①体重改变；②进食改变；③现存的消化道症状；④活动能力改变；⑤患者疾病状态下的代谢需求。身体评估主要包括五个方面：①皮下脂肪的丢失；②肌肉的消耗；③踝部水肿；④骶部水肿；⑤腹水。

SGA是目前临床营养状况评估的"金标准"，其信度和效度已经得到大量检验。不同研究者间的一致性信度为81%。敏感度和特异度分别为0.82和0.72。研究显示，通过SGA评估发现的营养不足患者并发症的发生率是营养良好患者的3~4倍。针对不同住院患者的前瞻性研究显示SGA能够很好地预测并发症，包括透析患者、肝移植患者和HIV感染的患者。

附：患者营养评估表（SGA）

姓名_____ 性别_____ 年龄_____ 岁 科室_____ 床号_____ 住院号_____

SGA的主要内容及评定标准

标准	A级	B级	C级
1.近期（2周）体重改变	□无/升高	□减少<5%	□减少>5%
2.饮食改变	□无	□减少	□不进食/低热量流食
3.胃肠道症状（持续2周）	□无/食欲不减	□轻微恶心、呕吐	□严重恶心、呕吐
4.活动能力改变	□无/减退	□能下床走动	□卧床
5.应激反应	□无/低度	□中度	□高度
6.肌肉消耗	□无	□轻度	□重度
7.三头肌皮褶厚度	□正常>8mm	□轻度减少<8mm	□重度减少<6.5mm
8.踝部水肿	□无	□轻度	□重度

注：1.体重变化，考虑过去6个月或近2周的，若过去5个月变化显著，但近1个月无丢失或增加，或近2周经治疗后体重稳定，则体重丢失一项不予考虑。

2.胃肠道症状至少持续2周，偶尔一两次不予考虑。

3.应激参照：大面积烧伤、高烧或大量出血属高应激，长期发烧、慢性腹泻属中应激，长期低烧或恶性肿瘤属低应激。

4.上述8项中，至少5项属于B或C级者，可分别被定为中或重度营养不良，未达到重或中度营养不良者，评价结果为营养正常或可疑营养不良；B级≥5项者，评定为中度营养不良；C级≥5项者，评定为重度营养不良。

评价结果：_____ 评估日期：_____ 营养医师/技师：_____

3. PG-SGA

PG-SGA是在SGA基础上发展而成的。最先由美国Ottery FD于1994年提出，是专门为肿瘤患者设计的营养状况评估方法，由患者自我评估部分及医务人员评估部分两部分组成，具体内容包括体重，摄食情况，症状，活动和身体功能，疾病与营养需求的关系、代谢方面的需要、体格检查等7个方面，前4个方面由患者自己评估，后3个方面由医务人员评估，总体评估包括定量评估及定性评估2种。

定量评估为将7个方面的记分相加，得出一个最后积分。定性评估将肿瘤患者的营养状况分为A（营养良好）、B（可疑或中度营养不良）、C（重度营养不良）3个等级。定性评估与定量评估之间有密切的关系，A（营养良好）相当于0~1分、B（可疑或中度营养不良）相当于2~8分、C（重度营养不良）相当于≥9分。

临床研究提示，PG-SGA 是一种有效的肿瘤患者特异性营养状况评估工具，因而得到美国营养师协会（ADA）等单位的大力推荐，是 ADA 推荐用于肿瘤患者营养评估的首选方法，中国抗癌协会肿瘤营养与支持治疗专业委员会推荐使用。

附：PG-SGA评价表

姓名_____ 科室_____ 性别_____ 年龄_____ 住院号_____

患者自评表1~4（A评分）

1.体重（1/6个月+2周）

目前我的体重约为_____kg

目前我的身高约为_____cm

1个月前体重约为_____kg

6个月前体重约为_____kg

在过去的2周，我的体重：

□减轻（1）

□没变化（0）

□增加（0）

本项记分：_____

1个月内体重下降月	评分	6个月内体重下降
≥10%	4	≥20%
5%~9.9%	3	10%~19.9%
3%~4.9%	2	6%~9.9%
2%~2.9%	1	2%~5.9%
0~1.9%	0	0~1.9%
2周内体重下降	1	
总分		

2.进食情况（取最符合的1项）

在过去1个月里，我的进食情况与平时相比：

□没变化（0）□比以往多（0）□比以往少（1）□我目前进食正常饮食（0）

□正常饮食，但比正常情况少（1）□少量固体食物（2）□只能进食流食（3）

□只能口服营养制剂（3）□几乎吃不下什么（4）□只能通过管饲进食或静脉营养（0）

本项记分：_____

3.症状（累计积分）

近2周来，我有以下问题，影响我的进食：

□吃饭没有问题（0）□没有食欲，不想吃（3）□恶心（1）□呕吐（3）

□口腔溃疡（2）□便秘（1）□腹写（3）□口干（1）□食品没味（1）□食品气味不好（1）

□吞咽困难（2）□一会儿就饱了（1）□疼痛（部位）（3）□其他（如抑郁，经济，牙齿）（1）

本项症状为近2周内经常出现的症状，偶尔一次出现的症状不能作为选择，本项为多选，累计记分。

本项记分：_____

4.活动和身体功能（取最高分）

在过去的1个月我的活动

□正常，无限制（0）

□不像往常但还能起床进行轻微的活动（1）

□多数时候不想起床活动，但卧床或坐椅时间不超过半天（2）

□几乎干不了什么，一天大多数时候都卧床或在椅子上（3）

□几乎完全卧床，无法起床（3）

本项记分：_____

总评分（A评分：以上四项评分相加）：_____

营养师签字：_____

日期：_____

医务人员评估表（B、C、D评分）

5.疾病与营养需求的关系（累计积分，无不计分）

相关诊断（特定）_____

原发疾病的分期　Ⅰ　Ⅱ　Ⅲ　Ⅳ；

其他　　年龄_____岁

本项记分：_____

癌症	1
AIDS	1
呼吸或心脏病恶液质	1
存在开放性伤口或肠瘘或压疮	1
创伤	1
年龄超过65岁	1
总分	

6.代谢方面的需求（累计积分）

□无应激　　　　　□低度应激

□中度应激　　　　□高度应激

本项记分：_____

应激	无(0分)	轻(1分)	中(2分)	重(3分)
发热	无	$37.2 \sim 38.3℃$	$38.3 \sim 38.8℃$	$> 38.8℃$
发热持续时间	无	<72h	72h	>72h
是否用激素	无	低剂量（<10mg强的松或相当剂量的其他激素/d）	中剂量（10~30mg强的松或相当剂量的其他激素/d）	大剂量（>30mg强的松或相当剂量的其他激素/d）
总分				

7.体格检查（以大多数部位情况确定得分）

肌肉	检查要旨	0分	1分	2分	3分
颞部(颞肌)	让患者头转向对侧直接观察太阳穴处有无凹陷	看不到明显的凹陷	轻度凹陷	凹陷	显著凹陷
锁骨部位(胸部三角肌)	看锁骨是否凸出	男性看不到锁骨，女性看到锁骨但不凸出	部分凸出	凸出	明显凸出
肩部(三角肌)	双手自然下垂，看肩部是否凸出	圆形	肩峰轻度凸出	介于二者之间	肩锁关节方形，骨骼凸出
骨骼肌	观察手背，拇指和示指对捏，观察虎口处是否凹陷	拇指和示指对捏时，虎口处肌肉凸出，女性可平坦	虎口处平坦	平坦和凹陷	明显凹陷
肩胛骨(背阔肌、斜方肌、三角肌)	患者双手水平前伸，看肩胛骨是否凸出	肩胛骨不凸出，肩胛骨内侧无凹陷	肩胛骨轻度凸出，肋、肩胛、肩、脊柱间轻度凹陷	肩胛骨凸出，肋骨、肩胛、肩、脊柱间凹陷	肩胛骨明显凸出，肋骨、肩胛、肩、脊柱间显著凹陷
大腿(肱四头肌)	不如上肢敏感	圆润，张力明显	轻度消瘦，肌力较弱	介于二者之间	大腿明显消瘦，几乎无肌张力
小腿(腓肠肌)	不如上肢敏感	肌肉发达	消瘦，有肌肉轮廓	消瘦，肌肉轮廓模糊	消瘦，无肌肉轮廓，肌肉松垮无力
肌肉消耗得分					

总评分（A+B+C+D）：_____

评价标准：0~1分：营养良好；2~3分：可疑营养不良；4~8分：中度营养不良；≥9分：重度营养不良。

（三）进一步评估措施

通过营养风险筛查，确定患者存在营养风险，但同时存在代谢或功能方面的障碍，或无法确定患者是否存在营养风险时，应该对患者实施进一步的营养评估，内容如下：

1.病史

询问肿瘤病史、肿瘤类型、病理诊断、临床分期、并存疾病、治疗反应、既往病史、饮食改变、体重变化、身体功能变化、胃肠道症状、用药情况、经济状况等，了解肿瘤患者的营养需求，找出营养不良的可能原因，判断患者对营养治疗的接受程度及可能效果。

2.体格检查

观察脂肪组织、肌肉组织消耗程度，水肿和腹水，头发和指甲的质量，皮肤和口腔黏膜等，有助于评价能量和蛋白质缺乏的严重程度。

3.实验室检查

主要检测血常规，肝功能，肾功能，血脂谱，血浆蛋白，C反应蛋白，免疫功能，矿物质和维生素水平等。

4.人体测量

动态监测体重是最方便、最直接的方法，但易受干扰，如液体潴留、患者昏迷、瘫痪、水、巨大肿瘤等。另外，很多患者往往难以追溯末次准确称量的时间和具体数值。其他指标有BMI、上臂围、小腿围、肱三头肌皮褶厚度、上臂肌围、日常活动能力、握力、体力活动变限程度、液体平衡与组织水肿等。

5.人体成分分析

包括体脂肪、体脂肪率（％）、非脂肪量、肌肉量、推定骨量、蛋白质量、水分量、水分率（％）、细胞外液量、细胞内液量、基础代谢率、内脏脂肪等级、体型等。

（四）影响临床结局及医疗费用的营养参数

哪些营养参数对临床结局及医疗费用增加具有预测作用是人们关心的问题，如果我们预先知道了这些参数，就可以对这些参数进行调查，临床上就可以进行针对性干预。研究发现，影响临床结局及医疗费用的营养参数很多，主要有如下三种：

1.白蛋白水平

Reilly等发现白蛋白水平对临床预后具有预测作用、低白蛋白血症与治疗费用、每日治疗费用增加、与ICU住院天数和住院天数延长显著相关（表7-4）。

表7-4　患者入院时的白蛋白水平与医疗费用的关系

项目	内科患者		外科患者	
	R	P值	R	P值
DV开支	−0.326	＜0.001	−0.206	＜0.01
DV开支/d	−0.364	＜0.001	−0.214	＜0.01
ICU天数	−0.192	＜0.1	−0.223	＜0.01
LOS	−0.239	＜0.01	−0.164	＜0.1

注:DV,direct wariable cose,直接非固定开支;LOS,length of stay,住院时间。

2.体重

Epstein AM等评估了患者体重与住院天数、住院费用间的关系。354例膝关节或髋关节置换术患者中，中度肥胖（实际体重为理想体重的141%～170%）患者的住院天数、总费用与正常体重（实际体重为理想体重的100%～110%）者相似；重度肥胖（实际体重＞理想体重的188%）者的住院天数较体重正常者延长35%（28.9d vs 21.5d），医疗费用支出增加30%（\$25 692 vs \$19 576）；极度低体重（实际体重＜理想体重的75%）者的住院天数较体重正常者延长40%（30.1d vs 21.5d），医疗费用增加35%（$26 447 vs $19 576）。由此可见、体重极度下降（消瘦）与极度增加（肥胖）都是医疗费用增加的危险相关因素（表7-5）。

表7-5 膝关节置换患者的体重与医疗费用的关系

实际体重(理想体重%)	患者例数	住院时间(d)	医疗费用(美元)
< 100	24	23.92±12.08	22 373±10 761
100 ~ 110	30	22.00±7.86	20 018±6 645
111 ~ 140	125	22.02±10.98	19 616±8 096
141 ~ 170	52	20.11±5.41	17 704±4 880
> 170	19	25.68±8.95	22 882±7 594
所有患者	250	22.08±9.73	19 829±7 734

（五）营养筛查与评估的意义

鉴于营养不良在病患人群中的普遍性，以及营养不良的严重后果，因此，营养治疗应该成为临床治疗的基础措施与常规手段应用于患者的全程治疗。发现营养风险及营养不良是进行治疗的先决条件与前提。

1.指导临床治疗

（1）通过营养筛查及评估，可以发现营养风险及营养不良，并对其进行分类，从而指导临床治疗。目前，临床营养支持实际工作中存在两种不合理现象：一方面应用不足，一方面应用过度。对需要营养支持的患者没有进行营养支持，对不需要营养支持的患者实施了营养支持。造成这种现象的一个重要原因是没有对患者进行营养筛查与评估。任何患者的诊断应该包括两个方面：原发疾病诊断及营养状况诊断，营养诊断的重要性不亚于原发疾病诊断，有时可能更加重要。营养筛查与评估是确立营养诊断的基本手段与措施，未经筛查而对所有的患者实施营养支持是一种营养滥用，营养滥用恰如抗生素滥用。

（2）通过营养评价，可以发现营养良好的患者，从而避免不必要的营养支持。通过营养评价，可以发现营养不良的患者，从而筛选出具有营养支持适应证的患者，确保营养支持有的放矢。通过营养评价，可以对营养不良进行轻、中、重分类，从而指导营养不良患者的合理治疗：对轻度营养不良的患者，可能只需要营养教育；对中度营养不良的患者，可能需要营养教育或营养支持；对重度营养不良的患者，必须进行营养支持。据此，我们制定了营养支持的临床路径（图7-2）。

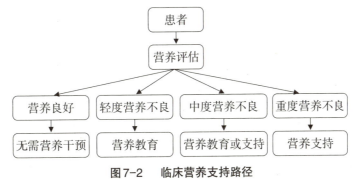

图7-2 临床营养支持路径

2.改善临床结局

定期对患者进行营养筛查及评估，可以尽早发现营养风险及营养不良，尽早干预营养不良，从而减少营养不良相关的发病率、死亡率和总的费用，提高治疗的反应性、耐受性和生活质量。

需要说明的是，并不是营养风险筛查及营养评估本身提高了患者的生存率，而是通过营养风险筛查及营养评估，及时发现了营养不良，进而对营养不良进行及时干预，使营养不良患者得到了及时、合理的治疗，从而改善了患者的临床结局。

3.节省医疗费用

文献报告，住院患者营养不良的发病率为25%～40%，其中50%的营养不良患者未被发现，因而也未得到干预及治疗。Kruizenga HM等报告早期发现、早期治疗营养不良可以明显降低医疗费用，缩短住院时间。他们发现，早期进行营养评估，可以将营养不良的诊断率由50%提高到80%，从而使更多的营养不良患者得到了治疗，避免了营养不良导致的医疗费用增加。早期营养评估患者平均在入院后（2.6±2.1）d得到营养师的咨询与治疗，而常规处理患者在入院后（5.8±6.7）d才获得营养师的咨询与治疗，与常规处理患者相比，早期营养评估患者入院后更早得到营养师的咨询与治疗，两者相差非常显著，$P<0.001$。他们还发现：对营养不良患者的营养评估及其营养支持虽然增加了成本，但是营养不良患者营养支持后其住院时间缩短，因而节约了医疗费用，因此，总体费用没有增加（表7-6）。

表7-6 早期营养干预的成本/效益比

内容	成本变化值*	效益变化值#	ICER
全部患者(n=588)	36.8(15.1,58.4)	−1.04(−1.16,1.07)	−35.4(−1239.2,109.4)
营养不良患者(n=191)	86.0(33.7,138.3)	−1.13(−1.36,1.07)	−76.1(−478.2,218.0)
营养不良合并握力下降患者(n=94)	68.6(−11.6,40.9)	−1.36(−1.82,1.02)	−50.4(−195.7,2.8)

注：表中所有数据为均数($\bar{x}$)及95% CI值，Incremental costs，effects，and cost-effectiveness ratio，ICER，增量成本效益比
  *干预组与对照组的平均花费差，#干预组与对照组的平均住院时间差(d)。

（姜晓萍）

第二节 合理营养的重要性

一、合理饮食营养对肿瘤预防的重要意义

（一）背景

随着全球人口增长和老龄化、癌症主要危险因素的变化，全球癌症发病率和死亡率正在迅速增长。根据全球癌症统计报告数据显示，2018年全球新发癌症病例1810万例，死亡960万。世界卫生组织报告的非传染性慢性病死因构成数据中，癌症占慢性非传染性疾病（NCD）死亡的22%，癌症成为位列心脑血管疾病之后人类的第二大死因。中国癌症的发病率和死亡率位居全球首位，2018年新发癌症病例380.4万，占全球病例的21%（360.4/1810），死亡229.6万，占全球死亡的24%（229.6/960）。因此，癌症是严重危害人类健康和生命的重大医学和公共卫生问题。尽管肿瘤早期筛查不断普及，同时早发现、早诊断和早治疗以及全球在肿瘤临床治疗领域取得了长足的进步，某些肿瘤的死亡率大大降低，甚至有的可以完全治愈（如鼻咽癌）。但是，另外一些肿

瘤，如肺癌、结直肠癌和肝癌由于起病隐匿，恶性度极高，其死亡率仍然非常高，癌症仍然是全球尤其是我国最重要的疾病负担之一。因此，预防肿瘤的发生，降低肿瘤的发病率是减少肿瘤疾病负担、保障民众健康的重要举措。

世界癌症研究基金会（WCRF）和美国癌症研究所（AICR）发布了关于生活方式和癌症预防专业报告《膳食、营养、身体活动与癌症：全球视角（第三版）》。该报告指出，有30%～40%的癌症病例可以通过合理的营养膳食与身体活动，保持健康的体重以及避免烟草等措施加以预防。而WHO也指出，四成的癌症死亡归因于不良的膳食和生活方式，仅改善膳食营养就可减少10%的癌症死亡。因此，合理营养与膳食不仅是预防癌症的基石，也是减少癌症死亡的最经济有效的措施。

（二）膳食营养与癌症

观察性流行病学研究证据提供了膳食、营养与肿瘤具有一定的关系证据。1914年，Peyton Rous观察到限制膳食可延缓小鼠肿瘤的发生与转移，20世纪30—40年代，保险公司积累的统计数据显示，肥胖与各器官系统癌症的死亡之间存在关联，因此从20世纪30年代开始，饮食与癌症的关系的研究开始得到关注。癌症形成的机制复杂，是遗传、环境、精神心理以及生活方式等因素共同作用的结果。合理营养是维持健康和生命的物质基础，而不合理的营养可以影响肿瘤发生的启动、促进以及进展的任一阶段，从而促进肿瘤的发生和发展。

1.能量

当能量摄入大于能量消耗，过多能量以脂肪的形式贮存在体内，引起超重和肥胖。体脂肪过多与多种癌症，如结直肠癌、胰腺癌、胆囊癌、乳腺癌和卵巢癌等的发生有密切的关系。

2.蛋白质

蛋白质摄入过高和过低都会增加肿瘤发生的风险。蛋白质摄入不足，机体的免疫功能下降，消化道黏膜萎缩，可增加食管癌和胃癌的患病风险；而蛋白质摄入量过多，尤其动物蛋白摄入过量，会增加结直肠癌、乳腺癌和胰腺癌的风险。

3.脂肪

大量的研究证实，脂肪摄入量尤其是饱和脂肪和动物性来源的脂肪摄入越多，多种癌症，比如结直肠癌、乳腺癌、肺癌、前列腺癌等的发生风险越高。这是因为脂肪摄入高，不仅引起肥胖，而且还会导致炎症和胰岛素抵抗，从而促进肿瘤的发生。

4.碳水化合物

淀粉摄入高的人群，一般会伴随蛋白质的摄入量低，胃癌和食管癌发病率较高，而膳食纤维可以促进肠道蠕动，增加肠内容物吸附，稀释致癌物质并加快其排泄，因此可以减少结直肠癌的发病风险。

5.维生素

维生素是维持身体健康所必需的一类有机化合物。它们虽然不构成身体组织的原料，也不是能量的来源，但在调节物质和能量代谢过程中起着极其重要的作用。维生素缺乏和过量均会导致生理功能的紊乱，增加肿瘤的风险。维生素预防癌症是肿瘤化学预防的重要内容，而且积累了丰富的研究证据。食物来源中具有抗氧化作用的维生素，如维生素A、类胡萝卜素、维生素E和维生素C可增强机体免疫力，清除体内自由基，减少自由基对身体正常细胞的攻击，被许多研究证明具有预防癌症发生的作用；维生素D和叶酸通过调控细胞增殖、分化以及凋亡来降低癌症发病率。

6.矿物质

矿物质是构成人体组织和维持正常生理功能所必需，矿物质和维生素一样，人体不能合成，必须从食物中获取。充足的钙摄入可预防结直肠癌；硒是谷胱甘肽过氧化物酶的重要组成部分，能清除自由基，增强免疫功能，对预防癌症的作用比较确定；锌的缺乏导致机体免疫功能减退，过量会影响硒吸收，都会增加癌症的发病率；铁摄入过量增加肠癌和肝癌的风险；高钠（盐）会损伤胃黏膜，导致糜烂和充血等病变，并增加其癌变风险。

7.植物化学物

植物化学物是普遍存在于各色蔬菜和水果中的天然化学物质，包括花青素、番茄红素、有机硫化物、白藜芦醇以及植物甾醇等。它们不仅赋予植物性食物特殊的色香味，而且发挥重要的生物学作用，如抗氧化、调节免疫及稳定内环境等，明显降低癌症发生的风险。然而，高剂量的β胡萝卜素补充剂会增加肺癌的发病，维生素E补充剂也可能增加男性前列腺癌的发病风险，长期摄入高剂量叶酸补充剂也可能促进结直肠癌高风险人群发病。因此，通过食物获得的维生素是有效和安全的营养素来源。

（三）食物对肿瘤预防的作用

如前所述，营养物质来源于食物，食物中既存在许多抗癌的成分，也可能存在致癌成分或其前体，在癌症发生、发展中有降低或促进作用。

1.谷薯类

全谷类食物含有丰富的膳食纤维，可促进肠蠕动，增加排便，起到稀释和减少肠内毒素的作用，来自国内外较多的研究证据都支持全谷类食物可以降低结直肠癌的风险。也有研究表明全谷类摄入有可能预防食管癌的发生。此外，增加全谷物可控制体重，因此对降低肥胖相关的癌症可能有一定的作用。但是薯类食物对癌症的预防没有明显的保护作用，而精制谷物的摄入量则会增加某些癌症的风险。

2.蔬菜和水果

蔬菜是食物中维生素C和胡萝卜素的重要来源，而且含有一定量的维生素、多种植物化学物和钾钙镁等元素，蔬菜摄入总量可降低食管癌以及结肠癌的风险，而十字花科的蔬菜（如西兰花、芥菜、花椰菜、卷心菜等）含有较多的硫代葡萄糖苷，对癌症预防具有潜在作用，可以明显降低肺癌、胃癌以及乳腺癌的发病风险。

3.动物性食物

畜禽类、鱼类和蛋类等动物性食物是人体优质蛋白质、维生素和矿物质的重要来源。

4.畜禽类

畜肉又叫红肉，主要包括猪肉、牛肉、羊肉等。有充足的证据支持高消费量的红肉可增加结直肠癌的发生风险，一方面是因为红肉在高温烹饪时，容易形成杂环胺和多环芳烃化合物等致癌物；另一方面，红肉中丰富的血红素铁在体内可产生自由基损伤DNA和诱导氧化应激，从而促进结直肠癌的发生；此外，红肉脂肪和能量密度高，会导致超重和肥胖，因而增加癌症的发病率。除了结直肠癌外，红肉也可能增加前列腺癌、胰腺癌、乳腺癌以及肝癌的发病风险，但没有确切的研究证据表明禽肉与癌症的发病有明确的关系。

5.鱼类

鱼类尤其是海鱼含有丰富的长链n-3多不饱和脂肪酸，不仅调节雌激素代谢，而且具有减缓炎症和氧化应激的作用，从而抑制肿瘤细胞的生长。因此，鱼类摄入可能降低肝癌、结直肠癌、肺癌和乳腺癌的发病风险。

6.蛋类

除了优质蛋白质、多种维生素和矿物质外，鸡蛋还提供丰富的卵磷脂、胆碱、卵黏蛋白、类胡萝卜素等对人体有益的营养成分。但是，大量摄入鸡蛋可能增加卵巢癌发病风险，而鸡蛋摄入与其他癌症的关系尚不明确。

7.加工肉制品

肉类食品在加工过程中，一方面由于高温烧、烤、熏制过程会增加加工肉制品中杂环胺和多环芳烃化合物等致癌物的形成；另一方面，肉制品在腌制的高温过程中，促进N-亚硝基化合物的内源性形成因而促进肿瘤的发生；同时，加工肉制品本身也是N-亚硝基化合物的前体物质亚酸盐和亚硝酸盐的来源。因此，加工肉制品不仅会明显增加结直肠癌和胃癌的患病风险，也与鼻咽癌、食管癌、肺癌和胰腺癌等癌症的发病有关。

8.乳及乳制品

乳及乳制品不仅是人类优质蛋白质和钙的良好来源，同时也含有丰富的维生素 B_2 与 B_{12}、生长因子和激素。乳及乳制品，特别是低脂乳的摄入可降低乳腺癌和结直肠癌的发病。虽然牛奶及其制品在推荐摄入范围内与前列腺癌的发病风险无关，但大量的乳及乳制品会增加男性前列腺癌的发病风险。酸奶可以促进幽门螺杆菌的根除，在降低胃癌发病风险中发挥重要作用。

9.大豆与坚果

综合研究结果显示，大豆及其制品的消费可降低乳腺癌和胃癌的发病风险；适量摄入坚果可以降低女性结直肠癌的发病风险。

10.其他食物

咖啡可降低肝癌和子宫内膜癌的风险；茶，尤其绿茶可降低多种癌症，包括乳腺癌、结直肠癌、卵巢癌等的风险；含（果）糖饮料增加胰腺癌、结直肠癌和食管癌风险；盐腌及过咸的食物本身不致癌，但可损伤胃黏膜，从而增加胃癌风险；长期饮酒也可增加多种癌症如肝癌、食管癌、结直肠癌以及乳腺癌的风险，因此建议尽量少喝或者不喝酒精饮料。

二、营养支持对肿瘤治疗的重要性

（一）肿瘤患者：热量-蛋白质缺乏型营养不良且伴代谢紊乱

近半个世纪来，恶性肿瘤已成为我国危及生命的常见疾病，2016年全国新发恶性肿瘤病例约392.9万例，肿瘤发病率为285.83/10万。极易发生营养不良的胃癌、食管癌，和较易发生营养不良的肺癌、肝癌、结直肠癌是主要的肿瘤死因，营养不良发生率高达40%～80%，晚期患者甚至超过80%，并直接导致约40%的患者死亡。中国抗癌协会肿瘤营养专业委员会2019年报告显示，我国肿瘤患者营养不良发生率达58%，包括食管癌、胃癌、结直肠癌在内的消化道肿瘤均位居营养不良发病率前五。

肿瘤患者发生营养不良多源自于肿瘤疾病本身、抗肿瘤治疗的不良反应和患者的其他耦合疾病。最常见类型是能量-蛋白质缺乏型营养不良，并伴能量-营养素代谢紊乱。肿瘤患者机体能量消耗异常，因基础代谢率增高而消耗增加，糖异生过程增强，肿瘤组织则以有氧酵解的代谢方式利用能量，不仅产能的效率低下，在利用能量的同时就消耗了不少的热量，且造成大量乳酸的堆积，加之大量炎性因子的局部集中，进而创造出了对肿瘤细胞组织生长增殖十分有利的微环境；因大量炎性因子作祟等原因，诱发患者机体骨骼肌和内脏蛋白的分解代谢加速，而肿瘤组织细胞内部却呈现蛋白合成代谢过程的增强。肿瘤患者机体表现为结构蛋白更新、肝蛋白合成增加，而骨骼肌合成减少，肌组织萎缩内脏蛋白减少；肿瘤患者体内脂肪储存下降、动员增加、血清游离脂肪酸（FFA）氧化供能增加和丙氨酸循环增加。患者体内分泌多种激素、炎性介质等物质而产生癌症恶液质，进而促糖原异生，限制合成代谢和增加分解代谢，与炎症、急性疾病或创伤等应激状态下的病理生理学改变十分相似，只是应激发生的程度相对较缓和且持续的时间比较长。

肿瘤患者营养不良和代谢紊乱直接导致抗肿瘤治疗敏感性和耐受性均减弱、并发症显著增加、生活质量及生存率下降，是导致肿瘤患者体内严重的生理生化改变、抗肿瘤治疗失败、生活质量恶化的根源。肿瘤患者的营养不良状态通过机体发生能量营养素代谢异常变化来干扰脏器组织结构和功能、免疫状况和损伤后修复以及能量营养素代谢。例如，患者机体肌肉与内脏蛋白的大量分解，就可导致多脏器功能发生障碍，致使抗肿瘤治疗反应性和耐受性下降。显然，热量-蛋白质缺乏型营养不良伴代谢紊乱可直接影响肿瘤患者的临床结局，包括化疗耐受性差、生活质量下降，并影响患者的预后。

（二）抗肿瘤与营养代谢临床应同步

欧美地区权威临床营养学会早已将临床营养学技术运用于肿瘤临床，我国的营养诊断和治疗技术近些年也在肿瘤临床逐步开展起来。研究证据显示，外源性营养物质不会改变肿瘤增殖特性，却明显改善机体营养状态和脏器功能，有效提高患者抗肿瘤治疗的耐受性，甚至使部分患者重新获得接受抗肿瘤治疗的机会而延长生存期。限制营养物质供应，对机体危害明显，抑瘤作用却不大。2006年欧洲肠外与肠内营养学会（ESPEN）就强烈推荐肿瘤放疗、放化疗期间为避免治疗引起体重丢失和治疗中断，使用强化饮食治疗和口服营养制剂以增加摄入能量（A级），并认为对于非濒死阶段难治愈患者，得到患者同意，提供肠内营养尽量减少体重丢失（C级）。加用营养支持治疗，较单纯实施抗肿瘤治疗提高放化疗患者生活质量方面有优势。

非终末期肿瘤患者营养治疗目标应是：预防和治疗营养不良或恶病质；提高对抗肿瘤治疗的耐受性与依从性；控制抗肿瘤治疗的副反应；改善生活质量。营养不良是大多数种类肿瘤独立不良预后因素，联合营养代谢的抗肿瘤治疗正在得到业内的共识。与一般慢性病不同，肿瘤疾病带来的患者营养不良通常伴随明显的机体能量代谢紊乱，加之肿瘤疾病本身和抗肿瘤副反应还导致诸多可引起热量-营养素摄入减少和/或消耗增加的症状和体征的出现，包括胃容纳差、早饱、恶心、呕吐、腹泻、便秘、腹痛、餐后胀满和发热、慢性疼痛、严重失眠、抑郁焦虑等。因此，肿瘤患者的营养治疗远比其他慢性病的营养干预复杂得多，不仅需要针对肿瘤患者机体代谢紊乱进行抗肿瘤治疗和促合成代谢干预，还要为保证热量-营养素摄入过程顺利和减少额外热量消耗的减症治疗，以及针对肿瘤患者积极开展有氧运动和多种形式的心理干预治疗。

肿瘤患者营养不良发生程度因肿瘤疾病种类和临床分期的不同而不同，6个月内体重减轻大于10%被认为是严重的热量-蛋白质缺乏型营养不良。引起患者体重减轻的原因除了肿瘤因素本身和抗肿瘤治疗外，患者机体对肿瘤引起的炎症反应作用也不可小觑。因此，肿瘤营养治疗是在准确评估者营养状况的基础上，实施包括膳食指导、口服营养补充剂、管饲肠内营养或全胃肠外营养（TPN）的多种营养补充方法，并遵循营养支持原则，当胃肠道可以完全使用时，首选肠内营养支持途径，以保证患者机体对热量-营养素的生理需求。同时，还要改善由肿瘤和患者机体间相互作用引起的代谢紊乱，即纠正紊乱的代谢并维持机体热量营养素平衡，以及有氧运动、纠正心理问题等。在诸多肿瘤营养治疗方法中，最不可或缺的当然还是减少和驱除肿瘤负荷。研究显示，与单独营养支持相比，化疗期间联合应用营养支持可以避免体重丢失和维持患者骨骼肌体积。

营养治疗可提高癌症患者的生活质量，并可延长生存期。对预期寿命超过3个月的患者，如存在营养不良或营养风险，结合临床表现即应给予营养支持，主要针对预计口服摄入小于预计能量消耗的60%且多于10d者，或预计不能进食时间大于7d者，或已发生体重下降者。目的是补足实际摄入与预计摄入的差距，维持或改善营养状况，提供机体每日需要的营养物质。由于中晚期肿瘤患者体内复杂的代谢特点，而单独营养补充不能纠正营养不足和代谢紊乱，还应联合药物实施调控代谢变化的治疗，抑制肿瘤患者的异常炎症反应。因此，根据肿瘤患者临床分期和治疗策略，结合其营养状况，个体化地制订营养支持和代谢调理治疗、抗肿瘤治疗计划方为肿瘤营养代谢的最佳策略。

（三）抗肿瘤治疗与营养代谢干预相辅相成

肿瘤营养治疗旨在提供最佳的能量和蛋白质，保持营养状况，避免临床和手术并发症。接受不同的抗肿瘤治疗方法时，患者对热量-营养素的需求会产生不同的影响，相应的营养支持方案的制定可随之变化。临床上须切实把握营养支持的时机，在常规营养支持原则下制定并调整方案。

肿瘤患者术前营养不良是一个常见的问题，与延长住院时间、术后并发症发生率高相关。接受含手术在内的多种抗肿瘤治疗的患者特别容易发生营养状况不良和代谢紊乱加剧，为尽量减少肿瘤的营养不足和代谢紊乱的影响，治疗和管理每一个手术等抗肿瘤治疗的患者，是一个有力的疾病恢复途径。围手术期除本身疾病的影响外，患者对创伤的应激性反应、术后创伤及并发症的发生亦会增加患者的营养风险。对于有营养风险的患者，围手术期应用营养支持有可能改善患者的营养状况，降低术后并发症发生率。术前营养支持可改善患者的营养状态，减少术后并发症。尤其是对中度或重度营养不良的肿瘤患者，在手术前7~14d实施营养支持可能有益。术后患者若需人工营养支持，优先选用肠内营养或肠外、肠内营养联合。

放疗可给患者带来放射性肠炎、放射性肠瘘，表现有厌食、腹痛、腹泻、频繁的紧迫性大便失禁、里急后重、营养吸收障碍、体重减轻，甚至出血、穿孔、肠梗阻、肠瘘等不良反应，对于已有明显营养不良则应在放疗的同时进行营养支持，若放疗期间严重影响摄食且预期持续时间大于一周，而放疗又不能终止者，应予以营养支持。由于放疗后肠道功能发生障碍，视临床表现的情况需采用低脂、低渣、无乳糖等饮食，采用富含谷氨酰胺的饮食或肠外营养，同时补充益生菌以纠正肠道菌群失衡。针对乙状结肠或直肠的放射性肠瘘，需采用完全肠外营养。

化疗药物常引起恶心、呕吐和口腔、食管、胃、肠等处黏膜炎以及腹泻、便秘等消化道反应，直接影响患者对食物的摄入和消化，可导致40%~90%的患者发生体重丢失，进而影响患者的营养状态及其对化疗的耐受性。肿瘤内科临床有40%~80%的患者存在不同程度的营养功能下降，营养支持多需辅助应用肠外营养，并选用含精氨酸、谷氨酰胺、核苷酸的制剂，以肠内营养的途径输入人体，改善胃肠道黏膜状况。使用益生菌制剂以维持胃肠道菌群平衡。使用富含纤维素的食物，并多饮水、多运动以增加胃肠蠕动，改善消化。

避免营养治疗增加代谢负担，对于接近生命终点的患者不宜按营养干预准则实施，仅提供少量食物和液体以减轻饥饿和口渴症状，避免脱水引起的神志不清即可。当营养支持治疗（含家庭营养支持）利于提高肿瘤患者生存质量，且患者死于营养不良的可能性大于死于肿瘤进展时，可被纳入姑息治疗之中。

维护患者良好的营养状态，是抗肿瘤治疗顺利实施的根本保障。由于异常代谢状态拜肿瘤组织"活跃生存"所赐，有效的抗肿瘤治疗减少肿瘤负荷、改善机体异常代谢状态、提升患者消化道功能，可明显改善患者机体热量-蛋白质缺乏型营养不良以及热量-营养素代谢紊乱的状态。因此，抗肿瘤治疗与营养代谢干预相辅相成，抗肿瘤治疗是肿瘤营养代谢治疗一个十分重要的环节。

三、营养管理对肿瘤康复的重要性

所谓肿瘤康复期患者，是指未处于放疗、化疗或手术治疗，且未处于住院状态下的肿瘤患者。包括肿瘤完全缓解（CR）、部分缓解（PR）、无变化（NC）和/或无肿块，且肿瘤标志物持续阴性一年以上的肿瘤患者。在此期间仍有相当多的患者出现营养风险和营养不良。有研究表明，我国肿瘤患者中有40%～80%会出现营养风险和营养不良，其中相当部分处于康复期。康复期营养不良会导致患者免疫力下降、体重下降甚至产生恶液质，从而进一步导致患者伤口愈合缓慢、感染风险增加、对康复期放疗化疗不能耐受、生存时间缩短。因此，针对康复期肿瘤患者，应定期进行营养筛查以判断是否存在营养风险。对存在营养风险和营养不良的患者，应及时施予规范的营养管理，以降低营养相关并发症的发生风险，降低再入院率，降低医疗费用，提高生活质量和生存率，改善临床结局和成本效果比。

（一）肿瘤康复期的重要性

手术或放疗、化疗等治疗手段虽然能暂时控制肿瘤或消除病灶，但并不代表肿瘤的完全康复，肿瘤患者在康复期前5年仍有很高的复发和转移风险。大量的临床观察和统计资料显示，肿瘤患者80%的复发和转移发生在根治术之后的3年左右，10%发生在治疗后5年左右。且肿瘤一旦复发或转移将产生更高的耐药性，给后期治疗带来更大挑战。然而大部分肿瘤患者对康复期仍然不够重视。有统计表明，高达85%的肿瘤患者死于康复期，其中仅有37%的患者坚持进行康复期治疗（但不够规范），7%的患者进行了饮食康复治疗。因此康复期绝不是万事皆休的阶段，而是继续与癌魔斗争的关键时期。肿瘤患者在康复期间应该积极调整心态、坚持康复期治疗、加强营养管理并适当锻炼，以保证安全平稳地度过康复期前5年和之后的更长时间。

（二）肿瘤康复期常见营养不良相关问题

1.免疫力下降

免疫力是机体识别和排除"异己"的能力。机体免疫力下降时免疫系统无法正常消灭外来入侵的病毒、细菌，无法正常识别和处理体内突变细胞和病毒感染细胞，从而容易诱发感染和癌症。免疫系统在应激时需要合成多种免疫性蛋白质和其他免疫产物才能正常发挥功能，这一过程需要消耗大量能量，肿瘤康复期患者营养不良时无法满足免疫系统的能量供应从而使其免疫力大大降低，增加了肿瘤复发转移、发生感染性并发症的风险。研究显示中国有将近20%的癌症患者死于各类感染，改善患者营养健康状况、提高患者的免疫力对肿瘤康复十分重要。

2.肌肉减少

康复期肿瘤患者由于前期肿瘤自身的恶性消耗，患病后活动、营养不足和食欲不振等，会发生继发性肌肉减少症，从而导致患者的肌肉力量及身体活动能力下降，造成衰弱、易跌倒骨折，严重影响患者的生活质量。

3.体重丢失

对于肿瘤患者来说，"体重就是生命"。如果患者出现6个月内体重非主观（如节食、减肥、运动）减少>2%即可诊断为体重丢失，康复期患者体重丢失是肿瘤复发、转移的重要提示及恶液质的重要象征及组成部分。由于手术、放疗、化疗等创伤性治疗手段往往会严重损害患者的身体机能，产生食欲下降、恶心、呕吐等消化道副作用，使康复期患者营养消化、吸收不良，诱发体重丢失的风险。尤其是消化道肿瘤患者术后较长时间内不能进食，发生体重丢失的概率更高。

4.恶液质

当肿瘤患者骨骼肌肉量进行性下降并严重到一定程度时将导致恶液质，其临床表现为患者极度消瘦、皮包骨头、贫血、无力、完全卧床、全身衰竭等综合征，还会伴有炎症。康复期营养不良或伴有其他基础疾病的患者会有发生继发性恶液质的风险。恶液质不能通过常规的营养治疗逆转，患者一旦发生恶液质将预示着极差的预后，进展到恶液质难治期的患者预测生存期不超过3

个月。

（三）当前肿瘤营养管理模式

目前国内还没有一种被广泛接受并严格执行的肿瘤营养管理模式，当前应用较为广泛的肿瘤营养管理是一种"HCH"营养管理模式，其营养管理单位包括医院（Hospital）、社区（Community）、家庭（Home），并且不同单位的营养管理有不同的管理对象、范畴、内容和作用。由于康复期患者大多数已经脱离住院状态，社区（医院）承担的更多是复诊、续方、取药的功能，因此家庭才是营养管理的主要场所和最重要的实施单位。同时在营养管理中，首先选择营养教育，以此向上晋级选择口服营养补充、全肠内营养、部分肠外营养、全肠外营养。

（四）营养管理对肿瘤康复的积极影响

对康复期患者进行合理的营养管理和营养支持可以从多个方面帮助患者改善生活质量，降低肿瘤复发和转移风险、感染风险和发生营养相关疾病的风险，延长患者生存时间，改善预后。

1.降低炎性反应

炎性反应是具有血管系统的活体组织对损伤因子所产生的防御反应。一般情况下，炎性反应可以清除致病因子、稀释毒素、吞噬坏死组织，从而有利于组织的再生和修复。但是研究表明炎性反应微环境会增加细胞的突变频率和已突变细胞的增殖能力，诱发肿瘤细胞的产生；甚至会导致休眠癌细胞的活化，促进癌细胞的转移。肿瘤康复期患者由于经历了手术、放疗、化疗等损伤性治疗，体内或多或少会出现不同程度的炎性反应，谷氨酰胺类、精氨酸、ω-3脂肪酸等一些具有免疫调节作用的营养物质能降低这一炎性反应。因此通过对康复期患者的营养管理，针对性地补充相应的免疫营养物质有助于减轻肿瘤患者的炎性反应，改善患者预后。

2.提高免疫力

大量研究表明，通过对肿瘤患者进行营养风险和营养不良筛查，针对不同肿瘤康复期患者的具体情况和身体需求，制定针对性的营养管理措施，可以达到高效营养补充，增强患者免疫力，从而改善患者生活质量及预后。

3.减少肥胖风险

肥胖是恶性肿瘤复发的独立危险因素，肥胖及低质量饮食可以降低肿瘤患者的生存率。以乳腺癌为例，乳腺癌患者中普遍存在肥胖问题，如果在康复期患者不进行正确的营养管理，过多地摄入高热量食物（如富含红肉、加工肉和甜品的低质量西式饮食）将会引起营养过剩而加重肥胖，而高质量饮食模式（富含水果、蔬菜、全麦、少量红肉和加工肉类）则可以降低乳腺癌患者的死亡率。

4.改善肌肉减少及体重丢失

增加蛋白质摄入可增强患者肌肉蛋白质合成代谢，增加患者肌肉量，减少体重丢失。口服营养补充（ONS）可以增加患者体质，对康复期患者施以合理的营养管理和饮食指导可以改善患者的营养状况，减少体重丢失率，改善预后。

5.延缓恶液质进展

恶液质的发生机制主要是患者厌食及体内物质代谢改变引起，单纯的营养支持等管理手段并不能逆转恶液质，但通过增加营养摄入可以一定程度延缓这一进程，改善患者生活质量。

（姜晓萍）

第三节　常见肿瘤患者的营养支持治疗注意事项

一、胃癌的营养支持治疗

（一）概述

胃癌是指原发于胃的上皮源性恶性肿瘤。全球每年新发胃癌病例约120万，中国约占其中的40%。在我国胃癌发病率仅次于肺癌居第二位，死亡率排第三位。我国早期胃癌占比很低，仅约20%，大多数发现时已是进展期，总体5年生存率不足50%。近年来随着胃镜检查的普及，早期胃癌比例逐年增高。所有的肿瘤都会在不同程度上影响营养素的摄入和/或利用，从而造成营养不良。不同肿瘤营养不良的发生率不同，大体上说消化系统肿瘤高于非消化系统肿瘤，上消化道肿瘤高于下消化道肿瘤。胃癌患者营养不良的原因主要有：①疾病本身导致的厌食、抑郁相关性厌食使食物摄入减少。在所有肿瘤中，胃癌引起的厌食、早饱感发生率最高。②机械性因素造成的摄入困难。③化疗药物毒性引起的吸收和消化障碍。④合并有分解代谢增加的因素，比如感染或手术治疗。同期放化疗具有吸烟饮酒嗜好的胃癌患者，在粒细胞下降时容易发生局部感染。⑤胃手术特有的影响：在所有胃肠道手术中，以胃手术的并发症最多、对营养与代谢的影响最大、持续时间最长。临床上，营养不良是胃癌患者的常见问题。15%的患者在诊断初期即有体重减轻。

胃癌病人发生营养不良的原因及机制复杂，与肿瘤本身的特点及抗肿瘤治疗对机体的影响有关。恶性肿瘤导致进食调节中枢功能障碍，手术、放化疗等抗肿瘤治疗导致的疼痛、恶心呕吐、焦虑抑郁等，引起厌食和早饱，影响营养物质的摄入。同时，肿瘤病人的营养物质代谢特点不同于非肿瘤病人，碳水化合物代谢异常、蛋白质转化率增加、脂肪分解增加、脂肪储存减少、肌肉及内脏蛋白消耗、体重减少、水电解质平衡紊乱、能量消耗改变等均会诱发和加重营养不良。与所有营养不良一样，胃癌相关性营养不良带来的负面影响也体现在机体及功能两个层面。它削弱了放化疗的疗效，增加了药物不良反应风险、术后并发症和院内感染的机会以及各种并发症的发生率和病死率，降低了骨骼肌质量和功能以及患者的生活质量，延长了住院时间，增加了医疗费用。营养不良还限制了胃癌患者治疗方案的选择，使得他们不得不选择一些非最优或者不恰当的治疗方案。总之，营养不良与预后不良密切相关。对于接受肿瘤手术切除的胃癌患者和接受姑息治疗的胃癌患者来说，充足的营养支持是必不可少的。营养不良的胃癌患者面临着更大的风险，包括更高的并发症发生率和更低的生存率。因此，营养不良在胃癌的治疗中显得尤为重要。

（二）营养代谢特点

胃癌也是一种代谢相关性疾病，其营养代谢特点包括：

1.能量代谢异常

一些调查报道显示癌症病人能量代谢需要比正常代谢高10%，但亦有报道认为未见有明显差别。然而癌症病人的体重下降较明显，除摄入减少的原因外，消耗的增加亦是不能忽视的一个方面。

2.碳水化合物代谢异常

有氧糖酵解增强，葡萄糖摄取和消耗增加，主要表现为葡萄糖的氧化和利用降低，葡萄糖转化增加，胰岛素抵抗和胰岛素分泌相对不足。

3.脂肪代谢异常

癌症病人有大量蛋白质的丧失，应激和肿瘤本身释放脂溶因素可使脂肪分解作用增加，合成降低，血清脂蛋白脂肪酶活性降低，出现高脂血症，主要表现为血浆脂蛋白、甘油三酯和胆固醇升高，外源性脂肪利用下降，脂肪动员增加。

4.蛋白质代谢异常

癌症病人体内蛋白质的转换率增加。肝脏蛋白质合成增加，肌肉中的蛋白质合成降低。主要表现为骨骼肌不断降解，体重下降，内脏蛋白消耗和低蛋白血症，血浆支链氨基酸含量下降。

5.维生素代谢异常

病人血浆中可见到抗氧化营养素下降，如β-胡萝卜素和维生素C、E等。此外，其他维生素如维生素 B_{12} 在胃癌病人血浆中含量降低，叶酸亦有降低。

6.微量元素代谢异常

癌症病人大多都有血硒含量的降低和锌含量的降低，同时可见到抗氧化能力降低和细胞免疫功能的下降。胃癌病人还可见到血钴和血锰含量的下降。

（三）营养评估

正确评定每个肿瘤患者的营养状况，筛选出具备营养治疗适应证的患者，及时给予治疗。为了客观评价营养治疗的疗效，需要在治疗过程中不断进行再评价，以便及时调整治疗方案。目前临床上常用的营养筛查与评估工具包括：营养风险筛查2002（NRS 2002）、患者主观整体评估（PG-SGA）等。

所有肿瘤患者入院后应该常规进行营养评估，以了解患者的营养状况，从而确立营养诊断。现阶段应用最广泛的恶性肿瘤营养风险筛查工具为营养风险筛查量表（NRS 2002）及患者营养状况主观评估表（PG-SGA）。NRS评分＜3分者虽然没有营养风险，但应在其住院期间每周筛查1次。NRS评分≥3分者具有营养风险，需要根据患者的临床情况，制订基于个体化的营养计划，给予营养干预。

PG-SGA评分为营养正常，不需要干预措施，治疗期间保持常规随诊及评价。PG-SGA评分轻度营养不良，营养师、护师或医师进行患者或患者家庭教育，并可根据患者存在的症状和实验室检查的结果进行药物干预。PG-SGA评分中度营养不良，由营养师进行干预，并可根据症状的严重程度，与医师和护师联合进行营养干预。PG-SGA评分重度营养不良急需进行症状改善和/或同时进行营养干预。询问病史、体格检查及部分实验室检查有助于了解胃癌患者营养不良发生的原因及严重程度，以对患者进行综合营养评定。

（四）营养支持治疗

胃癌病人的营养治疗是综合治疗的重要组成部分，应从疾病确诊开始，在多学科综合治疗协作组（MDT）讨论时参与治疗方案的制定和调整，贯穿抗肿瘤治疗的全过程。胃癌综合治疗方案的制定和优化依赖多学科协作，除手术、放化疗、靶向治疗等抗肿瘤治疗手段之外，营养治疗也是胃癌综合治疗的重要组成部分，是一线治疗。营养不良会严重影响病人对治疗的耐受性和疗效，增加不良反应和治疗并发症，影响抗肿瘤治疗方案的顺利实施。通过营养治疗，包括饮食指导、改善摄食、经口营养补充和人工营养支持，为机体提供充足的营养底物，防止营养状况的进一步恶化，帮助病人更加安全地接受抗肿瘤治疗。

1.能量和蛋白质需求

胃癌病人能量摄入应尽量接近实际消耗，保持能量平衡，避免能量不足或喂养过度。若条件允许，推荐采用间接测热法对病人静息能量消耗进行测定。若无法测定病人的能量消耗值，也可采用体重公式进行估算，按照104.5～125.5kJ/(kg·d)[25～30kcal/(kg·d)](1cal=4.184J)来计算能量的目标需要量，但需要根据病人的年龄、活动量、应激水平、肝肾功能等情况进行校正和调整，理想的实际补充量应达到目标需要量的80%左右。对于长期营养不良的病人，营养治疗应循序渐进，监测电解质及血糖水平，警惕再喂养综合征的发生。病人术后早期受手术创伤、炎症等刺激，处于应激状态，允许相对低热量供能[62.8～104.5kJ/(kg·d)]，利于降低感染相关并发症的发生率。

充足的蛋白质供应对胃癌患者十分重要，充足的能量和蛋白质摄入可明显降低危重病人的死亡风险。ESPEN推荐对恶性肿瘤病人按照1.0～2.0g/(kg·d)补充蛋白质。胃癌手术病人围手术期推荐按照1.2～1.5g/(kg·d)计算蛋白质需要量。接受大型手术的病人或处于重度应激反应的病人对蛋白质的需求量更高，围手术期按照1.5～2.0g/(kg·d)补充蛋白质，并根据病人实际情况适当调整。非荷瘤状态下三大营养素的供能比例与健康人相同，为：碳水化合物50%～55%、脂肪25%～30%、蛋白质15%；荷瘤患者应该减少碳水化合物在总能量中的供能比例，提高蛋白质、脂肪的供能比例。按照需要量100%补充矿物质及维生素，根据实际情况可调整其中部分微量营养素的用量。

2. 营养不良的五阶梯治疗模式

营养不良的规范治疗应该遵循五阶梯治疗原则：首先选择营养教育，然后依次向上晋级选择口服营养补充（ONS）、全肠内营养（TEN）、部分肠外营养（PPN）、全肠外营养（TPN）。参照ESPEN指南建议，当下一阶梯不能满足60%目标能量需求3～5d时，应该选择上一阶梯。见图7-3。

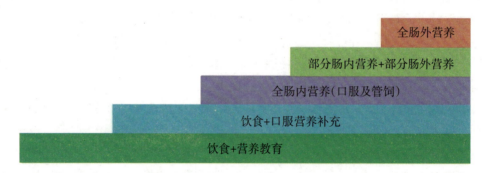

表7-3 营养不良患者营养干预五阶梯模式

3. 营养治疗途径

胃癌患者营养治疗的途径同样包括肠内营养（口服、管饲）及肠外营养（静脉）。

口服是生理的途径，是第一选择。胃癌患者围手术期、围放疗期、围化疗期等治疗期间乃至居家期间营养治疗首选口服营养补充（ONS），必要时辅以静脉途径补充口服（日常饮食+ONS）摄入的不足部分，如部分肠外营养（PPN）或补充性肠外营养（SPN）。任何情况下，只要肠内途径可用，应优先使用肠内营养。手术后应尽早（24h内）开始肠内营养。术后患者推荐首选肠内营养；鼓励患者尽早恢复经口进食，对于能经口进食的患者推荐口服营养支持；对不能早期进行口服营养支持的患者，应用管饲喂养，胃癌患者推荐使用鼻空肠管行肠内营养。补充性肠外营养（SPN）给予时机：NRS-2002≤3分或NUTRIC Score≤5分的低营养风险患者，如果EN未能达到60%目标能量及蛋白质需要量超过7d时，启动SPN支持治疗；NRS-2002≥5分或NUTRIC Score≥6分的高营养风险患者，如果EN在48～72h内无法达到60%目标能量及蛋白质需要量时，推荐早期实施SPN。当肠内营养的供给量达到目标需要量60%时，停止SPN。

4.营养治疗评价

营养干预的疗效评价指标分为三类。①快速变化指标：为实验室参数，如血常规、电解质、肝功能、肾功能、炎症参数（IL-1、IL-6、TNF、CRP）、营养套餐（白蛋白、前白蛋白、转铁蛋白、视黄醇结合蛋白、游离脂肪酸）、血乳酸等，每周检测1~2次。②中速变化指标：人体测量参数、人体成分分析、生活质量评估、体能评估、肿瘤病灶评估（双径法）、PET-CT代谢活性。每4~12周评估1次。③慢速变化指标：生存时间，每年评估1次。

二、结直肠癌的营养支持治疗

2018年中国国家癌症中心发布的全国癌症统计数据显示，我国结直肠癌（CRC）每年发病约37万例，占恶性肿瘤发病率的第3位。就世界范围来看，其分布在不同国家有明显差异：欧美等发达国家发病率较高，而非洲、中南亚地区发病率较低。中国许多地区，尤其是经济发达的城市，由于生活水平提高，生活和饮食习惯西化，结直肠癌发病率有明显上升趋势。目前，已有结直肠癌术前营养状况调查发现，有50%的患者术前即出现体重丢失，约20%患者术前已存在营养不良。而体重明显丢失（>3kg）患者病死率较体重丢失不明显组上升2倍。良好的营养干预和治疗不仅可以提高患者对手术的耐受度，而且可以降低手术并发症发生率、节约住院花费、缩短住院时间。因此，对于营养不良的结直肠癌患者需要给予科学规范的营养治疗。

（一）发病风险

目前普遍认为，结直肠癌的发生是饮食、环境、生活方式和遗传因素共同作用的结果。大量研究证实，超重/肥胖、膳食结构不合理（缺乏水果蔬菜、经常食用红肉和加工肉）、过量饮酒、缺少体育锻炼、久坐生活方式、吸烟以及遗传因素等是结直肠癌发病的高风险因素。其中饮食因素是至关重要的危险因素，通过改变饮食和生活习惯，能有效降低结直肠癌的发生风险，如美国结直肠癌的发病率已从1976年的60.5人/10万人下降到2005年的46.4人/10万。

（二）营养问题

结直肠癌患者往往早期缺乏特异性症状，部分早期癌和几乎所有中、晚期结直肠癌患者可出现便血、排便习惯改变、腹痛、体重下降、贫血，甚至发生肠梗阻。在临床手术和放化疗过程中，往往出现以下营养问题：

1.腹痛或排便习惯改变

超过90%的腹腔手术患者都会发生一定程度的腹腔粘连，主要表现为腹痛或腹部不适，便秘或腹泻等排便习惯的改变。化疗或腹部放疗的胃肠道毒副作用也可导致患者出现痉挛性腹痛、腹泻等，严重影响营养素的摄入、消化及吸收。部分患者会出现慢性放射性肠炎，甚至发生慢性肠梗阻或肠瘘等并发症，而这一系列并发症又促进和加重了营养不良的发生和发展。

2.恶心、呕吐

临床上治疗结直肠癌主要采用以手术为主的综合治疗，胃肠手术后恶心、呕吐的发生率高达70%~80%。化疗常见的不良反应为胃肠道的毒性，可导致黏膜炎、口腔干燥、恶心呕吐等。腹部放疗可通过直接和间接的方式损伤肠道黏膜屏障功能，导致恶心、呕吐等症状。

3.营养不良

结直肠癌患者易出现营养不良。大多患者早期症状不明显，发现时已属中晚期，因此营养不良的发生率较高，增加了术后的并发症和病死率。有研究报道，50%结直肠癌患者可出现体重丢失，20%结直肠癌患者出现营养不良。2015年美国外科医师协会与国家外科质量改善项目（ACS-NSQIP）报道，结直肠癌患者术后病死率与术前低白蛋白血症、低体重指数（BMI<18.5kg/m²）显

著相关。

（三）营养原则

结直肠癌高风险人群应改善生活和饮食习惯，控制总能量摄入，维持标准体重，避免超重或肥胖。研究表明，膳食纤维可被人体肠道菌群分解，产生短链脂肪酸，从而降低肠道pH值，还可增加粪便量，从而改善肠道内环境，减少结直肠癌发病风险。因此，应提倡科学的饮食结构，适当增加富含膳食纤维和维生素的蔬菜和水果的摄入。同时，高风险人群应减少高脂食物的摄入，适当增加饮水量，避免吸烟、过量饮酒、久坐等不良生活习惯。对于手术和放化疗患者应注意以下营养原则：

1. 能量

对于进食情况、营养状况良好的超重或肥胖结直肠癌患者，应注意控制体重和减肥，减少能量摄入。对于进食情况较差、具有营养风险或者营养不良患者，则应尽早开始肠内营养或肠外营养治疗。

2. 脂肪

脂肪摄入量应控制在总能量的30%以下，其中不饱和脂肪酸和饱和脂肪酸的比例为2：1，尤其注意补充深海鱼等富含ω-3多不饱和脂肪酸的食物。

3. 蛋白质

没有营养性贫血的患者以禽、鱼虾、蛋、乳和豆类为蛋白质主要来源，减少红肉摄入，尤其是加工红肉，例如热狗、腊肠、香肠、熏肉、火腿及午餐肉等。

4. 膳食纤维

术后早期患者可选用富含可溶性膳食纤维的食物或医用食品。膳食恢复正常后，可适当增加膳食纤维摄入量，少选用精制食物。一般来说，每100g的食物里膳食纤维含量高于2g的都是高纤维食物，植物性食物是纤维素的主要来源，在蔬菜、水果、豆类、粗粮、菌藻、坚果类的食物中含量较多。

5. 维生素

大量临床研究、动物研究及分子生物水平研究均证实，维生素D是结直肠癌的保护因素，可抑制结直肠癌的发生发展，因此，结直肠癌患者应多晒太阳，并有意识补充富含维生素D的食物，如肝脏、乳制品等。充足的维生素摄入是保障肠道健康的重要因素，维生素缺乏的结直肠癌患者应注意适当补充。

6. 益生菌和益生元

肠道菌群失调导致局部环境内稳态失衡，从而引起肠道对于有毒化学物吸收增加被认为是结直肠癌的重要发病机制。双歧杆菌、乳酸杆菌等肠道有益菌能够与肠道黏膜结合形成生物学屏障，保护肠道不受生物、化学因素的侵袭，同时还可以调节机体免疫因子，从而达到防癌作用。益生元作为益生菌的消化底物，可以在体内促进肠道有益菌的生长和繁殖，改善肠道微生态，进而提高免疫力。

7. 水

足量饮水可以减少肠道疾病。一项病例对照研究发现水的摄入量与结直肠癌发病之间有着较强的负剂量-反应关系，即水摄入量越多，结直肠癌的发病风险越小。

（四）营养治疗

对于营养状况良好的结直肠癌患者，可在营养师的指导下选择科学合理的治疗膳食。如NRS 2002营养风险评分≥3分或营养不良患者，应立即启动肠内或肠外营养。

1.治疗膳食

对于结直肠癌保肛术后营养状况良好的稳定期患者，应减少富含饱和脂肪酸和胆固醇的食物摄入，适当增加膳食纤维摄入，防止体重超重和肥胖。食物多样化，适当增加大豆制品、新鲜的深色蔬菜、新鲜水果、酸奶等健康食物。足量饮水，可以选择白开水或淡茶等。避免食用肥腻、辛辣、刺激性食物和腌制、烟熏、油炸食物。对于肠造口患者应尽量减少易产气食物的摄入，如黄豆、牛奶、白萝卜、洋葱、韭菜、大蒜等。对于中重度营养不良同时伴有便血的结直肠癌患者，应注意给予少渣、高蛋白半流质饮食，每天能量目标需要量可高达167~209kJ/kg供给，蛋白质为1.5~2.0g/kg，以增加营养，提高机体的免疫功能。

2.肠内营养（EN）

当治疗膳食不能达到营养目标量60%持续3~5d时，有消化道功能的结直肠癌患者可以结合临床实际情况选择口服营养补充剂（ONS）和/或管饲（ETF）。根据《结直肠癌围手术期营养治疗中国专家共识（2019版）》，结直肠癌患者总能量按照104.5~125.5kJ/（kg·d）提供，蛋白质目标需要量为1.0~1.5g/（kg·d）。对于中重度营养不良的结直肠癌患者，可适当提高营养治疗配方中脂肪供能的比例，增加膳食能量密度。补充生理需要量的维生素及微量元素。

3.肠外营养（PN）

根据《中国肿瘤营养治疗指南（2015版）》营养不良的五阶梯治疗原则，如果肠内营养不能满足营养目标量60%持续3~5d时，则建议加用补充性肠外营养（SPN）。如患者出现完全性肠梗阻、严重吻合口漏、肠功能衰竭等EN绝对禁忌证，则由临床医生、营养师共同根据患者的具体病情和病程，制定个体化全肠外营养方案，启动全肠外营养（TPN）治疗。

三、胰腺癌的营养支持治疗

胰腺癌（PC）是一种恶性程度极高的消化系统肿瘤，是男性和女性癌症死亡的第七大主要原因。其侵袭性很强，癌症早期即可有远处转移，发病隐匿，早期诊断困难，手术切除率较低并且对传统的放化疗不敏感，因此预后极差。胰腺癌患者常出现以体重减轻为特征的营养不良。超过80%的胰腺癌患者在诊断时就出现明显的体重减轻，并且随着时间的推移会出现严重的恶病质。营养不良会延长胰腺癌患者住院时间，增加并发症风险，缩短患者生存时间。

（一）发病风险

胰腺癌的具体病因和发病机制尚未完全阐明，可能与长期吸烟、饮酒、高脂低膳食纤维饮食、遗传等因素有关。此外，慢性胰腺炎、成人体质量肥胖（BMI>25kg/m²）增加胰腺癌的发病风险。糖尿病作为胰腺癌的独立风险因素之一，其发病持续时间越长，胰腺癌的发病风险越大。

（二）营养问题

胰腺癌患者早期无特殊临床症状，当出现明显症状时，多已属晚期。临床症状多样，如腹痛、体重减轻、黄疸、食欲不振和消化不良等。胰腺同时具有内分泌功能和外分泌功能，通过其产生和分泌酶和激素而密切参与食物和营养素的代谢。内分泌功能通过胰岛素和胰高血糖素调节代谢，而外分泌功能主要通过产生消化所必需的酶来实现。通常，胰腺癌患者内分泌功能和外分泌功能都会受到影响，营养物质消化、吸收不良造成患者厌食，此外，由于肿瘤患者处于分解代谢状态，更加重了胰腺癌患者营养不良，甚至发展为恶病质。

1.恶病质

90%的胰腺癌患者有明显的体重减轻，晚期常呈恶病质状态。超过1/3的胰腺癌患者在诊断胰腺癌之前，体重显著减轻超过初始体重的10%。消瘦原因包括肿瘤的消耗、食欲不振、焦虑、失眠、糖尿病或消化吸收不良。胰腺癌患者早期体重下降主要是由于脂肪减少引起的，而进展期则会出现身体瘦组织减少，通常这类患者更容易出现恶病质。恶病质的临床表现为厌食、恶心、呕吐、体重下降、骨骼肌与脂肪丢失、贫血、抗肿瘤药物抵抗等，终末表现包括疼痛、呼吸困难或器官功能衰竭。研究发现，新陈代谢的增加和能量摄入的减少是导致胰腺癌患者恶病质的原因。

2.厌食

指进食欲望不足或食欲不振，是导致癌症恶病质，减轻体重的重要症状，与化疗副作用无关，是一个独立且不可逆的过程，即使患者摄入充足食物也很难获得较好的效果。厌食的主要原因是大脑进食调节中枢功能障碍所致，宿主细胞因子和肿瘤衍生因子驱动的全身性炎症是癌症恶病质病理的关键基础机制。此外，胰腺癌的侵袭导致疼痛、恶心和胃肠功能受损，化疗、放疗或手术治疗，味觉、嗅觉异常，心理因素（压抑、焦虑）等也会导致患者厌食。

3.胰源性糖尿病

胰腺癌患者或胰腺切除术后可出现胰源性糖尿病或原有糖尿病加重。可能的原因有：胰腺癌破坏胰岛细胞并阻塞胰管，引起胰岛纤维化，造成胰岛素分泌减少；胰腺癌分泌肿瘤相关致糖尿病因子，从而引起胰岛素抵抗；胰腺癌术后胰腺组织切除会引发胰腺内分泌功能不全。

4.腹泻

主要表现为脂肪泻。胰腺癌破坏胰腺组织，胰腺所分泌的胰酶量减少，胰腺外分泌功能不全，导致脂肪消化不良，造成大量的脂肪类物质从大便中排出。

（三）营养原则

胰腺癌患者营养不良甚至恶病质发病率相当高，营养不良是胰腺癌患者术后预后不良以及放化疗后副作用增加的主要危险因素。为了预防或减轻恶病质，必须对胰腺癌患者进行营养干预。专家共识建议营养干预或营养治疗应在患者已存在营养风险，还没达到营养不良时尽早开始。

胰腺癌患者静息能量消耗（REE）较普通人高，但是由于患者一般活动水平下降，所以总能量消耗（TEE）并没有明显增加，建议卧床患者83.6～104.5kJ/(kg·d)、活动患者104.5～125.5kJ/(kg·d)作为目标推荐量。

肿瘤患者对于蛋白质的需要量是增加的，《中国肿瘤营养治疗指南》推荐蛋白质供给量最少为1g/(kg·d)，轻、中度营养不良肿瘤患者蛋白质应增加至1.5g/(kg·d)，重度营养不良、恶病质肿瘤患者短期内应该达到1.8～2g/(kg·d)。

（四）营养治疗

胰腺癌患者营养不良甚至恶病质高发，应对其进行规范化营养支持治疗。胰腺癌患者应该遵循营养不良的规范治疗——五阶梯治疗原则：首先选择营养教育，然后依次向上晋级选择ONS、完全肠内营养（TEN）、部分肠外营养（PPN）、全肠外营养（TPN）。

1.治疗膳食

对于胰腺癌高风险人群，营养预防措施主要包括：减少高脂、高胆固醇饮食，避免肥胖。有研究表明，高脂饮食与胰腺癌密切相关，大量高脂、高胆固醇饮食导致的过度肥胖可能增加胰腺癌发病的危险。多食用十字花科蔬菜如卷心菜、菜花等与胰腺癌呈负相关。通过摄入富含蔬菜、水果的饮食可预防33%～50%的胰腺癌病例。避免不良的生活习惯，如吸烟、饮酒等。对于手术和放化疗的胰腺癌患者，通常由于胰腺外分泌功能不全、厌食症、放化疗副反应、饮食误区等导致进食不足。此时，应通过症状控制及饮食调理增加食物摄入量，减少体重丢失，进而提高患者生活质量，甚至延长患者生存期。建议选择清淡、细软饮食，避免油腻、辛辣等刺激性食物。少食多餐，每天6~8餐，定时定量，避免过度饱胀或空腹太久。避免食用产气、粗糙多纤维的食物，如豆类、洋葱、马铃薯、牛奶及碳酸饮料等。补充外源性胰酶可以缓解胰腺外分泌功能不全引起的腹泻和消化不良；厌食症的治疗包括给予患者孕激素、ω-3脂肪酸、维生素B_1等；此外，给予消化酶、促胃肠动力药、止吐药等改善消化不良，给予止疼药缓解疼痛，给予抗焦虑药缓解焦虑等。

2.肠内营养（EN）

对于经营养教育、饮食调理后依然不能满足60%目标能量需求，持续3~5d的胰腺癌患者，应考虑肠内营养。肠内营养途径分为口服营养补充（ONS）和管饲营养支持治疗。ONS是肠内营养的首选，是最安全、符合生理的肠内营养支持方式。如ONS补充不能或持续不足，则应考虑进行管饲营养支持。整蛋白型营养制剂适用于多数胰腺癌患者，短肽和氨基酸型制剂虽利于吸收，但是因其渗透压较高，腹泻严重者应慎用。研究表明，肠内营养可增加患者能量摄入，改善营养状况，同时还能减少并发症、住院时间和化疗副反应。

3.肠外营养（PN）

出现如严重恶心、呕吐、顽固性腹泻、肠梗阻、消化道活动性大出血等肠内营养禁忌证，胰腺切除术后围手术期，不能耐受全肠内营养、胃肠功能不全的胰腺癌患者可给予肠外营养。可采用83.6~104.5kJ/（kg·d）计算肠外营养非蛋白质能量，对于非荷瘤患者碳水化合物：脂肪供能比70：30，对于荷瘤患者碳水化合物：脂肪供能比为（40~60）:（60~40）。但是，因为肠内营养可以防止肠黏膜萎缩和细菌移位，一般不建议常规使用肠外营养，而应将肠内营养作为胰腺癌患者的一线营养治疗方法。胰腺癌患者本身或由于肿瘤引起的机体炎症状态导致机体代谢改变和免疫力下降，有研究报道，含有多种免疫营养素（ω-3多不饱和脂肪酸、核苷酸、精氨酸、谷氨酰胺、维生素C和E等）的营养制剂不仅可以改善肿瘤患者的食欲，增加口服摄入量，还可以减少术后围手术期并发症，缩短住院时间。

四、食管癌的营养支持治疗

（一）概述

食管癌是最常见的恶性消化道肿瘤之一。我国食管癌发病虽有明显的地区差异，但食管癌的病死率均较高。在中国，近年来食管癌的发病率有所下降，但死亡率一直位居第四位，发病率及死亡率分别列全部恶性肿瘤的第六和第四位。因此，食管癌一直是威胁我国居民健康的主要恶性肿瘤。如出现吞咽食物时有哽噎感、异物感、胸骨后疼痛，或明显的吞咽困难等，考虑有食管癌的可能，应进一步检查。早期食管癌的症状一般不明显，常表现为反复出现的吞咽食物时有异物感或哽噎感，或胸骨后疼痛。一旦上述症状持续出现或吞咽食物有明显的吞咽哽噎感或困难时提示食管癌已为中晚期。当患者出现胸痛、咳嗽、发热等，应考虑有食管穿孔的可能。当患者出现声音嘶哑、吞咽梗阻、明显消瘦、锁骨上淋巴结肿大或呼吸困难时常提示为食管癌晚期。

食管癌的主要治疗方法包括手术治疗、放射治疗、化学治疗和内镜治疗。目前食管癌的治疗仍是以手术为主的综合治疗。对食管癌的治疗应在分期后由外科、放射治疗科、化疗科和内镜科等多学科联合讨论会诊后提出个体化综合治疗方案。

（二）食管癌与营养不良

食管癌患者因不能正常进食及肿瘤本身的消耗，常出现营养不良；手术创伤和应激所引起的高分解代谢状态及放化疗治疗过程中出现的并发症又加剧食管癌患者营养不良的发生。食管癌病人的营养不良广泛存在，其发生率可达60%~85%。食管癌患者营养不良的发生，不仅损伤机体组织、器官的生理功能，且可增加手术的危险性以及治疗并发症的发生率，限制了手术、放疗和化疗等抗肿瘤治疗措施的有效应用，直接对患者结局产生不利影响。营养不良是食管癌患者预后的独立影响因素。

（三）食管癌患者的营养支持治疗建议

1.营养筛查

可以使用营养风险筛查（NRS 2002）、肿瘤患者整体主观营养评定（PG-SGA）等工具对食管癌患者进行筛查。

2.营养评定

从食管癌患者临床资料中收集相关的资料，如一般状况、饮食情况、身体测量指标和生化指标，肌肉功能测量、人体组成等并对此进行评估。

3.营养支持治疗方法

（1）治疗前

营养支持的目的是提供营养、改善机体状态，纠正治疗前营养不良，保证各项生命指征稳定，使患者机体有可能接受治疗。如患者无营养风险或营养不良，无吞咽困难或吞咽哽噎感不严重，经口能进普通饮食，应维持患者基本正常的饮食摄入，给予细嫩的普通饮食或半流饮食，一般无须提供额外的营养治疗。

如患者无营养风险或营养不良，有吞咽困难或吞咽哽噎感严重，经口能进半流质，应维持患者基本正常的饮食摄入，给予细嫩的半流饮食，一般无须提供额外的营养治疗。

如患者有营养风险或营养不良，无吞咽困难或吞咽哽噎感不严重，经口能进普通饮食，应维持患者基本正常的饮食摄入，给予细嫩的普通饮食或半流饮食，如经口进食饮食依然不能满足患者营养需要，可予口服营养补充（ONS）。

如患者有营养风险或营养不良，有吞咽困难或吞咽哽噎感严重，经口仅能进流质，应给予高能量密度流质饮食和口服营养补充（ONS），如经口进食不能满足患者营养需要，可予建立肠内营养支持途径，经管予肠内营养。

不管患者是否存在营养风险或营养不良，如患者吞咽困难严重并存在进食后呕吐；经口进食量极少；或进食时存在呛咳和/或误吞；或患者有食管穿孔或瘘，应尽早积极建立营养支持途径，经管予肠内营养。

需行手术治疗的患者，若合并下列情况之一：6个月内体重丢失10%～15%，或体质指数（BMI）<18.5kg/m²，或主观全面评定（SGA）达到C级，或无肝功能不全患者的血清白蛋白<30g/L，营养治疗可以改善患者的临床结局（降低感染率，缩短住院时间）。这些患者应在术前给予肠内营养治疗10～14d，即使手术因此而推迟也是值得的。

（2）治疗中

减少患者在治疗期间因经口摄入减少而导致的饥饿，使病人如期、按计划、最少的并发症完成治疗，或在治疗期间尽管有某些严重并发症时仍能按计划完成治疗。

内镜治疗：一般按治疗后的医嘱执行，尽快恢复至治疗前的饮食。

外科手术：食管癌病人由于大多数在手术前已存在营养不良，而且手术创伤大，手术时间较长，术后的营养支持就显得尤为突出，外科术后的营养支持对于机体的恢复具有重要的意义。外科术后的营养支持首选经管的肠内营养。管饲途径根据病情需要及术者喜好，在术中经鼻放置营养管，导管远端可放置在十二指肠或空肠中，或空肠造瘘术。如经管的肠内营养不能满足患者需要时可考虑予肠外营养补充。

放射治疗、同期放化疗、化学治疗及免疫治疗：放化疗期间因患者会产生不同程度的放疗反应，如放射性食管炎、食欲不振、反酸等，造成患者营养不良进一步加重。营养支持治疗可以明显改善患者的营养不良状态，有利于提高放化疗的完成率，进而提高肿瘤控制率；还能帮助患者尽快度过不良反应恢复期，缩短肿瘤治疗间歇期。

如患者无营养风险或营养不良，无吞咽困难或吞咽哽噎感不严重，经口能进普通饮食，应维持患者基本正常的饮食摄入，给予细嫩的普通饮食或半流饮食，一般无须提供额外的营养治疗。

如患者无营养风险或营养不良，有吞咽困难或吞咽哽噎感严重，经口能进半流质；或患者有营养风险或营养不良，无吞咽困难或吞咽哽噎感不严重，经口能进普通饮食，应维持患者基本正常的饮食摄入，给予细嫩的普通饮食或半流饮食，如经口进食饮食依然不能满足患者营养需要，可予口服营养补充（ONS）。

以下方法有助于食管癌患者克服治疗中的并发症：定时定量进食，少量多餐，每天分5～6餐进食；进食的环境应轻松愉快，并且进食时不要急匆匆进食，应有足够的时间轻松进食；少量多餐能令患者更好地耐受。

如有吞咽困难：调整食物的黏稠度；细软多汁的食物；液体或糊状的食物；充分切碎的食物；小份额食物方便患者吞咽和预防疲劳（疲劳会增加吞咽困难和增加误吞的风险）；高能量高蛋白的肠内营养制剂；进食时同时饮水；保证患者进食时的正确坐姿能方便食物的吞咽；避免食物积累在口腔；进食流质有困难时可用黏稠剂或乳脂改变流质的稠度；进食固体食物有困难，应使食物细嫩容易吞咽。

如有厌食：定时定量；少量多餐，多调换口味花样，放松心情；饮食应营养丰富，小份额，方便患者随时食用；适当的运动；高能量高蛋白的肠内营养制剂；食欲刺激的药物治疗。

如有恶心呕吐：首先要排除有否食管肿瘤堵塞或术后食管胃吻合口狭窄的因素所致，以下做法有助于缓解患者的症状。没有气味和容易消化的食物容易接受；干、咸、清淡和低脂饮食容易接受；避免热冷混合的食物；缓慢少量进食，避免进餐时摄入液体，避免空腹；限制餐前运动和进食后马上躺倒；应当饮用足够的液体，注意水分及电解质的平衡；避免热和辣的食物和饮料；使用止吐药。

如有味觉和嗅觉的改变：肿瘤通常会降低味蕾对甜、酸的敏感度，增加对苦的敏感；糖或柠檬可加强甜味及酸味，烹调时可采用，并避免食用苦味强的食物，如芥菜等；选用味道浓的食品，如香菇、洋葱等；为增加肉类的接受性，在烹调时可先用少许酒、果汁浸泡或混入其他食物中；经常变换烹调方法，如凉拌色拉，以促进食欲。

如有早饱感：饮食应营养丰富，高能量高蛋白，小份额，方便患者随时食用；食物应高营养价值；避免碳酸饮料；避免高纤维低热量食物；避免高脂食物。

如有腹胀：腹胀既是症状，也是体征。如患者仅有症状，没有体征，患者可以如常定时定量进食。如症状与体征都存在，以下方法对患者有帮助。饮食中避开容易导致胃肠胀气的食物如卷心菜、白菜、花椰菜（椰菜类）、黄瓜、玉米、番薯、洋葱、坚果类、豌豆等整豆及干豆类食物和蘑菇、牛奶、啤酒及含碳酸盐的饮料；正餐中不要喝太多的汤汁和饮料，如要喝，最好在餐前30～60min饮用；少吃甜食，增加运动。

如有腹泻：增加液体摄入补偿丢失，少吃多餐；食用含可溶性纤维的食物，如苹果、香蕉等中的果胶有增稠作用；暂时避免食用含不可溶性纤维的食物，如未成熟的蔬菜和水果、绿豆、椰子奶、咖喱或咖喱粉、菠菜、啤酒或其他含酒精的饮料、牛奶、冰冻饮料、过分油炸的食物、含高浓度香料的食物等；使用益生元和/或益生菌；药物治疗。

如有便秘：由于液体摄入少或缺水、膳食中纤维减少、缺少运动或制动、化疗或药物（止吐药、阿片类药、矿物质中的钙和铁、非甾体类抗炎药和降压药）治疗中的副作用。预防胜于治疗。预防的方法包括：每天25～35g的膳食纤维。每餐有充足的纤维，食用未去麸的粗粮或全谷类食物，番薯、新鲜的水果和蔬菜、咖啡、燕麦、蘑菇和干果等；每天饮8～10杯的液体，特别有效的是水、无咖啡因的茶、李子汁、温热的果汁、柠檬；常规的步行与锻炼。对于营养状况差的患者要注意是否饮食量不足所致。必要时使用药物缓解症状。

如有口腔黏膜炎：进食速度不宜太快；食物不宜太热；维持理想的口腔卫生；食用软滑、切碎、湿润的食物，避免粗硬、辣、酸或煎炸的食物。

如有胃液反流：进食时应坐姿正确；细嚼慢咽；高蛋白低脂肪饮食；避免咖啡因、巧克力、酒精、烟熏和薄荷；必要时使用H_2受体阻断剂和制酸药治疗（如铝碳酸镁片等）。

如有倾倒综合征：少食多餐；干湿食物交替食用；限制摄入精制碳水化合物；缓慢增加每次的进食量。

如有胃潴留：少食多餐；干湿食物交替食用；进食时坐姿要正确；限制高脂食物；必要时使用刺激蠕动和胃排空的药物。

如有食管炎：避免香烟和饮酒；进软食和果汁；避免食用太硬太干的固体食物和能损害口腔黏膜的刺激性食物。

如有食管支架置入：充分切碎的食物；流质或糊状食物；避免高纤维和黏稠的食物；食用高能高蛋白的肠内营养制剂。

增加饮食中热量的方法：在食物中加入糖或低聚糖，也可加于饮料、汤、粥或病人的食物中；将蜂蜜涂抹在面包、馒头和饼干上，或加入牛奶、麦片和粥中；将麦乳精、巧克力或巧克力粉加入饮料、粥或夹在面包、馒头中；选用果干、糖果、冰激凌及其他甜品作为零食；正餐或零食中适当地多选用果仁类，如花生、瓜子、核桃、栗子、松子、莲子等；将花生酱涂抹在面包、馒头、饼干或水果、蔬菜上；选用动物油脂、黄油、人造黄油、奶油等作为烹调用油或涂抹在食物中。

合理的运动：适当的有氧运动、阻抗运动与拉伸运动对患者有利。

如患者有营养风险或营养不良，有吞咽困难或吞咽哽噎感严重，经口仅能进流质，应给予高能量密度流质饮食和口服营养补充（ONS），如经口进食不能满足患者营养需要，可予建立肠内营养支持途径，经管予肠内营养。不管患者是否存在营养风险或营养不良，如患者吞咽困难严重并存在进食后呕吐；经口进食量极少；或进食时存在呛咳和/或误吞；或患者有食管穿孔或瘘，应尽早积极建立营养支持途径，经管予肠内营养。

管饲途径分为两大类：一是无创置管途径，主要是指经鼻放置导管，根据病情需要，将导管远端可放置在胃、十二指肠或空肠中；二是有创置管途径，包括内镜诱导下的造瘘和外科（包括微创）手术下的各类造瘘技术。经鼻置管是最常用的肠内营养管饲途径，具有无创、简便、经济等优点，其缺点是可能导致鼻咽部刺激、溃疡形成、出血、导管脱出或堵塞、吸入性肺炎等并发症。鼻饲管主要用于短期喂养患者（一般短于4周），肠内营养时间超过4周的患者，可以考虑行经皮内镜下胃造瘘术（PEG）或空肠造瘘术（PEJ）。PEG/PEJ创伤小，可置管数月至数年，满足长期喂养的需求。

部分食管癌患者，肿瘤堵塞食管腔导致鼻饲管或PEG/PEJ无法安置时，可采取手术行胃或空肠造瘘术。一般地，如进行术前新辅助治疗的食管癌患者，建议经鼻置营养管的方式建立途径，而不采取造瘘的方法建立肠内营养支持途径。如经管的肠内营养不能满足患者需要时可考虑予肠外营养补充。

（3）治疗后

及时发现与处理导致食管癌治疗后营养不良的各种因素，使患者在治疗后有较好的生活质量。治疗结束后，如患者在治疗中已建立肠内营养途径，建议暂不拔除肠内营养管，待患者经口进食能满足机体需要后，再拔除营养管。期间患者可以采取经口进食联合管饲的方法给予充足的营养。如患者仍有/无营养风险或营养不良，经口仅能进流质或半流，应给予高能量密度的流质或半流饮食，如经口进食不能满足患者营养需要时给予口服营养补充（ONS）。如患者有/无营养风险或营养不良，经口能进普通饮食，应维持患者基本正常的饮食摄入，给予细嫩的普通饮食，如经口进食饮食不能满足患者营养需要，可予口服营养补充（ONS）。

治疗后的患者不管是否存在营养风险或营养不良，如患者出现吞咽哽噎感加重，存在进食后呕吐、腹泻、经口进食量极少，或进食时存在呛咳和/或误吞，应细心诊查患者，排除导致症状体征出现的因素，如暂时不能纠正患者的症状，应考虑予积极的营养支持。

五、肝癌的营养支持治疗

（一）背景

原发性肝癌（以下简称"肝癌"）是起源于肝细胞或肝内胆管上皮细胞的恶性肿瘤，是严重威胁人类生命健康的主要恶性肿瘤之一。据最新的全球癌症统计报告，肝癌是全球第六大常见癌症和第四大癌症死因。肝癌起病隐匿，早期症状不明显，大部分患者就诊时已为中晚期。肝癌本身和肝癌治疗都会恶化患者的营养状况，此外肝癌患者很多同时合并有慢性肝炎或肝硬化等基础肝病，因此肝癌患者极易出现营养不良。近期调查发现，肝癌患者营养不良的发生率高达73%。营养不良是肝癌预后的独立危险因素，不仅降低肝癌患者对手术及放化疗的耐受性和治疗效果、降低患者的生活质量，而且增加手术患者术后并发症和放化疗不良反应的发生率、延长住院时间、增加死亡风险。据估计，10%~20%的恶性肿瘤患者直接死于营养不良而非肿瘤本身，而良好的营养支持能够改善肝癌患者的肝功能、降低营养不良发生率、提高生活质量和延长生存期。因此，科学合理的营养支持是肝癌治疗必不可少的组成部分。

（二）肝癌患者营养不良的原因

肝癌患者因多种原因导致营养物质摄入不足、消化吸收障碍、代谢异常、消耗和需求增加而易出现营养不良。

1.肝细胞受损

肝癌患者多合并有慢性肝炎或肝硬化，肝细胞大量受损，肝脏储备功能低下。而肝脏储备功能低下可造成糖代谢、脂代谢、蛋白质和氨基酸代谢等异常，导致胆汁分泌减少、肝脏解毒功能低下、凝血功能异常和免疫功能低下等。

2.食欲减退

恶心、厌食、巨块型肝癌或胸腹水压迫消化道、长期卧床、缺乏锻炼、压抑、焦虑、癌痛等因素都会影响肝癌患者的食欲和进食习惯。

3.肿瘤引起机体代谢异常

肝癌患者的能量消耗和代谢率显著增高。肿瘤生长需要消耗大量的葡萄糖、脂肪酸和氨基酸等营养物质，引起机体各方面代谢的大幅改变。

4.抗肿瘤治疗

肝切除和肝移植手术创伤大、术中失血多，患者术后应激反应引起机体分解代谢增加，加重肝脏负担，引起不同程度的营养不良。放化疗在杀伤肿瘤细胞的同时也会损伤机体正常的细胞，而修复组织细胞需要大量的营养物质，增加机体代谢负担；此外，放化疗还会导致一系列消化道副反应，如厌食、恶心、呕吐、饱胀、口腔炎、肠麻痹、消化道糜烂等，影响营养物质的摄入、消化和吸收。

（三）肝癌患者的营养代谢特点

肝脏是人体营养物质代谢的中枢器官。当肝脏癌变时，营养物质的代谢将会出现异常。

1.糖代谢

肝癌患者肝脏合成和储存肝糖原的能力减弱，出现葡萄糖耐量降低，甚至低血糖现象。糖酵解增加，产生大量乳酸，再通过糖异生作用生成葡萄糖，为肝癌细胞供能。此外，肝脏分解胰岛素的能力下降，不能及时将摄入的葡萄糖合成为肝糖原，进食大量碳水化合物后，可发生持续性高血糖，出现肝源性糖尿病。

2.蛋白质和氨基酸代谢

肝癌患者脱氨基和转氨基作用受到抑制，白蛋白、纤维蛋白原、凝血酶原及多种其他血浆蛋白质的合成和转化发生障碍，出现低蛋白血症、水肿、腹水、凝血功能异常等。此外，患者的血浆支链氨基酸水平下降，芳香族氨基酸水平升高，可引发肝性脑病。肝癌细胞还会分解机体蛋白并在肝脏中合成肿瘤相关蛋白和急性反应蛋白，骨骼肌蛋白分解增加，机体呈负氮平衡状态，引起骨骼肌萎缩。

3.脂代谢

肝功能异常时，肝细胞无法正常合成甘油三酯、胆固醇及载脂蛋白，脂蛋白无法正常的代谢和转运，造成脂代谢异常。肝癌患者的内源性脂肪水解增强，外源性甘油三酯水解减弱，甘油三酯转化率增加，血浆游离脂肪酸浓度升高，脂肪分解导致体脂储存下降、体重丢失。

4.维生素和微量元素代谢

肝癌患者合并肝功能异常会导致多种维生素和微量元素的缺乏。胆汁淤积和胆汁酸分泌减少会导致脂肪吸收障碍，从而影响到维生素A、D、E、K等脂溶性维生素的吸收。而维生素和微量元素缺乏，会造成机体能量和物质代谢途径中关键酶的数量和活性下降。

（四）肝癌患者的营养筛查和评估

住院接受各种治疗的肝癌患者，建议在治疗前进行常规营养筛查，对有营养不良或营养风险的患者进行营养评定，以判断营养不良的类型及程度，有营养不良的患者应给予营养支持治疗。监测进行营养干预患者的营养状态以评估营养干预疗效。肝癌治疗后应动态观察营养状态。

1.营养筛查

营养风险筛查工具2002（NRS 2002）适用于肝癌患者的营养筛查，具有较高的敏感性，但因包含体质指数（BMI），不适宜无法站立、合并肝性脑病或腹水的肝癌患者。BMI是最直接、最简单的营养筛查指标，因易受水钠潴留影响不宜作为独立筛查手段用于肝癌患者。

2.营养评估

患者主观整体评估（PG-SGA）是肝癌患者营养不良的敏感评估工具，能够快速识别营养不良的程度。

3.综合测定

上臂肌围、肱三头肌皮褶厚度、手握力是反应患者肌肉及脂肪储备的敏感指标，不受水钠潴留的影响，适用于所有肝病及肝癌患者，但合并意识障碍或肝性脑病的患者不宜测量手握力。肌酐–身高指数（24h尿肌酐与身高的比值）可准确反映蛋白质的摄入量能否满足机体的需要以及体内蛋白合成和分解代谢状态，且不受水钠潴留的影响，在肾功能正常且无特殊感染情况下，是肝癌患者营养评价的敏感指标。生物电阻抗分析和第三腰椎（L$_3$）骨骼肌指数能够精确反映肝癌患者营养状况，但易受设备、条件限制，不利于临床大范围使用。

综上所述，NRS 2002、PG-SGA是肝癌患者首选的营养筛查手段和评价工具，结合上臂肌围、肱三头肌皮褶厚度、手握力、生物电阻抗分析、L$_3$骨骼肌指数等指标综合测定，可以准确评定肝癌患者的营养状态。

（五）肝癌患者营养支持目的和目标

肝癌患者营养支持治疗的目的是通过恰当有效的营养干预，改善患者营养状态和肝功能，增强对手术或其他治疗的耐受能力，减少治疗过程中的并发症，提高生活质量，延长存活时间。营养支持的首要和基本目标仍然是摄入目标量的能量和蛋白质等营养素。稳定期肝癌患者建议能量摄入125.5～146.3kJ/(kg·d)或1.3倍静息能量消耗（REE），蛋白质摄入1.2～1.5g/(kg·d)以满足代谢需求。进展期肝癌患者酌情调整。

（六）肝癌患者接受治疗期间营养支持要点

肝癌进展及肝癌治疗常导致肝功能进一步恶化，进而出现或加重营养不良，营养不良进一步影响肝癌患者预后，从而形成恶性循环。不同肝癌患者接受营养支持治疗有各自的特点。

1.接受肝癌切除术治疗患者的营养支持

肝癌患者通常肝功能和免疫功能低下，手术对肝脏的损伤及应激反应将进一步加重患者的肝脏负担。术前存在营养不良或肌少症将增加肝癌切除手术患者的病死率。大量临床研究表明，存在中、重度营养不良的大手术患者，术前10～14d接受营养治疗能降低手术并发症的发生率；而对无营养不良、轻度营养不良或术后7d内可获取足量肠内营养的患者，术前肠外营养治疗并无明显益处。

对于接受手术治疗的肝癌患者，建议术前及术后常规评定营养状态，并遵循快速康复外科方案，包括避免术前长时间禁食、术后尽早进食进水等措施。首选经口进食，术后早期经口摄入营养素不足时，可酌情给予管饲肠内营养支持。肠内营养接近人正常生理营养方式，患者易于接受，并可有效维持肠黏膜细胞结构与功能的完整性，增强肠道的机械和免疫屏障功能，防止内毒素血症及肠道菌群移位，预防肠源性感染，增加肝血流量，促进肝功能恢复。不宜肠内营养或肠内营养不能满足需求时可通过肠外营养补充，避免单纯输入葡萄糖。应选择不过度加重肝脏负担、促进蛋白合成、纠正蛋白质-能量营养不良的营养物质。脂肪乳剂应采用中长链脂肪乳剂，氨基酸应选择高支链氨基酸。在补充能量的同时也需注意补充维生素和微量元素。

2.接受经导管肝动脉化疗栓塞术（TACE）或局部消融治疗的肝癌患者的营养支持

营养支持治疗目的是改善患者营养状态和肝功能，提高对可能的多次治疗的耐受性，提高生活质量，延长生存时间。密切监测患者的营养状态，如存在营养不良或因营养不良而影响TACE或局部消融治疗时，应该积极进行营养支持，营养支持的方案、途径可以参照上述围手术期营养支持。此外，夜间加餐或长期应用富含BCAA营养制剂，可以促进射频消融治疗或TACE治疗后患者肝功能恢复。

3.接受有明显胃肠道反应的化疗药物、靶向药物治疗的肝癌患者的营养支持

这部分患者由于胃肠道反应，可加重营养不良，营养不良进一步影响肝功能及对治疗的耐受性，导致预后不良。伴有营养不良的肝癌患者接受索拉非尼等靶向药物治疗后，病死率高于营养状态良好的患者。因此，建议对准备或正在应用化疗药物或靶向药物治疗的肝癌患者密切监测营养状态，有营养不良的患者或胃肠道反应明显、饮食摄入减少的患者，应给予营养支持治疗。肠

内营养是首选的营养治疗方式，对于消化道梗阻患者、出现胃肠道黏膜损伤、严重呕吐或者有严重放射性肠炎不能耐受肠内营养的患者，推荐使用肠外营养。

4.肝癌维持治疗患者的营养支持

肝癌终末期，尤其是临终前患者，常处于极度低代谢状态。正常能量和液体等物质的输入有可能进一步加重代谢负担，患者在生活质量和疾病转归获益均非常有限。因此，营养支持的目标是在充分考虑患者疾病状态、治疗意愿及家属理解情况下，选择患者在生理和心理上最为舒适的进食或干预方式。

六、血液淋巴肿瘤的营养支持治疗

（一）概述

血液淋巴肿瘤是指起源于淋巴结和淋巴组织的肿瘤，是免疫系统的恶性肿瘤，其本质就是淋巴组织中的细胞在增殖过程中，不受控制地随意生长，形成不同肿块，多属恶性肿瘤。一般包括急性淋巴细胞型白血病，慢性髓细胞白血病，慢性淋巴细胞白血病和淋巴瘤。其中，白血病是一类造血干细胞的恶性克隆性疾病，因白血病细胞的自我更新增强、增殖失控、分化障碍、凋亡受阻而停滞在细胞发育的不同阶段。在骨髓和其他造血组织中，白血病细胞大量增生积累，使得正常造血受抑制，患者易出现贫血、出血和发热。淋巴瘤起源于淋巴结和淋巴组织，其发生大多与免疫应答过程中淋巴细胞增殖分化产生的某种免疫细胞恶变有关，是免疫系统的恶性肿瘤。

（二）营养代谢特点

1.能量和蛋白质消耗增加

急性白血病为严重消耗性疾病，常伴有高热，特别是化疗、放疗的副作用导致患者肠道黏膜损害，致使消化吸收功能受损，进一步加剧了营养不良风险。而慢性髓细胞白血病、慢性淋巴细胞白血病和淋巴瘤患者多在体检或治疗其他疾病时被发现，早期患者多伴有食欲减退、消瘦、发热和盗汗等症状，甚至恶液质。患者处于疾病慢性消耗之中，诊断时常已存在营养不良或高营养风险。

2.易发生高尿酸血症

由于白血病细胞的大量破坏，特别是在化疗时，血清和尿中尿酸浓度显著增高，严重者甚至出现高尿酸肾病。

3.化疗导致机体营养状态改变

化疗是血液淋巴肿瘤的基本治疗手段。化疗会干扰机体细胞的代谢和DNA的合成。许多化疗药物可以刺激化学感受器触发区，导致患者恶心、呕吐、味觉改变及习惯性厌食。此外，消化道黏膜细胞更新较快，对化疗敏感，容易发生化疗后肠炎、溃疡及吸收功能下降。这些将导致患者对营养物质的摄入和消化吸收下降，营养风险增加。

（三）营养支持治疗

1.能量

血液淋巴肿瘤患者REE升高，但考虑到体力活动情况的下降，患者TEE并未较普通人显著增加。因此，血液淋巴肿瘤患者能量需求与健康人基本一致。如能实施间接能量测定，推荐使用间接能量测定法进行个体化能量需求评估。如不能进行测定，可按104.5～125.5kJ/(kg·d) 给予能量供给。对于患有白血病患者儿童，可按照：1000+年龄（岁）×(292.6～418)kJ/d进行计算，设定能量目标量。血液淋巴瘤患者进展期常伴有高热，体温的升高会导致REE升高，平均体温每升高1℃，REE平均增加约15%。然而，体温导致的能量消耗增加，常为一过性或暂时的，是否需要增加能量供给，应结合患者病情、BMI、营养不良评定结果等因素综合判断。部分慢性髓细胞白血病、慢性淋巴细胞白血病和淋巴瘤患者诊断时已存在营养不良。如患者存在重度营养不良，制定能量目标时需考虑预防再喂养综合征，能量目标在早期可设置为41.8～62.7kJ/(kg·d)，耐受后再逐渐缓慢增加至目标量。

2. 蛋白质

血液淋巴肿瘤患者蛋白摄入推荐量为1.0～1.5g/(kg·d)，蛋白质摄入量的增加有利于患者肌肉蛋白的合成，改善预后。如处于疾病进展期，可提高至1.5～2.0g/(kg·d)。存在慢性疾病的老年患者，推荐摄入量为1.2～1.5g/(kg·d)。肾功能正常的患者，可摄入2g/(kg·d)或更高的蛋白质量；而对于存在慢性肾脏病的患者，蛋白质的摄入量最好不要超过1.2g/(kg·d)。

3. 脂肪

若患者处于化疗后缓解期，肠道功能稳定，可参照一般肿瘤患者代谢特点，增加脂肪摄入，脂肪供能比可达50%，可适当增加橄榄油摄入量。橄榄油含n-6多不饱和脂肪比例仅为20%，而富含油酸和维生素E，适当增加橄榄油摄入量，有利于平衡大豆油、花生油等脂肪中n-6多不饱和脂肪酸诱导的炎性反应和免疫抑制。此外，血液淋巴肿瘤基本的治疗方式为化疗，化疗会增加机体氧自由基的形成并削弱机体的抗氧化能力。而橄榄油中富含的维生素E对于防止过度脂质氧化起着重要作用。如患者处于疾病进展期或化疗期，患者消化道黏膜存在损害，经口膳食或口服营养补充，需适当降低脂肪摄入，待肠道功能恢复后再提高脂肪供能比例。

4. 葡萄糖

葡萄糖供能可部分由脂肪代替。对于肿瘤患者而言，机体对内源性和外源性葡萄糖的利用率均不高。静脉输注葡萄糖会引起水电解质代谢紊乱，因此在条件允许的情况下，可适当降低葡萄糖的供给量。

5. 维生素和微量元素

血液淋巴肿瘤急性期或进展期常伴有高热，机体能量消耗显著增加，物质代谢过程中大量消耗维生素和微量元素。而由于疾病本身或化疗影响，患者肠道功能下降，进食减少，容易发生维生素和微量元素的缺乏。建议患者每日维生素和微量元素摄入量至少达到RDA推荐摄入量。对于白血病患者，由于正常造血功能受到抑制，为改善造血功能，可适当增加叶酸、维生素B_{12}、维生素C、铁、铜等维生素和微量元素摄入量，保证正常血细胞分化所需营养，改善贫血。对于入院时已存在重度营养不良患者，开始营养治疗时，应适当提高水溶性维生素摄入量，尤其是维生素B_1和维生素B_2。

6. 水和电解质

血液淋巴肿瘤患者电解质需求与普通人基本一致，但需注意患者因食欲减退、发热和盗汗所导致的电解质摄入减少和丢失增多，应注意维持电解质平衡。ESPEN指南指出，肿瘤患者一日水的总摄入量应当低于30mL/(kg·d)。但考虑到实际情况，可按照"量出为入"和"按缺补入"两个原则，使得每日尿量维持在1000～1500mL。对于出现恶液质的血液肿瘤患者，每日水的摄入应严格限制。

7. 高尿酸血症的预防

急性白血病患者由于化疗时白血病细胞的大量破坏，血清和尿中尿酸浓度显著增高，出现高尿酸血症，严重者可致高尿酸肾病。建议急性白血病患者化疗时，可行低嘌呤饮食。蛋白质来源优先选用低嘌呤的奶类和蛋类，避免肉汤、海鲜和动物内脏等高嘌呤食物。增加蔬菜摄入量，有利于尿酸的排出。在医生允许的范围内，尽可能多的喝水，促进尿酸排泄。

8.运动

ESPEN指南推荐肿瘤患者均应进行积极的运动。运动处方可参照健康人推荐量进行,可为中等体力活动至少30min(最好能够45~60min),每周3次以上。尽管推荐证据的等级为低,但是,积极的体力活动能够改善肌肉组织的流失,改善胰岛素抵抗和炎症反应,已有许多研究表明积极的体力活动能够减少部分类型肿瘤的复发和延长患者生存期。

(四)营养支持治疗方式

1.无菌膳食

出于对血液淋巴肿瘤治疗中的高剂量化疗和疾病本身所致的免疫功能下降容易发生食源性感染的考虑,对于接受高剂量化疗和骨髓干细胞移植的患者,既往曾采取为这类患者供应无菌性饮食。然而,对于进食无菌性饮食的时间和效果,尚缺乏大样本的研究。一般认为,对于接受骨髓移植的患者,可按照一般饮食进行管理。但是,对于为这类患者提供的饮食,应当严格遵守食品加工卫生准则,保证食物安全。

2.口服营养补充

血液淋巴肿瘤患者接受化疗后,常存在肠道黏膜受损、恶心、呕吐、食欲不振,存在营养不良风险。对于这类患者,如经营养咨询后,仍然不能改善饮食摄入量,推荐患者行口服营养补充,以改善患者的营养状况。口服营养补充常常不能达到营养治疗的目的,但能改善患者的热量摄入,缓解患者及其家属的心理压力。

3.肠内营养

如患者能够接受,对于存在营养不良而不能通过口服营养补充改善的患者,开展肠内营养效果最好。即使患者因化疗导致胃肠道功能受损,合理选择制剂和输注方式,仍能取得良好的效果。在化疗时,给予肠内营养支持,可以维持或增加患者体重。

4.肠外营养

如患者存在营养不良,而有肠内营养禁忌证或预计7d以上禁食者,可改行肠外营养治疗。短期肠外营养患者易于耐受且效果良好,有利于患者肠道功能的恢复和纠正营养不良。需要注意的是,目前ESPEN指南暂不推荐对血液淋巴肿瘤患者补充谷氨酰胺,包括口服和静脉补充,尤其是骨髓干细胞移植患者,尚没有充足的证据支持补充谷氨酰胺可以改善化疗引起的肠炎、腹泻,及改善预后,反而有可能促进肿瘤的转移。

七、肺癌的营养支持治疗

(一)饮食、营养素与肺癌

针对营养、饮食与肺癌的关系,国内外已开展了大量流行病学研究,目前令人信服的证据是增加新鲜蔬菜和水果的摄入量可降低肺癌风险,可能是与其富含维生素C、维生素E、硒及其他植物化合物有关。上海市区女性非吸烟者肺癌的病例对照研究结果表明,蔬菜、水果、维生素C的摄入量与肺癌的发生呈负相关。另一个上海地区男性队列研究发现,尿内检出异硫氰酸盐(ITCs)者的肺癌相对危险度为0.66(95% CI:0.4~0.99),ITCs可能是保护性因素。ITCs的主要来源为十字花科蔬菜,如卷心菜、洋葱、西蓝花等,同时有饮茶习惯者肺癌风险亦低。但吸烟是肺癌的超强危险因素,对于吸烟者,摄入高剂量的β-胡萝卜素和/或维生素A营养补充剂反而会增加(不降低)肺癌的风险。膳食总脂肪、饱和脂肪酸和胆固醇高及过度饮酒则可能增加肺癌风险。

(二)肺癌患者治疗期的营养支持

每个肺癌(LC)患者的营养需求量不同,需要针对病情状况进行评估。半数患者有营养不良状况，同时发现治疗前给予营养充足的均衡饮食可增加患者对于化疗、放疗的耐受力，减少不良反应。

1.营养支持的重要性

研究报道，新诊断的LC患者中，其5年生存期估计为5%～16%。营养不良被认为是降低LC患者生活质量、预后和生存的关键因素，在诊断时，至少有45%的患者存在营养不良，并且这一比例随着疾病的进展而增加。影响营养状况的主要因素有厌食、消化不良和恶病质（与癌症相关的炎症反应所致的肌肉质量丢失）。超过一半晚期LC患者有厌食症，故需尽早开展个体化的营养筛查，营养评估（膳食调查、人体测量、实验室指标），计算患者能量需求。肺癌患者味觉改变，而味觉障碍阻碍了患者的进食乐趣，从而影响其营养状况，及时选择口味温和、温度较低或较冷的食品。调整正常饮食仍不能纠正营养状况的患者予ONS或管饲饮食。

营养支持可改善肺癌患者的临床结局。依据中国抗癌协会专家共识和中华医学会肠外肠内营养学分会指南，营养支持的推荐意见如下：

（1）无论根治手术还是姑息手术，患者均应按照加速康复外科（ERAS）原则和流程实施围手术期的营养支持。在手术前后尽早经口流质饮食或给予ONS。

（2）化疗患者不推荐常规给予营养治疗。但对于存在营养风险和营养不良患者可进行营养治疗，首选肠内营养（口服或管饲）。

（3）放疗患者若存在营养不良和具有潜在营养风险，推荐首选肠内营养（口服或管饲）。尤其是放疗导致口腔和食道黏膜炎者，首选胃造瘘（PEG）。

（4）放疗后有严重胃肠道黏膜炎不能耐EN且需营养治疗患者，推荐PN。

2.营养支持方案

（1）能量：目标需要量按照间接测热法测定实际机体静息能量消耗，无条件测定时可按照104.5～125.5kJ/（kg·d）提供。

（2）蛋白质：外源性蛋白质能促进患者肌肉蛋白质合成代谢，纠正负氮平衡，修复损伤组织。含氨基酸的肠外营养支持可提高化疗后肺癌患者血清酪氨酸的浓度，500mL/d氨基酸肠外营养液效果更佳。

（3）脂肪：提高能量密度高的营养素脂肪的占热能比。其中鱼油中的二十碳五烯酸（EPA）和二十二碳六烯酸（DHA）（n-3）脂肪酸具有免疫调节作用，数项随机对照试验（RCT）都证实了n-3脂肪酸能增强免疫，改善癌症患者的营养状况。另肿瘤生酮疗法（简言之就是降低碳水化合物占热能比，升高脂肪的热能比）让中链脂肪酸（MCT）进入人们的视线，2016年石汉平教授就动物实验和临床案例做了生酮疗法的综合报道。但由于至今仍未有大规模的RCT报道，再考虑到患者必需脂肪酸和抗炎、抗氧化的需求，目前仍为传统的均衡状态，对碳水化合物占比进行微下调。

综上，肿瘤患者营养支持所需能量应根据患者日常饮食+营养评估结果，给出个体化建议，一般为REE×体温系数×应激系数×活动系数，蛋白质目标推荐量为1.2～2.0g/（kg·d），尤其手术创伤大的患者需求更高，推荐量为1.5～2.0g/（kg·d），来源以乳清蛋白为佳。脂肪占比30%，饱和：单不饱和：多不饱和=（1～2）：1：1，饱和脂肪酸中增加中链脂肪酸（MCT）的占比，多不饱和脂肪酸增加n-3 PUFA含量（2～8g EPA+1～3g DHA）的占比。降低碳水化合物，增加膳食纤维量和微营养素的摄入。针对肿瘤患者，目前市场上肠内、外营养制剂均有含生酮作用强的中链脂肪酸以及强化免疫的n-3 PUFA、精氨酸及谷氨酰胺等营养成分的产品。

（三）肺癌患者不同治疗阶段的饮食营养管理

1.手术治疗

手术是临床治疗的主要干预手段之一，可以最大程度切除肿瘤病灶。但手术对于机体而言也是一种外源性创伤打击，会使患者产生一系列应激反应和术后并发症，加重代谢负担，对于营养的需求亦增加，同时患者消化吸收能力差，综合因素导致营养不良的发生。

术后由于肺气损伤，患者容易引起气短乏力、胸闷自汗等症状，饮食上以补养气血的食物为主，如山药、大枣、桂圆、梨等。另配餐安排尽量做到细、软、烂和营养充足，食物以细软易消化为主，如稀粥、藕粉、菜泥、肉泥、酸奶、蛋羹、肉末粥等，同时避免辛辣刺激的食物。经过一段时间后再逐步过渡到软食或普通膳食。总体来说，为了促进伤口的愈合和病情的好转，应尽早恢复经口饮食，进食情况不佳导致摄入营养不足者，可给予肠内营养（ONS或管饲），但需要在营养师指导下选择肠内营养制剂或特医食品，促进消化、免疫等功能恢复。

2. 放化疗期和间歇期

（1）化疗

肺癌的化疗基本是全身用药，最主要的毒副反应集中在消化系统和造血系统。消化系统受损，主要表现为食欲不振，其次为厌食、恶心、呕吐、腹泻、便秘等。而造血系统受损，表现为三系下降（血白细胞总数、中性粒细胞、血小板及血红蛋白均下降）。针对食欲不佳的策略是给予易消化的食物，软饭、稀饭、面包、馒头、包子、鱼肉、鸡蛋、土豆、果酱等，并且少吃多餐。在化疗间歇期，采用易消化的高热量、高蛋白、高维生素及矿物质、低脂肪的饮食模式，如谷类、蔬果搭配鸡肉、鱼肉、鸡蛋等，同时辅助以健脾养胃的食物，如薏苡仁、扁豆、大枣等。烹调方式以煮、炖、蒸为主，注意食物的色、香、味，也可以用香菇、柠檬等食物调味来刺激食欲。忌食辛辣刺激的食物，避免加重胃肠道负担。值得注意的是非小细胞肺癌患者在服用靶向药物期间不能吃西柚、石榴、阳桃这些水果，因为它们含有柚苷、呋喃香豆素类和类黄酮化合物柑橘素等，能抑制肝脏、肠道系统中CYP3A4酶的活性，从而干扰靶向药的氧化代谢，影响靶向药的疗效。除此之外，产生胃肠道不良反应的患者饮食注意点如下：

① 恶心呕吐者应服用止吐药，待呕吐缓解后再喝水；尝试流质食物；避免太油腻或太甜食物；食用冷藏或温凉食物。严重者可吮食冰块、薄荷糖（如口腔疼痛，可不吃）。无法正常进食者在医生建议下采用静脉点滴葡萄糖、氨基酸、蛋白质等营养物质。同时可通过与朋友或家人聊天、听音乐、看电视来分散注意力，避免接触使患者恶心的气味，如油烟、香烟等。

② 腹泻者应避免进食油腻、刺激性及含粗纤维食物；适度摄取可溶性膳食纤维食物，如燕麦、苹果、香蕉、木耳等；服用益生菌；补充水分及电解质。

③ 便秘者应摄取高膳食纤维食物；摄取足量水分；服用益生菌；服用软便药物；养成散步和如厕的习惯。

（2）放疗

放射治疗是肺癌治疗的重要手段。患者在治疗期间常常会接受胸部、头部等部位的放疗，以控制局部病情，但放疗患者在疾病控制的同时，也会因为放射性食管炎、放射性肺炎或颅内高压而导致食物摄入减少，进一步引起营养状态恶化。由于放疗对正常细胞和癌细胞都有杀伤作用，对身体伤害较大，因此，癌症患者保持放疗顺利进行的前提是必须足够重视饮食营养支持。同时中医又认为放疗会伤及肺阴，引起口干咽燥、咳嗽、皮肤灼痛等症状。因此放疗期应多选择清淡少油腻、无刺激的、滋阴清热解毒的食物，通过肉剁细、蔬果榨汁等形式，促进消化吸收，提高食欲。如生梨汁、鲜藕汁、荸荠汁、胡萝卜汁、芦根汤、赤豆汤、绿豆百合汤、冬瓜汤、西瓜、蜂蜜、银耳羹、皮蛋瘦肉粥、银耳莲子羹、酸奶、龙须面等。同时间歇期应采用煮、炖、蒸等方法，少食多餐，多食鱼、肉、蛋、新鲜蔬果为主的食物。其中滋阴甘凉的食物有番茄、菠菜、枇杷、枸杞、甜橙、罗汉果、香蕉等。若有气血不足现象，则宜补充高蛋白和补气生血的食物，如奶类、牛肉、黄鳝、瘦肉、龙眼、桃仁、莲子、黑芝麻、山药、动物肝脏、大枣等。同时忌食助湿生痰和辛辣的食物，如肥肉、韭菜、辣椒、胡椒、大葱、生姜等。

（3）放化疗导致其他不良反应之饮食应对措施

① 手术、放疗导致的呼吸困难、干咳、咳泡沫痰：应吃化痰止咳的食物，如梨、莲子、百合、白萝卜等。同时放疗后患者津液大伤，应多吃清热、润肺、生津食物，如莲藕、银耳、茼蒿、冬瓜、鱼腥草等。

② 放疗致口腔溃疡：应选择较凉、较软、较细碎或者流质食物；避免酸、辣或过于刺激食物；同时可考虑使用吸管吸吮液体。

③ 放疗致吞咽困难：应调整食物质地，视不同情况予流质、细碎或泥状食物、半流质及软食；利用增稠剂增加食物黏稠度。

④ 放疗也容易引起骨髓抑制，导致白细胞和血小板下降，所以应多吃优质蛋白的食物，如瘦肉、动物肝脏、动物血等。

（四）肺癌康复期饮食

1.饮食原则

每个肺癌患者的营养需求量不同，需要针对病情状况进行评估。半数患者有营养不良状况，给予营养充足的均衡饮食有利于患者的预后。饮食原则如下：

（1）均衡膳食

进食足够量的瘦肉、鱼虾类水产、蛋、奶以补充蛋白质；增加蔬果类、豆类、坚果类和奶制品的摄入以增加钾、钙、镁摄入，尤其绿叶菜；多吃十字花科的植物，如菜花、卷心菜；菌菇类食物，如木耳、香菇，均可以提高机体的免疫力，对抗癌细胞，提高机体免疫力。

（2）定时、定量、少食多餐，适合胃肠功能差的患者

有些患者治疗后味觉会发生改变，在烹调时可以适当使用柠檬、香菇、糖、醋等天然调味品以改善患者的食欲。

（3）多摄入含维生素A、C、E等抗氧化的绿色蔬菜或水果

富含维生素A的食物有红心甜薯、胡萝卜、黄绿蔬菜、蛋黄、黄色水果；富含维生素C的食物有青椒、猕猴桃、柑橘、甘蓝、西红柿等；天然维生素E广泛存在于各种油料种子及植物油中，如麦胚芽、豆类、菠菜、蛋类。

（4）功能性食疗食物举例

有养阴润肺作用的，如苦杏仁、海蜇、百合、荸荠等；有镇咳化痰作用的，如藕、莲子、鸭梨、山药、百合、白木耳、萝卜、橘皮、橘饼、枇杷、海蜇、荸荠、海带、紫菜、冬瓜、丝瓜、芝麻、无花果、罗汉果、橙、柚子等。尤其是梨，能减少放化疗引起的干咳，但胃功能不佳的患者要注意，不要空腹吃梨，最好用梨煮水，在饭后用。

发热者可以选用黄瓜、冬瓜、苦瓜、莴苣、茄子、发菜、百合、苋菜、荠菜、雍菜、马齿苋、西瓜、菠萝、梨、柿、橘、柠檬等。

咯血者则选择青梅、藕、甘蔗、梨、海蜇、海参、莲子、菱、海带、荞麦、黑豆、豆腐、荠菜、牛奶、甲鱼、牡蛎、淡菜等食物。

八、乳腺癌的营养支持治疗

（一）饮食、营养素与乳腺癌

乳腺癌（BC）是乳腺上皮组织的恶性肿瘤，好发于女性患者。由于乳腺并不是维持人体生命

活动的重要器官，所以原位乳腺癌并不致命。然而一旦乳腺癌细胞丧失了正常细胞的特性，细胞间连接松散，易脱落，游离的癌细胞可以随血液或淋巴液播散至全身，危及生命。目前大量前瞻性队列研究已证实饮酒、高脂肪和红肉的摄入会增加乳腺癌的风险，而低脂肪的摄入量会降低乳腺癌风险的结论尚未得到有力的证实，倒是脂肪酸的种类似乎更与乳腺癌相关。反式脂肪酸与乳腺癌风险增加有关；而大量摄入含n-3 PUFA的深海鱼，与大豆异黄酮、β-胡萝卜素、膳食纤维一起可减少乳腺癌的发生风险。一些观察性研究亦发现富含粗粮、深色蔬菜/水果、大豆及其制品、家禽类、鱼类和低脂乳品的膳食模式可以降低发生乳腺癌的风险和乳腺癌的总体死亡率。但叶酸补充剂可能会增加乳腺癌的风险，所以建议通过蔬果和全麦谷物获取叶酸。世界癌症研究基金会/美国癌症研究所（WCRF/AICR）主要推荐富含水果、蔬菜、粗粮和豆制品的膳食模式；美国公共卫生学院倡导成人每天至少喝2.0～3.0杯蔬菜汁、1.5～2.0杯水果汁。目前不推荐膳食补充剂（如多种维生素或叶酸）及未知成分的保健品，禁忌胎盘及其制品。Federica及Lei的研究均证实WCRF/AICR提出的饮食指南的有效性和科学性。尽管较多证据倾向WCRF/AICR推荐的饮食模式，倡导以此作为乳腺癌预防期或恢复期膳食范本。但膳食对乳腺癌的影响追根溯源还是与体重密不可分，一致的观察性研究表明，频度较高的体育锻炼对乳腺癌有益处。所以如果超重或肥胖，可增加或保持中等水平的体育锻炼来抵消饮食不当带来的负面影响。

（二）乳腺癌患者治疗期的营养支持

1.能量和蛋白质

根据身高、体态、应激及营养等情况确定适宜的目标能量。卧床患者83.6～104.5kJ/(kg·d)，活动患者104.5～125.5kJ/(kg·d)，女性、肥胖或老年患者83.6～104.5kJ/(kg·d)等。若患者分类有交叉，则选择较高数值计算目标能量。成人蛋白质的基础需要量为0.8～1.0g/(kg·d)，肿瘤应激状态需要量为1.0～2.0g/(kg·d)。

2.脂肪

46例施行BC改良根治术后行化疗的患者给予卡文（n-3 PUFA）作为静脉营养液治疗7d示，营养治疗可有效遏制化疗所致营养不良加重，减少对免疫功能的损害，增加患者对化疗的耐受性。同时应多补充肿瘤生酮疗法的MCT。但总体高脂肪（长链饱和脂肪酸）对乳腺癌构成威胁，同时过高的脂肪又对胃肠道造成负担，易导致腹泻、腹胀。故暂建议脂肪占比仍为30%，同时提高MCT与n-3 PUFAs的占比，降低长链饱和脂肪酸和n-6 PUFAs的占比。

（三）乳腺癌患者不同治疗阶段的饮食营养管理

1.手术治疗饮食原则

BC患者一般手术会出现失血、术后食欲缺乏、消化吸收功能下降、排便不顺等现象，导致营养吸收不良，影响术后恢复。故调整术前饮食可帮助治疗顺利进行。

（1）摄取足够的碳水化合物。充足碳水化合物可供给足够热量，减少蛋白质消耗。

（2）食用含高蛋白的食物。如果饮食中缺乏蛋白质，就会引起营养不良，造成水肿，对乳腺癌术后伤口的愈合和病情恢复不利。

（3）多吃蔬菜水果。蔬果中的维生素和矿物质对术后的修复有帮助。如维生素A和B族维生素可促进组织再生和伤口愈合；维生素K参与凝血过程，减少术中及术后出血；维生素C可降低微细血管通透性，减少出血。

（4）合理忌口，有利于伤口愈合。如避免煎炸、荤腥、厚味、油腻、辛温等食物。

2.放疗、化疗期和间歇期

放疗期、化疗期及其间歇期，患者在经历消耗体力的治疗后，往往出现食欲缺乏、恶心、呕吐、口腔发炎等情况，自然影响食物的摄取，增加营养不良、愈后不佳的危险性。

（1）日常饮食原则，治疗初期的饮食同LC患者，过渡到普食则需遵循以下原则：

① 高热量、高蛋白的均衡饮食。高生物价的蛋白质食物（奶类、肉、鱼、蛋、豆制品）占蛋白质总量一半以上。减少油炸、油煎的烹调方法，以清淡为主。

② 多种类、足量的蔬果摄取，每天至少达500g蔬菜和200g洗净的水果。

③ 食欲降低或以流质饮食为主者，可以少量多餐，每天6～8餐。

④ 适度体能活动，依照个体差异调整活动强度和频率，每天至少达30min。

（2）治疗方案导致不良反应之饮食应对措施。

①味觉或嗅觉改变。

吃新鲜蔬果，或将新鲜水果混入奶昔、冰激凌或酸奶中。

尝试用新调味料调味，如洋葱、大蒜、迷迭香、龙蒿、芥末或薄荷等。

加酸性调味料如柠檬水、柑橘类水果、醋来腌制食物。口腔溃疡患者不宜。

② 口干、口腔黏膜炎或口腔溃疡。

烹调方法以蒸、炖为主，食物以清淡易消化、刺激小且细碎易煮烂为宜。避免辛辣、刺激、粗糙食物。进食后勿立即躺下，以免食物反流。

应细嚼慢咽，尽量进食冷藏或室温下柔软湿润的食物。如煮的嫩鸡肉和鱼肉、细加工的谷类等。食物中可加入黄油、肉汤、酸奶、牛奶等湿润的食物。

随时啜饮水，约2000mL/d，或可用菊花、洋参片等泡水。或饮绿豆汤、西瓜汁、梨汁、藕汁，同时多吃生津蔬果，如白萝卜、莲藕、山药、猕猴桃。必要时可含薄荷润喉片。

养成良好卫生习惯，保持口腔清洁。用苏打水和盐水漱口，避免使用含酒精的漱口水，防止感染，促进溃疡愈合。

（四）乳腺癌康复期饮食

目前证据表明，遵循地中海饮食模式的BC幸存者可能更多地降低BC复发率、总死亡率和其他并发症，如心血管疾病的发生率。地中海饮食主要以植物化合物为主，这些活性物质至少可以部分地解释对BC的益处。由欧洲临床营养与代谢学会（ESPEN）制定的针对癌症幸存者的营养治疗的最新指南，提出了一种健康的饮食模式，其特点是摄入足够的蔬果、全谷物、丰富的鱼类、禽类，适量摄入低脂乳品，限制红肉（每周不超过3份）、加工肉的摄入量。严格限制糖、糖果和酒精的摄入。

1.饮食原则

（1）达到和保持健康的体重

尽量使体重维持在理想水平（即BMI 18.5～23.9kg/m²）。对于已经超重或肥胖的患者，应降低膳食能量摄入，并接受个体化的运动减重指导。但体重过重者不宜快速减重，合理范围为减少1～2kg/月。对于积极抗癌治疗后处于营养不良状态的患者，应由专科医师和营养师进行评估，制订和实施营养治疗改善计划。

（2）有规律地参加体力活动

避免静坐的生活方式，尽快恢复日常体力活动。18～64岁的BC患者，每周坚持至少150min的中等强度运动（大致为每周5次，每次30min或每周2次，每次75min的高强度有氧或抗阻运动）。年龄＞65岁的老年患者应减少锻炼时间至10min以内。

（3）合理营养和膳食

以富含蔬果、全谷物、禽肉和鱼的膳食结构为主，减少富含精制谷物、红肉和加工肉、甜点、高脂奶类制品和油炸薯类的膳食模式。研究表明每天摄入5份蔬果（每份相当于150g）、每周6d坚持步行30min以上的BC患者生存率最高。

①脂肪。

避免摄入过多的饱和脂肪或脂肪含量较高的红肉，应选用去皮鸡肉、鱼虾肉（不含鱼腹肉）、里脊肉（猪、牛）。

避免过多油脂：烹调多采用蒸、煮、炖、卤、凉拌等方法，避免煎、炸等烹调方式。用低脂或脱脂乳制品替代全脂奶。选择正确的好油，如n-3 PUFAs多的亚麻籽油、核桃油和单不饱和脂肪酸多的橄榄油、茶油。或选用金枪鱼、三文鱼等富含n-3 PUFAs的深海鱼。避免反式脂肪及饱和脂肪（黄油、牛油、动物性皮脂、棕榈油、椰子油）。

②蛋白质。适量优质蛋白质。鱼、瘦肉、去皮的禽肉、蛋类、低脂和无脂的奶制品、坚果和大豆类等食物均是优质蛋白质的来源，同时可提供不饱和脂肪酸。以蔬菜水果为主的膳食结构应补充足够的鱼类、奶类等优质蛋白质。其中大豆含有丰富的蛋白质、纤维素及大豆异黄酮，因此摄取豆制品可增加蛋白质及纤维素，帮助调节激素水平。但由于缺乏证据，不推荐患者服用含有大豆异黄酮的保健品以降低复发风险。

③碳水化合物。BC患者的碳水化合物应来源于富含基本营养成分和膳食纤维的食物，如蔬菜、水果、全谷物和豆类食物。全谷物中含有多种维生素、矿物质及其他营养成分，可以降低癌症和心脑血管疾病风险。而精制谷物中维生素、矿物质、膳食纤维的含量远低于全谷物。糖和含糖饮料（软饮料和果汁饮料）会增加膳食中能量的摄入，使体重增加，应限制摄入。

④膳食纤维。建议每天膳食纤维摄取量为25~30g。膳食纤维分水溶性与非水溶性，前者包括果胶、树胶等，富含于蔬菜水果、大麦、豆类；后者包括纤维素、木质素等，富含于全谷类、麦麸皮。主食以全谷类或杂粮饭代替白米饭，辅以各种蔬果。蔬果除了膳食纤维，还含有大量人体必需的维生素、矿物质、生物活性植物素，是低能量密度食物，可以帮助保持健康的体重。如不能摄入新鲜水果，则建议选择纯果汁。

⑤谨慎使用保健品，建议戒烟禁酒。

九、头颈部肿瘤（口腔癌、鼻咽癌、喉癌）的营养支持治疗

头颈部肿瘤是临床上较为常见的恶性肿瘤之一，具有较高的发病率及死亡率，头颈部肿瘤早期常无典型临床表现且发病较为隐匿，确诊时大多已为中晚期。放疗是头颈部肿瘤的主要治疗手段之一，早期患者常推荐行单纯根治性放疗或手术，中晚期患者推荐手术和放化疗结合的综合治疗。癌症患者由于年龄、癌症种类和阶段的不同，20%~70%患者可发生营养不良，其中以头颈部肿瘤患者最常见。鼻咽癌是我国最常见的头颈部恶性肿瘤之一，高发于我国广东、广西、海南及福建等地。放射治疗和化疗是鼻咽癌的主要治疗手段。由于疾病本身和抗肿瘤治疗的影响，营养不良成为鼻咽癌在内的头颈部肿瘤患者常见的临床并发症，其中接受放疗的鼻咽癌患者是营养不良发生率最高的群体之一，营养不良严重影响患者的生存质量和预后。目前研究表明，合理的营养支持治疗对于鼻咽癌等头颈部肿瘤患者的生活质量和预后都有积极的影响。因此，对于鼻咽癌、口腔癌、下咽癌等头颈部肿瘤患者，为改善其预后，营养支持治疗是必不可少的。

（一）鼻咽癌患者的营养状况

恶性肿瘤属于消耗性疾病，部分患者在治疗前已存在营养不良的状况，而抗肿瘤治疗所导致的毒性反应使营养状况进一步恶化，严重影响患者的生存质量及预后。近年来广泛使用的调强放疗（IMRT）显著提高了鼻咽癌患者的生存率，并降低了部分的治疗相关毒性反应，但患者的营养

状况并无明显改善。文献报道头颈部恶性肿瘤患者放疗期间体重下降发生率为32.7%～68%，鼻咽癌患者体重下降发生率高达46%。张海荣等对104例接受调强放疗的鼻咽癌患者营养状况进行研究，结果显示放疗前后鼻咽癌患者营养不良发生率分别6.73%和69.23%，表明鼻咽癌患者放疗期间营养状况较前明显恶化。此项研究还对放疗期间鼻咽癌患者营养状况下降的影响因素进行了多元线性回归分析，结果显示急性放射毒性反应、患者焦虑程度、诱导化疗周期数是鼻咽癌患者放疗期间营养状况下降的影响因素（$P<0.05$）。鼻咽癌患者的营养不良主要表现为体重丢失、能量代谢异常、血浆白蛋白降低和免疫功能下降，其中体重明显降低是其最重要的临床特点。多项研究表明，鼻咽癌患者在接受放化疗治疗后短期内体重有大幅度下降，患者体重丢失一般是较长时间蛋白质和能量摄入不足的结果。

（二）鼻咽癌患者营养不良的相关因素

肿瘤患者并发营养不良往往是患者自身因素与疾病治疗方法等共同作用的结果。目前研究表明，肿瘤临床分期较晚、放化疗、个人疾病史及心理因素等与鼻咽癌患者营养状况有相关性。鼻咽癌患者出现营养不良主要与以下几个因素有关。

1. 肿瘤因素

由于解剖部位的特殊性，部分中晚期患者由于肿瘤侵犯颅底导致后组颅神经麻痹而出现吞咽困难症状，影响患者进食；另一方面，肿瘤细胞产生的TNF-α、IL-1、IL-6等促炎细胞因子可导致系统性炎症反应，可引起全身性的碳水化合物、脂肪和蛋白代谢障碍，并影响到神经内分泌调控，造成患者出现厌食症状，使得食物摄入减少。

2. 治疗因素

放疗是鼻咽癌患者首选的治疗方法，放疗靶区包含了头颈部的部分正常组织，会引起口腔黏膜、味蕾、唾液腺等组织器官损坏，造成患者口干、咀嚼和吞咽食物困难、味觉和食欲下降，影响患者进食。对于中晚期鼻咽癌患者，目前治疗指南推荐同步化疗是标准的治疗方式，化疗药物在杀灭肿瘤细胞的同时，亦有一定的不良反应，可导致食欲下降、恶心呕吐等胃肠道反应，从而影响营养摄入，进一步加重了患者的营养不良状况。目前观点认为，同步放化疗所致毒性反应导致患者营养不良，体重减轻，而患者营养水平下降又反过来会加重放化疗所致不良反应，由此形成恶性循环。

3. 患者因素

部分患者在治疗前及治疗期间由于对疾病认知不足而存在不同程度的恐惧、焦虑、抑郁等心理障碍，而放化疗所致不良毒性反应往往加重患者的悲观情绪，这些负性心理容易造成患者生理、精神、免疫紊乱，引起患者胃肠功能紊乱、食欲下降，营养物质摄入减少。另外部分患者因担心摄入过多营养物质促进肿瘤进展而主动控制进食，亦容易导致营养不良。

（三）营养不良对治疗的影响

营养不良会增加恶性肿瘤患者放化疗期间毒性反应的发生率和严重程度。袁平等对接受放疗的130例头颈部肿瘤患者采用广义线性模型分析其营养状况和急性放射毒性的关系，结果显示患者营养不良状况与放射性皮炎、口腔干燥、咽炎/喉炎、疲劳、厌食存在线性关系，营养状况差的患者，急性放射毒性反应加重。另外营养不良可引起患者体重减轻、脂肪重新分布以及身体轮廓变化，可能导致头颈部体膜固定体位重复性变差，影响了放疗的精准性。良好的营养状态不仅能提高患者生存质量，还能改善远期预后。

（四）鼻咽癌的营养支持治疗

基于循证医学依据，对营养不良的肿瘤患者进行营养干预已成共识，目前多项权威指南推荐对肿瘤患者应常规先进行营养评估，尽早发现营养不良，及时给予营养支持治疗。Lingbin Meng等将78例Ⅲ～Ⅳ期鼻咽癌患者分为早期营养干预组（n=46）和晚期营养干预组（n=32），早期组患者在化放疗开始时就接受了营养支持，而晚期组患者直到出现副作用后才接受营养支持，结果两组患者在化放疗结束和之后3个月都有体重减轻，在化放疗3个月后早期组开始恢复体重，而晚期组体重继续减轻，在这两个时间点，早期组的体重减轻百分比均低于晚期组。对于BMI，白蛋白和白蛋白前水平也获得了相似结果（所有$P<0.05$）。此外，早期组的晚期黏膜炎发生率较低，放疗中断超过3d的患者比例较低，因毒性反应延迟的放疗天数较少，而并发症计划外住院的患者比例也较低（所有$P<0.05$）。提示早期营养干预可通过维持鼻咽癌患者的营养状况，增加化放疗的耐受性，并可以降低住院费用，改善患者的生活质量。

营养治疗指南推荐营养不良的规范治疗应遵循五阶梯治疗原则，由下而上分别为饮食+营养教育、饮食+口服营养补充、全肠内营养、部分肠内营养+部分肠外营养以及全肠外营养。当下一阶梯不能满足60%目标能量需求3～5d时，选择上一阶梯。无论采用何种营养治疗方式，均应该先评估患者的营养状况及能量需要，制定适合患者的营养方案，并根据体重及相关指标变化及时调整，以提高患者治疗的耐受能力，减轻不良反应，提高生活质量。

1.营养宣教与管理

合理营养的平衡膳食及早期干预，可提高患者对放化疗的耐受性。患者入院后建议由营养师对患者及家属进行营养知识方面的宣教，让其认识到营养支持对疾病治疗的重要性，并根据患者的营养状况，制定适宜的饮食营养方案。有病例对照研究显示，利用个体化营养咨询与教育的方法，合理安排患者膳食，提高了患者营养摄入，可明显改善头颈部肿瘤患者的营养状况。

2.口服营养补充

口服营养补充是以增加口服营养摄入为目的，将能够提供多种宏量营养素和微量营养素的营养液体、半固体或粉剂的制剂加入饮品和食物中经口服用。该方法简单实用，是国内外营养治疗指南共识推荐的肠内营养方式首选途径。

3.肠内营养

当患者胃肠功能良好，存在解剖或原发疾病的因素不能经口补充者，管饲肠内营养应为首选。短期可经鼻胃管进行，长期则需行经皮内镜下胃造瘘术（PEG）或空肠造瘘术。鼻饲是鼻咽癌患者较好的营养支持方式，有助于患者保持体重，保证放化疗的顺利完成。但长期置管可导致鼻腔、咽部、食管及胃黏膜糜烂，并易引起反流性食管炎以及吸入性肺炎，应加强对相关并发症的预防。由于大部分鼻咽癌患者放化疗期间发生不同程度的口腔和口咽部急性放射性黏膜炎，同时伴有口干、味觉改变等急性放疗毒性，影响进食。即使给予口服营养补充或通过鼻胃饲管等营养干预措施，总体效果仍差强人意。经皮内镜下胃造瘘术是替代鼻饲维持机体长期营养需求的特殊管饲营养方法，适合各种原因引起的长期吞咽困难或进食困难而胃肠功能正常者。与传统鼻胃管相比，PEG更具长期使用等优势。相对外科胃造瘘，PEG具有创伤小、并发症少、操作简单、术后恢复快等优点。特别是进展期鼻咽癌患者行预防性经皮内镜下胃造瘘术简单易行、安全可靠，提高了患者同步放化疗的耐受性，降低了毒性反应，减少了因放化疗毒性反应导致放疗中断的时间，提高了同步化疗的完成率，改善了患者的营养状况及生活质量，为鼻咽癌的辅助支持治疗提供了新的方法。

4.肠外营养

根据循证依据，营养支持途径首选肠内营养，必要时肠内与肠外营养联合应用。在肿瘤治疗的开始及过程中，除考虑尽早实行肠内营养干预外，当患者进食困难且不能满足日常需要时可适当给予肠外营养。

总之，鼻咽癌等头颈部肿瘤患者在治疗前后存在一定程度的营养不良，增加了治疗期间的毒性反应发生率，降低了化放疗的耐受性，影响了患者的治疗疗效和预后，降低了患者的生活质量，对肿瘤患者应常规先进行营养评估，尽早发现营养不良，及时给予营养支持治疗。患者入院后建议对患者及家属进行营养宣教，对营养不良的患者首选口服营养补充，并根据五阶梯治疗原则逐级采用营养治疗方法。

（姜晓萍）

第四节 特殊医学用途配方食品选择

一、特殊医学用途配方食品（FSMP）的定义、分类及作用

FSMP定义：为了满足进食受限、消化吸收障碍、代谢紊乱或特定疾病状态人群对营养素或膳食的特殊需要，专门加工配制而成的配方食品。该类产品必须在医生或临床营养师的指导下，单独食用或与其他食品配合食用。包括适用于0月龄到12月龄的特殊医学用途婴儿配方食品和适用于1岁以上人群的FSMP。

FSMP属于特殊膳食用食品。当目标人群无法进食普通膳食或无法用日常膳食满足其营养需求时，FSMP可以作为一种营养补充或替代途径，起到营养支持作用。针对不同疾病的特异性代谢状态，FSMP对相应的营养素含量做了特别规定，能更好地适应特定疾病状态或疾病某一阶段的营养需求，为患者提供有针对性的营养支持，是进行临床营养支持的一种有效途径。但这类食品不能作为药品，不能代替药物的治疗作用。

FSMP分为全营养配方食品、特定全营养配方食品和非全营养配方食品三大类。

常见特定全营养配方食品有13种常见的特定全营养配方食品，目前科学证据充分、应用历史长的8种特定全营养配方食品，包括糖尿病病人用全营养配方食品，慢性阻塞性肺疾病（COPD）病人用全营养配方食品，肾病病人用全营养配方食品，恶性肿瘤（恶液质）病人用全营养配方食品，炎性肠病病人用全营养配方食品，食物蛋白过敏病人用全营养配方食品，难治性癫痫病人用全营养配方食品，肥胖和减脂手术病人用全营养配方食品；其他5种特定全营养配方食品，包括肝病病人用全营养配方食品，肌肉衰减综合征病人用全营养配方食品，创伤、感染手术及其他应激状态病人用全营养配方食品，胃肠道吸收障碍、胰腺炎病人用全营养配方食品，脂肪酸代谢异常病人用全营养配方食品。

全营养配方食品采用的是高蛋白全营养配方，主要成分为乳清蛋白、大豆蛋白、小麦低聚肽、深海鱼低聚肽、聚葡萄糖和低聚果糖等，可以全面补充人体所需的蛋白质、热量和各种微量元素。适用于重大疾病的恢复期、重大手术及创伤的营养支持，也可作为日常膳食的营养补充，口服和管饲均可，可单独使用，也可与其他肠外肠内营养制剂搭配使用。

特定全营养配方食品可以说是"具有特殊性质的加强版特定全营养配方食品"。特定全营养配方食品是在相应年龄段全营养配方食品的基础上，依据特定疾病的病理生理变化而对部分营养素进行适当调整的一类食品，它一般会按照患者的病情进行适当的调整和改动，"是特殊化处理"的

一种全营养配方食品。适用于特定疾病或医学状况下需对营养素进行全面补充的人群，并可满足人群对部分营养素的特殊需求。

非全营养配方食品的组分比较明确，由整蛋白、短肽和氨基酸、糖类、脂肪等为主要组分，配方中含有种类比较齐全的维生素和矿物质。非全营养配方食品可满足目标人群部分营养需求，适用于需要补充单一或部分营养素的人群，不适用于作为单一营养来源。该类产品应在医师或临床营养师的指导下，按患者个体特殊的医学状况，与其他FSMP或普通食品配合使用。

中国老龄化人口的不断增加是推动特医食品市场持续增长的巨大动力。随着年龄的增长，人体多方面的功能势必大幅度下降，老年人既是营养不良的高风险人群，也是心脑血管病、肿瘤和神经系统疾病的主要高发人群，慢性疾病及与生活方式有关的疾病也正迅猛增长，如肥胖、糖尿病、高血压、胃肠疾病、老年痴呆等。老龄化人口的激增无疑会给中国的医疗保健带来巨大挑战，但同时也会为FSMP的应用带来广阔市场。

二、肿瘤患者FSMP的应用

（一）肿瘤患者营养状况

营养不良是肿瘤患者病情加重甚至死亡的重要危险因素之一。在全世界范围内，有13%～69%的住院患者存在营养不良的问题，肿瘤患者营养不良和恶液质的发生率极高，中国抗癌协会肿瘤营养与支持治疗专业委员会《常见恶性肿瘤营养状况与临床结局相关性研究》发现我国67%肿瘤住院患者存在中重度营养不良，但我国肿瘤患者营养不良治疗率低，导致临床综合治疗效果差，而营养不良会导致患者住院时间延长、术后并发症发生风险增加、感染率和死亡率增加、医疗支出增加。

（二）肿瘤患者代谢特点

恶性肿瘤患者生理代谢的变化主要包括：第一，葡萄糖耐受量减少，胰岛素敏感性降低，进食后胰岛素释放减少，补充胰岛素又会造成蛋白分解速率下降。第二，骨骼肌蛋白加速丢失，分解的肌肉蛋白一部分被肿瘤摄取，其余用作糖异生前体或供肝脏合成急性期蛋白，导致整体蛋白质更新率提高，能量消耗加速，最终造成蛋白质热量营养不良，同时会削弱患者抗肿瘤治疗的耐受力。第三，体内脂肪减少，巨噬细胞在肿瘤的刺激下产生肿瘤坏死因子，加速内源性脂解速率，使脂蛋白活性受抑制，造成宿主无法完全氧化游离脂肪酸而出现高脂血症症状，在饥饿状态下宿主的脂肪储备被大量消耗，造成肿瘤患者出现营养不良。

（三）肿瘤患者应用FSMP的目的

1.减少损伤：保护患者免受急性和慢性放射性损伤和化疗药物对正常细胞的杀伤。

2.减少感染和并发症：营养补充提升机体免疫功能，增强抵御病原菌的感染，减少并发症出现。

3.减少入院次数和费用：营养加速伤口康复和愈合，缩短住院时间，减少治疗费用。

4.保持体重：营养增加蛋白质和肌肉合成，抑制分解，提高患者的生活质量。

5.增强免疫力：促进身体免疫系统建设，补充合成原料，增强免疫刺激，抑制炎症反应。

6.增加耐受和依从性：肠内营养符合生理，提高病人长期功能恢复。

三、FSMP营养治疗适应证、禁忌证和停用指征

虽然在肿瘤患者的手术、放疗、化疗等治疗过程中并不需要常规推荐营养治疗，但各国指南均明确强调在进行积极的抗肿瘤治疗的患者中，如果存在营养不良或有严重营养不良风险时，营养治疗是必需的也是正确的。

（一）肿瘤患者应用FSMP的适应证

严重营养不良（体重丢失≥20%，或经口摄食不足需要量60%达1周以上）的非终末期患者是营养治疗的绝对适应证；而轻、中度营养不良或放化疗患者出现3~4级不良反应患者是营养治疗的相对指征，是否实施营养治疗，主要取决于抗肿瘤治疗对机体可能产生的影响；存在营养风险并接受放疗、化疗及手术等任何可能加重营养风险的患者应该进行营养治疗；因胃肠道功能障碍或其他代谢、药物、放疗等不良反应预期摄入不足超过1周者应给予营养治疗；仅存在营养风险、轻度营养不良而无进一步抗肿瘤治疗的患者，只需要制订营养治疗计划或提供饮食指导。

（二）肿瘤患者应用FSMP的禁忌证

不能或不愿经口摄食者；严重恶心、呕吐者；完全肠梗阻者；严重消化吸收障碍者；消化道活动性出血，血性胃内容>100mL者；严重胃排空障碍者。

（三）肿瘤患者停用FSMP的指征

当患者经口进食恢复或能够维持良好营养状况时停用FSMP。

四、特殊营养物质在肿瘤患者中的应用

（一）谷氨酰胺（Glu）

在应激状态下，机体自身合成Glu不能满足机体需要，有必要进行外源性补充，Glu可以大量的被体内高速增殖的细胞所摄取，如成纤维细胞、肿瘤细胞、免疫细胞、肠黏膜细胞等，因此，Glu是机体应激状态下的必需氨基酸。Glu具有提高免疫组织抗肿瘤的作用，补充Glu可以提高机体对抗肿瘤治疗的耐受性以及肠黏膜上皮细胞的修复能力。强化Glu还能促进谷胱甘肽的合成，提高机体抗氧化能力，减轻放化疗对身体的损伤。

（二）精氨酸

非必需氨基酸中的精氨酸可以在创伤、饥饿、应激状态下转化为必需氨基酸。对肿瘤患者补充精氨酸一方面可以加速蛋白质的合成，有助于维持患者的肌肉量；另一方面也能够有效提高细胞自身的免疫功能。动物实验表明外源性补充精氨酸一方面能够降低化学性致癌物的致癌作用；另一方面，能够抑制肿瘤细胞在体内的生长和转移。临床研究表明0.12g/100kJ精氨酸即能够起到增强患者免疫功能，减少术后感染的作用。

（三）ω-3脂肪酸

ω-3脂肪酸以二十碳五烯酸（EPA）和二十二碳六烯酸（DHA）的形式存在。ω-3不饱和脂肪酸的代谢产物是三烯酸环氧化物和五烯酸脂氧化物，这些物质通过竞争性抑制的方式影响花生四烯酸的代谢，能够起到减轻机体炎症反应、保护免疫系统的作用。其能够影响肿瘤恶液质的调节递质，起到抑制肿瘤生长、延缓机体肌肉的丢失、延缓肿瘤恶液质的发生发展过程的作用。除此之外，ω-3脂肪酸还能够有效提高不同肿瘤治疗方案的疗效，减轻放化疗的毒性作用，调节肿瘤细胞对化疗药物的反应。

（四）低聚木糖

有研究使用MTT法细胞毒性实验探索不同浓度低聚木糖在不同时间对细胞BGC-823的抑制作用，结果表明低聚木糖对细胞BGC-823有一定程度的抑制作用，抑制效果基本呈浓度-时间依赖关系，作用72h时达到对细胞BGC-823半数抑制率的低聚木糖浓度为100~125mg/mL。Maeda等利用酸法从藻类中获得低聚木糖，该低聚木糖能够促使癌细胞染色体凝聚，同时诱导ADP核糖聚合酶降解，从而降低人类乳腺癌细胞MCF-7的活力，增强机体的抗癌能力。总之，目前大量研究表明低聚木糖具有抗癌、抗肿瘤的作用。

五、不同条件下肿瘤患者的FSMP营养治疗

（一）非终末期手术患者

1.肿瘤患者围手术期营养治疗的适应证与非肿瘤患者围手术期营养治疗的适应证类似，营养治疗不作为实施外科手术治疗的常规措施。

2.中度营养不良计划实施大手术患者、重度营养不良患者建议在手术前接受营养治疗1～2周，预期术后7d以上仍然无法通过正常饮食满足营养需求的患者，以及经口进食不能满足60%需要量1周以上的患者，应给予术后营养治疗。

3.开腹大手术患者，不论其营养状况如何，均推荐术前使用免疫营养5～7d，并持续到术后7d或患者经口进食＞60%需要量时为止。免疫增强型肠内营养应同时包含ω-3脂肪酸、精氨酸、核苷酸、支链氨基酸和Glu 5类底物。不论何种情况，只要患者肠道功能正常，优先通过肠内营养途径对患者进行营养支持。

（二）非终末期放化疗患者

1.放化疗或联合放化疗患者不常规推荐使用营养治疗。

2.放化疗伴有明显不良反应的患者，如果已有明显营养不良则在放化疗期间同时进行营养治疗；放化疗严重影响摄食并预期持续时间＞1周，而放化疗不能中止，或中止后较长时间内仍不能恢复足够饮食者，应给予营养治疗。

3.肿瘤放化疗致摄食减少以及体重下降时，强化营养教育/饮食指导可使大多数患者摄食量增加、体重增加。

4.肠内营养时给予普通标准营养剂。

（三）终末期患者

1.对患者进行个体化评估，制定合理方案，选择合适的配方和途径。

2.营养治疗可能提高部分终末期肿瘤患者的生活质量。

3.患者接近生命终点时，无须再提供任何形式的营养治疗，仅需提供适当的水和食物以减少患者的饥饿感。

六、肿瘤患者给予FSMP的一般流程

首先对肿瘤患者进行营养不良风险筛查，筛选出需要进行营养治疗的肿瘤患者，设置患者行营养治疗要达到的目标，根据患者所患肿瘤类型、分期和所选择的临床治疗方式（手术、放疗及化疗）、患者的具体营养状况有针对性地选用合适的FSMP，并在营养治疗期间进行密切观察和监测，以明确患者营养状况的改善情况及有无其余并发症的发生。

（一）肿瘤患者给予营养治疗的指征

BMI＜18.5kg/m²，近6个月体重下降超过10%，血白蛋白＜40g/L，血清白蛋白＜250mg/L。

（二）FSMP制剂的选择

对营养不足的一般肿瘤患者，短期应用肠内营养制剂可使用普通配方，对于肠内营养≥5d的患者，应该选择肿瘤专用配方。这些产品主要添加了提高肿瘤患者免疫力的成分（如精氨酸）和一些营养成分，目的是减少抗肿瘤药物的副作用和增加营养。

（三）患者依从性和治疗有效性的监测

首次使用时，1～2周后评估配方；之后3个月，每月做1次营养评估，评估间隔不得超过3个月；若治疗3个月，营养状况再无明显改善，则减量至停用或咨询医师或临床营养师。

总之，大多数肿瘤患者都会发生不同程度的营养不良，对肿瘤患者进行营养治疗是患者综合治疗的重要组成部分，而FSMP是肿瘤患者营养治疗的首选，从当前研究结果来看，对肿瘤患者给予FSMP营养治疗能够改善患者的营养状况，提高患者对放化疗的耐受力。

（姜晓萍）

第五节　抗癌食疗药膳

肿瘤的发病率呈历年上升的趋势，其严重危害着人类的健康。中医药膳以其独特的优势在肿瘤的治疗过程中发挥着积极的作用，显现出越来越重要的地位。

中医学认为，"正虚""痰凝""瘀滞""毒聚"是肿瘤形成的主要病理因素与证型，下面以常见四个证型分别列举不同症型食疗药膳的适应证、食材、药材及常用的食疗方。

一、正虚

（一）气虚

1.气虚证

面色萎黄，食少纳呆，消瘦乏力，少气懒言，语声低怯，常自汗出、动则尤甚。舌淡苔白，脉虚弱。常见肿瘤久病体虚，或年老体弱，或营养不良者多见此证。

2.常用食材、药材

鸡肉、牛肉、甘薯、人参、西洋参、黄芪、白术、山药、大枣、蜂蜜、茯苓、桂圆、莲子、薏苡仁、芡实、白扁豆、枸杞子等。

3.常用食疗药膳方

党参莲子汤、山药羊肉汤、黄芪瘦肉汤、黄芪鲫鱼汤等。

（1）党参莲子汤

【来源】《中药补益大成》。

【配方】党参10g，莲子肉20g，冰糖30g。

【制法】将党参、莲子放在碗内，用水泡发，再加入冰糖，将碗放在锅内，隔水蒸0.5h左右。

【用法】喝汤吃莲子，早晚各食1次。

【功效】益气养心，健脾补肾。党参具有补气作用，莲子具有养心益肾作用，二者合用补气健体。

（2）山药羊肉汤

【来源】《普济方》。

【配方】羊肉500g，山药150g，生姜5片，葱白2段，调味品适量。

【制法】将羊肉洗净，切块入沸水中焯去血水，山药洗净，一同放入砂锅中，加上葱段、姜片，加适量清水，大火烧沸后，去浮沫，用小火炖至熟烂。

【用法】吃肉喝汤，常食。

【功效】补中益气。山药与羊肉合用，能增强补虚之力，用于脾胃功能不足所致的食少便溏、小儿营养不良。

（3）黄芪瘦肉汤

【来源】 《巧吃治百病》。

【配方】 黄芪50g，猪瘦肉适量，调味品适量。

【制法】 将黄芪洗净，与切成小块的猪瘦肉一起放入砂锅，加葱、姜，加适量水，先大火，后小火，炖至肉熟。

【用法】 每周服2次，连服4周。

【功效】 补气固表。黄芪又叫北芪，味甘微温，入脾、肺二经，能升阳补气、止汗固表、健脾养胃、利尿祛湿，有增食欲、强筋骨的功效；猪肉含17%的蛋白质，二者合用于气虚所致的倦怠乏力、便溏腹泻，并能增强免疫力，预防感冒。

（4）黄芪鲫鱼汤

【来源】 《民间验方》。

【配方】 黄芪15g，鲫鱼4条（250g），生姜、精盐、味精适量。

【制法】 将黄芪入砂锅中水煎2次，去渣，取汁。将鲫鱼去掉鳞、内脏，再将鱼、药汁、生姜、精盐放入锅中共煮，出锅时调入味精。

【用法】 一日2次，早晚分服。

【功效】 补气健脾。黄芪具有补气作用，鲫鱼含有丰富的蛋白质，能改善气短乏力的症状。

（二）血虚

1.血虚证

可见面色苍白，唇舌、爪甲色淡无华，眩晕，心悸，失眠。脉虚细。肿瘤病久生化乏源，或肿瘤引发出血，或肿瘤手术失血、化疗后骨髓抑制者常表现出血虚证。

2.常用食材、药材

鱼鳔、猪血、阿胶、何首乌、当归、马奶、羊奶、鸡子、牛肝、熟地黄、白芍、龙眼肉、章鱼等。

3.常用食疗药膳方

当归羊肉汤、大枣黑木耳汤、阿胶补血汤、龙眼鸡蛋汤。

（1）羊肉当归汤

【来源】 《备急千金要方》卷十三。

【配方】 当归9g，羊肉250g，调味品适量。

【制法】 将羊肉切块与当归同煮，熟后加调料，再煮沸1次，盛入碗中。

【用法】 吃肉喝汤，每周1次。

【功效】 补血养血，用于营养性贫血。当归中含有多种糖、氨基酸和维生素，能促进血红蛋白及红细胞的形成。羊肉含有丰富的蛋白质，二者共煮，共起补血养血之功效。

（2）大枣黑木耳汤

【来源】 《中华食物疗法大全》。

【配方】 黑木耳15g，大枣15个，冰糖适量。

【制法】 黑木耳与大枣以温水泡发并洗净后放入小碗中，加水和冰糖适量。将碗置锅中蒸1h。

【用法】 每日服1次或分次食用。吃木耳、大枣，喝汤。

【功效】 补益气血。木耳、大枣合用对于贫血有改善作用。

（3）阿胶补血汤

【来源】 《陈素庵妇科补解》卷五。

【配方】 阿胶10g，瘦猪网100g。

【制法】 将猪肉切丝放在砂锅内，用小火炖熟后加入阿胶烊化，加适量调味品。阿胶烊化是将阿胶放入去渣的肉汤中加热，并加以搅动，使之逐渐溶解。

【用法】 吃肉喝汤，每周3次。

【功效】 补血，多用于术后贫血。阿胶中含有多种氨基酸和钙、硫等元素，能促进血中红细胞和血红蛋白的生成，与瘦肉共用，起到补血、养血、恢复体力的作用。

（4）龙眼鸡蛋汤

【来源】 《民间验方》。

【配方】 龙眼肉15g，鸡蛋2个，糖少许。

【制法】 先将龙眼肉用清水煎煮0.5h，加入白糖适量，打入鸡蛋，蛋熟即可食用。

【用法】 每日早晚各吃1次。

【功效】 养血健体。龙眼肉为无患子科植物龙眼的假种皮，味甘、性温，归心、脾经，具有补益心脾、养血安神的作用，用于气血不足、健忘失眠、心悸等症。

（三）阴虚

1.阴虚证

可见低热、手足心热、午后潮热，盗汗，口燥咽干，心烦失眠，头晕耳鸣。舌红少苔，脉细数无力。肿瘤久病耗伤阴津，或放疗后灼伤阴液，或热疗伤阴者常表现出阴虚证。

2.常用食材、药材

雪梨、鳖、白茅根、银耳、牛奶、甲鱼、芦笋、豆腐、甘蔗、沙参、百合、麦冬、天冬、玉竹、黄精、枸杞子、桑椹等。

3.常用食疗药膳方

五汁安中饮、虫草全鸭、枸杞甲鱼汤。

（1）五汁安中饮

【来源】 《新增汤头歌诀》。

【配方】 藕汁、甘蔗汁、梨汁、山楂汁各等量。

【制法】 加清水适量煮沸，后用小火煮30min取汁，再加麦冬6g煎汁加入调匀，分多次服。

【功效】 生津止渴，清热解毒。脾胃虚寒者勿服。

（2）虫草全鸭

【来源】 《汉方药膳》。

【配方】 冬虫夏草10g，鸭1500g。

【制法】 将鸭头顺颈劈开，将冬虫夏草数枚装入鸭头和鸭颈内，再用棉线缠紧，余下的和生姜、葱白一起装入鸭腹内，放入盆中，注入清汤，用食盐、胡椒粉、料酒调好味，密封盆口，上笼蒸约2h，出笼后拣去生姜、葱白，加味精。

【功效】 平补肺肾、止嗽定喘。

（3）枸杞甲鱼汤

【来源】 《保健药膳》。

【配方】 甲鱼300g，枸杞子30g，熟地黄15g，黄芪10g，调料适量。

【制法】 甲鱼宰杀，去甲壳、头、爪，洗净，切块，放砂锅内，加清水及布包诸药，武火煮沸后，转文火煲至甲鱼肉熟透，去药包，调入食盐、味精适量。

【功效】 益气养阴。

【适应证】 用于肿瘤病人气阴不足及放、化疗后红、白细胞下降等，表现为形瘦乏力、口干、盗汗、腰膝酸软等。

（四）阳虚

1.阳虚证

可见面色苍白，手足不温，怕冷，易出汗，大便稀，小便清长，口唇色淡，口淡无味，食欲不振。舌质淡，苔白而润，脉虚弱。肿瘤耗伤阳气，或素体阳虚，或年老肾阳虚衰，或化疗后阳气损耗者常表现出阳虚证。

2.常用食材、药材

葱、辣椒、丁香、仙灵脾、杜仲、海参、肉苁蓉、韭菜子、冬虫夏草等。

3.常用食疗药膳方

皂角猪心肺汤、巴戟炖猪大肠、附子粥、参茸炖龟。

（1）皂角猪心肺汤

【来源】 《唐本草》。

【配方】 猪心1具，猪肺1具，皂角刺15g，威灵仙15g。

【制法】 将猪心、肺洗净后放入锅内，加入适量清水，以大火炖烂成汁，皂角刺、威灵仙另置锅中，加水煎煮，再将二者混合拌匀即可食用。

【功效】 消肿排脓。

【适应证】 用于各期食管癌。

（2）巴戟炖猪大肠

【来源】 《民间药膳》。

【配方】 巴戟30g，猪大肠200g，生姜2片。

【制法】 巴戟稍浸泡，可切碎；猪大肠用盐或生粉清洗净。把巴戟纳入猪大肠内，与生姜一起放入炖盅，加入热开水450mL（1碗多量），加盖隔水炖约2.5h，进饮时方下盐。

【功效】 滋肾养阳。

【适应证】 用于各期结直肠癌。

（3）附子粥

【来源】 《太平圣惠方》。

【配方】 炮附子10g，炮姜15g，粳米100g。

【制法】 先将两药捣细，过筛为末，每取10g，与米同煮为粥。

【功效】 温中散寒止痛。

【适应证】 用于寒湿痢疾、里急后重、腹中绞痛、喜按喜暖者。

（4）参茸炖龟

【来源】 《民间药膳》。

【配方】 人参6g，鹿茸6g，乌龟1只（约500g）。

【制法】 将龟宰杀，去头、爪及内脏，洗净，切块，诸药布包同放入锅中，加生姜、清水等，开水后去浮沫，加料酒、大油等，文火煮至肉熟，调入食盐、味精适量。

【功效】 益气温阳，养阴填精。

【适应证】 用于肿瘤病人阳气虚弱及化、放疗后红、白细胞下降等，表现为体弱气虚、畏寒肢冷、四肢无力、精神不振等。

（五）痰凝

1.痰凝证

可见咳吐痰涎，恶心呕吐，胸闷，胁肋胀痛，饮食不顺，心悸眩晕。舌苔厚腻，脉滑。肿瘤病久，或素有痰湿者常表现出痰凝证。

2.常用食材、药材

芦笋、蘑菇、丝瓜、海带、川贝母、海藻、竹茹、半夏、前胡、海蛤等。

3.常用食疗药膳方

海带薏苡汤、卷柏猪肉汤、文蛤饼。

（1）海带薏苡汤

【来源】《民间药膳》。

【配方】海带30g，薏苡仁30g，鸡蛋3个，胡椒粉、味精、猪油各适量。

【制法】将海带洗净，切成条状；薏苡仁洗净。高压锅中加水，将海带和薏苡仁一起放入高压锅内炖至烂熟，连汤备用。锅置旺火上，放猪油适量，将打匀的鸡蛋炒熟，随即将海带、薏苡仁连汤倒入，加盐、胡椒粉、味精适量调味即可。

【功效】健脾利湿，化痰软坚。

【适应证】适用于肿瘤病久，或素有痰湿者。

（2）卷柏猪肉汤

【来源】《圣济总录》。

【配方】垫状卷柏（炒焦）50g，瘦猪肉100g，胡椒粉、味精、猪油各适量。

【制法】卷柏布包同放入锅中，瘦猪肉加生姜、清水，水开后去浮沫，加料酒、大油等，文火煮至肉熟，调入食盐、味精适量，服汤食肉。

【功效】止血。

【适应证】各种原因引起的吐血、便血、尿血。

（3）文蛤饼

【来源】《民间药膳》。

【配方】净文蛤肉500g，熟净荸荠15g，猪瘦肉、熟肥膘肉各100g，鸡蛋1个，湿淀粉50g，姜末、葱末各25g，精面粉150g，料酒20g，精盐10g，骨头汤50g、芝麻油10g、熟猪油100g。

【制法】将文蛤肉放在竹篮内，在水中顺一个方向搅动，洗净泥沙，滤水后用刀剁碎，放入盆内。猪瘦肉和熟肥膘肉一起剁蓉，把荸荠用刀拍碎，然后一起放入蛤肉盆内，再加入姜末、葱末、精盐、料酒10g，打入鸡蛋，拌匀后再放入湿淀粉、面粉拌匀成文蛤饼料。锅烧热，加入少量熟猪油润锅，用手将文蛤饼料捏成饼坯放入锅中，煎至两面金黄时，烹入骨汤和料酒10g，略焖后揭去锅盖，待蒸汽跑掉，淋入芝麻油拌匀即可。

【功效】软坚、化痰、利湿。

【适应证】适用于痰凝血瘀型肿瘤患者，症见咳痰、体胖、水肿等。

（六）瘀滞

1.气滞

（1）气滞证

可见胃纳减少，胃脘胀满疼痛，嗳气呃逆，胁痛易怒，乳房胀痛，痰多喘咳，大便秘结。舌色暗，脉弦。肿瘤肿块阻塞气道，或肿瘤病久情志抑郁不舒者常表现出气滞证。

（2）常用食材、药材

山楂、杏仁、白萝卜、柑橘、柚子、玫瑰、大蒜、生姜、陈皮、桂皮、丁香、桃仁、柠檬等。

（3）常用食疗药膳方

①柚子肉炖鸡

【来源】 《民间药膳》。

【配方】 雄鸡1只（约1000g），柚子2个，料酒、生姜、葱、味精、食盐各适量。

【制法】 雄鸡去毛和肠杂，洗净；柚子去皮留肉。将柚子肉放入鸡腹内，然后将鸡放入搪瓷锅中，加葱、姜、黄酒、盐、清水等。再将搪瓷锅放入盛有水的锅内，隔水炖熟即成。每周服1次，连服3周。

【功效】 理气补虚，消食抗癌。

【适应证】 适用于原发性支气管肺癌气喘、咳痰者。

【按语】 肺癌病人的血液一般呈高黏状态，使癌细胞易形成癌栓，从而加速转移和扩散。而柚子中的某些成分可以预防栓塞，具有降低血小板凝聚、增进血液浮悬稳定性和加快血流速度的作用，可以起到溶解癌栓、减少转移、抑制复发的效果。需要指出的是，长期食用柚子时最好多食入含维生素A丰富的鸡肝、猪肝之类的食品，因为吃柚子后产生的一种醛类可以破坏维生素A，所以要适量补充。

②橘皮米粥

【来源】 《保健药膳》。

【配方】 橘皮30g，粳米50g。

【制法】 将橘皮洗净，晒干，碾为细末。粳米加清水500mL，置锅中，急火煮开5min，加橘皮细末，文火煮30min，成粥，趁热食用。

【功效】 行气止痛，健脾开胃。

【适应证】 肿瘤伴脾胃不和者。

③红花玫瑰炙羊心

【来源】 《中华药膳大全》。

【配方】 羊心1只，玫瑰6g，红花10g，食盐适量。

【制法】 用水一杯泡玫瑰花，做成玫瑰水。再用玫瑰水浸泡红花，去渣取汁，加入食盐少许搅匀备用。羊心洗净血污，用针在羊心上刺若干个小孔，再用竹签或铁签穿住羊心，放于火上炙，不停地转动签子，使其受热均匀。在炙烤羊心的同时，将红花汁徐徐涂在羊心上，汁尽羊心熟透为度。

【功效】 疏肝解郁，补益心气。

【适应证】 适用于肿瘤病久情志抑郁不舒者。

2.血瘀

（1）血瘀证

可见疼痛如针刺，痛有定处而拒按，夜间加剧，面色黧黑，肌肤甲错，口唇爪甲紫暗。舌质紫暗，或见瘀斑瘀点，脉象细涩。肿瘤压迫血道形成瘀血，或生成癌栓，或化疗后血栓性静脉炎者常表现出血瘀证。

（2）常用食材、药材

鹅血、鳖鱼、桃仁、油菜、黑大豆、山楂、黑木耳、三七、鸡血藤、卷柏等。

（3）常用食疗药膳方

①田七鸡汤

【来源】　《保健药膳》。

【配方】　三七 10g，鸡肉 250g，人参 10g。

【制法】　三七粒捣碎；鸡肉、人参洗净。将全部用料放入锅内，加清水适量，文火煮 1h，加盐调味。饮汤食鸡肉。

【功效】　祛瘀止痛，养胃益气。

【适应证】　肺肿瘤症见咳嗽，咯血，胸痛，痛有定位；舌暗红，苔薄白，脉弦细，因气虚血瘀所致者。

【注意事项】　使用本方以咳血、胸痛、舌暗红、脉弦属于气虚血瘀者为要点，凡感冒未清、发热、痰黄者勿服。

②归参炖鸡

【来源】　《保健药膳》。

【配方】　母鸡 500g，当归 10g，三七参 10g，调味品适量。

【制法】　将鸡肉洗净，切块，放砂锅中，加生姜、诸药（布包）及清水适量，武火煮沸后，转文火炖至鸡肉烂熟，去药袋，调入食盐、胡椒粉、味精即成。

【功效】　活血补血。

【适应证】　用于肿瘤以血瘀为主要见证者。表现为肋下或局部肿块，质硬，疼痛固定不移，舌紫暗，脉细涩等。

（七）毒症

1.热毒

（1）热毒证

可见发热，口干喉干燥，尿黄，便秘，烦躁，甚则神昏语。舌红，苔黄，脉数。肿瘤病久耗损阴津者，或放疗灼伤津液，或肿瘤组织坏死热毒内蕴者常见热毒证。

（2）常用食材、药材

绿豆、苦瓜、冬瓜、蜗牛、马齿苋、龙葵、土茯苓、牛黄、石上柏、藤梨根、山豆根、栀子、败酱草、白花蛇舌草等。

（3）常用食疗药膳方

小蓟齿苋粥、败酱草炖鸡蛋。

①小蓟齿苋粥

【来源】　《饮膳正要》。

【配方】　马齿苋 20g，小蓟 20g，野白菜 20g，白糖 20g。

【制法】　将马齿苋、小蓟、野白菜同置于锅中，加入清水 400～500mL，煎至 200mL，再放入白糖即成。

【功效】　清热解毒，凉血止血。

【适应证】　用于唇癌手术后、放疗后口腔溃疡患者。

②败酱草炖鸡蛋

【来源】　《太平圣惠方》。

【配方】　败酱草 500g，鲜鸡蛋 2 个，清水适量。

【制法】　先将败酱草加水适量制成败酱卤，取败酱卤 300mL 放入鸡蛋，煮熟后，喝汤吃蛋。

【功效】 清热解毒，祛瘀消肿。

【适应证】 用于巨块型肝癌症见发热者。

2.阴毒

（1）阴毒证

可见面目发青，四肢厥冷，咽喉疼痛，以及身痛，身重，背强，短气呕逆。肿瘤病久耗伤阳气，或冷疗伤阳，或素体阳虚并感受阴毒者常见阴毒证。

（2）常用食材、药材

艾叶、花椒、小茴香、干姜、蜈蚣、蟾蜍、猴头菇等。

（3）常用食疗药膳方

蟾蜍黄酒、胶艾汤、蟾蜍玉米。

①蟾蜍黄酒

【来源】 《民间百病良方》。

【配方】 活蟾蜍5只，黄酒500mL。

【制法】 将蟾蜍置容器中，加入黄酒，隔水蒸煮1h，去蟾蜍取酒，冷藏备用。

【功效】 解毒，止痛，消肿。

【适应证】 阴茎痛、癌肿疼痛明显者等。

②胶艾汤

【来源】 《金匮要略》。

【配方】 阿胶6g，艾叶9g，川芎6g，甘草6g，当归9g，芍药12g，干地黄15g。

【制法】 以水5L，清酒3L，合煮，取3L，去滓，内胶令消尽，温服1L，日3服。不瘥更作。

【功效】 养血止血，调经安胎。

【适应证】 适用于妇科肿瘤患者冲任虚损、血虚有寒证，症见崩漏下血、月经过多、淋漓不止，腹中疼痛。

③蟾蜍玉米

【来源】 《民间药膳》。

【配方】 活蟾蜍1只，玉米2个。

【制法】 将蟾蜍宰杀后置砂锅中，加入清水，煮1h，去蟾蜍，食玉米。

【功效】 解毒，消肿。

【适应证】 适用于消化道肿瘤患者阴寒凝结，症见恶寒喜暖、面色㿠白、四肢不温、口淡不渴、小便清长、大便稀溏等。

二、肿瘤患者不同治疗阶段食疗药膳

肿瘤在不同的治疗阶段中有不同的病机，其表现出的中医临床症状也不尽相同，进而表现出不同的中医证型，对于不同证型应选用适宜的药膳。因此，应根据患者治疗阶段的症状体质及患者疾病状态的变化选择相应的膳食。

（一）围手术期食疗药膳的应用

外科手术是一种创伤性治疗，使体内营养素大量丢失。另外，手术和麻醉可给消化吸收和营养代谢功能造成一定的影响。适当的营养治疗既可以改善病人的营养状况，增强患者的免疫力、抗癌能力，又能提高肿瘤病人对手术治疗的耐受性，减少或者避免手术的并发症，使术后伤口能够如期愈合。手术前患者胃肠功能不健全者，营养摄取不足，食疗应以配合手术顺利进行为目的，应尽可能增加营养，增强体质，为手术创造条件，一般以补益气血的食品为主。术后患者的正常胃肠道的生理机能受到破坏，对患者的营养摄取有较大的干扰，正气虚损，脾胃虚弱，此时食疗应以扶助正气、补益脾胃为主。

1.手术后过渡期药粥疗法

患者术后面色萎黄，神疲倦怠，时有低热，便溏。舌淡，苔白，脉弱。

（1）山药茯苓粥

【来源】《民间百病良方》。

【配方】鲜山药（打沫）100g，茯苓（研细末）6g，粳米或大米或小米30～60g。煮稀粥，一次食用，每日1次。

【功效】益气补虚，健脾和胃。

【适应证】食欲不佳，神疲倦怠，伴有便溏。

（2）枸杞桑椹粥

【配方】枸杞子，桑椹，粳米或大米或小米。一同煮粥。

【功效】补血滋阴，生津止渴润燥。

【适应证】术后潮热盗汗，虚烦失眠，口干咽燥，便秘。

（3）莲子山药粥

【配方】山药、莲子各10g，大米50g，加水适量煎煮至烂熟时，加大米煮粥。每晚食用。

【功效】益气补虚，健脾和胃。

【适应证】术后食欲不佳，神疲倦怠。

2.手术后恢复期

（1）气虚型

患者术后元气大伤，神疲乏力，气短懒言，纳呆，自汗。舌淡，苔白，脉虚弱。

①参芪粥

【配方】炙黄芪30～60g，人参3～5g（党参15～30g），大米100g，白糖适量，熬煮成粥。3～5d1疗程，每日2次。

【制法】黄芪、人参切薄片，冷水泡30min，入砂锅煎沸，小火煎成浓缩液，取液。再加冷水如上法煎取二液，去渣。两次煎液合并，分成两份，每日早晚同大米煮成稀粥，入白糖煮后服食。

【功效】补气升阳，益卫固表，托毒生肌，利水退肿。

【适应证】适用于术后气虚体弱、感冒、倦怠乏力、自汗盗汗、面目浮肿、小便不利、气短心悸、肝炎等。

②西洋参粥

【配方】西洋参10g切薄片，粳米100g。

【制法】中火煮开，文火熬30min，煮成稀粥，入白糖煮后服食。每日2次，3～5d1疗程。

【功效】益气养阴。

【适应证】适用于术后气阴两虚患者。

③四君粥

【配方】人参6g，茯苓10g，白术10g，炙甘草6g，粳米120g。一同煮粥。

【功效】益气健脾。

【适应证】用于手术前后患者虚弱、食欲减退、疲乏无力者。

④黄芪炖乌骨鸡

【配方】 黄芪30~50g，乌骨鸡半只到1只（约250g），姜、葱、油、盐少许。

【制法】 将乌骨鸡宰后去毛洗净，剖腹去内脏，把鸡肉切块，与黄芪、生姜一起隔水炖熟后，放油、盐调味服食。每周1次，连服3~4周。

【功效】 补脾益气，养阴益血，扶虚强身。

【适应证】 用于妇科癌症体虚、气血不足，或妇科癌症手术后下气虚损等。

（2）血虚型

患者术后面色无华，头晕目眩，心悸，失眠，自汗，少气懒言，纳谷不化。舌淡，苔白，脉濡软。

①当归牛肉汤

【配方】 当归6g，黄芪30g，牛肉500g。

【制法】 选鲜嫩部位牛肉，洗净，往锅中注入开水，放入焯好水的牛肉块加入当归、黄芪，大火烧开后小火慢炖，熟透后放入调料食用。

【功效】 补益气血。

【适应证】 用于术后刀口不愈合者或术后贫血者，增强术后恢复能力。

②四物甲鱼汤

【配方】 当归10g，白芍5g，熟地12g，川芎6g，甲鱼500g左右。

【制法】 甲鱼肉焯水备用，注水并放入甲鱼及当归、白芍、熟地、川芎，大火烧开后小火慢炖，熟透后放入调料食用。

【功效】 滋阴养血。

【适应证】 用于手术前后贫血体虚病人，尤其适合妇瘤科手术前后病人服用。

③龙眼猪骨炖乌龟

【配方】 龙眼肉50g，猪脊骨（带肉连髓）250~500g，乌龟1只（约500g），油、盐少量。

【制法】 龙眼肉洗净，猪骨剁碎，乌龟杀死去内脏。一起放入锅内，加水适量小火久炖，熟透后放油、盐调味食用。

【功效】 健脾生血，滋阴补肾。

【适应证】 用于癌症手术后身体虚弱者。

（3）阳虚型

患者术后畏寒肢冷，腰膝酸痛，自汗。舌淡，苔白，脉沉迟无力。

①肉苁蓉粥

【来源】 《药性论》。

【原料】 肉苁蓉15g，精羊肉100g，粳米50g。

【制法】 肉苁蓉加水100g，煮烂去渣；精羊肉切片入砂锅内加水200g，煎数沸，待肉烂后，再加水300g；将粳米煮至米开汤稠时加入肉苁蓉汁及羊肉再同煮片刻停火，盖紧盖焖5min即可。

【用法】 每日早晚温热服。

【功效】 补肾壮阳，润肠通便。

【适应证】 适用于阳痿、遗精、早泄、性机能减退等。

【宜忌】 大便泄泻、相火偏旺者忌服。

②大枣羊骨粥

【来源】 《膳食保健》。

【原料】 红枣15枚，羊骨500g，大米200g。

【制法】 将羊骨（以腿骨为佳）斩成2段，加水用文火煮1h，捞起骨，将骨髓剔于汤中，加入大米、红枣共煮成粥。

【用法】 每日早晚温热服。

【功效】 滋肾，养血，止血。

【适应证】 适用于肾虚血亏。现多用于治疗贫血、血小板减少及过敏性紫癜等症。

（4）阴虚型

患者术后潮热，颧红盗汗，虚烦失眠，手足心热，口干咽燥。舌质红，少苔，脉细数。

①枸杞子粥

【来源】 《膳食保健》。

【原料】 枸杞子10g，大米100g。煮粥食，每日2次，每次1小碗。

【制法】 将枸杞子、白糖与淘洗干净的粳米一同放入砂锅内，加水500mL；先用旺火烧开，再转用文火熬煮，待米花汤稠时再焖5min即成。

【用法】 每日早晚温热服。

【功效】 养阴补血，益精明目。

【适应证】 适用于肝肾虚损、精血不足所致的腰膝酸软。

②参麦粥

【原料】 白参粉6g，糯米100g，小麦750g。

【制法】 将白参30g（加工成粉）、糯米100g、小麦750g混合后捣成碎米状。每取100g做成糊粥，食粥前放入一食匙参粉调匀，加糖调味，作晚餐食用。

【功效】 益心气，养心神，敛虚汗，厚肠胃。

【适应证】 肿瘤患者症见心脾虚弱、神疲劳倦、心神不宁、自汗、失眠、神经衰弱等。

（二）化疗后食疗药膳

化疗最常见的副作用是骨髓抑制和消化系统功能紊乱，常表现为白细胞、血小板计数减少，恶心呕吐，食欲减退等。食疗应以理气和胃、降逆止呕、补髓生精为主。因此，保护骨髓，促进造血功能和免疫功能的恢复乃是肿瘤防治工作中的一个重要方面。

1.恶心呕吐

（1）姜汁莲子糊

【配方】 莲子（去心）60g，姜汁10mL，白糖适量。

【制法】 水开入莲子，搅拌，煮熟后起锅沥出莲子。再次注水，水开后放入姜汁、适量白糖搅拌。开锅后放入莲子，文火煮至稠状食用。

【功效】 健脾益胃，补虚养神。

【适应证】 主治肠胃癌，症属胃气不和，以及其他癌肿化疗期间和治疗后胃气虚弱者，症见纳呆食少，或有心烦欲呕、头晕目眩、大便溏泄等。

（2）铁树叶红枣汤

【配方】 铁树叶150~200g，红枣10枚。

【制法】 加水适量，慢火煎汤。每日1剂，分3次服用，1个月为1个疗程。

【功效】 收敛止血，补虚扶正，固益正气，扶正抗癌。

【适应证】 用于治疗化疗后呕吐等症。

（3）黄芪粥

【配方】 黄芪20g，淮山药20g，莱菔子10g，鸡内金10g，粳米50g。

【制法】 用纱布包裹药物，加入水350mL，先文火煎煮20min，取汁，后入粳米，熬成一小碗浓度适合的黄芪粥。

【功效】 健脾和胃，降逆止呕。

【适应证】 用于治疗化疗后脾胃虚弱呕吐等症。

（4）鲜橘乌梅饮

【配方】 鲜橘皮20g，乌梅30g。

【制法】 将鲜橘皮、乌梅洗净，一同放入砂锅，加水适量，大火煮沸后，改用小火煎煮30min，滤汁，分早晚2次服。

【功效】 理气健脾，燥湿化痰。

【适应证】 用于厌食症患者。

（5）姜汁橘皮饮

【配方】 鲜生姜20g，鲜橘皮250g，蜂蜜100g。

【制法】 先将鲜生姜洗净，连皮切片，加温开水适量，在容器中捣烂取汁，兑入蜂蜜，调和均匀，备用。将新鲜橘皮洗净，沥水，切成细条状，浸泡于蜂蜜姜汁中腌制1周即成。每日3次，每次20g，恶心欲吐时嚼食。

【功效】 理气健脾，降逆止呕。

【适应证】 适用于化疗后呕吐患者。

2.骨髓抑制

（1）归芪猪蹄汤

【配方】 当归6g，黄芪30g，猪前爪1只。

【制法】 猪蹄洗净，与当归、黄芪一起放入锅中，加适量冷水，文火煮熟，加入食盐调味后即可食用。

【功效】 补气养血，健脾益肾，固本培元。

【适应证】 适用于化疗后血细胞减少、免疫力低下患者。

（2）参芪扶正汤

【配方】 高丽参10g，黄芪10g，山药18g，枸杞子15g，当归10g，桂圆肉14g，陈皮5g，猪排骨300g或整鸡1只。

【制法】 高丽参、黄芪等中药洗净后放入布袋中扎口，与排骨或鸡一起加水炖煮。先大火后小火，煮2～3h捞出布袋，加入盐、胡椒等调味品即可。每次1小碗，每天1次。

【功效】 健脾益气，扶正固本。

【适应证】 适用于以气虚为主的化疗病人。

（3）黄芪灵芝煲龟肉

【配方】 黄芪30g，灵芝30g，500g左右甲鱼1只，生姜5片，大枣10枚。

【制法】 先将甲鱼肉入锅中加油、盐、酱油、姜同炒片刻，放入黄芪、灵芝、大枣，加水煲汤。煲至肉烂，捞去黄芪、灵芝。食肉、大枣，喝汤，分次食完。

【功效】 健脾益气，扶正固本。

【适应证】 适用于以气虚为主的化疗病人。

（4）五红汤

【配方】 枸杞子50g，大枣（去核）60g，红豆40g，花生红衣30g，核桃仁20g，红糖10g。

【制法】 将上述药混合，加1000mL清水浸泡30min后，水煎至200mL。

【功效】 益气养血，健脾补肾。

【适应证】 适用于以血细胞减少为主的化疗病人。

（5）升白鲫鱼汤

【配方】 黄芪20g，党参10g，当归10g，女贞子10g，枸杞10g，砂仁6g，陈皮10g，鲫鱼3条。

【制法】 将上述药混合，水煎，煮沸后小火煎1h，取汤、食肉，2次/d。

【适应证】 适用以白细胞减少为主的化疗病人。

3.便秘

（1）向日葵秆芯汤

【配方】 向日葵秆芯。

【制法】 向日葵梗秆芯5～6g，加水煎汤饮用，每日1剂，分2次服，可经常服。

【适应证】 通经，利尿，通便，抗癌。适用于胃癌、食道癌、肝癌等。

（2）番泻鸡蛋汤

【配方】 番泻叶5～10g，鸡蛋1个，菠菜少许，食盐、味精适量。

【制法】 鸡蛋盛入碗中搅散备用。番泻叶水煎，去渣留汁，倒入鸡蛋，加菠菜、食盐、味精、煮沸即成。

【适应证】 泻热导滞，适用于肿瘤便秘患者。

三、放疗期间食疗药膳

中医认为，放射线是一种热性杀伤物质，属"火邪""火毒"范畴，会耗灼人体阴液，使患者血液黏滞，表现为咽干喉痛、口干口渴欲饮、心烦便秘、尿黄咽燥、舌红等津液亏耗的症状。放射性治疗期间的饮食调养应增加养阴生津的食物，在不同的时期、不同的病情，选用具有抗癌效应的食品时，应注意辨证施食。放疗初期，宜选用滋阴生津、清热凉血之品，如甲鱼、泥鳅、牡蛎、苦瓜、黄瓜、冬瓜、西瓜、梨、柑、橙、柿子、绿豆、赤小豆、丝瓜、木耳、百合、莲子、山药、杏仁、生蜂蜜等；热盛伤阴者，宜多吃清凉滋阴、甘寒生津之品，如雪梨、荸荠、鲜藕、西瓜、绿豆、百合、冬瓜等；湿热并重者，宜多吃清热利湿、健脾理气的食品，如芦笋、蘑菇、香蕉、柑橘、山楂、丝瓜、莲藕、扁豆等。忌食热性、辛辣、香燥等食物，如羊肉、鹿肉、狗肉、牛肉、兔肉、辣椒、蟹、荔枝、龙眼等。应多食含纤维素丰富之食品，保持大便通畅，增进食欲，切忌进食滋腻碍胃食物。

1.地黄粥

【来源】 《圣济总录》。

【配方】 生地、党参、黄精、扁豆、黄芪各5g。

【制法】 将所有中药加水800mL熬至400mL，去渣取水加粳米100g熬至300mL，每天4次，每次60～80mL，连服1周。

【功效】 清热生津，凉血止血。

【适应证】 适用于放疗后阴液耗伤、低热不退、劳热骨蒸，或高热心烦、口干作渴、口鼻出血。

2.黄芪香菇炖猪爪

【配方】 猪前爪1只，黄芪10g，香菇25g，丝瓜250g。

【制法】 猪爪去毛洗净，香菇泡发，先以葱、姜、酒与猪爪、黄芪、香菇一起炖熟，加入丝瓜，再炖至猪爪烂熟，调味食用。

【功效】 补气养血。

【适应证】 适用于癌症病人气虚血少及手术或放化疗后体虚者。

3.益气养阴点心

【配方】 生黄芪15g，北沙参15g，麦冬15g，石斛15g，枸杞子15g，生地30g，淮山药30g，生山楂15g，炙甘草6g，大枣4枚。

【制法】 水煎，浓缩过滤取汁200mL，加面粉500g，按此比例制成点心。2次/d，100g/次，坚持食疗至放疗结束。

【功效】 补气养阴。

【适应证】 适用于癌症放疗后阴虚内热患者。

（姜晓萍）

第六节　常见肿瘤治疗食疗药膳方案

中医学是中华民族文化的一大辉煌成就，是炎黄子孙几千年来不断实践、总结、完善、发展的科学结晶。中医药膳食疗就是这伟大成就中的一部分。随着经济的发展，人民生活水平的提高，工作节奏的加快，药膳食疗的保健治疗作用越来越被人们所重视和接受。药膳并不是食物与中药的简单相加，而是在中医辨证配膳理论指导下，由药物、食物和调料三者精制而成的一种既有药物功效，又有食品美味，用以防病治病、强身益寿的特殊食品。这些药物与性味归经与之相符的食物配伍在一起，食借药力，药助食威，可有效地补充体内缺乏的营养物质，改善机体的虚损状态，保持内环境的相对平衡，达到强身健体、延年益寿的目的。与其他治疗方法相比，药膳食疗以其既能满足人们对美味的追求，又具有显著疗效，无毒副作用的特点，更易为患者接受。

在应用药膳的过程中，要因人、因地、因病，根据中医的辨证理论和药物性能的变化来进行调养。药膳在治病、保健等方面，均需以中医理论作为指导，根据不同人的体质、病证情况的差异，对药膳的具体情况也应有所区别。

根据各系统肿瘤的生理病理机制的不同，从肿瘤相关病症着手，依据脏腑生理特点、临床表现，以及食材药材的归经、四气五味、升降沉浮等特点精选如下药膳。

一、肺癌食疗药膳方案

（一）食疗药膳原则

润肺补肾，益气养阴，化痰散结。

（二）常用药材和食材

百合、杏仁、银耳、枸杞子、藕节、莲子、瘦肉、鸡、鸭、兔、鱼、虾等。

（三）食疗药膳举例

冰糖杏仁糊、杏仁百合藕粉羹、甘蔗松子仁粥、山慈姑白果煮鸡蛋、双耳炒猪肺、虫草炖老鸭、枸杞鳖汤等。

1.冰糖杏仁糊

【配方】 甜杏仁10g，粳米50g，冰糖适量。

【制法】 将甜杏仁放入锅中用清水泡软去皮，捣烂加粳米，清水及冰糖煮成稠粥。

【功效】 润肺祛痰，止咳平喘，润肠。

2.杏仁百合藕粉羹

【配方】 苦杏仁15g，百合50g，藕粉50g，冰糖25g。

【制法】 苦杏仁洗净，拍碎，用温水浸泡；百合洗净，切碎末；藕粉用适量水化开成稀糊状。锅入适量水上火，放入杏仁及泡水，开锅后煮20min，倒入藕粉糊及冰糖，煮片刻即成。早晚分2次服用。

【功效】 祛痰止咳，平喘润肠。

【适应证】 适用于肺癌痰多咳嗽者。

3.甘蔗松子仁粥

【配方】 甘蔗汁500mL，松子仁30g，糯米50g。

【制法】 将糯米与松子仁洗净，加清水适量煮粥，加入甘蔗汁煮开后服用。

【功效】 清热生津，润燥止渴，补肺健脾。

【适应证】 肺肿瘤属于气阴不足者，症见咳嗽，干咳，久咳不愈，痰黏稠，难咯出；口干乏力，大便干硬，精神疲倦；舌质红，苔少或薄白，脉细数。

【注意事项】 使用本方以久咳，干咳，痰黏稠，难咯出，舌红干，苔少，脉细数属于肺阴虚者为要点。若为肺胃虚寒，咳吐痰涎清稀色白者勿服。若用淮山药30g取代方中之松子仁，则补肺健脾之作用更佳。

4.山慈姑白果煮鸡蛋

【配方】 山慈姑10g，白果6g，鸡蛋1个。

【制法】 将白果去壳及衣，用清水先浸渍半天；山慈姑洗净；将鸡蛋的一端开一小孔。将鸡蛋与白果、山慈姑一起放入锅内，加清水适量，文火煮1h后，加盐调味。喝汤食蛋。

【功效】 清热解毒，化痰定喘，滋阴补肺，敛气润燥。

【适应证】 肺肿瘤属于痰热阻肺者，症见咳嗽痰少，喘促少气，口干口苦；舌质红，苔薄黄，脉数无力。

【注意事项】 使用本方以咳嗽痰少，喘促少气，口干口苦，舌质红，苔薄黄，脉数无力属于痰热阻肺者为要点。凡肺脾虚弱所致的咳嗽痰多，口淡，舌质淡，苔白滑者，非本方所宜。白果有小毒，一般用量3～9g，用时要去壳褪去绿胚，且经浸泡4～6h后倒去水留白果备用。小儿用本品宜慎重，用量每次减半为宜，必须煮至熟透。

5.双耳炒猪肺

【配方】 黑木耳、白木耳各20g，猪肺100g。

【制法】 黑、白木耳水发，猪肺洗净切薄片，加调料、盐共炒熟食用。

【功效】 黑木耳甘平，补气益智，生血抗癌。白木耳甘平，滋阴润肺，益胃生津，补脑强心，增强肝脏解毒能力。猪肺甘平，补肺。

6.虫草炖老鸭

【配方】 鸭1只，冬虫夏草、杏仁各10g，葱、姜少许，调料适量。

【制法】 冬虫夏草先用温水洗2遍，用少许水泡涨，捞出；杏仁用开水泡15min，去皮；鸭洗净。将杏仁、冬虫夏草、老鸭、葱、姜、料酒、盐、上汤和泡虫草的水一块下入锅内，先用大火烧沸，小火煨至熟烂，后淋上香油即可。

【功效】 具有补肺益肾、祛痰止咳的功效。

【适应证】 适用于肺癌见有咳嗽咳痰、自汗盗汗、腰膝酸软者。

7.枸杞鳖汤

【配方】 淮山药50g，枸杞子15g，鳖（鲜活）1只（约200g），生姜15g，红枣10枚。

【制法】 将淮山药、枸杞子洗净，去杂质；生姜拍烂；红枣洗净，去核。将活鳖放入盛有冷水的锅中，加锅盖后将锅置炉上，加热，随水温升高令鳖挣扎排尿；待鳖死后捞出，切开除去内脏，斩块。将全部用料放入锅内，加清水适量，文火煮1h，调味即成，饮汤吃鳖等。

【功效】 健脾益肾，滋阴养血，软坚散结。

【适应证】 肺肿瘤属于脾肾阴血不足者，症见神疲乏力，日见消瘦，头晕眼花，夜卧盗汗，胃纳欠佳；舌质淡红，苔薄白，脉细。

【注意事项】 鳖一定要用鲜活的，不是因宰杀而死亡的鳖有毒，不宜食用。

8.鱼腥草肉丝紫菜汤

【配方】 鱼腥草（鲜品）10g，猪瘦肉100g，紫菜20g。

【制法】 先将猪瘦肉洗净切成丝，入油锅炒片刻，备用；鱼腥草去杂质，加入清水适量，武火煎煮15~20min，去渣留汤备用；紫菜加水适量浸泡10min，待泥沙沉淀后，捞起滤干备用。将鱼腥草汤再煮沸，加入猪瘦肉丝和紫菜，煮10~15min，调味。饮汤食肉。

【功效】 清热解毒，散结化痰，滋阴润燥。

【适应证】 肺肿瘤属于痰热壅肺者，症见咳嗽、口干，痰黄稠；或咯吐脓血痰，伴发热口苦；舌质红，苔薄黄，脉数者。

【注意事项】 使用本方以咳嗽，痰黄稠或咳吐脓血，舌质红，苔薄黄，脉数属于痰热壅肺者为要点。如无鱼腥草鲜品，亦可用干品30g代替。也可用夏枯草、白花蛇舌草代替鱼腥草，制法同本方所述。

9.三七鸡汤

【配方】 三七10g，鸡肉250g，人参10g。

【制法】 将三七粒捣碎，鸡肉、人参洗净。将全部用料放入锅内，加清水适量，文火煮1h，加盐调味。饮汤食鸡肉。

【功效】 祛瘀止痛，养胃益气。

【适应证】 肺肿瘤症见咳嗽，咯血，胸痛，痛有定位；舌暗红，苔薄白，脉弦细，因气虚血瘀所致者。

【注意事项】 使用本方以咳血，胸痛，舌暗红，脉弦属于气虚血瘀者为要点。凡感冒未清、发热、痰黄者勿服。

10.白花蛇舌草野菊花茶

【配方】 白花蛇舌草15g，野菊花20g，生甘草10g。

【制法】 将白花蛇舌草、野菊花和生甘草拣去杂质后，加清水适量煎煮或用开水泡后代茶。

【功效】 解热毒，祛痰浊。

【适应证】 肺肿瘤属于邪毒壅肺，邪浅病轻者，症见咳嗽，痰黄稠，发热口干；舌质红，舌苔黄，脉数。

【注意事项】 使用本方以咳嗽，痰黄稠，舌红，苔薄黄，脉数属于邪毒壅肺为要点。凡为肺脾两虚者则不宜。

11.鱼腥草炖雪梨

【配方】 鱼腥草100g，雪梨350g，白糖100g。

【制法】 将鱼腥草拣去杂质，洗净后晾干，切成小碎段；雪梨洗净，切两半，去核，切小块。把鱼腥草放入砂锅中，加入适量水上火烧沸，移小火煎约25min，用干净纱布过滤，去渣，将药汁再放入砂锅中，加入雪梨块及适量水，用小火炖至雪梨软烂时，调入白糖稍炖，即可离火，食用。早晚分2次服，吃梨喝汤。

【功效】 润肺凉心，消痰降火。

【适应证】 对老年肺癌热结痰多、吐黄稠脓痰者尤为适宜，坚持食用，有较明显的辅助治疗作用。

12.百合蜜枣

【配方】 百合100g，蜜枣10枚。

【制法】 将百合洗净，拣去杂质；蜜枣去核。将用料放入锅内，加清水适量，文火煮1h，加适量冰糖服食。

【功效】 滋阴清热，润肺化痰。

【适应证】 肺肿瘤属于邪热伤阴、痰结于肺所致者。症见咳嗽，口干，睡眠不好；舌质红，苔少或薄白，脉细数。

【注意事项】 百合为性寒之物，功用在于滋阴清热。

二、胃癌食疗药膳方案

（一）食疗药膳原则
疏肝理气，化瘀解毒，祛湿化痰，温中健脾，补益气血。

（二）常用药材和食材
人参、西洋参、玫瑰花、茉莉花、薏苡仁、陈皮、田七末、白术、茯苓、黄芪、党参、熟地、阿胶、鲫鱼、莼菜、鹌鹑、鸡蛋、牛奶、山慈姑、鸭、藕粉、山药、大枣等。

（三）食疗药膳举例

1.陈皮瘦肉末粥

【配方】 陈皮5g，猪瘦肉25g，粳米50g。

【制法】 先将陈皮与粳米煮粥至熟，去陈皮，加入瘦肉末，再煮至熟烂。

【功效】 行气健脾，降逆止呕。

【适应证】 适用于脘腹胀疼，嗳气呕吐。

【注意事项】 气虚及阴虚燥咳者不宜食。

2.山药扁豆糕

【配方】 新鲜山药500g，白（干）扁豆100g，糯米粉150g，藕粉100g，白砂糖300g。

【制法】 山药洗净上笼蒸酥，取出去皮，研成泥状待用；白扁豆洗净放入碗中加水蒸酥，取出待用。糯米粉、藕粉加入适量的糖水调匀，再把山药泥、扁豆末一起倒入刷过油的盘内，用旺火蒸30min取出，待稍冷后切成菱形状即成，可冷食也可煎食。

【功效】 健脾，和胃，益气。

【适应证】 胃癌腹胀少食，食后不化，便溏泄泻者。

3.茯苓包子

【配方】 茯苓粉5g，面粉100g，猪瘦肉50g。

【制法】 做成发面包子。

【功效】 健脾开胃，除湿化痰，养心安神。

4.花生芝麻粥

【配方】 花生、黑芝麻、黄豆各25g，糯米50g。

【制法】 将上料洗净，黄豆研粗末。锅内加水适量，下入花生、芝麻、黄豆煮熟软，加入糯米煮稠即可随意服食，或当点心服食。

【功效】 益气养血。

【适应证】 适应于气血两虚胃癌患者食用。

5.参归白鸽

【配方】 党参8g，当归5g，鸽子1只。

【制法】 党参、当归用纱布扎好与鸽同煮至熟烂。

【功效】 气血双补，益气养脾。

【适应证】 适应于脾胃虚寒型癌症患者。

【注意事项】 胃癌患者须禁止饮酒、吸烟、高钠盐及腌制食物、母猪肉、辛辣刺激食物，过硬、过冷、过酸、过热的食物，以及油煎炸的食物等。

6.薏米莲子粥

【配方】 薏米、莲子各25g，大枣10枚，糯米100g，红糖适量。

【制法】 薏米、莲子洗净；大枣洗净去核，糯米淘洗干净放锅内置旺火上，加水适量煮沸，下薏米、莲子煮熟软，再加入糯米煮稠，撒入红糖和匀即可服用。

【功效】 益气养血，健脾利湿，强体抗癌。

【适应证】 适应于脾胃虚弱型胃癌面色少华，纳呆食少，神疲乏力，便溏者。

7.猴头菇鱼肚鸡汤

【配方】 猴头菇50g，鲜山药150g，鱼肚150g，鲜姜10g，乌骨鸡半只。

【制法】 猴头菇洗净泡发，撕成小块，鱼肚用水余烫至软身，切成小块，把以上材料放入汤锅，注入适量清水，大火烧开，转小火煲2h，山药去皮切小块，放入汤锅继续煲30min，用隔油勺把肥油撇掉，放盐调味。

【功效】 健脾养胃，益气养血。

【适应证】 适应于脾胃虚寒胃癌患者。

8.砂仁猪肚汤

【配方】 砂仁10g，三七9g，猪肚100g。

【制法】 将猪肚用沸水洗净，刮去内膜，去除气味，与砂仁、三七一起放入锅中，加水适量，烧沸后文火煮约2h，调味。

【功效】 行气醒胃，祛瘀止痛。

【适应证】 适用于虚寒性气滞血瘀所致的胃癌患者。

9.归芪猪蹄汤

【配方】 当归6g，黄芪30g，甲鱼500g，猪前爪1只。

【制法】 甲鱼杀后切为方块，猪蹄洗净，与当归、黄芪一起放入锅中，加适量冷水，文火煮熟，食盐调味后即可食用。

【功效】 补气养血，健脾益肾，固本培元。

【适应证】 适用胃癌化疗后血细胞减少、免疫力低下患者。

10.玫瑰花茶

【配方】 玫瑰花瓣5g，茉莉花3g，山楂3g。

【制法】 同放于茶缸中沸水冲泡后，代茶饮。

【功效】 理气解郁，疏肝健脾，散瘀止痛。

【注意事项】 消化道出血时不可饮。

11.洋参红枣薏仁羹

【配方】 西洋参2g，红枣5枚，生薏仁20g。

【制法】 红枣先去核，后用温水浸泡，将西洋参与薏仁同煮至六成熟，加入红枣同煮至熟烂，加少量勾芡，或打成匀浆服。

【功效】 益气生津，健脾利湿，补脾营卫。

12.半枝莲蛇舌草蜜饮

【配方】 半枝莲30g，白花蛇舌草60g，蜂蜜20g。

【制法】 将前两味混合入锅，加水适量，用大火煎煮1h后，去渣取汁；待药转温后兑入蜂蜜调匀即成。

【功效】 清热解毒，活血化瘀，抗癌。

【适应证】 适用于湿热瘀滞型胃癌患者。

三、食管癌食疗药膳方案

(一) 食疗药膳原则

化痰开郁，活血解毒，益气养阴，健脾和胃。饮食细嚼缓咽，荤素相兼，少量多餐，多食新鲜蔬菜，补充维生素A及维生素C；并应补充锌、钼、铜、锰等微量元素。

(二) 常用药材和食材

荸荠、莲房、人参、核桃、沙参、莱菔子、鲜芦根、竹沥、鸡内金、鹅血、陈皮、薏苡仁、牛奶、鸡蛋、甘蔗汁、梨汁、韭菜汁、荸荠汁、西瓜汁、藕汁、草莓汁、菱角等。

(三) 食疗药膳举例

1.虫草乌骨鸡

【配方】 冬虫夏草3g，乌骨鸡100g。

【制法】 加调料煮烂，然后打成匀浆，加适量淀粉或米汤，使之成薄糊状，煮沸。每天多次服。

【功效】 补虚强身，养阴退热，补益肝肾。

2.参薏粥

【配方】 北沙参9g，莱菔子6g，旋覆花6g，生薏米20g。

【制法】 先将沙参、莱菔子、旋覆花煎汁去渣，倒入生薏米中煮烂打成匀浆，再煮沸。每天1剂，分早晚服。

【功效】 化痰开郁，降逆止呕。

【适应证】 适用于气滞痰阻型食管癌伴饮食不下、恶心呕吐患者。

【注意事项】 服地黄、首乌时忌食，体质虚弱者大忌。

3.豆蔻馒头

【配方】 白豆蔻15g，自发馒头粉1000g。

【制法】 将白豆蔻研为细末，加入馒头粉内，再加3碗清水，搅拌后放置10~15min，然后制成馒头，放入蒸笼内约蒸20min即成。

【功效】 补虚健胃，行气化滞。

【适应证】 适用于属胃寒症见脘腹饱胀、胃中冷痛、食欲不振、恶心呕吐、舌苔白腻者。

4.生芦根粥

【配方】 鲜芦根30g，红米50g。

【制法】 用清水1500mL煎煮芦根，取汁1000mL，加米于汁中煮粥即成。

【功效】 清热，生津。

【适应证】 适用于属胃寒症见脘腹饱胀、胃中冷痛、食欲不振、恶心呕吐、舌苔白腻者。

5.刀豆梨

【配方】 大梨1个，刀豆50粒，红糖30g。

【制法】 将梨挖去核，放满刀豆，再封盖好，连同剩余的刀豆同放碗中。入笼蒸1h，去净刀豆后即成。

【功效】 利咽消肿。

【适应证】 适用于食管癌放疗后咽喉肿痛、阴虚燥热的患者。

6.三七桃仁猪瘦肉汤

【配方】 三七10g，桃仁15g，猪瘦肉50g。

【制法】 将三七洗净，切片；桃仁、猪瘦肉洗净。将全部用料一齐放入炖盅内，加适量开水，文火隔水炖2h，食盐调味。随意饮用。

【功效】 活血祛瘀，通络止痛。

【适应证】 食管癌属于气滞血瘀症见进食梗阻感，胸痛固定，肌肤甲错；舌质暗红或边有瘀点瘀斑，脉细涩者。

【注意事项】 使用本方以癌症属于气滞血瘀为主者，症见疼痛固定，肌肤甲错，舌有瘀点或瘀斑，脉细涩为主证。若癌症病人化疗或放疗后血小板减少明显者，则非本方所宜。

7.薏苡仁淮山龟肉汤

【配方】 乌龟1只（约200g），薏苡仁50g，淮山药30g，生姜3片。

【制法】 将乌龟杀死或煮死，去肠杂，洗净，斩块备用；将薏苡仁、淮山药、生姜洗净。把全部用料一起放入瓦锅内，加清水适量，武火（即猛火）煮沸后，文火煮2h，调味即可。随意饮用。

【功效】 健脾祛湿。

【适应证】 食管癌属于脾虚痰湿阻滞者，症见神疲乏力，纳差，痰涎壅塞，胸闷不舒；舌淡胖，边有齿印，苦白腻，脉濡滑。

【注意事项】 使用本方以癌症属于脾虚痰湿型，以神疲乏力、而色萎黄、纳差，或下肢浮肿，舌淡胖，边有齿印，脉濡滑为要点。凡为腰膝酸软，五更泄泻，舌淡白，脉沉细属于肾阳虚寒者，则非本方所宜。若无乌龟，可用活鳖200g代之。

8.山药龙眼汤

【配方】 山药20g，龙眼肉20g。

【制法】 山药、龙眼肉分别洗净，置锅中，加清水500mL，急火煮开3min，改文火煮20min。分次食用。

【功效】 温肾补脾。

【适应证】 属气虚阳萎型食道癌，饮食不下，面色苍白，形寒气短者。

9.五汁饮

【配方】 藕汁、甘蔗汁、梨汁、山楂汁各等量，麦冬6g。

【制法】 加清水适量煮沸，后用小火煮30min取汁，再加麦冬6g煎汁加入调匀。分多次服。

【功效】 生津止渴，清热解毒。

【注意事项】 脾胃虚寒者勿服。

10.牛奶鸡蛋汤

【配方】 牛奶，鸡蛋。

【制法】 牛奶煮开打入鸡蛋花煮沸即食。

【功效】 健脾益气，补虚生血。

11.韭汁牛乳饮

【配方】 韭菜汁50mL，牛乳250mL。

【制法】 取韭菜汁50g，牛乳250mL，二者混合为一日量。频频温服，连服10d。

【功效】 活血化瘀，降逆止呕。

【适应证】 适用于瘀血瘀滞型食管癌伴恶心呕吐、饮食不下者。

四、肝癌食疗药膳方案

(一) 食疗药膳原则

疏肝理气，健脾化湿，滋养肝肾，少量多餐，减少脂肪和饮食纤维，选择细软易消化的食物。

(二) 常用药材和食材

冬虫夏草、田七、八月札、党参、玫瑰花、薏苡仁、陈皮、茯苓、甲鱼、猕猴桃、番茄、香菇、胡萝卜、鸡肝、牛奶、西瓜、桂圆、冬瓜等。

(三) 食疗药膳举例

1.山药扁豆粥

【配方】 淮山药30g，扁豆10g，粳米100g。

【制法】 将山药洗净去皮切片，扁豆煮半熟加粳米、山药煮成粥。每日2次，早、晚餐食用。

【功效】 健脾化湿。

【适应证】 用于晚期肝癌病人脾虚、泄泻等症者。

2.败酱卤鸡蛋

【配方】 败酱草50g，鲜鸡蛋2枚。

【制法】 用败酱草煮鸡蛋，吃鸡蛋，喝汤，每日1次。

【功效】 清热解毒，破瘀散结，抗癌。

【适应证】 主治热毒内蕴型原发性肝癌。

3.山楂粥

【配方】 山楂15g，粳米50g，砂糖适量。

【制法】 将山楂炒至棕黄色，同粳米置锅内，加水适量煮成稠粥，食时加入砂糖调味即可食用。

【功效】 化滞消食，散瘀化积，健脾抗癌。

【主治】 主治气滞血瘀型肝癌等癌症。

4.黑芝麻豆粉

【配方】 黑芝麻30g，黄豆粉40g。

【制法】 将黑芝麻去除杂质，淘洗干净，晾干或晒干，入锅，用微火翻炒至熟，出香，离火，趁热研成细末，备用。将黄豆粉放入锅中，加清水适量，调拌成稀糊状，浸泡30min，小火煨煮至沸，调入黑芝麻细末，拌和均匀，即成。

【功效】 滋养肝血，益气补虚。

【适应证】 主治气血两虚型癌症，对肝癌术后气血两虚、肝血不足者尤为适宜。

【注意事项】 勿在制作中加糖，也不宜加糖后放置过久，当日吃完。

5.茯苓清蒸鳜鱼

【配方】 茯苓15g，鳜鱼150g。

【制法】 加水及调料同蒸至熟烂，吃鱼喝汤。

【功效】 健脾利湿，益气补血。

6.虫草甲鱼

【配方】 冬虫夏草3g，甲鱼150g。

【制法】 共蒸至熟烂即可食用，虫草及甲鱼汤均可食。

【功效】 滋阴，清热，散结，凉血。

7.黑木耳炒猪肝

【配方】 黑木耳25g，猪肝250g。

【制法】 先将黑木耳用冷水泡发，拣净撕成朵状，洗净，备用。将猪肝洗净，用快刀斜刨成薄片，放入碗中，加入湿淀粉少许，抓揉均匀，上浆，待用。烧锅置火上，加植物油烧至六成热，放入葱花、姜末煸炒炝锅，出香后随即投入在热水中的猪肝片，滑炒片刻，烹入料酒，待煸炒至猪肝熟透，倒入漏勺，控油。锅留底油，用大火翻炒黑木耳，待炒至木耳亮滑透香时，把猪肝片倒回炒锅，随即加精盐、味精、香油适量，翻炒，拌和均匀即成。

【功效】 补益肝肾，强体抗癌。

【适应证】 原发性肝癌及其他消化道症状。

8.蓟菜鲫鱼汤

【配方】 小蓟菜30g，鲫鱼1条。

【制法】 煮汤喝，鱼肉亦可食。

【功效】 消瘀血，生新血，止吐血。

【注意事项】 脾胃虚寒、无瘀滞者忌服。

9.翠衣番茄豆腐汤

【配方】 西瓜翠衣30g，番茄50g，豆腐150g。

【制法】 切成细丝做汤食。

【功效】 清热利湿，利尿，健脾消食，解毒。

【注意事项】 虚寒体弱者不宜多食。

（四）饮品

1.玫瑰花茶

【配方】 玫瑰花5g，茉莉花3g，山楂5g。

【制法】 用沸水泡后代茶饮。

【功效】 理气解郁，疏肝健脾。

2.苦菜汁

【配方】 苦菜、白糖各适量。

【制法】 苦菜洗净捣汁加白糖后即成，每周3次。

【功效】 清热解毒。

【适应证】 适用于肝癌口干厌食等症。

3.佛手青皮蜜饮

【配方】 佛手20g，青皮15g，郁金10g，蜂蜜适量。

【制法】 将佛手、青皮、郁金入锅，加水适量，煎煮2次，每次20min，合并滤汁，待药汁转温调入蜂蜜即成。

【功效】 疏肝行气，活血止痛。

【适应证】 适用于肝气郁结型肝癌。

五、结直肠癌食疗药膳

（一）食疗药膳原则

解毒化瘀，清热利湿，理气化滞，补虚扶正等。

（二）常用药材和食材

荜茇、鲜生地、党参、谷麦芽、守宫、黄芪、红藤、鲜荷蒂、大枣、丝瓜、香蕉、马齿苋、鲫鱼、乌鸡、芦笋、甲鱼等。

（三）食疗药膳举例

1.草果焖鹌鹑

【配方】 草果1g，鹌鹑1~2只。

【制法】 红烧焖烂调料即可食。

【功效】 温中燥湿，化积消食，补脾益气。

【适应证】 适用于结直肠癌寒湿内阻、脘腹胀痛、痞满呕吐等。

2.党参炖猪肉

【配方】 党参9g，猪瘦肉100g。

【制法】 党参先煎汁去渣后，加入猪瘦肉及调料同炖汤至熟烂。

【功效】 补中益气，养血补虚。

【适应证】 适用于结直肠癌脾胃虚弱、气血两虚等症。

3.芝麻润肠糕

【配方】 黑芝麻60g，菟丝子30g，桑椹30g，火麻仁15g，糯米粉600g，粳米粉200g，白糖30g。

【制法】 将黑芝麻捡杂，淘净后晒干，入锅，加水适量，大火煮沸后，改用小火煎煮20min，去渣留汁，待用。将糯米粉、粳米粉、白糖放入盘中，兑入菟丝子、桑椹、火麻仁药汁及清水适量，搓揉成软硬适中的面团，制作成糕，在糕上抹上一层植物油，均匀撒上黑芝麻，入笼屉，上笼，用大火蒸熟，即成。

【功效】 滋补肝肾，润肠通便。

【适应证】 肝肾阴虚型大肠癌引起的便秘。

4.紫茄蒸食方

【配方】 紫茄3个。

【制法】 先将紫茄洗净，不除柄，放在搪瓷碗中，加少量葱花、姜末、红糖、精盐等作料，入锅，隔水蒸煮30min，待茄肉熟烂时加味精、香油适量，用筷子叉开茄肉，拌匀即成；或可放入饭锅米饭上，同蒸煮至熟，加以上调味料即可。

【功效】 清热消肿，活血抗癌。

【适应证】 主治各型大肠癌，并可兼治胃癌、宫颈癌等。

5.桑椹海参

【配方】 桑椹9g，海参20g。

【制法】 桑椹洗净浸2h后，与水发海参同烧至熟烂。

【功效】 益肝滋肾，滋阴补血润燥。

【注意事项】 脾胃虚弱、痰多便泄者应少食或不食。

6.桃花粥

【配方】 干桃花瓣2g，粳米30g。

【制法】 共煮粥，隔天1次，连服7～14d。

【功效】 活血通便，消痰积滞。

【适应证】 适用于燥热便秘者。

【注意事项】 便通即停服，不可久服。

7.黄芪猪肉红藤汤

【配方】 黄芪50g，大枣10枚，猪瘦肉适量，红藤100g。

【制法】 将黄芪与红藤加清水1000mL，大火煮沸，然后用小火煎30min，取汁与大枣及猪肉同炖至烂，食肉喝汤。

【功效】 补气和中，和胃健脾，益气生津，清热解毒。

【适应证】 适用于肠癌腹痛胀、大便频数等。

8.当归桃仁粥

【配方】 当归30g，桃仁10g，粳米100g，冰糖适量。

【制法】 将当归、桃仁洗净，微火煎煮30min，去渣、留汁，备用。粳米淘洗干净，加水适量，和药汁同入锅中，煮成稠粥，加冰糖适量，待冰糖熔化后即成。

【功效】 活血化瘀，解毒抗癌。

【适应证】 瘀毒内阻型大肠癌。

9.槐花饮

【配方】 陈槐花10g，粳米30g，红糖适量。

【制法】 先煮米取米汤，将槐花末调入米汤中饮用。

【功效】 清热凉血、止血。

【适应证】 湿热蕴结型大肠癌便血。

六、胰腺癌食疗药膳

（一）食疗药膳原则

宜选择和胃通腑、健脾益气、清肝消痞的药物和食物。

（二）常用药材和食材

山楂、大枣、山药、桃仁、人参、田七、香蕉、红糖、鳝鱼、甲鱼、牛奶、柿饼等。宜选用清淡少油并易消化的食物。

（三）食疗药膳举例

1.栗子糕

【配方】 生板栗500g，白糖250g。

【制法】 板栗放锅内水煮30min，冷却后去皮放入碗内再蒸30min，趁热加入白糖后压拌均匀成泥状；再以塑料盖为模具，把栗子泥填压成泥饼状即成。

【功效】 益胃，补肾。

【适应证】 老年胰腺癌体虚、吐血、便血等。

2.栀子仁枸杞粥

【配方】 栀子仁5～10g，鲜藕6g（或藕节10～15节），白茅根30g，枸杞40g，粳米130g。

【制法】 将栀子仁、藕节、白茅根、枸杞装入纱布袋内扎紧，加水煮煎药汁。粳米下锅，下入药汁、清水，烧沸，小火煮烂成稀粥，可加蜂蜜适量调味，即可。

【功效】 清热利湿，凉血止血，除烦止渴。

【适应证】 用于胰腺癌热入营血，症见胁肋部胀满腹痛，腹部有块，胃口差，面色少华，厌倦无力，低热，衄血、出血者。

3.赤豆鲤鱼

【配方】 大鲤鱼1尾（约1000g），赤豆50g，陈皮6g，玫瑰花15g，姜、盐、绿叶蔬菜、鸡汤各适量。

【制法】 鲤鱼洗净，赤豆煮至开裂与陈皮放入鱼腹内。鱼放盆内加姜、盐、赤豆汤、鸡汤、玫瑰花蒸60～90min，出笼放绿叶蔬菜入鱼汤即可。

【功效】 活血化瘀，理气散结，利水消肿。

【适应证】 用于胰腺癌患者气滞血瘀证腹胀有块、胃口不振者。

4.大蒜田七炖鳝鱼

【配方】 大蒜20g拍碎，田七15g打碎，鳝鱼300g活杀后切成鳝段。

【制法】 先用少量油煸炒鳝鱼段及大蒜，然后加田七及清水适量，小火炖1～2h，加食盐等调料，可分2次，作菜肴食用。

【功效】 补虚健脾，祛瘀止痛。

【适应证】 适用于晚期胰腺癌患者腹胀、腹痛、食欲减退者。

5.淡豆豉瘦肉红枣汤

【配方】 淡豆豉、瘦肉各50g，红枣7枚。

【制法】 将淡豆豉、瘦肉、红枣放入9碗清水中煎6h后剩1碗时即成。每日1次，每次1剂，可连服3个月。

【功效】 清热解毒，活血。

【适应证】 适用于晚期胰腺癌瘀血发热，症见腹痛、低热、食欲不振等。

6.消胀粥

【配方】 生薏苡仁100g，苍术20g，炒山楂30g，谷麦芽（炒焦）50g，莱菔子50g。

【制法】 将以上几味捣碎后置锅中，放水小火焖煮成粥。每次1小碗食用，每日2～3次。

【功效】 理气健脾，消食除胀。

【适应证】 适用于胰腺癌伴腹胀、纳呆、便秘的患者。

7.猪胰海带汤

【配方】 猪胰1条（约100g），淡菜30g，海带20g，肿节风15g，姜汁3g，鸡汤适量，调料适量。

【制法】 肿节风切段，装入纱布袋，加水煎煮药汁。猪胰洗净，沸水内汆一下。淡菜去毛，海带温水泡发后洗净。锅热入花生油、猪胰片煸炒，下入姜汁，加入鸡汤、药汁、淡菜、海带、料酒、盐、酱油，烧沸，小火烧熟透，味精调味，即可。

【功效】 补虚益脾，清热解毒，软坚散结。

【适应证】 用于胰腺癌食欲不振、腹痛、发热、消瘦、腹内肿块者。

8.桑菊枸杞饮

【配方】 桑叶、菊花、枸杞子各9g，决明子6g。

【制法】 将上述4味药用水煎熟即可。代茶饮，可连续服用。

【功效】 清肝泻火。

【适应证】 用于胰腺癌患者肝胃不和，症见胁肋胀满、腹部有块、低热、口苦、舌苔厚腻等症。

9.山楂香蕉饮

【配方】 山楂20g，香蕉20g，红枣50g，红糖15g。

【制法】 共置锅中加水1000mL，熬汁至200mL，分2次服完。

【功效】 理气消食，利膈化瘀。

【注意事项】 在胰腺癌食欲减退，并有腹痛、呕吐时更为适用。有消化道溃疡病者不宜饮用。

10.苦瓜鸡汤

【配方】 苦瓜30g，鸡肉适量。

【制法】 煮汤。

【功效】 养血滋肝，润脾补肾。

【适应证】 用于胰腺癌低热不退、食欲不振、消瘦等症状。

七、鼻咽癌食疗药膳

（一）食疗药膳原则

清热解毒，除痰开窍，软坚散结。

（二）常用药材和食材

多选用清热解毒、泻火、偏寒的食物，以及化痰散结的食物，如海带、紫菜、龙须菜、海蜇等。戒烟、酒，忌食辛辣刺激性食物以及陈旧性食物，如辣椒、胡椒、茴香、韭菜、葱、姜、榨菜、羊肉、狗肉、鹿肉、无鳞鱼肉、鳝鱼、虾、蟹等。

（三）食疗药膳举例

1.莲子粥

【配方】 莲子（去心）30g，粳米100g，白糖少量。

【制法】 将莲子研如泥状，与粳米同置于锅中，加水如常法煮成粥，加入白糖调味服食。

【用法】 每日服食1~2次，空腹温热食之，可以久食。

【功效】 健脾益气，益心宁神，抗鼻咽癌。

【适应证】 适用于主治各型的鼻咽癌。

2.归参龙眼炖乌鸡

【配方】 当归20g，吉林参6g，龙眼肉30g，乌骨鸡1只（约500g）。

【制法】 将当归、吉林参分别捡杂，洗净，晒干或烘干。当归切成片，放入纱布袋中，扎紧袋口，备用；吉林参切成片或研成极细末，待用。将龙眼肉洗净，放入碗中，待用。将乌骨鸡宰杀，去毛及内脏，洗净，入沸水锅中焯透，捞出，用冷水过凉，转入砂锅，加入洗净的龙眼肉、当归药袋及鸡汤、清水适量，大火煮沸，烹入料酒，改用小火煨炖1h，待乌骨鸡肉熟烂如酥，加葱花、姜末，取出药袋，滤尽药汁，调入吉林参细末（或饮片），拌匀，再煨煮至沸，加少许精盐、味精，淋入香油，拌和即成。

【用法】 佐餐当菜，随意服食，吃乌骨鸡肉，饮汤汁，嚼食人参片、龙眼肉。

【功效】 益气养血，扶正补虚。

【适应证】 主治气血两虚型鼻咽癌、鼻咽癌术后及放疗、化疗后身体虚弱，对鼻咽癌晚期或放疗、化疗后身体虚弱、脏腑气衰、邪毒内聚者尤为适宜。

3.猴头菇炖银耳

【配方】 猴头菇50g，银耳30g，冰糖20g。

【制法】 将猴头菇用开水浸泡，反复冲洗后剪去根部，再换温水加适量碱泡发，直到酥软，捞出，再漂洗干净碱性，沥干水。银耳用温水浸透，洗干净。将猴头菇、银耳共入碗内，加冰糖隔水炖熟即成。

【功效】 滋阴润燥，健脾和胃，扶正抗癌。

【适应证】 适用于鼻咽癌放化疗毒副反应。

4.百合芦笋汤

【配方】 百合50g，罐头芦笋250g，黄酒适量。

【制法】 将百合放入温水浸泡，发好洗净；锅中加入素鲜汤，将发好的百合放入汤锅中，加热烧20min，加黄酒、精盐、味精调味，倒入盛有芦笋的碗中，即成。

【用法】 佐餐当菜，吃菜饮汤。

【功效】 润肺养胃，滋阴抗癌。

【适应证】 适用于肺胃阴虚型鼻咽癌等多种癌症。

5.石斛生地绿豆汤

【配方】 石斛12g，生地15g，花粉10g，绿豆100g。

【制法】 石斛、生地用纱布包，加适量水煮至绿豆熟烂，取出药渣，加入适量味精及冲入花粉，分次服用。

【功效】 清咽润喉，除痰散结，清热解毒，凉血生津。

【适应证】 适用于鼻咽癌流涕、流血、头痛，或放疗口干燥时，均可食，也能缓解鼻咽癌的症状。

【注意事项】 脾胃虚寒者不宜食。

6.石竹茶

【配方】 石竹30～60g。

【制法】 将石竹洗净，入锅，加水适量，煎煮30min，去渣留汁即成。

【用法】 代茶频频饮用，当日饮完。

【功效】 活血化瘀，清热利尿。

【适应证】 主治气滞血瘀型鼻咽癌。

7.桑菊枸杞饮

【配方】 桑叶、菊花、枸杞子各9g，决明子6g。

【制法】 将以上4味洗净，入锅，加水适量，大火煮沸，改小火煎煮30min，去渣取汁即成。

【用法】 上下午分服。

【功效】 清热泻火，平肝解毒。

【适应证】 主治邪毒肺热型鼻咽癌，头痛头晕，视物模糊，口苦咽干，心烦失眠，颧部潮红等症。

8.大蒜萝卜汁

【配方】 大蒜15～30g，白萝卜30g，白糖适量。

【制法】 将大蒜去皮捣烂，白萝卜洗净捣烂，同入开水浸泡4～5h，用洁净的纱布包牢绞取汁液，去渣，汁液加入白糖少许调匀，即可饮用。

【用法】 分2～3次服食，每次15mL。

【功效】 杀菌解毒，理气化痰，防癌抗癌，行滞健胃。

【适应证】 主治痰毒凝结型鼻咽癌等多种癌症。

八、乳腺癌食疗药膳

（一）食疗药膳原则

疏肝解郁，健脾养血。

（二）常用药材和食材

生薏米、粳米、白扁豆、灵芝、黑木耳、向日葵子等。

（三）食疗药膳举例

1.蒜苗肉包子

【配方】 鲜大蒜苗240g，瘦猪肉100g，面粉500g。

【制法】 先将大蒜苗洗净，切成极细末；猪肉洗净，剁成肉末。起锅烧热片刻，倒入大蒜苗、猪肉和油、盐、酱油少许，同炒熟制成馅备用。再将面粉加水适量，慢慢揉和，搓成条。以蒜苗、肉馅做成包子，然后上蒸笼蒸熟，食之。

【功效】 清热解毒，健胃消食，滋阴补血，防癌抗癌。

【适应证】 主治热毒蕴结型乳腺癌、宫颈癌、白血病、骨肉瘤等恶性肿瘤。

2.猴头黄芪鸡汤

【配方】 鸡1只（重约750g），猴头菇120g，黄芪30g，生姜3片。

【制法】 将活鸡宰杀去毛及内脏，洗净切块。黄芪洗净，与鸡肉、生姜一同放入锅内，加清水适量，旺火煮沸后，小火炖2h，去黄芪，再将洗净的猴头菇片放入鲜汤内煮熟，加精盐调味即成。

【功效】 补气养血，扶正抗癌。

【适应证】 气血两虚型乳腺癌等癌症。

3.红枣炖兔肉

【配方】 红枣60g，兔肉250g。

【制法】 先将红枣捡杂，洗净，放入碗中，备用。再将兔肉洗净，入沸水锅中焯透，捞出，清水过凉后，切成小方块，与红枣同放入砂锅，加水适量，大火煮沸，烹入料酒，改用小火煨炖40min；待兔肉熟烂如酥，加入葱花、姜末、精盐、味精、五香粉，搅匀，再煨煮至沸，淋入香油即成。

【用法】 佐餐当菜，随意服食，吃兔肉，饮汤汁，食红枣，当日吃完。

【功效】 补益气血。

【适应证】 适用于气血两虚型乳腺癌等癌症患者术后神疲乏力、精神不振等。

4.二参炖乌骨鸡

【配方】 西洋参3g，太子参20g，乌骨鸡1只。

【制法】 先将西洋参、太子参分别洗净，晒干或烘干，西洋参研成极细末，太子参切成饮片，备用。将乌骨鸡宰杀，去毛及内脏，洗净，入沸水锅焯透，捞出，用清水过凉，转入煨炖的砂锅，加足量清水（以浸没乌骨鸡为度），大火煮沸，烹入料酒，加入太子参饮片，改用小火煨炖1h；待乌骨鸡肉熟烂如酥，加精盐、味精、五香粉，并放入适量葱花、姜末，拌和均匀，再煨煮至沸，调入西洋参细末，搅匀，淋入香油即成。

【用法】 佐餐当菜，随意服食，吃乌骨鸡，饮汤汁，嚼食太子参，当日吃完。

【功效】 补气养阴。

【适应证】 适用于气阴两虚型乳腺癌患者，以及放疗、化疗后身体虚弱、头昏乏力、血象下降等症。

5. 贝母竹笋汤

【配方】 干贝母20g，鲜竹笋150g，沙参20g。

【制法】 先将沙参入锅，加水浓煎40min，去渣取浓缩汁备用。再将干贝放入冷水中泡发1h，洗净，盛入碗中，待用。将鲜竹笋剥去外壳膜，洗净，切成"滚刀块儿"，与干贝同放入砂锅，加入沙参汁，再加水适量，大火煮沸，烹入料酒，改用小火煨煮30min，加葱花、姜末、盐、味精各少许，再煨煮至沸，淋入香油即成。

【用法】 佐餐当汤，随意服食，喝汤汁，嚼食干贝、竹笋。

【功效】 养阴生津，防癌抗癌。

【适应证】 适用于各期乳腺癌出现低热、口干、舌红等阴虚证者。

6. 当归川芎粥

【配方】 当归15g，川芎15g，粳米100g。

【制法】 将当归、川芎洗净，切片，装入纱布袋中，扎紧袋口，与淘洗的粳米同入锅中，加水适量，用小火煮成稠粥，粥成时取出药袋即成。

【用法】 早晚分食。

【功效】 活血化瘀，行气抗癌，散结消肿。

【适应证】 适用于气滞血瘀型乳腺癌患者。

7. 附蒌鲫鱼汤

【配方】 郁金、香附、白芍、当归各9g，橘叶6g，瓜蒌15g，鲜鲫鱼1条。

【制法】 前6味药煎汤后去渣，加入洗净的鲫鱼、食盐煮熟。

【用法】 喝汤食鱼，每日1剂，连服15～20剂为1疗程。

【功效】 调理冲任，疏肝理气。

【适应证】 适用于冲任失调型乳腺癌患者。

8. 小麦红枣粥

【配方】 小麦50g，粳米100g，大枣5枚，龙眼肉15g，白糖20g。

【制法】 同入锅中，加水适量，用小火煮成稠粥。

【功效】 养心益肾，除烦安神。

【主治】 适用于心血不足所致怔忡不安、烦热失眠、自汗盗汗等。

9. 甘麦大枣汤

【配方】 甘草10g，浮小麦30g，大枣10g。

【制法】 同入锅中，加水适量，用小火煮成稠粥。

【功效】 养心安神，和中缓急。

【适应证】 适用于心血不足所致时常悲伤欲哭不能自主、心中烦乱、睡眠不安、情绪不稳等。

10. 枸橘山楂密饮

【配方】 枸橘20g，山楂20g，蜂蜜15g。

【制法】 将枸橘、山楂洗净，切片，入锅加水适量，煎煮30min，去渣取汁，待药液转温后调入蜂蜜，搅匀即成。

【功效】 疏肝解郁，理气活血，抗癌。

【适应证】 适用于气滞血瘀型、肝郁化火型乳腺癌。

11. 龙眼枸杞桑椹汤

【配方】 龙眼肉20g，桑椹15g，枸杞子15g。

【制法】 将上3味洗净，入锅内加水适量，煎煮30min，去渣取汁。

【功效】 益阴血，补心肾，强神智。

【适应证】 适用于心肾阴血亏虚所致心悸不宁、失眠健忘、腰腿酸软者。

九、子宫颈癌及子宫体癌药膳

(一) 食疗药膳原则

利湿解毒，疏肝滋肾。

(二) 常用药材和食材

佛手、番茄、生薏米、粳米、白扁豆、灵芝、黑木耳、向日葵子等。

(三) 食疗药膳举例

1. 参枣米饭

【配方】 党参5g，大枣10个，糯米200g，白糖25g。

【制法】 将党参、大枣加水适量泡发后，煎煮半小时，捞去党参、枣，汤备用。糯米淘净，加水适量放在大碗中蒸熟后扣在盘中，把枣摆在上面，再把汤液加白糖煎成黏糊状浇在枣饭上即成。

【功效】 健脾，益气，养胃。

【适应证】 适用于体虚气弱、乏力倦怠、心悸失眠、食欲不振、便溏浮肿等症。

2. 无花果煮鸡蛋

【配方】 无花果60g（鲜品），鸡蛋1个，米酒10mL。

【制法】 无花果先加水煮汁，去药渣，把鸡蛋放入汤中煮熟，去蛋壳后再煮，再放入米酒、油、盐调味即可服食。

【功效】 解毒化湿，健脾清肠，抗癌。

【适应证】 适用于湿热淤毒型宫颈癌、胃癌、肠癌等多种癌症者。

3. 白果蒸鸡蛋

【配方】 鲜鸡蛋1个，白果2枚。

【制法】 将鸡蛋的一端开孔，白果去壳，纳入鸡蛋内，用纸粘封小孔，口朝上放碟中，隔水蒸熟即成。

【功效】 敛肺气，止带浊。

【适应证】 适用于妇女宫颈癌、白带过多。

4. 百合田七炖鸽肉

【配方】 百合30g，田七15g，乳鸽1只。

【制法】 先将田七捡杂，洗净，晒干或烘干，研成细末，备用。再将百合捡杂，撕成瓣，洗净，放入清水中漂洗片刻，待用。将鸽子宰杀，去毛及内脏，放入沸水锅中焯透，捞出，转入砂锅，加清水足量（以浸没鸽子为度），放入百合瓣，大火煮沸，烹入料酒，改用小火煨炖至鸽肉熟烂、百合瓣呈开花状，调入田七细末，拌匀，加精盐、味精、五香粉，再煨煮至沸，即成。

【用法】 佐餐当菜，随意服食，吃鸽肉，嚼食百合瓣，饮汤液，当日吃完。

【功效】 养阴补气，活血止血。

【适应证】 主治瘀血内阻型、气阴两虚型宫颈癌阴道出血等症。

5.当归炖鱼片

【配方】 当归50g，鱼肉400g，嫩豆腐150g，平菇50g。

【制法】 先将当归洗净，晒干或烘干，切成片，放入纱布袋中，扎紧袋口，备用。再将鱼肉洗净，用刀剖成鱼片，放入碗中，加湿淀粉、精盐、料酒抓揉上浆，待用。将嫩豆腐漂洗一下，入沸水中焯烫片刻，捞出，用冷水过凉，切成1.5cm见方的小块，待用。将平菇择洗干净，撕成条状，待用。烧锅置火上，加植物油烧至六成熟，放入葱花、姜末煸炒出香，即加入上浆的鱼片，留炸片刻，加料酒及清汤（或鸡汤）适量，并加入清水和当归药袋，大火煮沸，放入豆腐块，改用小火煨煮10min，加精盐、味精、五香粉，拌和均匀，淋入香油即成。

【功效】 补气养血，健脾和胃。

【适应证】 适用于气血两虚型宫颈癌等多种癌症术后以及放疗、化疗后白细胞减少者。

6.薏苡仁莲枣羹

【配方】 薏苡仁50g，莲子20g，红枣15枚，红糖15g。

【制法】 先将薏苡仁拣杂，洗净，晒干或烘干，研成细粉末，备用。再将莲子、红枣择洗干净，放入砂锅，加水浸泡片刻，大火煮沸后，改用小火煨煮1h，待莲肉熟烂，红枣去核，加薏苡仁粉继续煨煮15min，边煨边搅至稠黏状，调入红糖，拌和成羹。

【功效】 健脾和胃，益气养血，强体抗癌。

【适应证】 适用于各型宫颈癌。

7.花生芝麻豆奶

【配方】 花生30g，黑芝麻粉15g，黄豆粉50g。

【制法】 先将黑芝麻粉放入锅中，用微火不断翻炒，出香，离火备用。将花生捡杂，放入温开水中浸泡片刻，入锅，加清水适量，大火煮沸，改用小火煨煮1h，放入家用搅拌机中，快速搅拌成花生浆汁，盛入容器，待用。将黄豆粉放入大碗中，加清水适量，搅拌均匀，倒入锅中，视需要可酌加清水，再搅拌均匀，大火煮沸，改用小火煨煮10min（勿使其溢出），用洁净纱布过滤，将所取滤汁（即豆奶）放入容器，趁热调入花生浆汁及黑芝麻粉，拌和均匀即成。

【用法】 佐餐当饮料，随量服食，或当点心，分数次服食，当日吃完。

【功效】 益气养血，提升血象。

【适应证】 适用于气血两虚型宫颈癌放疗后血象降低者。

十、脑瘤

（一）食疗药膳原则
清肝泻火，养心安神。

（二）常用药材和食材
猪脑、丝瓜、石决明、三七、菊花、决明子、天麻、枣仁、远志。

（三）食疗药膳举例

1.白菊花决明粥

【配方】 白菊花20g，炒决明子15g，粳米100g，冰糖少许。

【制法】 先把决明子放入锅内炒至微有香气，取出即为炒决明子。待冷后和白菊花一起加清水同煎取汁，去渣，放入粳米煮粥。粥将成时，放入冰糖，煮至溶化即可。

【功效】 清肝降火，养神通便。

【适应证】 适用于脑肿瘤目涩、口干者。

2.宁神排骨汤

【配方】 黄芪9g，淮山药20g，玉竹25g，陈皮2g，百合20g，桂圆肉15g，枸杞子10g，猪排骨300g或整鸡1只。食盐、胡椒粉适量。

【制法】 先将黄芪、山药等药材放入布袋中，扎紧口，放约500mL水中浸5～10min，再加入排骨或鸡，先大火后小火，炖煮3～4h。捞出布袋，加入盐、胡椒粉等佐料即可食用。每次1碗，每天1次。

【功效】 健脾开胃，补气益神。

【适应证】 适用于脑瘤颅压增高而气阴两虚者。

3.天麻炖猪脑

【配方】 天麻15g，猪脑1个。

【制法】 天麻洗净、切片，猪脑洗净。将猪脑、天麻片放入搪瓷盆内隔水炖熟。

【功效】 祛风开窍，通血脉，镇静，滋补。

【适应证】 适用于肝虚型脑瘤，症见神衰、头晕眼花等。

4.参须肉汤

【配方】 人参须6g，黄芪15g，山药28g，枸杞子23g，党参28g，排骨300g或整鸡1只。

【制法】 人参须、黄芪等中药用布袋盛好，扎口后和排骨或鸡一起放入锅中，加水5大碗。先大火后小火，炖煮3～4h。捞出布袋后即可食用，饮汤食肉，每次1小碗，每天1次。多余的放冰箱保存，用时取出煮沸后食用。

【功效】 补血益气，化瘀安神。

【适应证】 适用于脑肿瘤放化疗后的副反应。

5.龙眼洋参饮

【配方】 龙眼肉30g，西洋参10g，蜂蜜少许。

【制法】 龙眼肉、西洋参、蜂蜜放入杯中，加凉开水少许，置沸水锅内蒸40～50min即成。每日早、晚口服。龙眼肉和西洋参亦可吃下。

【功效】 养心安神，滋阴生血。

【适应证】 适用于脑肿瘤放化疗后的气阴两虚证者。

十一、放化疗后并发症的食疗药膳

（一）口腔黏膜病变

表现为口腔黏膜溃疡、糜烂、灼痛。

1.芦根饮。鲜芦根30～45g，冰糖适量，煮汤饮服，每日3次。

2.西瓜汁。西瓜半个，挖出西瓜瓤挤取汁液，瓜汁含于口中，2～3min后咽下，再含瓜汁，反复多次。

3.绿豆250g，加水煮烂后食用，分次食完。

（二）减轻肝脏损害

肝功能异常，转氨酶及黄疸指数升高，肝区隐痛不适，腹胀，食欲减退等。

1.茵陈红糖饮

茵陈15g，红糖30g。将茵陈洗净，入锅加水适量，煎煮30min去渣取汁，趁热加入红糖，溶化即成，上下午分服。

2.田基黄红枣饮

田基黄30g，大枣10枚。加水同煮40min，去田基黄即成，上下午分服，吃大枣，饮汤汁。

（三）减轻肾脏损害

尿素氮和肌酐升高。

1.清炖甲鱼

取400g左右甲鱼1只，活杀放血，剖腹去内脏，洗净，放入锅中，加葱白、生姜和水适量，用文火煮至极烂。喝汤食肉，分3次食完，隔日1次，连服2~3只。

2.玉米须茶

取玉米须60g洗净，加水适量。文火煎煮30min，去渣，加白糖适量，代茶频饮。

3.赤小豆饮

赤小豆50g，加水煮半小时左右，以烂为度，加白糖适量，饮汤。亦可食豆，分1~2次食完。

4.虫草汤

取冬虫夏草3~6g，加冰糖适量，水煎后连渣一起吞服，每日1次。

（四）减轻心脏损害

心律失常、心内传导阻滞、心肌缺血及慢性心肌病等，患者常自觉胸闷、心慌、心悸、乏力等。

1.葛根粉粥

葛根30g、粳米50g（浸泡一夜）同入锅中，加水用文火煮至粥调，当半流饮料，不计时，稍温服食。

2.橘子汁

取新鲜橘子榨汁，每次饮半茶杯，每日饮2~3次，或每天吃2~3个柑橘。

3.百合银耳羹

百合50g，银耳25g，冰糖50g。取百合、银耳用温水浸泡1h，一起入锅，小火煮至汤汁变黏时，加入冰糖溶化后即可服食。

（姜晓萍）

第七节 常见饮食营养误区

一、有超级防癌食物吗?

网上经常看到"超级防癌食物名单"，细细追究这些食物，不外乎几大类：①该食物的某种营养成分被认为有降低肿瘤发生风险，比如富含ω-3多不饱和脂肪酸的深海鱼，包括三文鱼、金枪鱼等。因此金枪鱼、三文鱼等被认为是超级防癌食物。②蔬菜和水果富含的天然植物化合物，比如白藜芦醇、萝卜硫素、大豆异黄酮、番茄红素、玉米黄素等，因此富含这些天然化合物的相应食物，如葡萄（籽）、花椰菜、豆类、番茄等被认为具有防癌作用。③全麦类食物，由于其中富含膳食纤维，而膳食纤维在一些研究中被认为具有降低结肠癌等的风险，因此被认为是抗癌食物。一些网上文章往往以偏概全，因为某些营养素或天然化合物被细胞和动物试验证实有抗肿瘤效果，就推断这些食物是"超级抗癌食物"。

实际上，肿瘤的发生是多因素的，包括来自基因、环境、食物、心理等多方面的影响因素。健康均衡的饮食在其他同等条件下肯定是能降低某些肿瘤的发病风险，也就是说得肿瘤的可能性降低，但通常不是通过单一的食物来实现的。因为不同食物可能具有不同的降低肿瘤风险的营养素，最终还是摄入均衡的营养，保证健康的体重（不过胖不过瘦）效果更好。

另外，避免一些增加肿瘤发病风险的饮食方式和食物同样重要，比如限制含糖饮料、减少高能食物（比如炸鸡）、减少食物分量、避免在外就餐、减少久坐时间等综合措施，以及保持健康体重，都有助于降低肿瘤发生的风险。同时结合强调运动、增加植物性食物（全谷类、蔬菜、水果、坚果）、限制酒精性饮料等综合的健康生活方式，才是防癌、抗癌的最佳选择，仅仅迷信单一的"超级防癌食物"有可能弄巧成拙，导致某些营养素的缺乏。

二、营养好会"喂养肿瘤"吗？

不会。目前没有证据显示营养会促进肿瘤细胞生长，反而减少或停止营养支持，会使肿瘤细胞大肆掠夺正常组织细胞营养，进一步加快营养不良、组织器官受损、免疫功能下降，从而降低肿瘤患者生活质量，甚至加快患者死亡。合理的营养支持对改善患者营养状况、增强患者体质、提高治疗效果、改善生活质量及延长生存时间等都有积极作用。目前国际各权威指南均明确指出，不能因担心营养会喂养肿瘤而减少或停止合理的营养支持。

这里需要考虑的是糖对肿瘤的影响。此处的糖是指经过加工后的精制糖。将糖作为饮食的一部分少量添加是可以的，但摄入大量的糖可能会有促进肿瘤细胞生长的风险。另一方面，高糖饮食会导致体内血糖和胰岛素水平升高，对于有胰岛素抵抗的人群来说，高胰岛素水平会增加结直肠癌或其他肿瘤的风险。而且，高糖饮食会增加能量摄入，长时间能量摄入大于能量消耗，可能导致肿瘤患者超重或肥胖，尤其是体脂肪率增加。从肿瘤预防的角度，肥胖尤其是腹部肥胖与乳腺癌、结直肠癌、膀胱癌等肿瘤的发病风险增加相关。美国癌症研究所建议，应限制精制糖的摄入，女性每天不超过25g，男性每天不超过28g。尽可能选择血糖生成指数低的糖类，危害较小。需要厘清的是，肿瘤患者在抗肿瘤治疗阶段因为食欲下降、厌食等，可能阶段性地喜欢白米粥、藕粉等高碳水化合物食物，从增加患者能量的角度阶段性看多一些是可以的，但肿瘤患者还是要以增加食物多样性、增加高蛋白食物等为科学的膳食模式为目标。

三、不吃饭能饿死肿瘤细胞吗？

不能。有患者天真地认为，不吃饭肿瘤细胞就没有营养供给，就可以饿死肿瘤。按照这个观点，先饿死的不是肿瘤细胞，而是你自己，最终死亡原因也不是因为肿瘤本身，而是因为严重营养不良。正常组织细胞和肿瘤细胞都需要营养，饥饿时，正常细胞没有营养来源，肿瘤细胞逐渐消耗机体储备的营养，导致出现体重下降、营养不良甚至恶液质。肿瘤患者容易出现营养问题，据报道有40%～80%的肿瘤患者有营养不良，有20%的患者直接死于营养不良。

这里要提到的是被称作饥饿疗法的"生酮饮食"。生酮饮食是一种高脂肪、低碳水化合物、蛋白质和其他营养素合适的配方饮食。肿瘤细胞的增殖主要依靠葡萄糖酵解来快速提供能量，即Warburg效应。生酮饮食通过限制碳水化合物摄入来限制肿瘤细胞的能量来源，依靠在线粒体中的脂肪酸氧化为健康细胞提供能量。这种疗法在治疗儿童难治性癫痫方面效果显著，但目前尚没有足够证据显示可以广泛应用在肿瘤患者中，需更多的研究证实。同时由于该疗法属于高脂饮食，对血脂水平升高有一定影响。即使采用规范化的抗肿瘤治疗联合生酮疗法，也建议在治疗有效以后，过度到常规膳食模式，不能长期采用生酮疗法。

四、肿瘤患者能吃发物吗？

医生也会经常告诉患者不要吃什么东西，"发物"是中医理论和实践中常见的一个词，是基于药物的四气五味而形成的用药经验。也是中医"忌口"的一个代名词，包括一些药物及食物种类，不同的疾病、服用不同的中药甚至不同的中医师给出的"发物"名单可能不同。但富含营养、富含高蛋白的食物如虾、牛肉、羊肉、鱼、鸡、鸡蛋、牛奶等，刺激性食物如葱、椒、姜、蒜等往往位列"发物"名单。其原因可能与食物蛋白质过敏、引起消化道症状（如肠激惹），或与正在服用的其他中药有关。现代医学或西方医学强调的是食物中的能量和营养素。肿瘤患者是否需要吃上述"发物"需要基于患者本身的营养状况和个体差异。要强调的是：肿瘤患者的营养不良发生率高，有厌食、进食量减少、消化功能差、体重下降快，或体重低于正常值、骨骼肌减少、贫血等的患者被诊断为营养不良，有营养不良的肿瘤患者从增加能量摄入、增加蛋白质摄入的角度，往往需要在膳食中增加富含蛋白质的食物，包括肉、蛋、奶等，其目的在于改善营养不良的状况。对于营养不良的肿瘤患者，建议每周摄入红肉多于350g，即每天至少摄入50g（一两）红肉。考虑患者个体差异的原因，如果患者对这些"发物"蛋白质过敏，则需要避免这些食物。

五、酸碱体质的说法有依据吗？

没有依据。人体的血液酸碱度（pH值）维持在7.35～7.45的范围，由于机体组织内有数以万计的生化反应均需要在精确的酸碱度范围内才能正常发生，因此，人体有非常精准的系统（包括缓冲体系）来调节和维持稳定的酸碱度范围，绝不会因为随着喝的水、吃的食物而有大的波动。疾病情况下的酸中毒，或者碱中毒可能引起致命后果，因此是需要医学处理的急症。而人体胃液的强酸环境和小肠的强碱环境是机体自身控制的，是为了保障食物的消化、吸收，同样，也不受喝的水和进食食物的品种有大的波动。

肿瘤细胞有自身的代谢特点，比如释放乳酸增加，可能导致肿瘤细胞周围的微环境偏酸，并不是酸性环境促进了肿瘤细胞的生长，而是肿瘤细胞代谢产生了酸性环境。需要强调的是，即使喝的水、吃的食物本身的酸碱度有很大差异，这个差异也不可能到达肿瘤细胞周围。具体说来，喝的水、吃的食物其水分及营养素如果要最终达到肿瘤细胞周围，是一个漫长的路径：首先经过胃酸的消化，肠道的进一步消化和吸收，食物已经变成了短肽、氨基酸、脂肪酸、糖、维生素、微量元素等小分子物质，这些物质进入血液的大的稳定的酸碱体系中，与来自机体自身代谢产生的物质（比如骨骼肌分解产生的氨基酸、红细胞破坏产生的铁等）一起，再次为机体正常细胞及肿瘤细胞利用，但这绝不是通过喝水以及进食酸碱度略有不同的食物可以改变肿瘤细胞的微环境的。

酸碱度影响细胞功能还有一个极端的例子，2014年日本一位博士小保方晴子报道运用将皮肤等的体细胞在弱酸性溶液中浸泡30min左右，成功地研制出了新型万能细胞，后被证实该研究无法重复，是论文造假。事实证明，即使改变了细胞微环境的酸碱度，要改变细胞的行为是很难的。

六、喝汤能补充营养吗？

答案是不能。广大的肿瘤患者及患者家属都认为炖汤的营养价值很高，所有的营养精华都在汤里，常常发生让患者喝汤，而家属吃肉的情况。事实上，我们日常炖汤中食物的营养成分只有小部分会融到汤里，并且还会受到盐浓度和熬汤时间的影响。经科学测试，炖汤里的成分主要是较多的脂肪、嘌呤、维生素和无机盐，汤的营养只有原料的5%～10%，而患者需要的大部分营养物质（特别是蛋白质）都是在肉里的。如果经常喝这种高嘌呤的老火靓汤，会对健康造成严重影响，如对有痛风症的患者，可能会诱发和加重其病情。值得注意和警惕的是，特别是对肿瘤患者，若只想通过喝汤来补充营养，而不吃汤里精华——肉的话，很可能就会导致蛋白质和能量缺乏，进而引发或加重营养不良。可见，汤不是良好的营养来源。

当然，对于因疾病限制而只能进流质饮食的患者，根据情况是可以适量喝汤的，但汤的热量低，不宜长期食用。一旦出现患者能量和蛋白质摄入不足时，建议咨询专业营养师，在营养师指导下采用特殊医学用途配方食品，其营养密度高，营养素齐全、均衡，可作为肿瘤患者长期营养补充的选择。

七、吃素能防癌吗？

这个问题从两方面来看。素食主义主要分为纯植物素食、蛋奶素食和半素食等。最好不要做单纯的素食主义者，因为人体所需的营养物质，单单从素食中是无法得到充分满足的，尤其是肉、蛋、奶里面丰富的维生素B_{12}，纯素食中是无法获取的。而维生素B_{12}对于人体来讲，又是必需的。此外，纯素食主义的人很容易出现缺钙、贫血等问题，这些都是由于缺少动物性饮食所导致的。虽然已经有证据表明以植物性食物为主、动物性食物为辅的膳食对于预防心脑血管等慢性疾病是有益的，但并没有充分证据证明纯素食的膳食模式是能有效预防癌症的。

与此同时，肿瘤患者在面对肿瘤发生、发展时的高代谢状态，及接受手术、放化疗等抗肿瘤治疗时的高应激状态时，是处于能量消耗和蛋白质需要量都增加的状况下的，若只是单纯的素食是完全无法满足肿瘤患者营养需要的。这样不仅不能有效地帮助肿瘤患者增强免疫力，提高对治疗的耐受性，改善生活质量，反倒是大大增加了肿瘤患者发生营养不良的风险，影响其预后及临床结局。因此，针对肿瘤患者而言，摄入肉、蛋、奶、豆类等富含优质蛋白质的食物是十分重要和必要的，这样才能有效帮助肿瘤患者在接受抗肿瘤治疗后快速康复。

总之，无论是素食还是荤食，都要做到合理搭配饮食，不偏食和挑食，保持身体营养物质均衡，这才是身体健康的关键，如果盲目听信吃素可以防癌的谣言，导致机体营养失衡，这样反而会造成各种疾病的发生。

八、肿瘤患者能吃糖吗？

糖属于碳水化合物，分为单糖、双糖和多糖。葡萄糖及果糖是最常见的单糖，蔗糖、麦芽糖和乳糖是常见的双糖，我们每天吃的粮谷类、薯类、杂豆类含有大量的多糖——复杂碳水化合物。复杂碳水化合物在人体内会转变成葡萄糖，为我们提供能量。我们身体的所有细胞，不管是不是癌细胞，都需要糖来提供能量。糖是人体所需的七大营养素之一，复合糖是人体最佳能量来源。

然而，研究发现，癌细胞最喜欢的"食物"就是糖，可以通过一种被称为有氧糖酵解的方式，快速利用葡萄糖为自己供应能量，从而满足自身快速生长的需求。那么吃糖真的好吗？对于癌症患者来说吃糖是好是坏呢？

研究显示，复杂碳水化合物的摄入量并没有被证明直接增加癌症的风险或进展。我们每天吃的大米、土豆、杂豆类等食物中尽管含有大量的多糖，但是属于复合糖，吸收比较慢，血糖就不会升那么快，胰岛素分泌也比较少，癌细胞也不会快速吸收。最重要的是粮食中的糖还含有蛋白质、维生素等营养物质，是维持人体健康所必需的。因此，不建议通过不吃主食的方式来饿死癌细胞，癌细胞是饿不死的，即使你不吃饭，它们会掠夺周围正常细胞的养分来保命。

水果中的糖大部分是果糖，果糖不需要胰岛素的参与，对血糖和胰岛素的影响很小，最重要的是，水果中富含纤维、维生素 C 和抗氧化剂等物质，有助于预防癌症。但水果中也含有葡萄糖、蔗糖等，所以也需要适量，每天 250g 左右即可。此外，水果中的营养物质会在加工过程中大量丢失掉，所以建议吃水果，而不要榨成果汁，英国饮食协会建议，我们每天所喝的果汁量不要超过 150mL。

然而，某些精制糖（包括蜂蜜、原糖、红糖、高果糖玉米糖浆和糖蜜）如果被大量添加到食物和饮料中（包括苏打水、运动饮料、水果味饮料），就会给这些饮食增加大量的能量，直接促进体重增加并导致肥胖，间接增加某些肥胖相关肿瘤，如乳腺癌、结直肠癌等康复人群的风险。这种简单糖极容易被人体摄入后很快吸收进入血液，使血糖升高，癌细胞会很快争夺摄取吸收，所以，目前专家建议癌症患者应限制糖的摄入，尽量少吃精制糖，如白糖、红糖、方糖、砂糖和果葡糖浆等。美国癌症研究所 2009 年关于食物中添加糖的建议：女性每天不超过 25g，男性每天不超过 28g。

九、水果含果糖，肿瘤患者能吃吗？

《恶性肿瘤患者膳食指导》中推荐肿瘤患者每天食用 200～300g 的水果。虽然有研究显示果糖可以代替葡萄糖成为肿瘤细胞的新能源，并且这种利用率较正常组织中有所增强，但其实肿瘤细胞的增殖不仅会消耗糖，还会消耗大量其他的营养物质，比如氨基酸、脂肪、微量营养素等，如果不能保证机体的总能量摄入及各种营养素的正常摄入，则会得不偿失。水果中果糖含量相对较低，为 10%～20%，而且水果中含有大量的维生素、膳食纤维和其他营养素，是不可替代的食物，有研究显示长期水果摄入不足是肿瘤发病的危险因素之一。但要注意的是，精加工的果汁和软饮料中果糖含量非常高，而且其他营养素含量较低，肿瘤患者应慎重食用。

十、乳腺癌患者能吃豆制品吗？

乳腺癌是女性最常见的恶性肿瘤之一，其发病率近年来呈逐年上升的趋势，但在不同国家和地区之间存在着差异。流行病学研究发现，豆制品摄入水平较高的亚洲国家妇女乳腺癌发病率显著低于欧美发达国家，这与大豆中植物性雌激素的保护作用有关，其中最主要的活性物质是大豆异黄酮。大豆异黄酮作用温和，其活性相当于典型的性激素雌二醇活性的 0.2%。大豆异黄酮在人体内与其他雌激素竞争性地结合于某些雌激素受体的活性部位上，通过其固有的弱雌激素作用而表现出抗雌激素性质，这种作用不会影响人类正常的生育功能，却能够阻碍某些雌激素诱发的癌症，也就是说大豆异黄酮能与雌激素受体选择性地结合，当体内雌激素水平低时，它起到补充雌激素的作用；而当体内雌激素水平高时，因大豆异黄酮与受体结合，从而阻止雌激素的过量作用。因此适量食用大豆及其制品不影响乳腺癌的复发，反而可以降低乳腺癌的发病风险及病情进展，对患者有一定的保护作用，建议每天食用 25～35g 大豆及其制品。

十一、有机食物比普通食物更健康吗？

随着科技的发展，人们对食物的要求越来越高，更多人愿意选择"有机食物"，那么有机食物与健康是否有直接的关系呢？

我们首先要了解"有机"是什么。根据我国《有机产品》国家标准规定，物种未经基因改造，生产过程中不得使用化学合成农药、化肥、生长调节素、饲料添加剂等物质，对于水质、空气、生态环境也作出了许多细致的要求，比如生产基地远离城区、工矿、工业污染源等，而有机食物就是按照有机产品的标准进行生产、加工、销售等供人类食用，相比于普通食物，主要区别就是生产过程的控制，并没有在营养成分上有太大的区别，英国食品标准局曾对过去55项相关研究进行汇总分析，发现在营养质量方面，有机食物并没有比普通食物更健康。因此我们应该更关注选择"新鲜安全"的食物，遵循《中国居民膳食指南》，保证食物多样、合理搭配等，而不是落脚在"有机"上。

十二、营养补充剂能防癌吗？

营养补充剂是日常膳食的一种辅助手段，用以补充人体所需的氨基酸、维生素、矿物质等，只是发挥辅助作用，不可替代药物。根据中国营养学会发布的《中国居民膳食指南》，建议每人平均每天摄入12种以上、每周摄入25种以上的食物，而且各种食物需要均衡配比才能满足人体对能量和各种营养素的需求，也就是说，平时只要做到平衡膳食，就不需要服用营养补充剂。但对于特殊人群，比如处于生长关键阶段的婴幼儿和青少年、孕妇以及身体中营养物质流失加速、吸收能力减弱的老年人，或者因为人体缺乏营养素而出现一些警告信号或症状时，需要根据实际情况适量给予营养补充剂，建议大家咨询专业营养师或医生，经过膳食、营养指标和体征等评估，进而合理地进行膳食调整或营养素补充。要想拥有健康的身体，预防慢性疾病和癌症的发生，平衡膳食、充足锻炼、愉悦心情一个都不能少，在此基础上根据自身情况适当地进行营养补充才是正确的方式。盲目服用营养补充剂并不会达到预防癌症的目的，甚至有可能适得其反。

十三、轻断食可以降低化疗副反应吗？

轻断食是近几年新兴的一种饮食新食尚，近年来，针对轻断食的科学研究也逐渐被拉入大众视野。在一项针对小白鼠为期6个月的研究中，科学家发现，周期性地禁食2～4d，会促使小白鼠体内的干细胞再生新的白细胞，增殖和重建了免疫系统。另外，研究还表示，癌症患者在化疗前禁食72h，也可以减轻化疗的副作用，而这可能就和禁食促进干细胞再生有关。除此之外，发表在《细胞》子刊的一项研究显示：二甲双胍+轻断食可以显著抑制肿瘤生长。以上研究均提示轻断食可以给肿瘤患者带来一定的益处，但就目前而言，国内外均没有制定出针对肿瘤患者的相应规范的轻断食流程。轻断食可能带来一定的益处，但同样也存在潜在的风险，例如：加重肿瘤患者营养不良的状况，延缓肿瘤患者伤口愈合速度，降低肿瘤患者免疫功能，增加感染风险等等。总体而言，目前针对轻断食的研究尚有争议，整体受益不确定，且风险难以把控。因此，不推荐肿瘤患者自行尝试轻断食。

十四、肿瘤患者体重下降正常吗？

对于肿瘤患者来说，由于摄入减少、能量消耗增加、脂肪和骨骼肌大量消耗，很容易造成体重下降和消瘦。在不同的肿瘤患者中，白血病、乳腺癌、淋巴瘤等的体重下降发生率较低，胃癌和胰腺癌体重下降的发生率最高。即使同一种肿瘤，由于不同的亚型和不同进展程度，患者发生体重减轻的程度也不同，体重减轻的程度随疾病的进展而逐渐加重，最终可能发展为医学上称为恶液质的一种极度消瘦的情况。体重下降、营养不良的患者，机体对化疗药物的吸收、代谢和排泄产生障碍，导致化疗药物毒性增加，机体耐受能力下降，引发多种副作用，抗肿瘤效果受到影响。如出现恶液质的患者，总体来说生存时间较短。

体重下降是肿瘤患者较为常见的一种表现，一旦发生，需要及时干预，予以纠正。肿瘤患者需要通过各种方法保持标准体重，包括膳食营养、适度的运动、适时的营养补充以及合理的用药等。因此，要尽早对肿瘤患者开展营养风险筛查和评估，对于已有营养风险或存在营养不良的患者，应根据营养不良的五阶梯治疗原则，尽早予以营养支持与干预。

十五、肿瘤患者不能吃红肉吗？

红肉指的是烹饪前肉质呈现出红色的肉，一般指猪、牛、羊等畜类的肉，特点是肌肉纤维粗硬、脂肪含量较高，尤其是饱和脂肪酸含量较高。目前研究证据提示，过多摄入红肉，会增加人群的肿瘤患病率。其原因可能是与红肉中富含饱和脂肪酸含量及血红素铁有关。但需要注意的是，不推荐肿瘤患者过量摄入红肉，不等于不能摄入红肉。无论是蔬果还是肉类，每种食物的营养不尽相同，多元摄取才是上策。肿瘤患者通常存在不同程度的营养不良，需要足够的热量和蛋白质以维持体重、修复细胞，因此，均衡摄取各种饮食，才有助于增强抵抗力。因此，患者可以适量吃红肉，其含丰富的铁、蛋白质、锌等，是补铁改善贫血的好选择，效果远远优于植物来源的红枣、枸杞、阿胶等非血红素铁。需要注意的是，肿瘤患者应尽量吃新鲜的肉，少吃或不吃加工肉制品，如烟熏肉、腊肉等。

十六、听说鸭肉、海鲜或两只脚的家禽肉有毒，能不能吃呢？

将海鲜或两只脚的家禽肉视为"有毒"并不恰当。鸭肉、海鲜或两只脚的家禽肉含有丰富的蛋白质，且禽类的脂肪含量较畜类低，是膳食中良好的蛋白质来源。蛋白质是肿瘤患者营养来源的不可或缺的重要成分，对肿瘤患者维持机体的细胞组织结构及免疫力至关重要。

此外，就鱼类及禽类的肉质来说，其肌肉纤维较畜类更细软，更易于患者消化吸收。对肿瘤患者来说，推荐的蛋白质来源有鱼类、禽类、豆制品、奶制品及蛋等。针对上述食物，肿瘤患者不仅可以吃，而且是推荐食用的优质蛋白来源。不论海鲜也好，禽类也好，最重要的是选择新鲜、符合卫生安全的，患者吃了就能获取相应的营养。

十七、听说鸡肉有激素，乳腺癌患者能吃吗？

鸡肉是优质蛋白质的来源，正规肉食鸡养殖场在养殖过程中是不添加激素的，因此乳腺癌患者能够正常食用。

十八、肿瘤患者能喝酒吗？

世界卫生组织及国家癌症中心的研究都建议肿瘤患者不能饮酒。饮酒能够增加肿瘤发生风险。

十九、治疗期间，需要补充维生素和保健品吗？

治疗期间，补充任何膳食补充剂或保健品都需要经过主治医生同意，因为不建议随意补充。国外已有重要研究表明，化疗期间补充抗氧化维生素会增加肿瘤复发和死亡风险。

二十、放疗后虚弱疲累，这正常吗？

单纯放射治疗一般不会导致虚弱疲累。如果放疗联合了化疗，有可能导致虚弱，这属于正常反应。但是如果程度比较重，需要全面评估是否有贫血等情况的发生。

二十一、只要不消瘦，掉些体重问题不大对吗？

推荐肿瘤患者保持适宜稳定的体重，体重下降要及早咨询主治医生或营养师。

二十二、化疗导致贫血，吃五红汤或动物肝脏有用吗？

化疗导致的贫血首先要接受医生的评估和医学治疗，在膳食补充方面，可以适当多吃富含造血物质的食材，比如动物肝脏、红肉等。

二十三、什么是谷氨酰胺？它对治疗肿瘤有帮助吗？

谷氨酰胺是体内含量最丰富的一种氨基酸，能够为人体内增殖比较快的细胞提供营养，肿瘤治疗过程中可能会出现进食减少、胃肠道黏膜损伤，可以在医生指导下考虑添加谷氨酰胺保护胃肠道黏膜。

二十四、吃了蛋白粉，肿瘤细胞长得快对吗？

不对。肿瘤生长会导致机体蛋白分解，蛋白质缺乏，机体会需要更多的蛋白质，因此在医生或营养师指导下合理补充蛋白质对肿瘤患者有利。

二十五、生菜营养好，是否蔬菜都要生吃？

新鲜蔬菜是平衡膳食的重要组成部分，富含多种维生素及矿物质，如胡萝卜素、维生素 B_2、维生素C、叶酸、钙、磷、钾、铁以及膳食纤维等，是多种抗氧化营养素及植物化学物的最佳食物来源。《中国居民膳食指南》推荐，健康成年人每天蔬菜摄入量应达到300～500g，深色蔬菜最好占到一半。蔬菜的烹调方式没有绝对的好与坏，生吃熟吃各有利弊。

生吃的蔬菜中维生素C及叶酸等维生素含量较高，维生素C、B族等损失少。而熟的蔬菜口感更加细腻，咀嚼功能及胃肠不好的人更容易接受。对于一些富含脂溶性植物化学物的蔬菜来说，制熟后蔬菜中的脂溶性营养素释放更多，吸收利用率更高，且烹调可大大减小蔬菜体积，无形间增加了蔬菜的摄入，使人体更容易满足每天300～500g的蔬菜摄入量。虽然维生素C易被破坏，但蔬菜中比较稳定的其他营养素（如钙、铁等）和膳食纤维不会因加热而损失，胡萝卜素、维生素 B_2 等的损失率也较低。此外，蔬菜加热烹调时，高温能够有效杀死蔬菜中的细菌，水煮菜也能去掉一部分农药残留物。所以说蔬菜生熟搭配最好。生吃还是熟吃一方面取决于蔬菜的品种，比如生菜、黄瓜适合生吃，南瓜、西蓝花适合熟吃，西红柿、胡萝卜生熟都可以；另一方面也要考虑咀嚼及消化吸收功能。另外蔬菜应避免长时间炖煮，以减少维生素损失；生吃应注意清洗干净，以免造成消化道感染；白细胞低或免疫力差的病友建议煮熟再吃。

适合生吃的蔬菜包括：生菜、苦苣、黄瓜、甜椒等。最好熟吃的蔬菜包括：豌豆、扁豆、花菜、花椰菜、荸荠、藕等。生熟都适合的蔬菜包括：西红柿、莴笋、萝卜、洋葱、芹菜等。

二十六、鱼肉中是否含有汞和多氯联苯等环境污染物？肿瘤患者是否应少吃？

鱼的蛋白质含量很丰富，属于优质蛋白，鱼肉纤维短，相对细嫩，容易消化吸收。且鱼富含不饱和脂肪酸，因此，鱼是肉类蛋白质的首选。每周吃3～4次鱼有一定降低胆固醇、预防心脑血管疾病的作用。鱼肉中还含有丰富的矿物质，如铁、磷、钙等；鱼的肝脏中含有大量维生素A和维生素D。此外，深海鱼的肝油和体油中富含 ω-3多不饱和脂肪酸，对人体有益。

随着工业化、农村城镇化，人们向环境中排放各种废水和废渣导致水污染日趋严重。作为食物链最顶端的人类，在从食品中摄取营养的同时，也暴露在污染物的风险中。食品中的有害或有利微量元素从肠道吸收后在体内被运输至目标组织，产生毒害作用或发挥健康功能。环境中的各种重金属，例如砷、汞等通过水生食物链富集，对人类健康及生态系统造成严重威胁。在对珠江河网淡水鱼、虾和河蚬重金属污染特性及安全性评价研究中发现，鱼类和虾样品重金属残留均在安全值以内，但河蚬砷、镉残留略超标准值，不同水产品的污染程度依次为贝类（1.038）＞虾类（0.353）＞鱼类（0.101～0.292）。不同水产品重金属残留量的差异主要与它们不同的摄食习性、生活环境和对特定重金属的富集能力有关。部分研究结果表明，水产品复合重金属总目标危害系数的高低顺序依次为河蚬＞虾＞鳢＞鲶鱼＞鲫鱼＞翘嘴红鲌＞鲈鱼＞麦鲮＞鲤鱼＞餐条＞罗非鱼＞鲢鱼＞广东鲂＞鲛鱼＞草鱼＞赤眼＞鳙鱼。

研究表明，海水鱼中重金属的平均浓度大于淡水鱼，肉食性鱼中重金属的含量大于杂食性和草食性鱼。老虎斑是典型的肉食性海鱼类，主要摄食鱼、虾、蟹和章鱼等海洋生物；多宝鱼摄食甲壳类、小鱼和虾等；鲚鱼属河口性洄游鱼类。以上鱼类重金属含量较大。另外，不少人喜欢吃野生鱼类，事实上，由于环境污染的不确定性，野生鱼可能更容易富集一些完全想不到的有毒物质。比如，很多鱼会因为捕食了有毒的海藻、小鱼小虾而在体内蓄积毒素，常见的有雪卡毒素、河豚毒素等，进食很容易中毒甚至危及生命。

因此，建议选择食物链低端的鱼以及合适的烹调方式来降低污染物的风险。将所食用的食肉鱼（鲨鱼、剑鱼、新鲜的或冷冻的金枪鱼、枪鱼等）的量限制在每周150g。购买金枪鱼罐头时，尽量避免选择白金枪鱼，应选择红金枪鱼。去除内脏、皮和可见的脂肪。烹煮方式选择蒸、烤、水煮等比较适宜。

二十七、肿瘤患者用植物油烹调是否会产生有害的反式脂肪酸？

反式脂肪酸（TFAs）是一类不饱和脂肪酸，反式脂肪酸的来源较为广泛，主要存在于植物奶油、起酥油、氢化植物油等加工油脂，以及以这些油脂为原料制造的食品中，此外，小部分还存在于自然条件下的反刍动物的肉和脂肪中。它与糖尿病、心血管疾病、肥胖、乳腺癌、前列腺癌、不孕和冠心病等疾病密切相关。大量食用含有TFAs的食物会阻碍必需脂肪酸在人体内的正常代谢、妨碍脂溶性维生素的吸收和利用、使细胞膜的结构变得脆弱、加速动脉硬化等。

2007年，卫生部发布《中国居民膳食指南》建议居民要尽可能少吃富含氢化油的食品。食用植物油反式脂肪酸含量普遍比较低，80%以上的植物油脂反式脂肪酸含量低于2%。研究发现，四种经常食用的成品植物油中，反式脂肪酸的含量：菜籽油＞大豆油＞玉米油＞山茶籽油，调和油的反式脂肪酸含量相对最高，橄榄油的含量相对最低。此外，植物油在加热的过程中，反式脂肪酸的含量都是随着温度的升高呈现出整体上升的趋势，其中高温烹炸时，菜籽油的总TFA含量最高达到了3.24%、4.126%，大豆油总TFA含量达到了1.84%、1.79%，玉米油总TFA含量均是0.34%，山茶籽油总TFA含量最低均是0.11%（可能未检出），并且随着加热时间的延长，反式脂肪酸的含量逐渐增加。因此，食用油在烹饪时为防止反式脂肪酸的大量产生，建议烹饪温度应该低于180℃较好，时间应该限制在0.5h以内。

二十八、肿瘤患者适合吃猪油吗？

食用油的成分一般分为三种类型：饱和脂肪酸、单不饱和脂肪酸和多不饱和脂肪酸。饱和脂肪酸的主要来源是家畜肉和乳类的脂肪，还有热带植物油（如棕榈油、椰子油等）；单不饱和脂肪酸主要是油酸，含单不饱和脂肪酸较多的油为：橄榄油、芥花油、茶油等；含多不饱和脂肪酸较多的油有：玉米油、大豆油、葵花油等。

猪油主要由饱和脂肪酸构成，它可以在人体内作为能量物质提供能量，也是花生四烯酸和α-脂蛋白的重要来源，同时猪油具有独特的风味功能。但是摄入过多饱和脂肪酸容易使血胆固醇升高，存在动脉硬化的风险，因此，在现实生活中，对于已经有心脑血管疾病、高血压、高血脂等患者应注意降低摄入饱和脂肪酸的比例，这个摄入来源不单指猪油，也包括食用猪肉时获得的脂肪和其他含有饱和脂肪酸成分的食用油。而多不饱和脂肪有丰富的不饱和键，它有降低血脂保护血管的好处，但是不饱和脂肪酸不是越多越好，因为脂肪酸的不饱和键越多，在身体内被氧化的风险越大，这样易产生过多的过氧化物，对机体的衰老、肿瘤形成、细胞衰亡有促进作用。单不饱和脂肪相对前两者"温和一些"，不带来饱和脂肪酸增加血脂的风险，被过氧化的机会又小。而橄榄油、茶油含单不饱和酸成分多，所以可以优先选择。

根据中国营养学会建议，饱和脂肪酸、多不饱和脂肪酸和单不饱和脂肪酸比例趋近1：1：1是最合适的，即各占每日总热量的10%。但对于有动脉粥样硬化风险的人士、高血压人士，需要减少饱和脂肪酸摄入比例，将10%左右的比例下降到7%左右；对于嗜好吃肉的人士，由于从肉类中获得的饱和脂肪酸较多，因此食用油尽量考虑使用植物油；对于营养不够、偏瘦人士，使用一些动物油或者植物油不需要太在意；对于长期吃素人士，可使用部分含饱和脂肪酸比较高的植物油，从而平衡三种成分的量。

二十九、肿瘤患者治疗期间可以吃烧烤或油炸食物吗？

肉制品是人类日常饮食的重要组成部分和主要动物蛋白来源，在给人类带来丰富营养和美味享受的同时，加工肉制品的安全性近年来受到越来越多的关注。2015年10月26日，世界卫生组织分支部门——国际癌症研究机构（Intemational Agency for Research on Cancer，IARC）发布调查报告，将加工肉制品列为"Ⅰ类"人类致癌物，与槟榔、酒精饮料、黄曲霉毒素、砷及无机砷化合物、吸烟等同属一类。尽管这一报告引发了业内外的广泛质疑，但是肉制品加工过程中尤其是烧烤、烟熏、腌制过程产生多种化学致癌物已经是不争的事实，其中近年来备受关注的致癌物包括多环芳烃（polycyclic aromatic hydrocarbons，PAHs）和杂环胺类化合物。

因此，烧烤和油炸食物虽然吃起来美味，如果经常食用容易引起癌症发生，所以不要为了一时的口欲而让自己长期食用这些食物。烧烤要吃得健康，一是要选择正确的烧烤方式，应选择炉烤、电烤，不要明火烧烤。二是少吃肥肉，制作时可带肉皮烤，但吃时应该去掉肉皮，烧焦的一定不能吃，因为烧焦部分致癌物含量最多。

三十、乳腺癌患者使用亚麻籽安全吗？

近20年来，亚麻籽受到医药界的重视，先是发现它富含ω-3多不饱和脂肪酸，又发现其含有对人体健康有重要保健作用的木酚素，美国国家肿瘤研究院（NCI）已把亚麻籽作为6种抗癌植物研究对象之一。木酚素属于植物类雌激素，是一种与动物雌激素结构相似的生物活性物质，其在亚麻籽中的含量取决于亚麻的品种、种植气候和生态条件。近年研究发现木酚素在预防糖尿病及心血管疾病、发挥弱雌激素及抗雌激素效应、降血压、调节胆固醇代谢、抗艾滋病病毒和抗肝炎病毒、预防和治疗激素依赖肿瘤等方面都能发挥重要作用，其中，木酚素对乳腺癌的预防和治疗功能的研究更是成为当今乳腺癌相关研究的热点。在一项研究中，研究者发现亚麻籽和亚麻籽油不会干扰他莫昔芬，反而会增强其在小鼠上的效果。最新研究建议，亚麻类食物对于乳腺癌没有不良影响。动物研究表明，亚麻籽与黄豆的结合在降低乳腺癌的发病风险比单独使用黄豆更有效。

乳腺增生、乳腺癌等疾病都是多因素导致的疾病，除了遗传、生活方式等因素外，确实也与激素有关（不只是雌激素）。蜂产品中或许含有极微量的激素，但并不会给人体带来明显影响。以蜂产品中受质疑最多嫌疑最大的蜂王浆为例，北京农业科学院曾检测其中的激素，发现确实存在极微量（十亿分之几）的雌二醇、孕酮、睾酮。但猪、牛、羊等大型哺乳动物体内的激素含量远远高于蜂王浆，大概是几十到几百倍的水平，而且每天食用量也是几十到几百倍。况且，这些激素大多数会在消化过程中被破坏，被人体吸收的很少。所以说，如果你可以放心地食用猪肉、牛肉、羊肉、牛奶、奶酪、奶油，那么蜂产品中的激素也不会伤害你。有一种观点认为，蜂产品中含有植物雌激素，来自混入的花粉或其他植物成分。所谓"植物雌激素"，就是可以发挥类似人类雌激素作用的物质，如大豆异黄酮就是最常见的植物雌激素。这类物质的特点是，当雌激素水平低的时候它发挥类似雌激素的作用，当雌激素水平高的时候又发挥拮抗作用。其实，植物雌激素的效能与真正的雌激素相比有很大差距，对于正常女性而言并没什么威胁，甚至是利大于弊的。蜂产品中可能较多的植物雌激素是蜂胶，它的主要成分就是黄酮类物质，对于正在接受乳腺疾病治疗的患者，为了避免不必要的干扰，医生建议患者不吃蜂胶是有一定合理性的。但我们也不必太担心，正常饮食摄入的植物雌激素类物质是没问题的，包括豆浆、豆腐和各种果蔬。

三十一、肿瘤患者多吃蝉蛹、燕窝补营养好吗？

燕窝本质上是一种鸟窝，具体说是金丝燕等同属的玉燕在衔食了海中的小鱼、海藻之后经过消化，将消化腺分泌物与绒羽一同筑造而成的窝巢。由于其形态酷似陆地上燕子的巢，因此被赋予"燕窝"之名。从现代营养学角度分析，每100g干燕窝中含有蛋白质49g、碳水化合物3g、水分10g以及少量的矿物质钙、铁。燕窝当中所含的蛋白质大部分为上皮细胞分泌的黏蛋白（俗称"口水"），仅含有1种人体必需氨基酸，和人体所需的8种必需氨基酸相差甚远，因此不属于优质蛋白质。可以吃，但是不必过分迷信。

蝉蛹又称知了，居昆虫纲，蝉蛹体内含有丰富的营养物质，有食品中"蛋白王"之称，蛋白质含量为68.83%、脂肪含量为9.15%、不饱和脂肪酸占总脂肪酸的77.27%，含有17种氨基酸，并含有9种矿物质元素，每克中黄酮和多酚含量分别为8.22mg和25.23mg，是一种高蛋白、低脂肪的食物。但是其蛋白质氨基酸比例和人类相差较大，属于非优质蛋白，因此，可以吃，但是不如鸡蛋、牛奶等食物的蛋白质利用率高。

三十二、肿瘤患者怕凉，酸奶加热后益生菌死掉还能吃吗？

科学实验表明，从冰箱里拿出来的酸奶样品和室温下放置24h的样品，这两者之间的菌数差异是比较小的。酸奶在室温下放置几个小时，不会产生有害的微生物。而酸奶发酵用的保加利亚乳杆菌和嗜热链球菌都喜欢在40～42℃的温度下繁殖发酵，因此，酸奶加热到50℃左右是可以耐受的。不过如果加热的时间长了，或温度过高，菌数还是会比较快地下降。加热后，酸奶里的蛋白质、钙、维生素等营养的含量、质量并没有多大的变化，喝下去以后，照样能被肠胃吸收利用，肿瘤患者同样可以从中获益。因此，关于"酸奶加热后营养价值会降低"的说法是不准确的。

三十三、肿瘤患者不能吃辛辣的食物对吗？

辛辣食物包括葱、姜、蒜、韭菜、酒、辣椒、花椒、胡椒、桂皮、八角、小茴香、姜黄等。肿瘤患者由于经历了放化疗，时常会出现口腔炎、口干、咽痛、吞咽困难、皮肤干痛等常见副作用，在饮食方面宜清淡富营养，但也不必过分忌口，根据具体情况具体对待。例如胃癌、肝癌、乳腺癌、宫颈癌、肺癌、肾癌等患者禁食刺激性食品。肠癌及宫颈癌放疗，容易损伤肠黏膜，导致腹泻等不良反应，应注意忌酒、辛辣刺激及热性食物，如羊肉、韭菜、狗肉、胡椒、姜、桂皮等温热性食物。对于大部分的肿瘤患者，需要以绿色蔬菜等粗纤维食品的摄入为主，而辛辣食品如葱、姜、蒜等富含有机硫化物等多种防癌营养素，不必一律禁忌。当患者营养不良、食欲下降时，如果患者胃肠道黏膜没有损伤，适当的辛辣食物还可以刺激患者食欲，增加食物的摄入，从而增加患者的能量及营养素摄入。

（姜晓萍）

第八章 免疫管理

第一节 淋巴细胞分类

一、淋巴细胞

淋巴细胞（lymphocyte）是白细胞的一种，是体积最小的白细胞。其由淋巴器官产生，主要存在于淋巴管内循环的淋巴液中，是机体免疫应答功能的重要细胞成分，是淋巴系统几乎全部免疫功能的主要执行者，是对抗外界感染和监控体内细胞变异的一线"士兵"。淋巴细胞是一类具有免疫识别功能的细胞系，按其发生迁移、表面分子和功能的不同，可分为T淋巴细胞（又名T细胞）、B淋巴细胞（又名B细胞）和自然杀伤（NK）细胞。T细胞和B细胞都是抗原特异性淋巴细胞，它们的最初来源是相同的，都来自造血组织。正常情况下，T淋巴细胞、B淋巴细胞、NK细胞保持一定的数量和比例，相互作用调节，共同维持机体的免疫功能。当不同的淋巴细胞亚群数量和比例发生异常改变时，机体就会产生一系列病理变化和免疫失调，导致疾病的发生。

T细胞是淋巴细胞中最重要的一类细胞，它们通过表面上的T细胞受体（TCR）来识别和结合抗原，从而发挥免疫应答的作用。根据T细胞受体的不同，T细胞可以分为CD4+辅助性T细胞和CD8+细胞毒性T细胞。CD4+细胞主要负责调节和协调免疫应答，可分泌多种细胞因子来激活其他免疫细胞，如B细胞和巨噬细胞。CD8+T细胞则具有直接杀伤靶细胞的能力，对病原体和肿瘤细胞有重要作用。

B细胞是免疫系统中另一类重要的淋巴细胞，它们通过表面上的B细胞受体（BCR）来识别和结合抗原。当B细胞受体与抗原结合后B细胞会被激活并分化为浆细胞和记忆B细胞。浆细胞是一种高度分化的细胞，主要负责产生和分泌抗体，从而中和病原体并协助其他免疫细胞的作用。而记忆B细胞则可以长期存留在体内，对再次遇到相同抗原时能够迅速启动免疫应答，提供持久的免疫保护。

NK细胞是淋巴细胞中的另一类重要成员，它们是一种无须预先致敏即可直接杀伤靶细胞的细胞。NK细胞主要通过表面上的受体来识别和杀伤异常细胞，如病毒感染细胞、肿瘤细胞和某些细胞应激状态的细胞。NK细胞可以产生多种细胞因子和蛋白酶，通过释放这些物质来诱导靶细胞凋亡，从而清除体内的异常细胞。

二、免疫力

免疫力是指人体免疫细胞识别和消灭外来侵入的任何异物（病毒、细菌、其他微生物、寄生虫等），免疫力也指免疫细胞处理衰老、损伤、死亡、变性、变异的自身细胞。人体免疫系统分为先天的固有免疫和后天的特异性免疫。

（一）先天的免疫

包括三方面：

1.结构性屏障

结构性屏障是由皮肤和黏膜构成的，皮肤是人体最大的器官，也是人体最重要的免疫屏障，大面积烧伤的人死亡率很高，主要原因就是皮肤屏障破坏，感染发生率极高。呼吸道黏膜也是重要的结构屏障，可以减少微生物对呼吸系统的侵袭。

2.化学性屏障

化学性屏障主要指一些机体分泌的抵抗外界的化学物质，比如胃酸、脂肪酸、酶类。

3.免疫细胞

胸腺、淋巴结和脾脏等免疫器官以及免疫细胞组成了人体最重要的防御屏障。免疫细胞中最重要的是白细胞，白细胞中包括淋巴细胞和中性粒细胞。淋巴细胞又分为B淋巴细胞和T淋巴细胞。次要的免疫细胞包括巨噬细胞、NK细胞等。没有足够强大的免疫细胞，人体就会遭遇各种外界因素的侵害。比如HIV病毒攻击T淋巴细胞，人体出现获得性免疫缺陷，艾滋病患者就会继发各种严重感染和恶性肿瘤。

（二）后天的特异性免疫

包括两方面，一个是后天感染激发免疫系统产生抗体，另一个是人工预防接种如输注免疫细胞等。

三、如何加强和平衡自己的免疫力

（一）保持健康的生活方式

如饮食、运动、休息等，以及避免暴露在有害物质和环境中。这样可以帮助身体产生更多的免疫细胞，同时增强它们的功能，提高身体的抵抗力。

（二）细胞治疗方法

细胞治疗是通过将细胞提取出来进行扩增培养后再回输患者体内，平衡体内淋巴细胞亚群数量，以增强免疫系统的功能。

（肖永平）

第二节　淋巴细胞免疫功能评估

免疫功能与每个人的健康状态息息相关，拥有一个平衡的免疫功能水平是我们维持身体健康的基本因素。而淋巴细胞免疫功能分析正是检测免疫功能的重要指标——它能反映机体当前的免疫功能、状态和平衡水平，并可以辅助诊断某些疾病（如自身免疫病、免疫缺陷病、恶性肿瘤、血液病、变态反应性疾病等），对分析发病机制、观察疗效及检测预后都有重要意义。现代人的生活节奏越来越快，熬夜、压力、重油盐饮食以及大量的咖啡、奶茶逐渐填满人们的生活，随之而来的就是抵抗力下降，容易感染生病，甚至还有重大疾病年轻化的趋势，这一类人群被称作"亚健康人群"，抵抗力下降的根本原因是免疫力的下降，所以对于这一类人群进行免疫功能检测很有意义。

一、何时需要进行淋巴细胞免疫功能评价

1.评价免疫功能：术后，体检。

2.辅助诊断免疫相关性疾病，原发性免疫缺陷病。

3.免疫治疗疗效观察。

4.出现免疫功能低下症状时。如：①经常感到疲劳；②经常感冒；③伤口容易感染；④肠胃功能下降，自身保护能力差；⑤易受到传染病的侵袭；⑥精神萎靡；⑦易昏睡；⑧爱做梦（噩梦）；⑨身心憔悴。

二、免疫功能评价具体检测指标及项目

（一）血常规

血常规中有很多的项目，包括白细胞、红细胞、血小板，血常规的检测报告可以依据白细胞、中性粒细胞、淋巴细胞数量来粗略判断一个人的免疫力状况。比如肺癌化疗病人血常规中如果白细胞和中性粒细胞极度低下，出现Ⅳ度骨髓抑制，那这个病人此时免疫力很低，很容易继发各器官感染，需要及时地升高白细胞，动员骨髓造血。

（二）淋巴细胞亚群检查

1.淋巴细胞亚群检测与肿瘤

肿瘤在发生和发展过程中有两个重要的机制：获能和逃避免疫监视。可见肿瘤的生物学过程和机体的免疫状态密切相关。肿瘤的发生一定程度上是由于机体免疫功能低下，杀死肿瘤细胞的能力下降所致。然而肿瘤治疗过程是一个杀伤和免疫功能重建的过程，即增加免疫系统的攻击和杀伤肿瘤细胞的过程。众所周知，化疗过程不仅攻击肿瘤细胞，同时也会损伤正常免疫细胞，所以无效的化疗会加重免疫功能低下的程度。癌症患者经长期治疗（放疗、化疗等），免疫系统会受到影响，淋巴细胞亚群可能会发生变化，导致患者发生免疫缺陷性疾病或者自身免疫性疾病，提高恶性肿瘤转移和发生病毒感染的概率，甚至缩短患者的寿命。因此，对患者的外周血淋巴细胞亚群进行检测，掌握患者机体的免疫状态，对制定患者下一步治疗方案有着重要意义。

2.淋巴细胞亚群检测与自身免疫性疾病

自身免疫性疾病的发生是由于免疫系统发生改变，而淋巴亚群是免疫系统的一部分，因此淋巴细胞亚群检测不容忽视。以系统性红斑狼疮为例，多项研究表明，B细胞的活化会产生大量的自身抗体，然而自身抗体的产生是系统性红斑狼疮的一个特征性标记，经常被用于疾病诊断和监测的生物指标。同时越来越多的研究发现，自身抗体的产生会增加循环免疫复合物的形成，沉积在肾组织的循环免疫复合物增多可导致肾脏损伤。

3.淋巴细胞在风湿免疫科的临床应用

淋巴细胞检测对监测系统性红斑狼疮（Systemic Lupus Erythematosus, SLE）、慢性乙型肝炎、皮肌炎、干燥管综合征、联合重症免疫缺陷等多种免疫缺陷病的病情进展和预后有重要的提示作用，指导临床免疫治疗效果。

4.淋巴细胞亚群检测与感染性疾病

淋巴细胞亚群之间相互调节和平衡制约，共同维持免疫系统的稳态。病毒感染后，会导致免疫稳态紊乱，造成免疫失衡。对病毒感染后进行淋巴细胞亚群评估。可了解患者病情进展，为疾病治疗和预后等提供检测依据。例如EB病毒感染后，导致机体出现免疫紊乱，天然免疫、体液免疫及细胞免疫功能下降，同时伴有细胞免疫异常激活，CD8指标异常增高，通过淋巴细胞亚群检

测可监测免疫功能状态。

（三）抽血查免疫球蛋白、补体

免疫球蛋白是检查机体体液免疫功能的一项重要指标，免疫球蛋白、补体的检测可以反映机体的免疫力。

（四）淋巴细胞功能检查

淋巴细胞转化实验是为了检测免疫细胞的活性，根据淋巴细胞转化程度测定机体免疫应答功能，淋巴细胞转化率的高低可以反映机体细胞免疫水平。形态学方法参考值：淋巴细胞转化率（LTT）为60.1%±7.6%。

（五）细胞因子检测

临床上有细胞因子检测，包括IL-6、IL-2、IFN、TNF等等。细胞因子是由免疫细胞和一些非免疫细胞经刺激而合成分泌的一类具有广泛生物学活性的小分子蛋白质，调控免疫应答。

（肖永平）

第三节　CIK细胞免疫治疗技术

CIK细胞：细胞因子诱导的杀伤细胞（Cytokine-Induced Killer，CIK）是一种新型的免疫活性细胞，CIK增殖能力强，细胞毒作用强，具有一定的免疫特性。由于该细胞同时表达CD3和CD56两种膜蛋白分子，故又称为NK细胞（自然杀伤细胞）样T淋巴细胞，兼具有T淋巴细胞强大的抗瘤活性和NK细胞的非主要组织相溶性复合体（major histocompatibility complex，MHC）限制性杀瘤优点。该细胞对肿瘤细胞的识别能力很强，如同"细胞导弹"，能精确"点射"肿瘤细胞，但不会伤及"无辜"的正常细胞。尤其对手术后或放化疗后患者效果显著，能消除残留微小的转移病灶，防止癌细胞扩散和复发，提高机体免疫力。见图8-1。

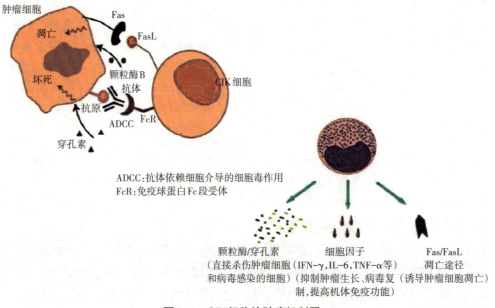

图8-1　CIK细胞抗肿瘤机制图

CIK细胞免疫治疗技术适用于：

1.晚期肿瘤，有全身远处转移的患者。

2.放化疗后，不能继续耐受标准治疗或复发的患者。

3.病人体弱，自身免疫力下降明显的患者。

4.放化疗间隙期。

5.骨髓移植后的病人。

（肖永平）

第四节　NK细胞免疫治疗技术

　　自然杀伤细胞（natural killer cell，NK）是人体先天免疫的核心组成部分，是肿瘤细胞免疫的基础。不仅与抗肿瘤、抗病毒感染和免疫调节有关，而且在某些情况下参与超敏反应和自身免疫性疾病的发生。它通常处于休眠状态，一旦被激活，它们会渗透到大多数组织中攻击肿瘤细胞和病毒感染细胞。NK细胞的杀伤活性无MHC限制，不依赖抗体，因此称为自然杀伤活性。NK细胞与T细胞不同，NK细胞无须识别肿瘤特异性抗原便可直接、快速地杀伤肿瘤细胞，且不具有"MHC限制性"，而肿瘤细胞往往缺乏MHC I类分子的有效表达，故NK细胞在机体抗肿瘤免疫治疗中的作用越来越受到重视。NK细胞主要在肿瘤发生早期和肿瘤细胞数目较少时候发挥杀伤肿瘤细胞作用，适合在放化疗间期进行辅助治疗。NK细胞除了本身对肿瘤细胞具有强大的杀伤作用外，还具有很强的免疫调节功能，与机体其他多种免疫细胞相互作用，调节机体的免疫状态和免疫功能。它可以通过调节树突状细胞（DC）的功能调节免疫反应，另外NK细胞活化时还可向CD8+T细胞提供刺激信号。有研究表明，在DC疫苗注射之前剔除动物体内的NK，结果DC疫苗诱导的肿瘤特异性细胞毒性T淋巴细胞（cytotoxic T lymphocyte，CTL）活性显著降低，并且降低了IFN-γ的产生及IFN-γ可诱导基因的表达。这一研究结果证明，适时增加病人NK细胞数量能够增强肿瘤病人体内肿瘤特异性CTL细胞的活性。见图8-2。

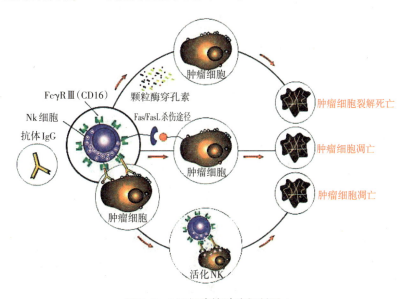

图8-2　NK细胞抗肿瘤机制图

NK细胞免疫治疗技术适用于：

1.早、中、晚期恶性胶质瘤。

2.恶性黑色素瘤。

3.恶性淋巴瘤。

4.肾癌、肺癌、食道癌、肝癌、结肠癌、乳腺癌、卵巢癌等多种恶性实体瘤。

5.部分暂时不宜做手术、介入或其他治疗的肿瘤患者，也可先进行NK细胞治疗。

6.免疫力水平低下亚健康人群。

（肖永平）

第五节　TIL细胞免疫治疗技术

肿瘤浸润淋巴细胞（tumor infiltrating lymphocyte，TIL）是一群存在于肿瘤间质中的异质性淋巴细胞，一般由肿瘤组织、肿瘤引流淋巴结、癌性胸腹水中分离出的淋巴细胞经IL-2培养得到，肿瘤杀伤活性为MHC限制性，即为自体肿瘤特异性杀伤细胞，具有CD3(+)、CD8(+)或CD3(+)、CD4(+)表面标志。TIL细胞对癌性胸、腹腔积液患者疗效显著，从患者的肿瘤组织样本或是肿瘤引流淋巴结、癌性胸腹水中分离获得TIL，体外活化并经抗肿瘤活性筛选后体外扩增，回输患者体内后发挥抗肿瘤效应。TIL细胞取材于肿瘤组织，具有定向迁移浸润至肿瘤局部的能力，增殖能力和杀伤性强。

TIL细胞免疫治疗技术适用于：各种恶性肿瘤胸腹水患者。

（肖永平）

第六节　CAR-T免疫细胞治疗技术

嵌合抗原受体（Chimeric antigen receptor，CAR）-T细胞（CAR-T）是指通过基因修饰技术，将病毒等载体导入自体或异体T细胞，从而表达由抗原识别结构域、铰链区、跨膜区、共刺激信号激活区等组成的嵌合抗原受体（CAR）而形成的一种可以识别某种特定抗原的T细胞。CAR-T输注到患者体内后，可与肿瘤细胞表面特异性抗原相结合而激活，通过释放穿孔素、颗粒酶等直接杀伤肿瘤细胞达到治疗肿瘤的目的。CAR-T对多种血液淋巴系统肿瘤显示了较好的临床效果，对实体瘤治疗也表现出了较大的治疗潜力。

CAR-T免疫细胞治疗技术目前适用于复发/难治的急性B淋巴细胞白血病和B细胞淋巴瘤及多发性骨髓瘤等。

（肖永平）

第九章 运动管理

第一节 运动治疗

一、运动治疗的概念

（一）活动（activity）

泛指一切物体或事物的动态变化，例如心理活动、生理活动、肢体活动、内脏活动、社会活动、生活活动、娱乐活动等。在运动医学与康复医学范畴特指与躯体运动（body exercise）相关的动态变化。

（二）运动（exercise）

泛指物体的各种物理性活动，例如人体运动、车辆运动、分子和原子的运动、山体运动等。在运动医学的范畴特指人体有特定目标的各种躯体活动。运动与力学中的作用力和反作用力紧密关联。

（三）运动训练（exercise training）

指反复进行并持续较长时间的有目的和针对性的活动，有特定内容和规范，旨在提高身体活动能力。

（四）运动预防

指应用运动训练的形式，提高机体的各种功能，促进对周围环境的适应能力，预防疾病发生。其效应与运动疗法相似，但是强调疾病预防的概念和应用。

（五）运动疗法

指以运动学、生物力学和神经发育学为基础，以针对性改善躯体、生理、心理和精神的功能障碍为主要目标，以作用力和反作用力为主要因子的治疗方法，包括各种主动的躯体活动训练，以及被动的治疗性躯体活动。运动疗法的治疗作用主要包括：改善运动组织（肌肉、骨骼、关节、韧带等）的血液循环、代谢和神经控制，促进神经肌肉功能，提高肌力、耐力、心肺功能和平衡功能，减轻异常压力或施加必要的治疗压力，纠正躯体畸形和功能障碍。

（六）运动类型

运动类型有多种分类方法。根据运动力的来源可以分为主动运动（助力运动和抗阻运动）和被动运动。按照动作的生物力学特性可以分为动力性运动、静力性运动、等速运动。根据训练的节奏可以分为持续运动和间断运动。根据运动的生理特性可以分为柔软性（增进关节活动度）运动、力量运动、耐力运动、平衡运动、协调运动等。根据训练方式的特点可以分为专项运动、综合运动、医疗体操、水中运动、放松性运动、气功、娱乐活动、技巧性运动、平衡运动、协调运动等。此外还有通过特殊装置产生的运动形式，例如功能性电刺激诱发的肌肉收缩运动和通过躯体悬吊装置的减重运动训练。

二、运动的生物学及生理学基础

（一）运动的生物学基础

运动的中心内容是人的身体运动。它的形式复杂、项目繁多、目的各异，可以从不同角度划分为许多类型，各有不同特点。但若从生理学出发，研究一种或一系列运动对人体整体的影响，就要从身体运动的基本特征开始，观察构成运动的每个单一动作的基本性质、完成过程和它们是如何引起全身的机能反应的。动作的基本型与肌肉工作尽管运动的形式十分复杂，但每个单一动作基本上都是由骨骼肌在神经系统支配下，以关节为轴心，牵动骨而完成的杠杆运动。运动动作的基本型，如屈、伸、展、收、回旋、环转等取决于关节的形态和肌肉分布的特点，并形成肢体的转动与平动。根据肌肉工作的特征，则又可区分出动力性工作与静力性工作、向心工作与离心工作。

1.转动与平动

凡只涉及一个关节的运动，无论屈、伸、展、收都是围绕这一关节轴的单纯转动。这时，一侧的肌肉缩短，对侧的肌肉展长，肢体末端的运行轨迹呈一弧线。但许多场合却要求肢体末端的运行轨迹呈一直线，即平动。肢体平动时要涉及串连着的两个以上的关节，它们的关节角在多块肌肉的协调牵引下，产生不同的变化，相互补偿。譬如拳击中的直拳和舞蹈中的滑步等都以平动为主。在转动与平动中都可能是一部分肌肉进行主动运动，而另一部分进行被动运动，尤其是当两侧的上肢或下肢形成闭锁链时，如两手对握或两足均支撑于地面时，一侧肢体的主动运动将造成对侧肢体的被动运动。

2.动力性工作与静力性工作

就肌肉工作而言，无论转动与平动都属于动力性工作，这时，肌肉既对抗阻力又产生位移。它包括向心工作和离心工作：向心工作是指当关节处于伸展状态时，肌肉用力大于阻力，肌肉沿自身长轴缩短，牵拉关节屈曲，如肱肌、肱二头肌在提起重物时所做的工作；离心工作是指当关节处于屈曲状态时，肌肉用力小于阻力，原已缩短的肌肉被逐渐拉长，使关节伸直，如上述肌肉在放下重物时所做的工作。与动力性工作相对应的是静力性工作，即当肌肉用力只能与阻力相平衡时，肌肉的长度保持不变，只有肌肉张力增加，而不产生关节的位移。如三角肌在臂平举姿势，股四头肌在马步站桩时，上肢肌在悬垂时，下肢肌在单足立时所做的工作。

（二）运动的生理学基础

1.兴奋-收缩耦联

兴奋由神经传到肌肉，兴奋的肌肉再产生收缩是瞬间完成的比较复杂的过程。神经肌肉的接点在运动终板，这是一块富有肌浆和线粒体的结构，终板膜与肌纤维膜相连，它以具有微小皱褶的突触槽包裹陷入其中的神经末梢终足。与终足的神经膜之间有细微的间隙相隔，形成突触前膜和后膜。当神经冲动到达神经末梢终足时，前膜的通透性改变，使膜外的 Ca^{2+} 进入末梢的细胞浆，促使其中的微小囊泡集中到前膜附近并向间隙释出乙酰胆碱，在它的化学刺激下后膜得以去极化，并以胆碱酯酶使乙酰胆碱立即分解以迎接下一个兴奋冲动。后膜去极化产生的动作电位随即沿肌纤维膜传导，这便是肌纤维的兴奋过程。肌纤维表面的膜在多处凹陷成小管，这些小管穿行在肌原纤维之间，并在z线水平包绕肌原纤维形成横管，与纵行的肌浆网的膨大部分终池相接形成三联管。终池贮藏着大量的 Ca^{2+}，虽然横管与终池之间存有间隙，但肌纤维膜的电兴奋传到横管后能导致终池中的 Ca^{2+} 迅速向肌浆中释放，肌浆中的 Ca^{2+} 与肌丝中阻止肌肉收缩的肌钙蛋白结合，使肌钙蛋白形变，这样便如扣动"扳机"一样，使肌纤维解脱制动，而产生收缩。

2.肌纤维的分类

一个世纪以前即已得知动物不同部位的骨骼肌可依功能特性的不同区别出红色的慢肌和白色的快肌。这种特点皆来自肌肉的结构单位肌纤维。

现代生理学已经证明人类的骨骼肌纤维不但有慢肌（ST）和快肌（FT）两种类型，即 I 型和 II 型，而且快肌中还可划分三种亚型，即 II a、II b 和 II c。由于 II c 被认为是一种未分化的肌纤维，且只有极少量，因此通常只分 I 、II a 和 II b 三类。 I 型纤维的纤维较细，含原纤维较少，含线粒体及肌红蛋白较多，支配它的运动神经元较小，周围毛细血管丰富，氧化酶活性较高，糖酵解酶活性较低，收缩速度较慢，收缩力较小，但持续时间长，不易疲劳，故称慢肌，或红肌。 II b 型纤维的纤维较粗，含原纤维较多，含线粒体及肌红蛋白较少，支配它的运动神经元较大，周围毛细血管较少，氧化酶活性较低，糖酵解酶活性较高，收缩速度较快，收缩力较大，但持续时间较短，易疲劳，是典型的快肌或白肌。 II a 型纤维的形态如 II b 型纤维，但线粒体较多、肌红蛋白含量较多，周围毛细血管较丰富，氧化酶活性较高，收缩速度较快，不易疲劳。是快肌氧化型。Burke 和 Edgerton 则根据运动单位的收缩特性把运动神经元分为 S（慢收缩）、FR（快收缩抗疲劳）和 FF（快收缩易疲劳）三类，把它们所支配的肌纤维再按组织化学特性型）即 II a 和 FG（快收缩酵解型）即 II b 型，分为：SO（慢收缩氧化型）即 I 型，FOG（快收缩氧化酵解）。

三、运动训练的主要内容

（一）主动运动

主动运动指由患者主动参与或肌肉积极主动收缩的运动锻炼。这是运动疗法的主导方法，是康复治疗的基础内容。

主动运动的类型主要包括：

1.力量训练：以增强肌肉绝对收缩力量为主要目标的运动锻炼方法，适用于各种肌力减退者改善肌肉功能，也应用于各种因为制动所导致的肌肉失健的防治。力量训练可以采用开链运动或闭链运动，前者指运动轴的近端固定、远端活动的运动方式，有利于进行特定肌肉的力量训练，例如手握哑铃进行肱二头肌训练；后者指运动轴的远端固定、近端活动的运动方式，有利于运动轴各肌肉的协同性力量训练，例如下蹲运动训练可对股四头肌、腘绳肌、胫前肌、小腿一头肌、臀大肌、髂腰肌等进行综合力量训练。力量训练可以采用动态的动作，即动力性运动；也可以采用静态的动作，即静力性运动。在肌肉力量不足以产生显著运动时，也可以采用施加辅助力量的方式进行助力运动，或采用电刺激诱导或加强的肌肉收缩运动。

2.肌肉耐力训练：耐力分为肌肉耐力和全身耐力两类，肌肉耐力指肌肉重复收缩（重复次数）或持续收缩（持续时间）的总运动负荷。肌肉耐力训练指以小重量、多次重复为主要特征，以提高肌肉持续运动能力为目标的肌肉锻炼方法。全身耐力指全身运动的总运动负荷，全身耐力与心肺功能密切相关。由于此类锻炼时的能量来源以有氧代谢提供为主，同时锻炼的目标是提高有氧运动能力，因此又称为有氧训练。有氧训练的特征是大肌群节律性和动力性运动、采用中等或较小强度、持续较长时间（15~40min）。广泛应用于心肺疾病患者、慢性疾病患者、老年人以及缺乏体力活动的文职工作者等。

3.平衡运动训练：指促进身体平衡功能的运动锻炼，包括薄弱肌肉的专项训练、薄弱肢体的闭链运动训练、躯干控制力训练、平衡器官训练、步行训练等。用于中枢或外周神经瘫痪、骨关节疾病、老年人以及其他运动控制障碍疾病等。

4.协调运动训练：指促进身体协调能力的运动锻炼，包括上下肢协调、左右侧协调、速度协调、位相协调等，例如手精细功能训练、肢体协调性活动训练、步态训练等。用于中枢神经系统疾病、老年人以及运动控制障碍性疾病等。

（二）被动运动

被动运动指由他人或器械对患者的肢体施加动力，引起关节活动、肌肉和肌腱牵张、韧带和关节囊牵张等；在广义上也包括各种手法治疗。被动运动用于患者不能主动活动时保持关节活动，维持肢体活动范围；牵伸肌肉、肌腱和韧带，以防治挛缩；保持或改善肢体血液循环，促进静脉回流等。

被动运动的类型主要包括：

1.关节活动训练：指针对关节活动范围的维持或恢复的运动训练，用于各种关节功能障碍的防治。

2.手法治疗：泛指各种治疗者给患者施加外力的治疗，例如推拿、按摩、关节松动手法等。用于肌肉和软组织非特异性炎症或代谢障碍、骨关节疾病等。

3.牵引：指通过外力或重力，对患者的躯体施加两个相反方向力，以造成关节间隙增大、组织放松的结果。例如颈椎牵引、腰椎牵引和关节功能牵引等。

4.牵张：指对肌肉和韧带进行的牵伸性活动。一方面可用于提高肌肉收缩效率，另一方面可用于防治肌肉和肌腱的挛缩。

5.压力：指对躯体施加压力的治疗方法。压力治疗有两个相反的方向。一方面可以对肢体施加正压，缓慢的深压力用于缓解痉挛；浅或快速的压力引起神经肌肉兴奋，重力或牵拉力促进骨质代谢以防治骨质疏松。肢体压力也用于治疗静脉曲张、防治皮肤瘢痕等。另一方面可以施加负压，以造成肢体血管扩张、改善组织代谢等。

（三）神经-肌肉促进技术

神经-肌肉促进技术指以姿势反射、神经反射、各种感受器、中枢神经重塑等生理活动为基础，促进瘫痪肌肉功能恢复的锻炼方法。通常以创立者的姓名命名，包括 Bobath 技术、Brunnstrom 技术、Rood 技术和 Knott-Voss 技术（又称为本体促进技术、PNF 技术）。近年来开展的神经运动再学习也属于此类。

（四）综合运动

综合运动指全身多部位、多肌群的活动，例如闭链运动、上下肢联合运动、划船器运动等。

1.医疗体操：指有针对性的体操活动。包括中国传统形式的拳、功、操。对骨关节、韧带、肌肉、心肺功能等均有积极的作用。

2.水中运动：指利用水的浮力，使患者可以在身体负重降低的情况下，进行在陆地无法完成的肢体活动训练和平衡训练，例如水中步行、医疗体操，也可用水的阻力进行肌力训练等。水温较高时有利于缓解肌肉痉挛。用于各种瘫痪患者、严重骨关节疾病患者、老年人等。

3.放松运动：放松运动包括两种基本类别。一是采用静默、意守、生物反馈等方式，逐步使靶肌肉放松。另一途径是先使靶肌肉进行过强的收缩，然后通过负反馈机制，形成放松。用于情绪紧张、肌肉兴奋性过高或痉挛等患者。

4.娱乐运动：指有医疗针对性的球类运动等各种娱乐性活动。最常见的包括乒乓球、羽毛球、门球等。不包括激烈对抗竞争的运动。

5.特定运动：包括转移、步态、起居活动等。

四、理论基础

运动训练的基础是运动训练适应理论，即通过反复进行的躯体活动，逐步产生身体适应性改变，包括生理适应（组织/系统/神经）、代谢适应（能量/内分泌）和精神心理适应。这些适应性改变的根本价值是增加了生理功能储备，从而使患者可以改善躯体和心理功能，达到功能康复的目的。训练适应的基本理论包括：

（一）超量恢复理论

超量恢复理论指反复进行超过平常活动强度和量的训练性运动，产生一定程度的肌肉能源耗竭，从而激发肌肉的适应改变，包括肌肉的蛋白合成增加，氧化代谢酶活性增强，血管口径及数量增加等。因此在反复训练后肌肉的收缩功能提高。但是在患者不能进行高强度运动的情况下，超量恢复理论的实践受到挑战。

（二）条件反射理论

条件反射指较长时间特定条件的训练后，形成在该条件下不需要思维过程参与，机体对特定的外界刺激直接产生的运动反应。由于条件反射的高速、高效，可以提高动作效率和质量，相对节约能量。

（三）外周适应机制

外周适应是运动训练的远隔作用机制，即通过对靶器官之外的组织进行运动训练，并形成训练组织的适应性改变，继而促进或改善靶器官功能的作用途径。例如冠心病患者进行有氧训练，所产生的训练效应是外周肌肉组织的适应性改变，即肌肉线粒体数量和氧化酶活性增加，毛细血管数量和质量增加，肌肉纤维的收缩效率提高，因此在定量运动时肌肉的氧需求相对减少，血液循环的效率提高，从而降低心脏负担，达到康复的目的。这样即使患者的冠状动脉病变不发生任何改变，患者也可以相对提高运动能力，减轻心肌缺血症状。这种训练效应使不可逆转的器质性功能障碍也可以通过其他代偿途径得到一定程度的功能康复。外周适应机制是内科疾病运动训练的主要作用途径。

（四）中心适应机制

中心适应机制指运动训练的靶器官所直接发生的适应性改变。对于肌肉和骨关节病变，肢体活动训练可以改善肌肉组织代谢、提高肌腱和韧带的延伸性和柔韧性、增强骨的合成代谢等，从而改善肌肉和骨关节的功能。中心适应机制是运动系统疾病康复训练的主要机制。

（五）功能重塑机制

组织和器官功能重塑是20世纪末十分热门的研究焦点。运动训练可以促进组织和器官的功能重塑，从而促进疾病的康复。最典型的例证是中枢神经功能重塑理论，即中枢神经损伤后，运动训练可以使大脑的运动皮质支配区产生周围代偿、远隔代偿、区域性功能重组、神经突触再生和再联系等，从而改善中枢神经功能，骨骼系统通过训练可以发生形态重塑，包括骨皮质增厚、骨密度增高等。

（六）组织再生机制

一些人体组织在损伤后，可以通过运动训练产生或促进组织再生，从而恢复功能，外周神经损伤后，损伤支配区的运动和活动可以促进神经鞘分泌神经生长因子，促进神经轴突的再生，并逐步恢复原先的神经连接。稳定性骨折可通过肌肉等长收缩而促进骨痂生长。皮肤损伤后的皮肤再生或新生已经得到公认，最近有研究报道肌肉组织损伤后也可能通过运动训练促进肌肉生长因子和其他物质的合成，从而促进肌肉组织的修复和再生。

五、治疗对象

（一）残疾者

据WHO统计，全世界目前约有占总人口10%的各种残疾者，每年以新增加1500万人的速度递增。中国1987年的抽样调查表明，语音、智力、视力、肢体和精神残疾者占总人口的4.9%，分布在18%的家庭中。但是这一调查未包括慢性病、内脏病、老年退行性病而致严重功能障碍者。运动疗法是改善残疾者躯体、内脏、心理和精神状态的重要手段，也是预防残疾发生、发展的重要手段。

（二）老年人

老年人有不同程度退变（包括内脏、肌肉、骨关节）和功能障碍，这些功能障碍往往都和缺乏运动有关。中国正在进入老龄化社会，因此老年人的运动锻炼是防治老年性疾病，保持身体健康的重要环节。

（三）慢性病患者

主要是指各种内脏疾病、神经疾病和运动系统疾病患者。这些患者往往由于疾病而减少身体活动，并由此产生继发性功能衰退，例如慢性支气管炎导致的肺气肿和全身有氧运动能力降低，类风湿性关节炎患者的骨关节畸形导致功能障碍等。此外"患病状态（morbidity）"也是现代社会十分常见的现象。这些问题除了临床医疗之外，进行积极的运动锻炼，常有助于改善患者的躯体和心理功能，减轻残疾程度，提高生活独立性。

（四）疾病或损伤急性期及恢复早期的患者

许多疾病和损伤需要早期开展运动或活动，以促进原发性功能有障碍的恢复，并防治继发性功能障碍。例如骨折后在石膏固定期进行肌肉的等长收缩运动，有利于骨折的愈合，预防肌肉萎缩，减少关节功能障碍。心肌梗死后的早期运动治疗，有助于减少并发症，维护心功能，是心肌梗死住院时间减少到3~5d的关键措施之一。

（五）运动伤病患者

运动训练对于运动性伤病有预防和治疗双重作用。合理的运动锻炼有利于提高组织对运动应激的适应性，减少运动损伤的发生。在运动性伤病发生后，适当的运动锻炼可以促进损伤组织的修复或代偿。例如腰椎滑脱的患者，可以通过腰背肌锻炼，加强腰部稳定性，有可能阻止进一步滑脱，改善症状，甚至可以进行高强度的运动比赛。

六、基本原则

（一）运动训练程序

1.节奏训练：节奏是指训练过程的节律，可以分为持续性和间断性。持续性训练的优点是训练过程容易计划和操作，患者比较容易适应。间断性训练的优点是对于体力较好者可以进行更大强度的"冲击性"训练，而对于体力很差或病情严重者则可以通过间断期间，使患者得到休息，避免乳酸积累和过负荷。两种训练节奏可以结合，成为在持续性训练中穿插间断的高强度活动。

2.强度训练：强度是指训练过程中单位时间的运动负荷，是训练水平的标志。运动训练强度的基本分类：①极量运动：指训练时采用训练者可承受的最高负荷，见于体格较强健者进行最大力量的训练，例如用于提高绝对肌力的最大等长收缩训练。②渐进抗阻运动：指在训练时逐渐增加运动负荷，或逐渐降低运动负荷的肌力训练。通常的方式是，测定可重复10次的最大收缩力，按照最大收缩力的50%、75%和100%的负荷递增。或者按照100%、75%、50%的强度递减。③靶强度运动：指按照患者的体力活动能力和器官/系统功能，确定特定的训练目标强度（靶强度），一般为中等强度，以保证训练效果和安全性。④家庭运动：指患者在家、社区或工作环境可以进行的非监护性运动，一般为小强度，以保证安全性。

3.基本程序：①准备活动（热身活动），采用小强度活动，以使身体充分预热（warm up）。②训练活动，达到预定的目标强度，是保证训练效应最重要的部分。③结束活动（放松活动），采用小强度，以使身体逐步冷却（cool down）。

（二）运动训练原则

1.因人而异

运动疗法和处方必须根据训练对象情况具体制定，不可以千篇一律，简单复制。这是运动疗法最重要的原则。

（1）病情和目标差异：病情严重者运动强度要低，运动中监护要加强，可以采用间断性训练，而病情较轻者运动强度可以较大，可以采用一般监护，或采用家庭训练。患者如果需要达到较高程度的功能恢复（参加较剧烈运动、恢复工作等），需要较大的运动强度和运动总量，而只期待恢复家庭活动者，可以采用较小强度运动，以及娱乐和放松性运动。

（2）年龄和性别差异：儿童和老年人的运动强度一般较小，训练时间一般较短。女性训练时要考虑月经周期的影响。儿童、老年人和妇女都有一些特定的运动方式，例如儿童喜欢游戏、女性喜欢舞蹈、老年人喜欢门球等。

（3）兴趣和文化差异：不同的个人兴趣是确定运动训练方式的基本前提。锻炼的合理方式应该是引起患者兴趣的方式。就有氧训练而言，有的人喜欢长距离行走，而有的人喜欢采用有氧舞蹈。同样选择的放松性运动，有高等教育背景者往往喜欢音乐或静默诱导，而低文化层次者往往喜欢采用仪器辅助的放松训练。

（4）经济和环境差异：经济条件是选择运动器械和监护运动类型的重要因素。而运动疗法实施的环境条件也将是具体方法、强度、节奏选择的重要依据。

2.循序渐进

运动疗法的难易程度、运动强度和总量都应该逐步增加，避免突然改变，以保证身体对运动负荷的逐步适应。

（1）训练效应积累：运动训练的效应表达需要逐步积累，因此在短期内不一定能见到生理适应性改变，因而不能过快地增加运动负荷。

（2）训练方法学习：运动锻炼的方法一般具有一定的技术要求，因此患者训练时需要有一个学习过程，期间运动负荷的强度和量需要较小，以逐步产生心理和生理性适应，避免额外负荷。

（3）安全性建立：循序渐进是建立安全性最重要的措施之一。突然变化的运动负荷可以造成身体的过分应激，从而威胁患者的生理机能。

3.持之以恒

（1）训练效应的维持与消退：一次足够强度的运动效应可维持2~3d，运动训练的效果明确显现一般需要2周训练的积累。而运动训练所积累的效应在停止训练后将逐渐消退。维持训练效应的唯一方式是持续进行运动训练。

（2）行为模式价值：运动疗法是改变个人不良行为的重要方面。因此保持良好的运动锻炼习惯是改变行为模式的重要基础。例如规律运动对戒烟的价值已经得到研究证实。

（3）康复预防价值：运动锻炼是预防疾病的基本途径之一：例如有氧训练不仅用于冠心病的治疗，而且有助于预防冠心病再度发作。

4.主动参与

运动时患者的主观能动性或主动参与是运动疗法效果的关键。

（1）运动中枢调控：大脑运动皮质在长期运动训练后，会发生功能性重塑或神经联络增强。例如长期进行特定的动作可以促进运动条件反射的形成，从而提高运动控制的效率，相对降低定量运动的能耗。

（2）神经元募集：由于运动单元的募集是中枢神经功能的表现，患者的主动参与是保证高运动单元募集的前提。

（3）心理参与：主动参与本身是心理状态的反映，也是改善心理功能的主动措施。

5.全面锻炼

由于运动疗法的特性，不可能用一种方式涵盖所有的锻炼目标，因此需要强调全面锻炼的原则。

（1）功能障碍的多维性：功能障碍多数是综合性、联合性的。例如心衰患者不仅心功能减退，还有肌肉、骨关节和心理等方面的异常，运动锻炼的方法和目标不仅要考虑心功能，也要兼顾其他系统功能。

（2）功能恢复的多渠道：康复治疗的基本途径包括改善、代偿、替代，因此运动疗法也表现为同样的特征。

（3）锻炼手段的多样性：运动疗法有多种方式，在训练时综合应用有利于提高训练效果，也有利于提高训练兴趣。

6.应用时机

运动疗法可以应用于疾病的各个阶段。

（1）早期：疾病早期的运动主要是被动活动和适量的主动活动，对于强度、时间和总量均没有特殊的要求。

（2）恢复期：运动训练强度可以逐步增加，并可以制订整体训练计划。

（3）后期和维持期：患者的病情完全稳定，需要根据患者功能恢复的目标，制定完整的运动锻炼方案。

（张　莹）

第二节　二十四式太极拳

一、太极拳的起源和历史背景

（一）太极拳的起源和发展历程

太极拳起源于中国的武术文化（见图9-1），其历史可以追溯到明朝嘉靖年间（1522—1566年）。传说中太极拳的创始人是明朝时期的张三丰道士，他是道家学派的代表人物之一，也是武术、养生和道教的高级修行者。张三丰将自己的武术技艺和养生经验融入到太极拳的创造中，形成了独特的太极拳理论和技术体系。太极拳的发展历程经历了明、清两个时期的演变和发展。明朝时期，太极拳主要是在江南地区流传，以陈氏太极拳和杨氏太极拳为代表。清朝时期，太极拳逐渐传播到全国各地，形成了武当太极拳、阳式太极拳、吴式太极拳、孙式太极拳等多个流派和分支。

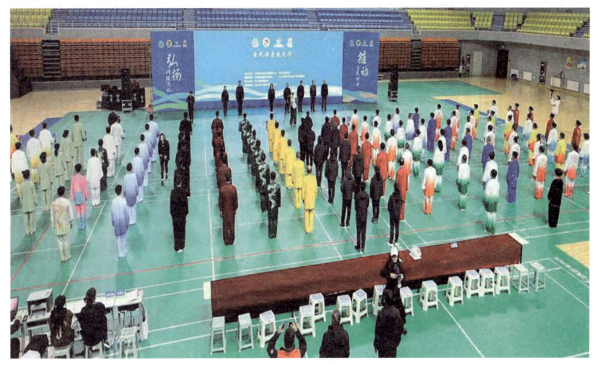

图9-1　太极拳

（二）太极拳的流派和分支

太极拳的流派和分支繁多，常见的有以下几种：

陈氏太极拳：陈氏太极拳是太极拳的最早流派之一，由陈王廷创始。陈氏太极拳注重动作的内在和外在表现，强调身体的柔韧性和流动性，动作舒缓、圆润、流畅，具有独特的美学特点和文化内涵。

杨氏太极拳：杨氏太极拳是太极拳的主要流派之一，由杨露禅创始。杨氏太极拳注重动作的外在表现，强调身体的柔韧性和流动性，动作简洁、大气、刚柔相济，具有独特的美学特点和文化内涵。

吴式太极拳：吴式太极拳是太极拳的一种流派，由吴鉴泉创始。吴式太极拳注重身体的内在调和和外在表现，强调身体的柔韧性和流动性，动作舒缓、柔和、流畅，具有独特的美学特点和文化内涵。

孙式太极拳：孙式太极拳是太极拳的一种流派，由孙福全创始。孙式太极拳注重身体的内在调和和外在表现，强调身体的柔韧性和流动性，动作简洁、大气、柔和，具有独特的美学特点和文化内涵。

武当太极拳：武当太极拳是太极拳的一种流派，由武当山道士张三丰创始。武当太极拳注重身心的内在调和，强调身体的柔韧性和流动性，动作舒缓、柔和、流畅，具有独特的美学特点和文化内涵。

二、太极拳健身养生价值

太极拳作为我国优秀的非物质文化遗产，其特点为柔和、缓慢、轻灵、刚柔相济，有着强大的健身养生功效。

（一）增强人体神经系统的活跃度

人体动作的协调程度，是由大脑、小脑、脊髓等进行控制的。在练习太极拳的过程中，成套动作有利于改善人体神经系统，具体表现在，可以提高周围神经纤维的灵敏性与中枢神经系统的准确性，通过对太极拳动作进行练习，使人体肌肉组织间的交替作用变得更加协调，传输能力得到明显提高，神经系统调控更加灵活。

（二）增强人体消化系统的能力

打太极时，要求"气沉丹田"，精髓之一是"活腰"，使膈肌与腹壁肌不断进行运动，起到按摩作用，从而促进肠胃蠕动，改善血液循环，提高消化能力。

（三）提高人体呼吸系统的速率

太极拳运动采用腹式呼吸，呼吸时要做到深、长、细、慢、柔，能有效提高人体对氧气的利用程度，改善呼吸系统机能，增强肺活量。

（四）增强人体感官功能的灵敏性

太极拳动作具有灵活性和延展性，在运动过程中人体视角随着肢体的运动而转移目光，进而调动全身器官进行运动，有效提高人体对各功能器官的控制与调节，提高人体的反应速度。

（五）增强修身养性素养

练习太极拳具有一定的艰苦性，正如民间所说"冬练三九，夏练三伏"，通过对太极拳反复练习，使练习者在内心始终含着"坚持奋斗"的习惯，在长期刻苦的训练中，形成坚强的意志力。此外，太极拳讲究万物一体、天人合一、身心协调的整体思维，并调动身体与环境融为一体，顺应人与自然和谐发展的理念。

三、太极拳对肿瘤病人康复治疗过程的影响

（一）太极拳在肿瘤治疗中的辅助干预治疗

肿瘤病人在和疾病斗争的过程中，经历躯体的痛苦和精神的折磨。病人多表现为悲观、绝望，这种情绪不利于疾病的治疗和康复。进行太极拳的锻炼能增强运动器官与内脏器官的功能。一方面太极拳简单易学，运动量不是很大；另一方面，通过太极拳的锻炼，配合音乐的播放可使病人摆脱悲观情绪的困扰，转移病人对疾病本身的注意力，增强了病人战胜疾病的信心，病人能正确对待疾病，能积极配合治疗和护理。

（二）太极拳对肿瘤患者的心理调节作用

1.改善患者的情绪状态，缓解心理压力

肿瘤患者往往在经历躯体的痛苦同时也承受着巨大的精神压力，很容易产生悲观、恐惧心理，呈现焦躁不安的状态，相关研究发现患有焦虑和忧郁的肿瘤患者达到70.1%（焦虑19.2%、忧郁50.9%），严重影响着患者的生存质量。太极拳是讲究天人合一、形神兼修的养生术，具有结合冥想和身体锻炼的两大特征，要求练习时排除杂念，意念集中，平心和气，排除七情内伤对脏腑气血的不良影响。通过"心与意合、意与气合、气与力合"内三合以及"以心行气、务令沉着"等练习要求，使患者全神贯注，静心凝神，有助于控制自己的情感，减少心理的恐惧，缓和焦虑紧张的情绪。练习太极拳多以群体锻炼的形式进行，促进患者与他人沟通交流，也有助于消除其悲观低落情绪。许多研究证明低、中强度的有氧运动对健康有益，而练习太极拳比练习其他低、中强度运动更有优势。通过随机对69名久坐不动的健康女性进行低强度步行、中等强度步行、步行加低强度松弛运动或太极拳的测试，结果显示太极拳和中等强度的锻炼均表现出了情绪和自信心的改进，太极拳有良好的改善心理状态的效果。太极拳练习还要求调息，深沉、缓慢的

腹式呼吸可以更进一步地消除肿瘤患者的焦虑情绪，有助于心理的平静，做到恬淡柔和。有关研究表明，太极拳练习中安宁、轻松、愉快、喜悦的良性心理活动有助于调节心理，也利于身体功能的恢复和提升，对稳定患者情绪，增强注意力、观察力、记忆力、自制力、适应力等均有帮助。这些因素可能是太极拳可以减轻心理压力的部分原因。

2.减轻疼痛感

肿瘤患者除了身体疾病本身会带来疼痛之外，往往心理上还有自我暗示性的疼痛。太极拳的练习过程有许多缓慢柔和而大幅度的伸展运动，配合气息，可使体外及内脏的肌肉纤维得到舒适伸展，起到一定程度的抑止或减轻疼痛的作用。同时，太极拳练习中所要求的精神完全放松、意念集中，也有助于分散患者注意力，减轻疼痛感。此外，在练习太极拳时辅以优美的音乐，可以使放松效果加强，陶冶情操，改善患者心态，帮助减轻疼痛感。

（三）太极拳对肿瘤患者生理上的影响

1.改善肿瘤患者循环系统

太极拳身法要求含胸拔背，松沉自然，绵绵不断，胸廓的放松扩大，使人体心肌外围的压力减少，收缩差增大，排血量增多，组织器官得到的氧分增多。坚持长期练习太极拳可使血管弹性增加，毛细血管增强，增加心肌营养，利于微循环功能的改善及毛细血管内外物质交换。有研究认为坚持太极拳练习可以改善心脏结构和泵血效率，延缓血管老化，降低心脏后负荷，提高心脑血管功能，改善高黏血症等心血管病变。肿瘤患者往往精神紧张，情绪较不稳定，精神紧张刺激和情绪激动可使神经中枢功能紊乱，引起全身小动脉痉挛，甚至诱发高血压。许多研究发现6～12周的太极拳训练会降低患者收缩压和舒张压，使高血压患者的情况得到更有效地改善，这可能跟太极拳舒展放松的练习加强微循环功能有关。在一项系统性回顾中，研究者分析了26项研究，发现高血压患者在太极拳训练后收缩压可降低7～32mmHg（0.93～4.16kPa），舒张压降低2.4～18mmHg（0.32～2.4kPa）。在对非心血管疾病或健康人群的研究中，收缩压跌幅介于4～18mmHg（0.53～2.4kPa），舒张压跌幅为2.3～7.5mmHg（0.31～1kPa）。对于急性心肌梗死患者太极拳和有氧运动均具有显著降低收缩压的作用，但舒张压下降只有太极组中出现。太极拳缓慢柔和的动作、意念集中和"顺其自然"的对外态度也能使副交感神经发出放松的反应，从而减缓心率，降低血压。气血不畅，瘀血凝滞是肿瘤形成的重要病机之一。有研究表明，练习二十四式太极拳有降低血小板凝聚性、血浆黏度和纤维蛋白原含量的效果，起到活血化瘀的作用。诸多研究认为练习太极拳可以有效改善机体心血管功能和微循环，降低血压，减轻心脏负担。马中林等在太极拳对血液流变学的影响研究中，将60例老年女性随机分为太极拳组（30例）和对照组（30例）进行6个月的锻炼。结果显示，锻炼后太极拳组全血黏度低切、高切与自身锻炼前及对照组锻炼后相比均明显降低，差异有统计学意义（$P < 0.05$）；而对照组锻炼前后，全血黏度低切、高切比较差异均无统计学意义（$P > 0.05$）。说明太极拳锻炼可以改善以血黏度为代表的血液流变学指标。因此推论长期坚持练习太极拳可能有利于预防肿瘤的形成及肿瘤患者的复发转移，但需要大样本针对肿瘤患者的研究数据来支持这一推论。

2.改善肿瘤患者呼吸功能和消化能力

胸内肿瘤通过两种方式影响患者的肺功能，一是直接造成肺容积减少，或影响气体交换导致非阻塞性通气功能障碍。另外则通过阻塞气道引起通气功能障碍。这可能与患者吸烟、肺部肿块、肺不张、合并肺气肿、支气管炎等有关，给许多肺癌患者造成了很大痛苦。太极拳在练习上养气调息，用柔和缓慢的动作去影响呼吸，呼吸与动作相呼应，重意不重力，"含胸拔背""气沉丹田"，深、匀、细、长的腹式呼吸，使胸部宽静，腹部充实，膈肌收缩和舒张能力提高，肺泡壁纤维弹性增强，使肺泡能够充分发挥作用，改善肺的通气功能。刘迎春研究二十四式简易太极拳对120例肺癌患者的作用，发现患者练习太极拳后，肺活量和肺活量指数均明显高于对照组（$P <$ 0.05），说明太极拳运动对增强肺癌患者肺功能、防止呼吸系统的功能下降具有良好的作用。良好的通气功能是肺交换氧、血液运输氧和机体利用氧的前提，是机体进行高水平代谢活动的基础，也是各组织器官正常活动及机体健康的保障，太极拳可以调节呼吸功能，对发展肺功能有积极作用。坚持练习的时间越长，动作越规范，效果越明显。太极拳强调腹式呼吸深度的锻炼，加大了膈肌和腹肌的收缩和舒张，加之松腰松胯，以腰为轴的旋转腾挪等，皆可对腹部脏器如肝胆、胃肠等起到按摩的作用，促进腹腔的血液循环和胃肠消化功能。

3. 防止肿瘤患者运动系统的退化

肿瘤患者为正虚邪实，且又有"久病必虚"的特点，容易出现骨质疏松和肌肉松弛。太极拳属于中小强度的运动，可减少肌肉内乳酸的堆积，减轻疲劳，太极拳运动"含胸拔背""松腰落胯"，以内轴引动外轴（以腰为外轴），依次带动全身上下、肌肉关节、四肢百骸均参加活动，使脊柱得到充分的锻炼，腰部及四肢均能受到良好刺激，加强关节、骨骼、韧带等的固定性、平稳性和灵活性，增强力量、柔韧性和协调性，利于骨骼关节的正常运动，减少患者摔倒概率。有研究证实老年人进行长期的太极拳练习能够有效增加骨密度，减缓骨丢失。Peppone LJ等观察太极拳对乳腺癌患者骨健康的影响，将16例符合纳入标准的患者（平均年龄53岁；治疗后时间＜30个月）随机分配到杨氏太极拳治疗组和运动对照组，各8例。2组每周进行3次锻炼，每次60min，试验为期12周。结果发现，尽管杨氏太极拳治疗组和运动对照组在骨形成（骨特异性碱性磷酸酶）、骨吸收（Ⅰ型胶原N末端肽）方面组间比较差异无统计学意义（$P > 0.05$），但杨氏太极拳治疗组骨重建指数（BRI）有所升高，运动对照组无明显变化，组间比较差异有统计学意义（$P <$ 0.05），提示太极拳有益于肿瘤患者的骨骼健康。Liu H等研究发现太极拳可以改善肿瘤幸存者肢体的力量、对身体姿势和保持平衡的控制力，从而减少患者摔倒可能。这可能与太极拳强调以腰为轴的基础上，要求身体重心的不断转移和变化的运动方式有关。

4. 提高肿瘤患者的免疫力

太极拳是全身性的中、低强度的有氧运动，刚柔虚实，动静相生，有变有常，能激发机体多层次（系统、器官、组织、细胞、分子等）的运动，旋转屈伸间对全身穴位也会产生不同程度的牵拉、拧挤和按摩作用，促进机体化生阳气，使周身暖意融融，经络畅达，气血充盈，濡养全身各脏腑组织器官。"正气存内，邪不可干"，增强抗御病邪和自我修复能力，提高机体免疫力。诸多研究发现，太极拳可以使周围循环血液中免疫细胞量增加及活性增强。外周血中Th1细胞占有显著优势，表现在白细胞介素-18（IL-18）水平升高，使机体抵抗细菌和病毒感染的能力得到明显增强；免疫球蛋白（Ig）G、IgA和IgM含量增加，增强了机体的体液免疫应答，使抗病原体感染的能力提高；自然杀伤细胞百分含量和IL-2水平均在太极拳锻炼后安静状态和运动即刻升高，免疫活性增强。

5. 改善肿瘤患者的心理功能

练习太极拳除了促进心理健康外，还可能促进肿瘤患者神经心理功能提高，改善认知能力，特别是记忆力和注意力。Reid-Arndt SA等对女性肿瘤患者练习太极拳10周后的神经心理功能进行测试，结果发现长时间坚持练习太极拳可以改善肿瘤患者神经心理功能，提高患者认知能力，并保持多年。虽然这项试验性研究有样本量少、缺乏对照组等限制，但根据研究的初步结果推测太极拳可以通过多种机制改善神经功能。首先，太极拳是温和的有氧运动项目，不会成为肿瘤患者的疲劳负担，又促进血液循环，增加氧气供应，对神经功能的评估有积极影响。其次，太极拳的重点放在学习新的运动技能，可以超越无学习内容重复的有氧运动（如散步、跑步机上跑），为认知功能提供了额外的好处。大量的研究表明，从事具有挑战性的认知活动，可以缓冲认知功能衰退与老化。最后，太极拳放松的状态，意念的集中加之太极拳心法强调的以德为本、自强不息等正面精神的鼓励影响了认知的能力。

附：二十四式太极拳动作详解

二十四式太极拳是国家本着弘扬国粹、发扬传统武术的指导思想而编制的一套入门级的太极拳，动作简练，浓缩了传统太极拳的精华，老少皆宜，实在是居家晨练之必备佳品！

一、起　势

1.两脚开立，2.两臂前举，3.屈膝按掌。

二、野马分鬃

1.（1）收脚抱球，（2）左转出步，（3）弓步分手。

2.（1）后坐撇脚，（2）跟步抱球，（3）右转出步，（4）弓步分手。

3.（1）后坐撇脚，（2）跟步抱球，（3）左转出步，（4）弓步分手。

三、白鹤亮翅

1.跟半步胸前抱球，2.后坐举臂，3.虚步分手。

四、搂膝拗步

1.（1）左转落手，（2）右转收脚举臂，（3）出步屈肘，（4）弓步搂推。

2.（1）后坐撇脚，（2）跟步举臂，（3）出步屈肘，（4）弓步搂推。

3.（1）后坐撇脚，（2）跟步举臂，（3）出步屈肘，（4）弓步搂推。

五、手挥琵琶

1.跟步展手，2.后坐挑掌，3.虚步合臂。

六、倒卷肱

1.两手展开，2.提膝屈肘，3.撤步错手，4.后坐推掌。（重复3次）

七、左揽雀尾

1.右转收脚抱球，2.左转出步，3.弓步掤臂，4.左转随臂展掌，5.后坐右转下捋，6.左转出步搭腕，7.弓步前挤，8.后坐分手屈肘收掌，9.弓步按掌。

八、右揽雀尾

1.后坐扣脚、右转分手，2.回体重收脚抱球，3.右转出步，4.弓步掤臂，5.右转随臂展掌，6.后坐左转下捋，7.右转出步搭手，8.弓步前挤，9.后坐分手屈肘收掌，10.弓步推掌。

九、单　鞭

1.左转扣脚，2.右转收脚展臂，3.出步勾手，4.弓步推举。

十、云　手

1.右转落手，2.左转云手，3.并步按掌，4.右转云手，5.出步按掌。（重复2次）

十一、单　鞭

1.斜落步右转举臂，2.出步勾手，3.弓步按掌。

十二、高探马

1.跟步后坐展手，2.虚步推掌。

十三、右蹬脚

1.收脚收手，2.左转出步，3.弓步划弧，4.合抱提膝，5.分手蹬脚。

十四、双峰贯耳

1.收脚落手，2.出步收手，3.弓步贯拳。

十五、转身左蹬脚

1.后坐扣脚，2.左转展手，3.回体重合抱提膝，4.分手蹬脚。

十六、左下势独立

1.收脚勾手，2.蹲身仆步，3.穿掌下势，4.撇脚弓腿，5.扣脚转身，6.提膝挑掌。

十七、右下势独立

1.落脚左转勾手，2.蹲身仆步，3.穿掌下势，4.撇脚弓腿，5.扣脚转身，6.提膝挑掌。

十八、右玉女穿梭

1.落步落手，2.跟步抱球，3.右转出步，4.弓步推架。

十九、左玉女穿梭

1.后坐落手，2.跟步抱球，3.左转出步，4.弓步推架。

二十、海 底 针

1.跟步落手，2.后坐提手，3.虚步插掌。

二十一、闪 通 臂

1.收脚举臂，2.出步翻掌，3.弓步推架。

二十二、转身搬拦捶

1.后坐扣脚右转摆掌，2.收脚握拳，3.垫步搬捶，4.跟步旋臂，5.出步裹拳拦掌，6.弓步打拳。

二十三、如 封 似 闭

1.穿臂翻掌，2.后坐收掌，3.弓步推掌。

二十四、十字手，收势

1.后坐扣脚，2.右转撇脚分手，3.移重心扣脚划弧，4.收脚合抱，5.旋臂分手，6.下落收势。

（赵宏斌）

第三节 八 段 锦

八段锦是一套独立而完整的健身运动，起源于南宋，其名称出自洪迈所著《夷坚导·众妙篇》。现代的八段锦在内容上有所改变，分为八段，每段一个动作，故名为"八段锦"。练习无须器械，不受场地局限，且简单易学。像太极拳和八段锦融于舒缓音乐节奏的集体运动有利于患者身心得以放松，不良情绪得以宣泄，获得精神上的愉悦，有助于改善食欲及睡眠质量，从而提高生活自理能力和免疫力，提升生活质量。

一、八段锦功法特点

柔和缓慢，圆活连贯，松紧结合，动静相兼。

二、八段锦适应证

适用于各种慢性病、恶性肿瘤患者，凡体质不是很虚弱，活动无明显障碍者都可采用。

三、八段锦肿瘤康复疗法

滋阴助阳，培元补气，疏通经络，活血生精，强身健体，延年益寿。而癌症作为严重威胁人类生命健康的恶性疾病，虽然尚未被医学界完整攻克，但对癌症认知的深入和技术的进步，认为癌症是一种生活方式疾病，除了常规的医学治疗方法外，患者的日常饮食、心理、生活起居等方方面面都会影响抗癌抑癌的效果，其中运动疗法是癌症患者康复治疗的关键一环，而八段锦作为一种呼吸与肢体相结合的养生术，对于正气亏虚的癌症患者非常适用。

附：八段锦动作步骤讲解

预 备 势

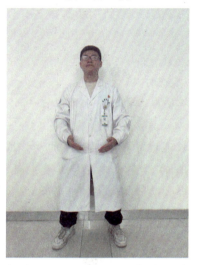

预备势是以松静自然的态势，将机体调整到相对平衡的状态。虚灵顶劲，百会上领，引导头部摆正，并有虚领向上之意，有利于督脉的畅通，从而行气上升以养脑营神。

第一式 两手托天理三焦

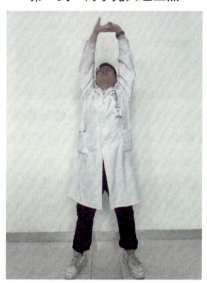

本式通过"两手托天"的动作，主要达到调节三焦的气血与阴阳的功能。

第二式 左右开弓似射雕

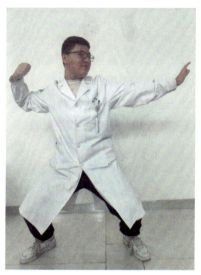

本式通过"左右开弓"的动作达到肝肺二者相互协调、气机条畅的生理作用。

第三式 调理脾胃须单举

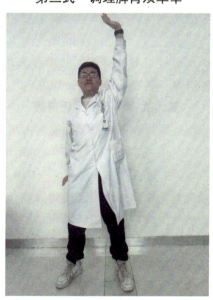

本式通过两手上撑下按的动作，达到舒胸展肩、拔长腰脊、调理脾胃气血阴阳的功能。

第四式 五劳七伤往后瞧

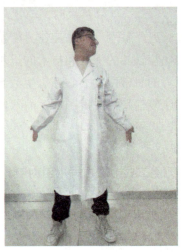

本式通过"往后瞧"的动作，达到调节脏腑机能、疏理任督二脉的功能。

第五式 摇头摆尾去心火

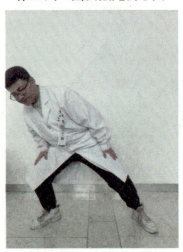

本式通过"摇头摆尾"的动作来达到平秘人体阴阳、调理脏腑机能的作用。

第六式 两手攀足固肾腰

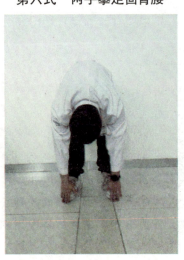

本式通过幅度较大的俯仰腰身来进行"两手攀足"的动作，从而达到健固腰肾、疏通经脉、调理人体气血、促进生长发育的功能。

第七式 攒拳怒目增气力

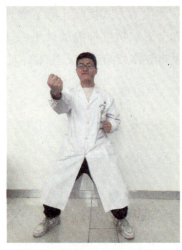

本式通过"攒拳怒目"的动作达到增强气力之目的。其动作柔和缓慢，圆活连贯，松紧结合，动静相兼，神与形合，气寓其中。

第八式 背后七颠百病消

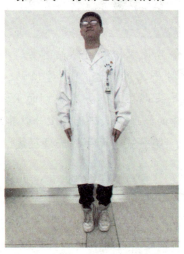

本式通过"背后七颠"的颠足动作，达到调节脏腑气血功能和消除百病的目的。

收 势

收势的"收"包含着两层意思。其一是"收尾""收场"的意思；其二是收藏的意思。古人论曰："放之则弥六合，退之则收藏于密。"练功时"气"要放得出去，又能收得回来，把它密藏在丹田，逐渐恢复到练功前安静的状态。

（张 莹）

第四节 瑜 伽

一、概述

瑜伽，这一源自古印度的整体练习，不仅涵盖了身体、心理和精神的多方面，还蕴含了一种实现个体与周围世界和谐与平衡的系统方法。其核心目标在于联结身体、思想与精神，促进整体健康与自我实现，引领人们走向自我发现、内心平静以及更深刻的自我与世界相互联系的认知。"瑜伽"一词，源自梵文词根"yuj"，寓意"联结"或"团结、和谐"。它象征着个体意识与普遍意识的融合，是实现自我超越与启蒙的桥梁。瑜伽的哲学与精神根源深深植根于古印度的智慧之中，揭示了心灵、身体和意识的本质奥秘。

从健身项目的角度来看，瑜伽在缓解肌肉疼痛与紧张、调节身体形态以及促进各系统放松方面展现出了显著效果。通过瑜伽训练，人们不仅能够放松身体，更能达到心灵的宁静与平和。其独特的健身价值，让瑜伽成为了众多人群追求健康与美丽的首选。

二、常见瑜伽类型

（一）艾扬格瑜伽

这种瑜伽非常注重人体正确的摆放、生理结构、骨胳肌肉的功能等，强调体位动作的精准、到位，讲究身心放空。艾扬格瑜伽在练习时，需要使用一些辅助工具，例如瑜伽垫、瑜伽带等，以帮助更好地完成瑜伽动作，是一种非常有益的瑜伽练习方式，可以帮助人们更好地了解自己的身体和心灵，提高身心健康水平。

（二）比克拉姆热瑜伽

比克拉姆热瑜伽每个体式都有其特定的目的和功效，包括强化核心，加强柔韧性，改善血液循环和提高肺功能。比克拉姆瑜伽的特点是以26个固定的体式和调息方法为基础，并在100~110℉（38～42℃）的室温和一定的湿度下进行（所以也称为"热瑜伽"），热瑜伽的练习目标是通过高温环境下的练习，促进身体的排汗和代谢，帮助身体排出毒素和消耗脂肪。同时，热瑜伽的动作比较简单，适合初学者和需要缓解压力的人。

（三）阿斯汤加瑜伽

阿斯汤加以运动能力超强而著称。经典的阿斯汤加需要健康、灵活和专注，是一种平静但出汗的运动形式。

（四）阿奴萨拉瑜伽

阿奴萨拉瑜伽是哈他瑜伽的一个系统，以心灵为导向，同时脚踏实地，富于理疗和改造效果。

（五）阴瑜伽

阴瑜伽是一种强调整个身体的放松，清空一切杂念并结合缓慢自然的呼吸的瑜伽类型。它是在瑜伽修习的基础和经验上结合医学方面的优势，糅合中国道教和武术的精粹而形成的一个新颖的流派。

（六）昆达里尼瑜伽

昆达里尼瑜伽是一种修行方法，旨在通过提升个人意识与宇宙意识之间的联系，达到个体与整体的统一。它被视为瑜伽的最高阶段，其目的是发掘人类创造性的灵性潜能，持守价值观，保有真实，怀有为服务和疗愈他人的慈悲和意识。

（七）流瑜伽

流瑜伽是一种将姿势串在一起以形成一个流畅的动作序列的瑜伽类型。它的动作通常比较流动，不像阿斯汤加瑜伽那样具有固定的顺序和难度。流瑜伽强调呼吸的控制和体位的流畅性，通过一系列的动作组合来达到锻炼身体和提高内心平静度的效果。

（八）活力瑜伽

活力瑜伽是一种注重呼吸和运动的瑜伽方式，旨在增强身体的活力和能量，提高身体的柔韧性和力量。这种瑜伽方式结合了不同的体式和呼吸技巧，通过深呼吸和运动来促进血液循环和身体代谢。

（九）阿南达瑜伽

阿南达瑜伽是一种轻柔的练习，强调正位、体式调整、调息、能量控制技巧、冥想和应用瑜伽哲学，在体式锻炼中重视与每个体式相关的稳定性。

（十）克利帕鲁瑜伽

克利帕鲁瑜伽是一种非常专注于自我内心的瑜伽练习方式，强调肢体的放松、思想的放空、调整内心节奏、配合标准的体式来表达内心的想法。

（十一）悉瓦南达瑜伽

悉瓦南达瑜伽是一种以印度瑜伽为基础的现代瑜伽流派。强调通过练习体式、呼吸控制和冥想来达到身心和谐的目标。

（十二）吉瓦穆克提瑜伽

吉瓦穆克提瑜伽是一种将吟唱、冥想、调息、哲学和音乐融入到充满活力的流动体式或vinyasa练习中的瑜伽类型。该瑜伽系统强调将古代教义带入当代环境，并支持环境可持续性、素食主义和其他价值观，其主要特点是在活泼的体位练习中结合了诵经、体位法、音乐、冥想和虔诚等元素。

（十三）维尼瑜伽

维尼瑜伽是一种智慧的，渊博的但是非常实际的瑜伽方式，它运用了所有的瑜伽工具。它会因每个个体不同的需要、能力、目标以及要求的不同而具备广泛的适应性。它对于身体的理解不仅仅停留在物理身体结构层面，而是更多的将其看作是一个综合的整体，并且提倡以整体化的方式来提升身体与心灵的健康。它同时主张瑜伽应该作用于更精微的能量层面而非表面，这种精微的能量称作Prana。它同时强调瑜伽可以作为一种整体性的练习，一种建立身心灵连接的方法，一条通往灵性的道路，同时也是一个强大的疗愈工具。

（十四）整合瑜伽

整合瑜伽是一种将身体、精神和心灵结合在一起的练习方式。它旨在通过一系列姿势、呼吸和冥想等练习，帮助人们放松身心，提高身体柔韧性和力量，同时促进内心的平静和专注力。

（十五）球瑜伽

球瑜伽的练习，效果好又有趣，经常练习不仅可以提高身体的平衡和稳定能力。在动作上的编排一般是针对腹部，背部，腰部等主要部位。见图9-2。

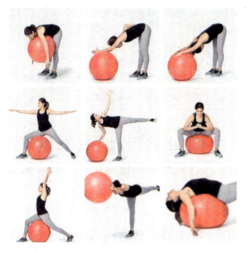

图9-2 球瑜伽

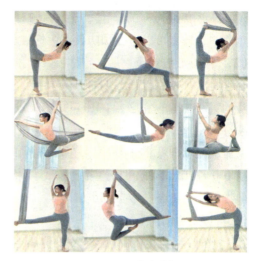

图9-3 空中瑜伽

（十六）空中瑜伽

空中瑜伽结合了传统瑜伽、普拉提等许多项目的优势，通过吊床绳索的辅助，使人们的肢体进行多角度、全方位伸展放松，保护身体的腰腹部。同时，由于练习者在空中瑜伽吊床上完成哈他瑜伽体式，能够加深体式的伸展、阻力和正位能力，具有高效的疗愈、瘦身效果，更具有趣味性和互动性。见图9-3。

（十七）哈他瑜伽

哈他瑜伽又名传统瑜伽，在哈他（Hatha）这个词中，"哈"（ha）的意思是太阳，"他"（ta）的意思是月亮。它代表男与女、日与夜、阴与阳、冷与热，以及其他任何相辅相成的两个对立面的平衡。

（十八）孕妇瑜伽

孕妇瑜伽是一种专门为孕妇设计的瑜伽课程，旨在帮助孕妇缓解孕期的不适，增强身体的柔韧性和力量，提高孕妇的精神状态和身心健康。

（十九）亲子瑜伽

亲子瑜伽是一种非常有益的瑜伽形式，它可以帮助家长和孩子建立更紧密的联系，同时也可以促进孩子的身心健康。

（二十）老年瑜伽

老年瑜伽是一种专门为老年人设计的瑜伽课程，旨在帮助老年人增强身体的柔韧性和力量，提高身体健康和精神状态，增强身体柔韧性和力量，改善身体健康，提高精神状态，促进社交互动。

三、瑜伽在临床辅助干预治疗中的作用

（一）减少炎症

通常情况下，炎症是身体的正常免疫反应，然而一旦失控，炎症就会扰乱人体功能。有研究表明，慢性炎症会导致促炎性疾病的发展，例如心脏病、糖尿病和癌症等多种疾病，是第一大"国民病"。

2014年一项小型研究表明，练习瑜伽3个月，可以减轻乳腺癌幸存者的炎症情况。

2015年，征集218名志愿者（20~60岁）分为两组，练习瑜伽的人，体内的肿瘤坏死因子明显

较少。和减轻焦虑研究的结论一样，瑜伽对炎症的有益作用也需要更多的研究来证实，但这些发现依然表明，瑜伽可以帮助预防某些由慢性炎症引起的疾病。

（二）改善心脏健康

心脏是人体的发动机，身体所有功能，都需要心脏泵血来维持。它只有小小一块肌肉却肩负着全身的大小血管；它必须在1min之内推动全身血液循环，日夜不休，分秒不停；一旦心脏停止跳动超过4min，生命立即面临死亡的威胁。

高血压是心脏病的主要原因之一，瑜伽可以帮助降低血压从而减少发生心脏病的风险。研究征集了100名40岁以上的志愿者，测试了脉搏率、收缩压和舒张压及其他项目，结果表明，长期练习瑜伽的志愿者各项数据都更健康。

（三）提高生活质量

在一项研究中，135位65~85岁的健康老人随机分为瑜伽体式课、步行运动课和维持原有生活方式3组。6个月后，相比维持原状和运动步行2个组，练习瑜伽的老人们在生活质量和身体指标上有显著改善。

癌症患者不仅要忍受癌症疾病和治疗的痛苦，更要随时面对并发症的困扰。在一项针对乳腺癌妇女的研究中，采用了"瑜伽意识计划"来减轻患者在余生中相关的癌症症状。这个计划持续了2个月，包含的瑜伽练习有：体式、呼吸、冥想、教学演示和小组交流。身体状况的各项数据采集于练习前2周和练习后2周。调查显示，在练习的第2d，患者的疼痛和疲劳程度明显降低，精神状态更更好，放松、且易接纳身边的世界。同时，多项研究证明，瑜伽可以帮助改善癌症患者的睡眠质量、精神健康、社会功能并减轻焦虑和抑郁症状。

（四）减轻慢性疼痛

慢性疼痛是连续持续一个月以上的疼痛，有人把慢性疼痛比喻为一种不死的癌症，中国至少有一亿人活在它的阴影下。导致慢性疼痛出现的原因有很多，意外伤害、疾病、关节炎等。无论是什么原因，当它发生的时候，也预示着体质下降或者出现健康危机。很多研究表明练习瑜伽可以帮助减轻许多类型的慢性疼痛。

腕管综合征患者（有手腕疼痛、手指麻木等症状）分别接受了腕骨夹板和8周瑜伽练习的实验，研究表明瑜伽比手腕夹板更有效地减轻了疼痛，并很好地提高手指手掌抓握能力，2005年，有风湿性患者参与了每周1次90min的瑜伽课，持续2个月的实验。实验结果表明，瑜伽可以缓解风湿导致的关节疼痛和残疾，并且可以为50岁以上未练过瑜伽的肥胖者提供可行的治疗方案。

（五）提高睡眠质量

肥胖、高血压抑郁症、焦虑、慢性疼痛和压力等疾病都会影响我们的睡眠，而常规瑜伽练习可以帮助改善睡眠质量。瑜伽对睡眠的改善实验中，有一个邀请了120位老年睡眠失调的患者，分别采用瑜伽、阿育吠陀、无干预3种方式对照。研究表明练习瑜伽的老人比其他组更快入睡，睡得更长，早晨休息得更好。

另一项是瑜伽对淋巴瘤患者睡眠影响的实验。这一次，是用藏式瑜伽来测试，征集了39名正在治疗和刚结束治疗的淋巴癌患者，采用瑜伽练习和无干预的方式来验证。结果表明，瑜伽对于淋巴癌患者的睡眠改善有显著的效果。对于无病症的年轻人来说，瑜伽比其他运动更高效地改善睡眠质量，它可增加褪黑激素的分泌，减少睡眠障碍，减少对助眠药物的依赖。

（六）提高灵活性和平衡性

越来越多的健身达人在训练计划中加入了瑜伽，以提高柔韧性和平衡能力，在一项针对大学运动员的研究中，在10周的时间以内，每2周1次的瑜伽课让他们的灵活性、平衡感有明显的提高，柔韧性、整体运动水平也有明显变化。对于老年人，有一个更长时间的实验。邀请66位老人分为瑜伽组、健美操组、无干预组。一年后，瑜伽组的总柔韧性比健美操组提高了近4倍，无干预组较一年前柔韧性下降。与此同时，瑜伽对于改善老年人的平衡能力和活动能力有明显作用。柔韧性、平衡能力、活动能力提高以后，可以很大程度避免老人因为摔倒导致的各种意外。

（七）改善呼吸

瑜伽包含许多呼吸运动，可以帮助改善呼吸和肺功能。呼吸法和调息法是瑜伽中关于呼吸的练习，重点在于通过呼吸运动和技巧来控制呼吸。大多数类型的瑜伽都结合了呼吸的练习，瑜伽练习也可以改善本身的呼吸状态。肺活量是指在最大吸气后尽力呼气的气量。对于患有肺部疾病、心脏病和哮喘的人来说，肺活量的指标非常重要。曾有287名大学生参加了为期15周的课程，结合呼吸练习瑜伽体式。4个月后，他们的肺活量显著增加。轻度、轻度至中度哮喘患者可以通过练习瑜伽呼吸来改善哮喘症状和肺功能，改善呼吸状态，可以帮助增强耐力、优化性能、保持肺部和心脏健康。

（八）缓解偏头痛

偏头痛是反复发作的严重头痛，很多人都长期受偏头痛困扰。它往往很难根治，通常靠缓解疼痛的药物控制，是治标不治本的方法。一项将72名无先兆偏头痛患者随机分配为2组，采用瑜伽干预和自我护理。3个月后，从头痛发生的频率、严重程度和疼痛成分，以及焦虑和抑郁几项数据指标来看，练习瑜伽可以显著降低偏头痛的各项症状。

（九）促进健康的饮食习惯

正念饮食，是一种鼓励在进食时即刻出现的概念。瑜伽可以促进正念，促进健康饮食习惯。有一项针对2型糖尿病人的研究，一部分糖尿病患者采用瑜伽正念的方式进食，一部分患者采用自我管理干预（DSME）的方式。实验证明，3个月后瑜伽正念和DSME的效果相似。正念饮食可以促进健康的饮食习惯，有助于控制血糖、体重，治疗饮食失调。对于有无饮食失调行为的人，通过瑜伽练习正念可以帮助养成健康的饮食习惯。

（十）增加力量

除了提高柔韧性外，瑜伽还可以增强锻炼强度。瑜伽中有一些特定的姿势可以增加力量并增强肌肉。79位成年人参与了每天6次拜日式的练习，半年后，男性的耐力、体重均有增加，女性的体脂比下降。2015年在香港做了一项实验，173名成年人中，瑜伽组成员每天练习20min，3个月后，瑜伽组成员的耐力、力量和柔韧性都得到了改善。瑜伽可以增强力量和耐力，健身和运动结合瑜伽，效果更佳。

四、瑜伽在肿瘤病人生理心理健康中的辅助作用

（一）减轻压力

笔者选取了3篇论文的数据，每篇论文都以不同的人群、使用不同的对照方式来测试瑜伽对身体和情绪健康的帮助。一组对象是被情绪困扰的中年女性（30~45岁），一组对象是被慢性牙周炎困扰的人群（35~60岁），最后一组对象来自于南澳大利亚轻度、中度压力人群。经过分组对比，发现瑜伽练习的对照组，应激激素（皮质醇）明显降低，他们所承受的压力、焦虑、疲惫和抑郁程度也较低。

（二）缓解焦虑

2项研究表明，虽然还不清楚瑜伽是怎样减轻焦虑症状的，但它强调的活在当下以及找到内在平和的重要性，这能够帮助治疗焦虑症。

研究1：34名被诊断患有焦虑症的妇女每周2次参加瑜伽课，为期2个月。2个月后，练习瑜伽的人的焦虑水平明显低于没有练习的人。

研究2：征集了64位患有创伤后应激障碍（PTSD）的妇女，当她们处于类似遭遇伤害的情境时，会出现严重的焦虑和恐惧。这个研究追踪了她们练习瑜伽与不练的区别。2.5个月后，每周练习1次瑜伽的女性的PTSD症状较少。实际上，有52％的人完全脱离PTSD的症状。

（三）抗击抑郁症

瑜伽可以降低一种压力激素的水平，这种压力激素影响着与抑郁症有关的物质——5-羟色胺。一项研究在大学校园选取28名18~29岁轻度抑郁症志愿者，他们未曾接受任何精神病学诊断或治疗，也都没有丰富的瑜伽经验。瑜伽组志愿者们连续5周，每周练习2次1h的艾扬格瑜伽。5周后，瑜伽组志愿者的抑郁和焦虑症状明显减轻。每次课程结束后，负面情绪和疲劳程度都会降低。

五、肿瘤患者如何练瑜伽

瑜伽是一种非常古老的修身养性的方法。它具有改善人们身体脏腑功能、心理状态、情感和精神等方面的能力，是一种身体、心灵与精神和谐统一的运动方式，包括调身的体位法、调息的呼吸法、调心的冥想法等。

瑜伽的种类和体势繁多，对于肿瘤患者，早期练习主要以放松身体、节省体能和修复身体功能为主，艾扬格瑜伽就是肿瘤患者早期练习的最佳选择。艾扬格瑜伽的特点是安全、缓慢，可以磨炼人的毛躁性情。它与传统瑜伽最大的不同是需要使用一些辅助工具，很多姿势都要用抱枕、长凳、沙袋、毯子、垫枕、布带等辅助工具来完成。因为肿瘤患者体质较弱，内心和身体的疼痛比较严重，辅助工具可以带来一定的心理依靠。同时这些辅助工具可以加大动作幅度，使复杂的瑜伽动作变得十分简单且易于练习，从而使不同身体程度的人都能练习。当患者自觉体力增强，疼痛减轻后，可慢慢尝试去除辅助工具。

六、肿瘤患者练习瑜伽时应注意事项

1.暖身很重要。不要一开始就做高难度的动作，以免造成运动伤害。最好先做一些瑜伽暖身动作，循序渐进，避免身体受到惊吓。

2.练习时，一定要保持室内相对安静，空气一定要流通。不要在太软的床上练习，准备一个瑜伽垫子，然后穿着睡衣，光脚练习。

3.练习瑜伽不一定非要照猫画虎，完全按照视频的动作完成。练习者能够记得多少动作就做多少，动作的顺序也不是一成不变的，应该随心所欲，只要保持呼吸平稳和心态平和就可以了。

4.练习瑜伽时，每个动作一定要保持3~5次呼吸，练习瑜伽后应该感觉心情愉悦，而不是身体酸累，甚至痛苦。

5.练习瑜伽千万不要勉强，瑜伽不一定每天都要练习，只有在心情良好、身体感觉良好、时间空闲时练习瑜伽，才会事半功倍。情绪波动时不宜练习瑜伽。

6.练习瑜伽后0.5~1h再进食。因为练习瑜伽时消化器官得到充分的按摩，需给予一定的时间休息调整，从而最大限度地保护和提升器官功能。

7.练习瑜伽后休息0.5~1h后再洗浴。短时间内应避免过冷或过热的水刺激，洗浴时不要用太热的水洗浴，避免毛孔过度扩张所造成的油脂清洗过度，因为身体的油脂是我们皮肤的天然保护层。

（赵宏斌）

第五节 普 拉 提

　　普拉提（或称"普拉提技术"）是以德国人约瑟夫·普拉提姓氏命名的一种运动方式和技能，用于增强肌肉、增加柔韧性和改善整体健康。普拉提运动注重的是核心力量，让患者集中注意力保证动作的标准度，并有意识地控制各关节肌肉，再结合有节律的呼吸方式，从整体来促进患者的机体各功能的改善。

一、普拉提原则

（一）呼吸方式

　　普拉提在呼吸上注重深度呼吸，主要运用的是腹式呼吸，尽可能用鼻吸气嘴呼气，在练习的过程中以呼气动吸气静的方式，有意识地去调节呼吸，用呼吸的速度去配合练习的动作，可以减少局部肌肉的酸痛程度，为身体运动时创造了良好的基础条件。

（二）动作姿态

　　普拉提在动作姿态上强调身体的中立位，练习过程中要求肩胛骨、脊柱、骨盆和髋部始终保持理想的中立位，使各部位关节肌肉处于平衡状态，在最安全的动力链中发挥出最大的锻炼功效。人体的中心部位就是人体的核心部位，又称人体的力量库，而加强人体躯干部的深层肌肉的力量，充实人体的力量库，可以促进身体各部位的稳定性，从而改善身体的姿态，促进人整体的健康。

（三）精神集中

　　普拉提在注意力上要求练习者全神贯注，做到身心合一，在集中精力的状态下要求用心感受动作的精准、流畅从而达到锻炼的效果。

二、普拉提对机体的影响

（一）普拉提对肌肉、骨骼的影响

　　普拉提是一种动静相结合的运动，在静止中控制肢体使肌肉等张收缩，增强肌肉的控制能力、提高关节灵活性和韧带的强度，使骨的密度增高、骨硬度增强，降低关节韧带的损伤与脱臼骨折等运动事故。普拉提的首要目标是增强核心力量，矫正身体达到左右平衡，促进人们身体健康。练习普拉提可以有效地矫正肩部、髋部及双腿等肌肉骨骼的平衡，改善脊柱的生理曲度，普拉提小力量多组数的训练方法，能更有效地锻炼深层的肌肉，加强脊柱及关节的稳定性。

（二）普拉提对内脏器官的影响

　　普拉提的锻炼形式种类多样，在练习过程中不同的强度会产生不同的心率，能够充分地锻炼心肌力量，增加心搏输出量，改善心脏的调节功能和适应能力，促进血液循环，提高心血管弹性，加强心血管能力。

　　普拉提注重锻炼人体的核心区域，而肠胃正位于核心区域，使胃肠道周围的肌肉得到锻炼，从而改善胃肠道的血液循环，促进胃肠道蠕动，提高胃肠道的消化和吸收功能。普拉提的呼吸法促进了膈肌的运动，对胃起到了按摩作用，缓解了肠胃的工作负担。

练习普拉提对女性有保养子宫的作用，改善宫寒、月经不调等，在孕妇产前适当的练习普拉提可以锻炼子宫的收缩舒张的控制能力，孕妇生产过后进行普拉提干预可使子宫得到较好的恢复。

（三）普拉提对内分泌和免疫机能的影响

普拉提可以有效地调节机体的内分泌系统，促进机体吸收再生胶原蛋白和弹性蛋白，增加皮肤弹性，减少面部皱纹，延缓身体衰老。在练习过程中会将体内毒素随着汗液排出体外，运动能够促进血液循环，降低血脂和胆固醇，变化多样的姿势将血液更好地送到头部，滋生头部毛发的生长。

普拉提可以增加血液中的防御细胞，抵抗病原入侵、消灭杀伤肿瘤细胞，使机体的免疫系统变得更强大，提高预防感染的能力。

（四）普拉提对康复心理的影响

在康复期多数人会出现不自信、心理压力大、情绪急躁焦虑和性格孤僻等现象。普拉提循序渐进的锻炼原则，能不断地开发身体内在潜力，为练习者树立自信心。练习中要求练习者有意识地控制身体，保持呼吸和动作有节律地进行，可以使练习者平稳情绪，消除内心的焦虑。

三、普拉提肿瘤康复疗法

普拉提是一种温和的锻炼方式，它可以锻炼人的思维、身体和精神。普拉提的各种动作有助于练习肌肉的柔韧性和力量，同时促进新陈代谢，以及淋巴、呼吸和循环系统功能。它能提高平衡和协调能力，还能帮助集中注意力和放松。普拉提可以在任何地方练习，即使是坐着也可以，它不受年龄和身体条件的限制，可以终身练习。基于以上原因，普拉提对于癌症患者来说，是一种极好的治疗方法。

以乳腺癌术后为例，乳腺癌术后是一个漫长的恢复过程，在手术后由于乳腺癌手术切除范围较广，会使术后上肢关节活动受限；同时由于腋下淋巴结的清扫，致使淋巴回流受阻、上肢水肿。普拉提可以促进上肢静脉回流及上肢水肿的消退，降低皮下积液、积血、皮瓣坏死的发生，减少瘢痕挛缩的风险，提高患侧上肢的功能恢复，且有利于患者自理能力的重建，增强对生活的信心，提高生活质量。

（张　莹）

第十章　文化治疗管理

第一节　文化治疗

一、背景

文化疗法是一种基于文化构成的疗法，它主要通过文化元素的塑造来增强人的自我认同和价值观念，促进个体的身心健康。文化疗法的治疗原理主要有以下两点：第一是文化元素对个体的影响。文化是个体生命历程中的一个重要因素，它塑造了我们的想法、语言、行为和价值观念，同时也影响着我们的情感、认知和健康状态。第二是文化活动对心理健康的促进作用。通过文化活动的参与，可以减轻焦虑、抑郁等情感问题，提高自尊、自信和自我实现的效能感，增强人际交往和社会支持的能力，从而提高身心健康水平。

文化疗法作为一种创新的心理疏导方式，已经被广泛地应用在心理健康领域，以提高人们的身心健康水平。在具体运用中，应注意活动类型与文化背景、活动时间与经费、活动组织与引导等方面的问题。应当积极面对生活中的压力和心理健康问题，并采用各种适合的心理疏导方式提升自身的心理素质。

二、研究的现实意义

精神需求是人的需求的基本方面，是人之所以为人的基本规定性。但对"什么是精神需求"，目前尚无定论。有学者从人与社会的角度出发，认为精神需求是人们因社会环境的影响对社会生活、社会秩序、社会安全等有关切身利益的重大问题所产生的精神方面的强烈需求。也有人提出精神需求的形成是由于主体的主观心态与环境不平衡，为了维持和恢复平衡而产生的一种动态依赖关系和渴求状态。部分学者认为癌症患者精神需求是指内化于其内心，为排遣消极情绪感受，实现乐观、充实和尊严而产生的物质需求。还有一部分人认为精神需求一般包括情感、文化娱乐、教育、人际交往、政治、自我实现需求等内容。邵南认为精神需求包括健康、交往、尊重、依存和自我实现需求等。综合各种观点，笔者认为癌症患者的精神需求是源于衰老和社会环境条件变化而产生的主观心态失衡以及为维持和恢复心态平衡而引发的一种渴求状态，主要包括尊重、健康、情感、文化娱乐、人际交往、教育、政治和自我实现8个方面需求。

提高社交能力，让他们的生活更加充实和丰富。舞蹈是一种非常受欢迎的癌症患者文娱活动。通过舞蹈，癌症患者可以锻炼身体、结交新朋友，同时也可以提高自信心和自我认知。音乐也是一种非常适合癌症患者的文娱活动，可以让他们感受到音乐的美妙和快乐，同时也可以提高他们的专注力和记忆力。书画和棋牌也是癌症患者非常喜欢的文娱活动，可以让他们感受到艺术和智慧的魅力，同时也可以提高他们的认知能力和手眼协调能力。健身操和旅游也是为肿瘤患者全方位、全生命周期康复管理提供有效的辅助治疗手段。

三、参与文娱活动对癌症患者的影响分析

参与文娱活动对癌症患者的影响是多方面的。参与文娱活动可以带给患者身心放松、压力缓解、情绪调节等多方面的益处。在活动中，患者可以忘记疾病的存在，转移注意力，缓解疼痛和不适感。同时，通过参与活动，患者可以与其他人建立联系和交流，互相支持和鼓励，增强社交支持。参与文娱活动还可以帮助患者增强自尊和自信心。在活动中，患者可以通过完成任务或达到目标来获得成就感和满足感，这种自我肯定可以帮助患者更好地面对疾病和康复过程中的挑战。参与文娱活动还可以促进患者之间的社交互动和合作。通过参加团队活动或集体活动，患者可以与其他人建立联系和交流，互相支持和鼓励，这有助于减轻患者的心理压力和生活负担。参与文娱活动还可以改善患者的身体状况。在活动中，患者可以适当地活动身体，锻炼肌肉和关节，改善身体状况。这种身体锻炼还可以帮助患者增强身体素质和免疫力。参与文娱活动还可以帮助患者培养兴趣爱好，促进身心健康。通过参与各种文娱活动，患者可以找到自己感兴趣的事情，让生活更有意义和更充实。

具体来说，参与文娱活动对癌症患者的影响主要体现在以下几个方面：

1.心理疏导：文娱活动可以为癌症患者提供心理上的支持和安慰。通过参与活动，患者可以暂时转移注意力，减轻焦虑和抑郁情绪，增强自信心和适应能力。例如，观赏电影、听音乐、阅读等文娱活动可以帮助患者放松身心，调整心态。

2.社交互动：文娱活动可以促进癌症患者之间的社交互动。通过参加活动，患者可以与其他病友交流、分享经验，互相鼓励和支持，形成良好的社交网络。这种社交互动不仅可以提高患者的生活质量，还可以为他们提供情感上的支持和安慰。

3.身体康复：一些文娱活动可以帮助癌症患者进行身体康复。例如，参加舞蹈、瑜伽等身体活动可以促进患者的身体运动和康复，增强体质和免疫力。同时，这些活动还可以促进患者的协调性和平衡感，有助于预防跌倒等意外事件的发生。

4.情绪调节：参与文娱活动还可以帮助癌症患者调节情绪。在活动中，患者可以通过艺术表达、创作等手段来宣泄情感，释放压力。例如，参加音乐会或听音乐等文娱活动可以帮助患者放松身心，缓解疼痛和不适感。

参与文娱活动对癌症患者具有多方面的影响，可以为他们提供心理支持、促进社交互动、帮助身体康复以及调节情绪等。因此，针对癌症患者的特殊需求，应该鼓励他们积极参与适合自己的文娱活动，以促进身体的康复和心理的健康。

四、文娱活动设施

为了满足肿瘤患者的文娱活动需求，常见的设施和服务：

1.图书馆和博物馆：提供书籍、杂志、报纸等阅读材料，以及有关历史、文化、艺术等方面的展品，供患者学习和欣赏。

2.文化广场和公共文化服务设施：包括科技馆、纪念馆、剧院、体育场、工人文化宫、青少年宫、妇女儿童活动中心等，提供多样化的文化活动和娱乐项目。

3.基层综合性文化服务中心：深入基层社区，为患者提供方便的阅读、娱乐、健身等服务，还可以组织各种社区活动，促进患者之间的交流和互动。

4.聊天室和心理咨询室：提供安静舒适的聊天环境和专业的心理咨询，帮助患者排解情绪、减轻心理压力。

5.艺术治疗室：提供绘画、雕塑、音乐等艺术治疗服务，帮助患者通过艺术创作来缓解情绪、增强自信和自尊。

6.健康宣教室：定期组织健康宣教活动，向患者和家属宣传肿瘤防治知识、康复知识和生活健康常识等。

7.营养餐厅和饮食服务：提供营养均衡的餐饮服务，满足患者的营养需求，同时也可以提供外送服务，方便患者及其家庭用餐。

8.按摩室和理疗室：提供专业的按摩和理疗服务，帮助患者缓解身体疼痛和不适感。

9.休息室和睡眠中心：提供安静舒适的休息环境和专业的睡眠指导，帮助患者改善睡眠质量。

10.多功能活动室：提供各种娱乐设施和服务，如乒乓球、桌游、棋牌等，供患者娱乐和社交。

总之，为了满足肿瘤患者的文娱活动需求，需要提供多样化、全面性的设施和服务，以便患者在康复过程中获得身心愉悦的体验。

五、常见文娱活动推荐

癌症患者文娱活动种类繁多，包括舞蹈、音乐、书画、棋牌、健身操、旅游等。这些活动不仅可以消除癌症患者的孤独感和无聊感，还可以提高他们的身体素质和社交能力，让他们的生活更加充实和丰富。舞蹈是一种非常受欢迎的癌症患者文娱活动。通过舞蹈，癌症患者可以锻炼身体、结交新朋友，同时也可以提高自信心和自我认知。音乐也是一种非常适合癌症患者的文娱活动，可以让他们感受到音乐的美妙和快乐，同时也可以提高他们的专注力和记忆力。书画和棋牌也是癌症患者非常喜欢的文娱活动，可以让他们感受到艺术和智慧的魅力，同时也可以提高他们的认知能力和手眼协调能力。健身操和旅游也是癌症患者喜欢的文娱活动，可以让他们锻炼身体、放松身心，同时也可以拓宽他们的视野和增加旅游经验。

癌症患者文娱活动的重要性不言而喻。首先，这些活动可以帮助癌症患者消除孤独感和无聊感，提高生活质量和幸福感。其次，这些活动可以帮助癌症患者锻炼身体、提高身体素质和社交能力，延缓身体和认知功能的衰退。再者，这些活动可以让癌症患者在快乐的氛围中学习和成长，提高他们的自我认知和能力。

为了组织和开展癌症患者文娱活动，可以采取以下措施。首先，可以选择适合癌症患者的活动内容，例如舞蹈、音乐、书画等，以满足他们的兴趣和需求。其次，可以定期组织活动，例如每周一次或每月一次，以保证活动的持续性和稳定性。在活动前，可以进行宣传和推广，吸引更多的癌症患者参与。在活动中，可以提供适当的管理和服务，确保活动的顺利进行和癌症患者的安全和舒适。再者，在活动结束后，可以进行反馈和总结，以了解癌症患者的需求和建议，进一步改进和完善活动内容和服务。

肿瘤患者的康复管理是一个全方位、全生命周期的过程，其中文娱活动是康复管理的一个重要方面。文娱活动可以帮助肿瘤患者减轻疼痛、缓解焦虑和抑郁情绪，提高生活质量。以下是一些建议的文娱活动：

1.音乐疗法

音乐疗法是一种通过音乐来促进身心健康的治疗方式。在肿瘤患者的康复管理中，音乐疗法可以帮助患者缓解疼痛、减轻焦虑和抑郁情绪、提高生活质量等。

音乐疗法可以通过以下方式来帮助肿瘤患者康复：

音乐放松：通过聆听舒缓的音乐，患者可以放松身心，缓解焦虑和紧张情绪。不同的音乐风格和曲目可以对不同的人产生不同的效果，因此可以根据患者的喜好和需要选择适合的音乐。

音乐回忆：通过回忆美好的音乐，患者可以唤起积极的情感和回忆，缓解焦虑和抑郁情绪。这种方法可以帮助患者重新建立对生活的信心和兴趣。

音乐冥想：通过冥想和放松身心，患者可以减轻压力和焦虑情绪，提高自我意识和内心平静。这种方法可以帮助患者恢复精力和体力。

音乐舞蹈：通过舞蹈和音乐结合，患者可以释放身体的紧张和压力，增强身体的柔韧性和力量。这种方法可以帮助患者恢复身体的健康和灵活性。

音乐疗法是一种有效的康复治疗方式，可以帮助肿瘤患者缓解疼痛、减轻焦虑和抑郁情绪、提高生活质量等。不同的音乐疗法可以根据患者的需要和喜好选择适合的方式，以达到最佳的治疗效果。建议肿瘤患者在专业的音乐治疗师指导下进行音乐治疗。

2.艺术疗法

艺术疗法是一种通过艺术创作和表达来促进身心健康的治疗方式。在肿瘤患者的康复管理中，艺术疗法可以帮助患者缓解疼痛、减轻焦虑和抑郁情绪、提高生活质量等。

艺术疗法的形式有很多，包括绘画、雕塑、音乐、舞蹈、戏剧等。每种形式都有其独特的疗效和适用范围。

对于肿瘤患者来说，艺术疗法可以帮助他们：

释放情绪：通过艺术创作，患者可以表达内心的情感和压力，释放负面情绪，达到情感宣泄和内心平衡的效果。

增强自尊和自信：通过艺术创作，患者可以感受到自己的能力和价值，增强自尊和自信心。这种自我肯定可以帮助患者更好地面对疾病和康复过程中的挑战。

促进社交互动：在艺术疗法的指导下，患者可以与其他人一起进行创作和表达，建立社交互动和联系。这种社交支持可以帮助患者更好地应对疾病和生活中的压力。

改善身体状况：通过艺术创作，患者可以活动身体，放松肌肉和关节，改善身体状况。这种身体锻炼可以帮助患者增强身体素质和免疫力。

总之，艺术疗法是一种有效的康复治疗方式，可以帮助肿瘤患者缓解疼痛、减轻焦虑和抑郁情绪、提高生活质量等。不同的艺术疗法形式可以根据患者的需要和喜好选择适合的方式，以达到最佳的治疗效果。建议肿瘤患者在专业的艺术治疗师指导下进行艺术治疗。

3.阅读疗法

阅读疗法是一种通过阅读来促进身心健康的治疗方式。在肿瘤患者的康复管理中，阅读疗法可以帮助患者缓解疼痛、减轻焦虑和抑郁情绪、提高生活质量等。

阅读疗法可以通过以下方式来帮助肿瘤患者康复：

阅读放松：通过阅读轻松、愉悦的书籍，患者可以放松身心，缓解焦虑和紧张情绪。阅读还可以帮助患者转移注意力，减轻疼痛和不适。

阅读励志：通过阅读励志、成长类的书籍，患者可以获得积极的心理暗示和启发，增强自信心和自我效能感。这种自我肯定可以帮助患者更好地面对疾病和康复过程中的挑战。

阅读社交：在阅读疗法的指导下，患者可以与其他人一起阅读和分享阅读体验，建立社交互动和联系。这种社交支持可以帮助患者更好地应对疾病和生活中的压力。

阅读疗法课程：通过参加阅读疗法课程或小组讨论，患者可以学习到阅读技巧和方法，提高阅读兴趣和能力。这种自我成长可以帮助患者更好地应对情感和心理上的问题。

阅读疗法是一种有效的康复治疗方式，可以帮助肿瘤患者缓解疼痛、减轻焦虑和抑郁情绪、提高生活质量等。不同的阅读疗法形式可以根据患者的需要和喜好选择适合的方式，以达到最佳的治疗效果。建议肿瘤患者在专业的阅读治疗师指导下进行阅读治疗。

4.运动疗法

运动疗法是一种通过体育锻炼和身体活动来治疗或辅助治疗疾病的方法，可以帮助肿瘤患者改善身体状况，增强免疫力，减轻治疗的副作用，提高生活质量。

运动疗法的类型有很多，包括有氧运动、力量训练、柔韧性训练、平衡训练等。不同类型的运动疗法适用于不同的疾病和患者。例如，有氧运动可以帮助患者增强心肺功能，提高身体的代谢水平；力量训练可以增强肌肉力量和耐力；柔韧性训练可以改善关节灵活性和肌肉伸展性；平衡训练可以增强身体的平衡感和稳定性。

在肿瘤患者的康复管理中，运动疗法可以与饮食、生活习惯、心理等方面的管理相结合。例如，患者可以通过调整饮食来增加身体的营养摄入，提高身体的免疫力和抵抗力；同时，适当的运动可以促进身体的代谢和免疫功能，有助于身体的康复。

在日常生活中，肿瘤患者在使用运动疗法时需要注意以下几点：

在专业医生的指导下进行：运动疗法需要针对患者的具体情况制定个性化的方案，因此建议患者在专业医生的指导下进行。

注意运动的强度和时间：运动疗法需要适当控制运动的强度和时间，以避免过度疲劳和受伤。建议患者在运动前进行适当的热身和拉伸活动，以避免肌肉拉伤和关节受伤。

避免剧烈运动：肿瘤患者在康复期间需要避免剧烈运动，以免加重病情或引起并发症。建议患者在医生的指导下选择适合的运动方式和强度。

保持持之以恒：运动疗法需要持之以恒地进行才能取得良好的效果。建议患者在日常生活中保持规律的锻炼习惯，以促进身体的康复和健康。

运动疗法是一种有效的康复治疗方式，可以帮助肿瘤患者改善身体状况，增强免疫力，提高生活质量。但需要注意的是，运动疗法需要在专业医生的指导下进行，注意运动的强度和时间，以确保安全和有效。

5.游戏疗法

游戏疗法是一种以儿童为中心的治疗方式，通过游戏的形式来帮助他们解决心理和行为问题。在肿瘤患者的康复管理中，游戏疗法可以帮助患者缓解疼痛、减轻焦虑和抑郁情绪、提高生活质量等。

游戏疗法可以通过以下方式来帮助肿瘤患者康复：

缓解疼痛：游戏疗法可以通过分散患者的注意力，缓解疼痛和不适感。例如，患者可以通过玩一些轻松愉快的游戏来减轻疼痛和不适。

增强自尊和自信：游戏疗法可以帮助患者增强自尊和自信心。在游戏中，患者可以通过完成任务或达到目标来获得成就感和满足感，这有助于提高他们的自信心。

促进社交互动：游戏疗法可以促进患者之间的社交互动和合作。例如，患者可以一起玩一些团队游戏或角色扮演游戏，这有助于他们建立社交联系和互相支持。

缓解焦虑和抑郁：游戏疗法可以帮助患者缓解焦虑和抑郁情绪。在游戏中，患者可以放松身心，转移注意力，减轻焦虑和抑郁症状。

游戏疗法是一种有效的康复治疗方式，可以帮助肿瘤患者缓解疼痛、增强自尊和自信、促进社交互动、缓解焦虑和抑郁等。但需要注意的是，游戏疗法需要根据患者的具体情况选择适合的游戏方式和治疗目标，以确保安全和有效。建议肿瘤患者在专业的游戏治疗师指导下进行游戏治疗。

总之，文娱活动是肿瘤患者康复管理的重要方面，可以帮助患者提高生活质量，缓解疼痛和心理压力。患者在选择文娱活动时，应根据自己的兴趣爱好和身体状况进行选择。

六、 文娱活动注意事项

为肿瘤患者提供全方位、全生命周期的康复管理，文娱活动是非常重要的一个方面。

肿瘤患者往往面临身体上的疼痛、精神心理压力等挑战，而文娱活动可以为他们提供一个轻松愉快的氛围，有助于缓解压力、减轻疼痛。同时，文娱活动还可以帮助患者建立自信心、增强社交能力，提高生活质量。

针对不同年龄、性别、文化背景的患者，可以开展各种不同类型的文娱活动。例如，可以组织音乐会、戏剧表演、瑜伽课程等，以吸引患者的兴趣爱好。此外，还可以通过阅读、游戏、电影等活动，让患者有一个丰富多彩的康复生活。

在肿瘤患者的康复过程中，组织文娱活动需要注意以下几点：

安全性：在组织文娱活动时，首先需要确保活动的安全性。活动场所应保持整洁和卫生，避免患者因环境问题而受到不必要的伤害。同时，活动的组织和安排应充分考虑患者的身体状况和心理特点，确保患者在参与活动时得到充分地照顾和关注。

兴趣性：文娱活动的选择应考虑到患者的兴趣和爱好。不同的患者可能有不同的兴趣和爱好，因此组织者需要尽可能地满足患者的需求，提供多样化的文娱活动，让患者在轻松愉快的氛围中度过时光。

适度性：在组织文娱活动时，应注意活动的适度性。患者需要适当的休息和放松，因此文娱活动的安排应合理控制时间和强度，避免患者因过度疲劳而产生负面影响。

社交性：文娱活动可以成为患者之间的社交平台。通过共同参与活动，患者可以建立社交联系，互相交流和分享经验，这有助于减轻患者的心理压力和增强社交支持。

专业性：在组织文娱活动时，可以考虑邀请专业的治疗师或艺术家参与其中。他们可以提供专业的指导和建议，帮助患者更好地参与活动并获得更好的康复效果。

家庭支持：患者的家庭成员也可以参与到文娱活动中来，这可以增强家庭成员之间的互动和支持。家庭的支持和鼓励可以带给患者更多的安慰和力量，有助于患者的康复。

总之，在肿瘤患者的康复过程中，组织文娱活动需要注意安全性、兴趣性、适度性、社交性、专业性和家庭支持等方面。通过合理地组织和安排，文娱活动可以帮助患者缓解疼痛、减轻焦虑和抑郁情绪、提高生活质量等，并促进患者的全面康复。

（陶永晖）

第二节　艺　术　疗　法

艺术疗法是什么？有个很经典的例子：治疗师请你画出"自己身在雨中的模样"，你只要照想象画出即可，不用管自己画得好不好。

在画的过程中，你会慢慢释放心里的压力，同时，治疗师也可以从你笔下雨伞的大小、雨珠的大小、人物面对的方向等细节，解读出你的人格、困扰以及当前的心理状况，由此引导你认识真实自我，进行疗愈与情绪松绑的可能。

艺术治疗又称艺术疗法，是心理治疗的一种。一般心理治疗多以语言为沟通、治疗的主要媒介，而艺术治疗特色最为鲜明，主要是以提供艺术素材、活动经验等作为治疗的方式。对于研究人类身体病痛与心灵之魔抗争历程的人们来说，视觉艺术是沉淀在浩瀚的智慧之海中最直接和最耐人寻味的一部分，它牵引着研究者探索与考证人类战胜身心困境的出路与方法。在心理治疗领域中，这个独特的一隅被称为艺术疗法或艺术治疗（art therapy）。

一、艺术疗法在康复中的作用

（一）情绪释放和压力缓解

艺术疗法可以提供一个安全的环境，使患者能够自由表达内心的情感和压力，从而促进情绪的释放和缓解。

（二）增强自我认知和自我表达能力

通过艺术创作，患者可以更好地认识自己的内心世界，表达自己的想法和感受。

（三）恢复身体功能

艺术疗法可以通过创造性的运动和手势，帮助患者恢复肌肉协调性、灵活性和力量，促进身体功能的康复。

（四）提高社交能力

通过参与集体艺术活动，患者可以与他人建立联系，增强社交能力，改善人际关系，减少社交孤立感。

（五）增强自信和自尊

艺术疗法可以激发患者的创造力和想象力，培养他们的自信心和自尊心，提高生活质量。艺术治疗的领域有两个主要取向：一是艺术创作便是治疗，这种创作的过程可以缓和情绪上的冲突，有助于自我认识和自我成长。二是若把学习艺术应用于心理治疗，则所创作的作品和关于作品的一些联想，对于维持个人内在世界与外在世界平衡一致的关系有极大的帮助。

由此可见，艺术治疗具有两种取向，一种为心理分析导向的艺术治疗模式。此模式中，艺术成为非语言的沟通媒介，配合当事人对其创作的一些联想和诠释来抒发负面情绪，解开心结。

另一种取向则倾向于艺术本质。通过艺术创作，缓和情感上的冲突，提高当事人对事物的洞察力或达到净化情绪的效果。

这两种取向，都是把艺术当作表达个人内在和外在经验的桥梁，让当事人能通过创作释放不安情绪，澄清以往经验。在将意念转化为具体形象的过程中，传递出个人的需求与情绪，经过分享和讨论，使其人格获得调整与完善艺术治疗的作用。

二、如何通过艺术疗法来促进康复？

（一）选择适合的艺术形式

根据患者的兴趣和能力，选择适合的艺术形式，如绘画、音乐、舞蹈等，以便更好地参与和享受艺术疗法的益处。

（二）寻找专业指导

在进行艺术疗法之前，寻找专业的艺术疗法师或康复专家的指导和支持，以确保良好的康复效果。

（三）创造良好的环境

为患者提供一个安静、温馨和舒适的环境，使其更容易放松身心，投入到艺术创作中。

（四）培养持续的兴趣

鼓励患者在康复过程中继续参与艺术活动，培养持续的兴趣，以保持良好的康复状态。

（五）与其他治疗方法结合

艺术疗法可以与传统的物理和心理治疗方法相互促进，从而取得更好的康复效果。

艺术疗法作为一种创新的康复手段，能够通过艺术和创造性表达来促进康复。它不仅能够释放情绪、缓解压力，还能够增强自我认知和自我表达能力，恢复身体功能，提高社交能力，增强自信和自尊。通过选择适合的艺术形式、寻找专业指导、创造良好的环境、培养持续的兴趣和与其他治疗方法结合，我们可以更好地利用艺术疗法来促进康复，提高生活质量。

艺术治疗适用于发展迟缓（如认知发展迟缓）、情绪障碍、自闭症、多动症及有生理或心理创伤经历的儿童（如生重病、受虐、遭遇天灾或巨大精神压力等）。治疗师必须根据儿童的问题、情绪、兴趣等诸多方面，用包容、开放的态度，鼓励其自发性地接触不同的艺术材料和活动，并从其创作过程中透视内心世界，最终达到痊愈的效果。在儿童很小的时候，音乐治疗和舞蹈治疗就可以开始，只要儿童能听见声音，四肢可以活动（四肢不灵活亦可）。而绘画治疗最好是等儿童已经具有抓握能力，能够操纵美术用具再开始，一般以3岁以上为宜（特殊案例除外）。戏剧治疗则时间较晚。

三、艺术疗法的分类

（一）音乐治疗

音乐是最适合用于心理咨询和心理治疗的工具之一，由于它是非语言的，属形象思维的形式，又具有与人的深层意识距离最近的特征，使它从某种意义上来说优于其他的心理治疗方法。

1940年，音乐治疗在美国卡萨斯大学正式成为学科。经过半个多世纪的发展，音乐治疗已成为一门成熟完整的边缘学科，已经确立的临床治疗方法多达上百种。在美国有近80所大学设有音乐治疗专业，培养学士、硕士和博士学生。美国有4000多个国家注册的音乐治疗师在精神病医院、综合医院、老年病医院、儿童医院、特殊教育学校和各种心理诊所工作。从20世纪70年代开始，音乐治疗传入亚洲。在日本和中国台湾，较大的医院都设有专门的音乐治疗师。

（二）绘画治疗

绘画疗法是心理艺术治疗的方法之一，是让绘画者通过绘画的创作过程，利用非言语工具，将潜意识内压抑的感情与冲突呈现出来，并且在绘画的过程中获得疏解与满足，从而达到诊断与治疗的良好效果。无论是成年和儿童都可在方寸之间呈现完整的表现，又可以在"欣赏自己"的过程中满足心理需求。

作为一种"玄妙"的语言，咨询师可以通过绘画解读其心灵密码，透析深度困扰人们的"症结"。作为心理诊疗的一个有效工具，真可谓"此处无声胜有声，述说不清能看清"——用绘画的方法进行诊断和治疗，其功效是巨大独特的。

（三）心理剧

经过80多年的研究与发展，心理剧已成为一种重要而基本的心理治疗方法，它是通过特殊的戏剧形式，让参加者扮演某种角色，以某种心理冲突情景下的自发表演为主，将心理冲突和情绪问题逐渐呈现在舞台上，以宣泄情绪、消除内心压力和自卑感，增强当事人适应环境和克服危机的能力。心理剧能帮助参与者通过音乐、绘画、游戏等活动热身，进而在演出中体验或重新体验自己的思想、情绪、梦境及人际关系，伴随剧情的发展，在安全的氛围中，探索、释放、觉察和分享内在自我。这是一种可以让参与者练习怎么过人生，但不会因为犯错而被惩罚的方法。

（陶永晖）

第三节 水 幕 电 影

一、水幕电影的工作机理

水幕电影是通过高压水泵和特制水幕发生器，将水自下而上高速喷出，雾化后形成扇形"银幕"，由专用放映机将特制的录影带投射在"银幕"上，形成水幕电影。水幕电影投影机由机械装置、控制支架、通讯口、软件、时间信号界面及DMX512接口组成。投影机的发动机通过光学传感控制，精度高，其控制方法有三种：编程控制、直接控制和实用程序控制。水幕高达20余米，宽30～50m，各种VCD光盘或水幕专用影片均可在水幕上播放，影视效果奇特、新颖并是极佳的广告宣传工具，各种广场及阔旷的水面均可安装水幕电影。

水幕电影播放时的画面具有很强的立体感和空间感，人物似腾飞天空或自天而降，与自然夜空融为一体，产生一种虚无缥缈和梦幻的感觉，再配以激光图案，场面更显宏大，气势磅礴。水幕电影适用于重大节日集会、大型广场、主题公园场所。具有如下优点：一是画面巨大。一般小型的水帘，长宽都接近10m，面积约100m²；大型的湖面水幕，长可超过150m，高度可达30m以上，其晚上远观效果比城市的地标建筑还要鲜明。这个水幕也可以因地制宜，例如采用当地的瀑布等设施。水幕超大的特点，是其他技术所无法比拟的。二是形式多样。比较简单的有用水池平面的，有矩形垂直平面的也有不规则垂直平面的，还有360°环形立体的。2011年初，在香港的海洋公园正式上映了环形水幕电影。三是震撼的视觉冲击。配合超大功率的音响效果，变幻莫测的激光束，如同海市蜃楼一般的景象，让临近现场的观众感受神秘奇幻的仙境一般。四是受众群体广。不仅可以近观，也可以远观。当然，观看的位置角度不同，效果也会千差万别，例如在湖边看，在附近的高楼看，在远处或航拍等，总之看水幕电影，你总有免费的方法。种类：①水帘型。相对而言，其投入资金比较小、易于维护，缺点是场面小、效果差。小型演出、小型广告会使用。②大型水幕。我们一般说的水幕，都是此类，场景大观众多。其采用高压水泵和特制的喷头将水自下而上高速喷出，使水雾化，形成空中的水膜"银幕"，激光动画和电影就是在雾化后的银幕成像的。优点是场面最大，缺点是资金投入惊人，后期维护成本高。一般都是临时性演出，固定的比较少。由于屏幕是透明水膜，因此在影像播放时有特殊光学透视效果，呈现的画面具有立体感，接近全息效果，观众的身临其境感较强。③水面型。一般为直接投射在湖面、水池面或充满水的玻璃墙体一侧。优点是效果相对较好，缺点是场地过于特殊，受众群体比较少。

二、水幕电影与肿瘤治疗的关系与意义

电影疗法是20世纪90年代发展起来的一种艺术疗法，如果运用得当，可以为心理治疗和个人成长带来强大的助推力。目前已有研究证实，电影治疗在改善人际关系（包括亲子关系、婚姻关

系、社交关系等）、缓解情绪困扰、调节进食障碍、降低抑郁水平、提高个体自尊等方面均有显著效果。一方面，借助电影中的意象、情节、音乐等对心智的相关效应，个体被积压的情绪、情感等可以得到释放与疏通，重获内部世界与外部环境的平衡；另一方面，个体通过观摩及投射过程可以缓解自身的心理冲突，加深自我认识，并实现人格的完善。

水幕电影与肿瘤治疗的关系主要体现在心理疏导和科普教育方面。

首先，水幕电影作为一种艺术形式，对于肿瘤患者来说，可以起到心理疏导的作用。通过观看水幕电影，肿瘤患者的心理状态可以得到改善，增强其对治疗的信心和乐观态度。

其次，水幕电影还可以作为科普教育的工具，帮助公众了解肿瘤的相关知识和最新的治疗方法。通过水幕电影的形式进行健康科普，吸引公众关注健康问题，提高对肿瘤预防和早期发现的认识。

再者，科学研究也在探索使用电影中的某些技术或概念来辅助肿瘤治疗。

综上所述，水幕电影与肿瘤治疗的关系不仅仅是娱乐或消遣，它还在心理疏导、科普教育和辅助治疗方面发挥着重要作用。通过水幕电影，人们可以更加深入地了解肿瘤及其治疗方法，同时也能从中获得面对疾病的勇气和力量。

不仅如此，水幕电影还可以让我们获得对自己更深层次意识的认知。就像解析梦境一样，研究电影的象征符号和隐喻可以帮助我们将情感、直觉和逻辑这三者进行重整，调和我们的理性和"非理性"部分，催生出新的视角或行为，进而促进自我的疗愈与整合，使患者重新获得平衡。

（陶永晖）

第十一章　田园治疗管理

一、田园治疗的概念

田园养生，指的是以田园为生活空间，以农作、农事、农活为生活内容，以农业生产和农村经济发展为生活目标，回归自然、享受生命、修身养性、度假休闲、健康身体、治疗疾病、颐养天年的一种生活方式。见图11-1。

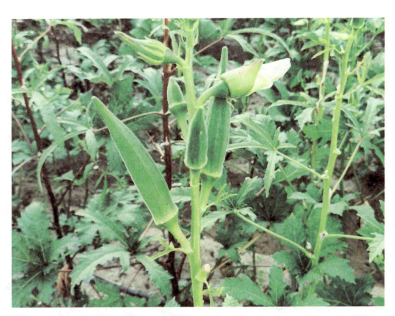

图11-1　田园剪影

面对各种疾病年轻化对人类造成的威胁，把治病不如防病提到了生活的重要议事日程。人们更注重"养生"，却又找不到一块好的"养生"地。《中国健康养生大数据报告》显示，从性别来看，女性在健康养生上的重视程度远高于男性。女性占比为63.2%，男性为36.8%，女性占比是男性的近2倍；从年龄来看，养生这件事引起了越来越多年轻人的关注，18～35岁群体占据了八成，充分显示出健康养生不仅仅是年长人士的专利，越来越多的年轻人在关注自身的健康问题，并付诸实际行动。

自种的没有污染的食材是生活安全的保障，加入药膳对机体的调养，是养生+养老的进一步保障，由吃得安全上升到吃得健康的高级层面，这些功能配套齐全的升级版农业休闲地，更能吸引广大的人群一边度假，一边调理身体，得到一个全方位的身心呵护。

二、田园治疗的优点

"田园治疗管理，一种自然的肿瘤治疗方法。"在人类历史长河中，肿瘤一直是一个令人恐惧的难题。传统的治疗方法如手术、化疗和放疗虽然在一定程度上可以缓解病情，但同时也会给患者带来巨大的身体和精神压力。因此，我们需要寻找一种更加自然、健康的治疗方式，田园治疗管理就是这样一个新型的治疗方法。它利用田园中的自然环境和有机食物，通过调整患者的生活方式，达到治疗肿瘤的目的。

首先，田园治疗管理注重患者的饮食健康。有机食物中富含各种营养物质，如维生素、矿物质和抗氧化剂等，这些物质有助于提高患者的免疫力，对抗肿瘤细胞的侵袭。同时，田园治疗管理还强调食物的烹饪方式，尽量减少食物的加工过程，保持食物的天然状态。

其次，田园治疗管理注重患者的心理健康。在田园中，患者可以感受到大自然的宁静和美丽，这种环境有助于缓解患者的压力和焦虑。同时，与大自然接触也可以让患者更加积极地面对治疗，增强战胜疾病的信心。

最后，田园治疗管理还注重患者的身体锻炼。适当的身体锻炼可以增强患者的体质，提高免疫力，对抗肿瘤细胞的侵袭。在田园中，患者可以进行各种有机农作物的种植、收割等活动，这些活动既可以锻炼身体，又可以陶冶情操。见图11-2。

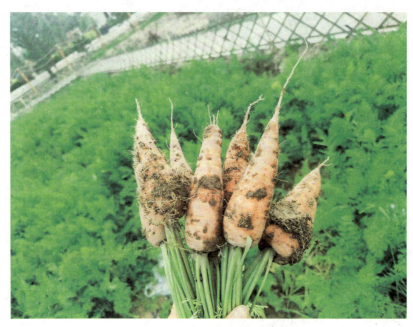

图11-2　田园种植

总之，田园治疗管理是一种全新的肿瘤治疗方法，它利用田园中的自然环境和有机食物，通过调整患者的生活方式，达到治疗肿瘤的目的。这种方法不仅注重患者的身体健康，还注重患者的心理健康和身体锻炼。

三、田园康养的特点

（一）乡村性

乡村性，指的是田园养生以乡村为载体的特性。这里的乡村，包括农村中的所有部分，即包括田园、村庄和自然三大块。

（二）"三农"性

这里的"三农"指的不是"农村、农业、农民"的"三农"，而是"农作、农事、农活"的

"三农"。田园养生的"三农"性，就是强调田园养生必须以"三农"为生活内容，必须在乡村里，在田园中，从事农作、农事、农活，而并非纯粹在乡村居住，更不是将城市的生活方式搬到乡村去。

（三）生产性

从事农业生产和农村经济活动能养生，能够实现回归自然、享受生命、修身养性、度假休闲、健康身体、治疗疾病和颐养天年的目的。

（四）养生性

在田园养生中，农作、农事、农活都仅仅是形式和途径，并不是目的，养生才是目的，回归自然、享受生命、修身养性、度假休闲、健康身体、治疗疾病、颐养天年才是目的。这就是田园养生的养生性。

（五）时段性

进行田园养生的都是非农的，都不是以农业为职业的，都不是终其一生从事农业的，即从事农作、农事和农活所经历的时间往往仅仅是人的一生的某一个时段或某几个时段，并不是一生。不过，这些时段既不长，也不短，一般应一周以上、几年以内。

（六）生活性

田园养生从事的农作、农事、农活，特别是农活，完全就是一种生活，一种生活方式，因为它所指的是农村中的日常生活，是食、穿、住、行等。

四、田园康养的方式

（一）与生态环境相结合打造田园生态养生

即依托项目地良好的气候及生态环境，构建生态体验、度假养生、温泉水疗养生、森林养生、高山避暑养生、海岛避寒养生、湖泊养生、矿物质养生、田园养生等养生业态，打造休闲农庄、养生度假区、养生谷、温泉度假区、生态酒店、地方元素民宿、茶香小镇等产品，形成生态养生大健康产业体系。

（二）与养生养老结合发展田园健康生活

将医疗、气候、生态、康复、休闲等多种元素融入养老产业，发展康复疗养、旅居养老、休闲度假型"候鸟"养老、老年体育、老年教育、老年文化活动等业态，打造集养老居住、养老配套、养老服务为一体的养老度假基地等综合开发项目，带动护理、餐饮、医药、老年用品、金融、旅游、教育等多产业的共同发展。

（三）与体育运动结合打造田园运动康体

依托山地、峡谷、水体等地形地貌及资源，发展山地运动、水上运动、户外拓展、户外露营、户外体育运动、定向运动、养生运动、极限运动、传统体育运动、徒步旅行、探险等户外康体养生产品，推动体育、旅游、度假、健身、赛事等业态的深度融合发展。

（四）与文化休闲结合打造田园文化养心

深度挖掘项目地独有的民俗、历史文化，结合市场需求及现代生活方式，运用创意化的手段，打造利于养心的精神层面的旅游产品，使游客在获得文化体验的同时，能够修身养性、回归本心、陶冶情操。如依托中国传统文化，打造国学体验基地等。

（五）与休闲农业相结合打造健康饮食养生

药食同源，是东方食养的一大特色。因此美食养生可以说是健康旅游中至关重要的一项内容。健康食品的开发，可以与休闲农业相结合，通过发展绿色种植业、生态养殖业，开发适宜于特定人群、具有特定保健功能的生态健康食品，同时结合生态观光、农事体验、食品加工体验、餐饮制作体验等活动，推动健康食品产业链的综合发展。

（六）与中医药及现代医学相结合打造康疗养生

康疗养生产品的构成主要是以中医、西医、营养学、心理学等理论知识为指导，结合人体生理行为特征进行的以药物康复、药物治疗为主要手段，配合一定的休闲活动进行的康复养生旅游产品，包括康体检查类产品。它是医疗旅游开发中的重要内容之一。

（七）与度假居住相结合打造田园居住养生

居住养生是以健康养生为理念，以度假地产开发为主导而形成的一种健康养生方式。这种养生居住社区向人们提供的不仅仅是居住空间，更重要的是一种健康生活方式。除建筑生态、环境良好和食品健康等特点外，它还提供全方位的康疗和养生设施及服务，并为人们提供冥想静思的空间与环境，达到在恬静的气氛中修身养性的目的。

五、田园康养对肿瘤病人身心健康的作用

认知主义是心理疾病诊疗流派中非常重要的一派。他们认为，疾病来源于不合理的极端化偏执理念，病人自己往往认识不到，需要治疗者的挖掘和启发。只要理念发生改变，对这件事情的评价也跟着改变，症状也就自然而然消失了。

（一）减压功能

就康养人群而言，有的是"未老先衰"，有的是"老当益壮"。技术伴随着时代的发展趋势，物质条件标准已经改变，精神生活也得到了创新。因此，高质量的生活，让大多数人们形成了失落、孤独、自卑、抑郁的心理状况，同时增加了安全感、归属感、邻里感、私密感、舒适感需求。研究表明，田园地区自然本色与人文本色能够改善人们情绪，降低心理与生理压力。

（二）强身健体功能

田园地区舒适的微气候可调节康养人群的神经系统，田园地区各生态因子可增强人体的免疫功能与预防功能。田园自然环境中植物精气、芬多精等有利因子可使人呼吸通畅、精神舒畅、精力充沛，从而提高身体抵抗能力。空气中的负离子可以改善中枢神经系统的调节能力，预防疾病突然发病的现状，具有增强体魄的吞噬病菌的能力、提升体魄免疫效用。苏联列宁格勒大学的杜金博士（B.P.TOKN）将这类有机物命名为植物的芬多精。深入研究表明，植物精气有杀害病菌、驱逐虫类、遏制区域内杂草生长、维持环境平衡外，对人体康复具有医疗保健效用。植物精气是由多种有机物组成的混合物质，其中萜烯类化合物元素是重要构成成分。单萜烯元素、倍半萜烯元素、双萜烯元素是萜烯类化合物的组成元素之一。其中生理保健康复功能功效最显著的属于单萜烯和倍半萜烯，具有麻痹、止痛、抑制肿瘤、利小便、降低人体血压、化痰等特点。以上分析表明，在田园地区进行康养规划设计具有强身健体功能。

（三）调节生理代谢功能

宜人的田园自然环境具有调理神经系统、改善身心状况、促进消化循环等功能。植物精气中萜烯类化合物在人体内可调节肾皮质远曲小管对水的循环与吸收，因此利于小便。田园自然环境诸多自然因子能够强健体魄，降低血压，同时增加代谢功能。

（四）改善睡眠质量功能

环境中植物精气承载着生物机体元素、生长变化发展与生存所需的外部条件。比如人群正常睡眠的外部条件是以环境为保证，良好的休息睡眠环境是人群睡眠质量的重要保障。住宅居室环境、墙体隔音效果、床上用品、光线明暗是促使获得良好睡眠的重要条件。

（五）缓解与治疗慢性疾病功能

我国一些研究表明，田园自然环境中各个自然因子不仅对人体具有保健作用，而且对一些慢性疾病具有缓解调节作用，例如降低人体血压状况、缓解呼吸系统疾病、调节精神抑郁疾病、预防心血管突发状况。《城市生态系统不同生境空气负氧离子浓度时空特征》间接证明了负氧离子具有缓解与治疗慢性疾病功能。目前，我国田园康养规划设计研究处于起步到完善阶段，在许多行业中，科学研究不断完善，理论研究逐渐齐全。具体指导仍然需要进一步的探索和实践活动。因此在田园康养规划设计研究中康养产品、康养文化、康养特色、康养环境多方面都值得深入探索与研究。

六、田园治疗的主要内容和注意事项

田园治疗管理是一种康复方法，通过在田园中劳动、休息或居住，以达到防病治病目的。对于肿瘤患者来说，田园治疗可以作为一种辅助治疗手段，帮助他们缓解心理压力、提高生活质量。

田园治疗的主要内容包括：

（一）田园劳动

肿瘤患者可以进行适当的田园劳动，如种菜、种花、种树等，以缓解身体疲劳和心理压力。同时，劳动可以让人感到充实和有成就感，有助于提高患者的自信心和生活质量。

（二）田园休息

在田园中休息可以让人远离城市的喧嚣和嘈杂，放松身心。患者可以在田园中散步、休息、晒太阳等，这些活动有助于缓解焦虑和抑郁情绪。

（三）田园居住

患者可以选择在田园中居住一段时间，享受宁静的生活环境和自然的美景。这有助于调整心态，减轻心理压力，提高生活质量。

（四）田园治疗中的注意事项

1.劳动量不宜过大：肿瘤患者的身体状况比较特殊，需要适度控制劳动量和强度，避免过度劳累。

2.避免接触有害物质：在田园中可能会接触到一些有害物质，如农药、化肥等，患者需要注意避免接触这些有害物质。

3.保持积极心态：田园治疗需要患者保持积极的心态，愿意参与并享受这个过程。同时，家人和朋友也需要给予支持和鼓励。

总之，田园治疗管理是一种有益的康复方法，可以帮助肿瘤患者缓解心理压力、提高生活质量。但需要注意的是，患者需要根据自身情况选择合适的田园治疗方式和时间，并遵循医生的建议进行治疗。

七、田园治疗常见项目推荐

田园治疗是一种以自然环境为基础的治疗方式，通过与大自然互动和体验来达到身心健康的目的。以下是一些常见的田园治疗项目推荐：

（一）园艺活动

园艺活动是一种很好的田园治疗方式。患者可以通过种植花草、蔬菜、水果等来培养兴趣爱好，同时也可以放松身心、缓解焦虑和抑郁情绪。园艺活动是一种适合肿瘤患者的田园治疗项目。通过参与园艺活动，患者可以获得身心放松、压力缓解、情绪调节等多方面的益处，有助于促进患者的康复。首先，园艺活动可以帮助患者转移注意力，缓解疼痛和不适感。在园艺活动中，患者可以专注于植物的生长和护理，享受大自然的美好和宁静，从而忘记疾病的存在，缓解身心压力。其次，园艺活动可以增强患者的自尊和自信心。在园艺活动中，患者可以通过亲手种植和护理植物来获得成就感和满足感，这种自我肯定可以帮助患者更好地面对疾病和康复过程中的挑战。此外，园艺活动还可以促进患者之间的社交互动和合作。在园艺活动中，患者可以与其他人一起参与园艺活动，互相交流和分享经验，互相支持和鼓励，增强社交支持。同时，园艺活动还可以改善患者的身体状况。在园艺活动中，患者可以适当地活动身体，锻炼肌肉和关节，改善身体状况。这种身体锻炼还可以帮助患者增强身体素质和免疫力。最后，园艺活动还可以帮助患者培养兴趣爱好，促进身心健康。通过参与园艺活动，患者可以找到自己感兴趣的事情，让生活更有意义和充实。需要注意的是，园艺活动需要根据患者的身体状况和心理特点来选择适合的活动方式和项目。同时，活动的组织和安排应充分考虑患者的兴趣和爱好，提供多样化的园艺活动，让患者在轻松愉快的氛围中度过时光。

总之，园艺活动是肿瘤患者康复过程中的重要组成部分。通过参与园艺活动，患者可以获得身心放松、压力缓解、情绪调节、社交互动等多方面的益处，有助于促进患者的全面康复。

（二）自然漫步

自然漫步是一种简单而有效的田园治疗方式。患者可以在自然环境中漫步，欣赏大自然的美景，感受大自然的气息，缓解身心压力，可以帮助肿瘤患者全面提升身心健康。以下是一些关于自然漫步对肿瘤患者康复的益处：

1.增强体质：自然漫步可以帮助患者增强体质，提高身体机能。在自然环境中行走，可以改善呼吸，促进血液循环，提高身体免疫力。

2.缓解压力：自然漫步可以帮助患者缓解压力，放松身心。肿瘤患者常常面临治疗带来的身体和心理压力，通过自然漫步，可以放松心情，减轻压力，增强心理健康。

3.促进社交：自然漫步可以成为肿瘤患者社交的一种方式。在自然环境中与他人交流，分享彼此的经历和感受，可以增强患者的社交支持和归属感。

4.改善睡眠：自然漫步可以帮助肿瘤患者改善睡眠质量。在自然环境中行走，可以让患者身心放松，减轻失眠和焦虑，有助于恢复精力和体力。

5.增强信心：自然漫步可以帮助肿瘤患者增强信心。在自然环境中行走，可以让患者感受到大自然的美丽和力量，从而激发患者的生命力和信心。

自然漫步是一种有益的康复方式，可以帮助肿瘤患者在治疗和康复过程中全面提升身心健康。除了以上提到的益处，自然漫步还可以帮助患者更好地适应社会和生活，增强自我认知和自我管理能力。因此，建议肿瘤患者在康复过程中积极参与自然漫步等活动，以促进身心健康。

（三）农耕体验

农耕体验是一种让患者体验传统农耕生活的田园治疗方式。患者可以参与农耕活动，体验收获的喜悦和劳动的乐趣，增强身体素质和免疫力。农耕体验对于肿瘤患者的全方位、全生命周期康复具有一定的积极作用。首先，农耕体验可以帮助患者调整心态，让患者从繁重的疾病治疗中暂时抽离，投入到自然环境中，享受农耕的乐趣，从而减轻焦虑和压力。其次，农耕体验可以改善患者的身体状况。在农耕过程中，患者需要进行适当的体力劳动，如种植、收割等，这可以促进身体的代谢和血液循环，增强肌肉力量和灵活性，有助于提高患者的体质和免疫力。再次，农耕体验还可以为患者提供社交机会。在农耕过程中，患者可以与其他农民交流、分享经验，这有助于增强患者的社交支持和归属感，同时也可以为患者提供新的兴趣爱好和生活方式。最后，农耕体验可以改善患者的睡眠质量。在农耕过程中，患者需要进行适当的体力劳动，这有助于消耗多余的能量，促进睡眠质量的提高。

总之，农耕体验作为一种康复方式，可以帮助肿瘤患者调整心态、改善身体状况、提供社交机会、改善睡眠质量等。但是，患者在参与农耕体验时需要根据自身情况量力而行，如有需要可以咨询专业医生或农艺师的意见。

（四）花卉疗法

花卉疗法是一种利用花卉来达到身心放松的田园治疗方式。患者可以种植和采摘花卉，通过闻香、赏景、制作花卉装饰品等方式来缓解焦虑和抑郁情绪。首先，花卉疗法可以改善患者的心理状态。观赏和种植花卉可以让人心情愉悦、放松身心，缓解焦虑和压力，有利于保持心理健康。其次，花卉疗法可以改善患者的身体状况。花卉中的芳香成分可以缓解疲劳、促进睡眠，同时还可以改善呼吸、增强免疫力等。这些对身体有益的作用可以增强患者的体质，有助于身体的康复。再次，花卉疗法还可以为患者提供社交机会。在种植和观赏花卉的过程中，患者可以与其他人交流、分享经验，这有助于增强患者的社交支持和归属感。最后，花卉疗法还可以为患者提供自然环境中的活动。在户外种植和观赏花卉可以让患者感受到大自然的美妙和宁静，这有助于调整心态、增强信心。

总之，花卉疗法作为一种康复方式，可以帮助肿瘤患者改善心理状态、增强体质、提供社交机会、感受自然环境等。但是，患者在参与花卉疗法时需要根据自身情况量力而行，如有需要可以咨询专业医生或园艺师的意见。

（五）动物疗法

动物疗法是一种利用动物来达到身心放松的田园治疗方式。患者可以与动物互动，如抚摸、陪伴动物玩耍等，缓解心理压力和孤独感。首先，动物疗法可以为肿瘤患者提供情感支持。肿瘤患者常常面临身体和心理的双重压力，而与动物的互动可以让他们感受到被关注、被喜欢和被陪伴的感觉，从而缓解焦虑、抑郁等不良情绪。其次，动物疗法可以改善肿瘤患者的身体状况。与动物的互动可以促进身体的运动和代谢，增强肌肉力量和灵活性，有助于提高患者的体质和免疫力。例如，动物陪伴下进行的散步、瑜伽等轻度运动对患者的身体健康有益。再次，动物疗法还可以为肿瘤患者提供社交机会。与动物的互动可以让患者与其他人交流、分享经验，这有助于增强患者的社交支持和归属感。例如，参加动物疗法俱乐部或活动可以让患者结识志同道合的朋友，共同分享与动物陪伴的乐趣。最后，动物疗法还可以为肿瘤患者提供自然环境中的活动。与动物的互动可以让患者感受到大自然的美妙和宁静，这有助于调整心态、增强信心。例如，参与动物疗法项目中的自然探索活动可以让患者体验到户外环境的魅力，从而放松身心。

总之，动物疗法作为一种康复方式，可以为肿瘤患者提供情感支持、改善身体状况、提供社交机会和感受自然环境等益处。然而，需要注意的是，动物疗法的效果因人而异，患者在参与之前应该了解自己的需求和能力，并根据自身情况选择合适的动物疗法项目或服务。如有需要可以咨询专业医生或动物治疗师的意见。

（六）生态疗法

生态疗法是一种将患者与自然环境相结合的田园治疗方式。生态疗法是一种利用自然生态环境的优势，结合医学、心理学等多学科理论和方法，为患者提供全方位、全生命周期康复服务的综合疗法。对于肿瘤患者来说，生态疗法可以带来多方面的益处。患者可以在自然环境中参与生态保护活动，如垃圾分类、植树造林等，增强环保意识和生态意识。首先，生态疗法可以帮助患者缓解压力和焦虑。自然生态环境具有宁静、和谐的特点，患者身处于这样的环境中可以感受到身心放松，减轻压力和焦虑。同时，与自然生态环境的互动还可以让患者体验到生命的力量和美好，增强信心和勇气。其次，生态疗法可以改善患者的身体状况。自然生态环境中富含负离子、氧气等对人体有益的物质，这些物质可以帮助患者改善呼吸、促进血液循环，增强体质和免疫力。同时，在自然生态环境中进行适当的运动和锻炼还可以提高患者的身体素质和机能。再次，生态疗法还可以为患者提供社交机会。在自然生态环境中，患者可以与其他人一起参与活动、交流经验，这有助于增强患者的社交支持和归属感。例如，参加生态疗法项目中的自然探索活动可以让患者结识志同道合的朋友，共同分享自然生态环境的乐趣。最后，生态疗法还可以为患者提供全方位、全生命周期的康复服务。生态疗法不仅关注患者的身体健康，还注重患者的心理健康、社会适应和生活质量等多个方面。在生态疗法项目中，患者可以获得专业的医学指导、心理支持和康复训练等多方面的服务，从而更好地实现全面康复。

生态疗法作为一种综合性的康复方式，可以为肿瘤患者提供缓解压力、改善身体状况、提供社交机会和全方位、全生命周期的康复服务等多方面的益处。然而，需要注意的是，生态疗法的效果因人而异，患者在参与之前应该了解自己的需求和能力，并根据自身情况选择合适的生态疗法项目或服务。如有需要可以咨询专业医生或生态治疗师的意见。

综上所述，田园治疗是一种以自然环境为基础的治疗方式，通过与大自然互动和体验来达到身心健康的目的。不同的田园治疗项目可以针对不同的需求和问题来选择适合自己的方式，让患者在自然环境中获得身心的放松和愉悦。

（徐凤兰）

第十二章 肿瘤预防及健康筛查

第一节 恶性肿瘤流行特征

根据世界卫生组织2019年统计结果显示，恶性肿瘤是目前一半以上人口的主要死因。恶性肿瘤所导致的疾病负担逐年增大，已不仅成为全球主要死因之一，也成为威胁人类期望寿命延长的重要因素。恶性肿瘤作为严重危害人民生活、健康和生命的重要疾病，预防与控制已成为全球各国政府的战略要点，而掌握癌症发病现状是制定癌症防控规划的基本依据。

一、恶性肿瘤发病率现状

（一）全国恶性肿瘤发病率现状

根据全国肿瘤登记中心发布的数据显示：2019年全国死因监测报告中，癌症位居死亡原因首位，占全部居民死因的24.09%。癌症已成为严重威胁我国人群健康的主要疾病之一，并且，近十几年来，我国癌症的发病率和死亡率均呈现出持续上升的趋势。根据世界卫生组织下属的国际癌症研究机构（International Agency for Research on Cancer，IARC）发布的2022年全球癌症统计报告显示，2022年全国癌症新发病例约482.5万例（男性253.4万例，女性229.1万例），发病率为341.8/10万（男性351.4/10万，女性331.6/10万），与女性相比较，男性发病率较高。

根据2022年全球癌症统计报告显示，我国恶性肿瘤发病率前10位中，肺癌仍位居首位，新发病例约106.1万，发病率为75.1/10万，占所有新发癌症的22.0%。其他高发癌症依次为乳腺癌（51.7/10万）、结直肠癌（36.6/10万）、甲状腺癌（33.0/10万）、肝癌（26.0/10万）、胃癌（25.4/10万）、子宫颈癌（21.8/10万）、前列腺癌（18.6/10万）、食管癌（15.9/10万）、胰腺癌（8.4/10万）等，位居前10位的癌症发病人数约占所有癌症发病人数的77.8%。

男性发病率最高的是肺癌，新发病例数为65.9万例（91.4/10万），占男性所有新发癌症的26.0%，其余高发癌种依次是结直肠癌（42.7/10万）、肝癌（37.2/10万）、胃癌（34.2/10万）、食管癌（23.2/10万）、前列腺癌（17.3/10万）、甲状腺癌（17.3/10万）、膀胱癌（10.2/10万）、胰腺癌（9.3/10万）、肾癌（6.6/10万），前10位恶性肿瘤发病人数约占男性全部恶性肿瘤发病人数的82.6%。

女性发病率排列前10位首位的是肺癌，新发病例数为40.2万例（58.2/10万），占女性所有新发癌症的17.5%，其余高发癌种依次乳腺癌（51.7/10万）、甲状腺癌（49.4/10万）、结直肠癌（30.3/10万）、子宫颈癌（21.8/10万）、胃癌（16.2/10万）、肝癌（14.4/10万）、子宫体癌（11.3/10万）、卵巢癌（8.8/10万）、食管癌（8.2/10万），前10位恶性肿瘤发病人数约占女性全部恶性肿瘤发病人数的81.6%。

（二）甘肃省恶性肿瘤发病率现状

根据甘肃省癌症中心2019年肿瘤登记数据显示，2019年甘肃省估计恶性肿瘤新发病例为6.77万例，恶性肿瘤发病率为270.81/10万（男性289.73/10万，女性251.19/10万），男性高于女性。

人群恶性肿瘤发病年龄分布显示，0~39岁人群处于较低发病水平，40~岁以后发病率逐渐呈现出上升趋势，在75~岁年龄段达到最高峰值，在80~岁及以上人群中发病率又呈现出下降趋势。城市与农村地区癌症发病趋势基本类似，城市地区男性和女性癌症发病率各自在70~岁和75~岁年龄段达到峰值；农村地区男性和女性分别在75~岁和80~岁年龄段达到峰值，男性年龄别发病率高于女性。

2019年甘肃省恶性肿瘤发病前10位中，胃癌是排在第一的恶性肿瘤（发病率为48.0/10万），占甘肃省全部恶性肿瘤新发病例的17.8%，其他高发肿瘤依次为肺癌（40.2/10万）、女性乳腺癌（33.0/10万）、宫颈癌（25.7/10万）、肝癌（24.5/10万）、结直肠癌（23.8/10万）、食管癌（13.7/10万）、子宫体癌（12.3/10万）、卵巢癌（9.1/10万）与前列腺癌（8.6/10万），前10位占全部恶性肿瘤发病的72.2%。

男性发病率居首位的是胃癌，发病率为70.4/10万，占男性全部恶性肿瘤的24.4%，其他高发肿瘤依次为肺癌（52.5/10万）、肝癌（32.3/10万）、结直肠癌（26.4/10万）、食管癌（20.3/10万）、前列腺癌（8.6/10万）、膀胱癌（8.2/10万）、胰腺癌（7.6/10万）、脑瘤（7.3/10万）与白血病（6.4/10万），前10位占全部恶性肿瘤发病的83.0%。

女性发病率居首位的是乳腺癌，发病率为33.0/10万，占女性全部恶性肿瘤的13.2%，其他高发肿瘤依次为肺癌（27.4/10万）、宫颈癌（25.7/10万）、胃癌（24.9/10万）、结直肠癌（21.2/10万）、肝癌（16.4/10万）、子宫体癌（12.3/10万）、甲状腺癌（10.0/10万）、脑瘤（9.4/10万）与卵巢癌（9.1/10万），前10位占全部恶性肿瘤发病的75.8%。

（三）武威市恶性肿瘤发病率现状

根据2018年武威肿瘤登记数据显示，2018年武威市恶性肿瘤新发病例数为5069例（男性2983例，女性2086例），发病率为267.89/10万（男性307.26/10万，女性226.41/10万），中标率为192.21/10万（男性227.09/10万，女性159.02/10万），男性发病率高于女性。

2018年武威市恶性肿瘤发病率在0~39岁年龄段处于相对较低水平，40岁开始随年龄增长呈上升趋势，70~74岁年龄组达到发病高峰，随后下降，男性和女性分别在70~74岁和75~79岁年龄组达到发病高峰。

2018年武威市恶性肿瘤发病前10位中，发病率最高的为胃癌（74.09/10万），其次分别是女性乳腺癌（33.00/10万）、肺癌（28.33/10万）、食管癌（26.21/10万）、肝癌（23.36/10万）、结直肠癌（22.78/10万）、宫颈癌（16.71/10万）、子宫体癌（12.16/10万）、卵巢癌（7.81/10万）、前列腺癌（6.08/10万），前10位占全部新发恶性肿瘤的79.38%。

男性发病首位的是胃癌（108.98/10万），其次是食管癌（39.04/10万）、肺癌（35.02/10万）、肝癌（31.72/10万）、结直肠癌（26.78/10万）、膀胱癌（7.42/10万）、胰腺癌（6.28/10万）、前列腺癌（6.08/10万）、白血病（5.87/10万）、淋巴瘤（5.46/10万），前10位占男性全部新发恶性肿瘤的88.74%。

女性发病首位的也是胃癌（37.34/10万），其次是乳腺癌（33.00/10万）、肺癌（21.27/10万）、结直肠癌（18.56/10万）、宫颈癌（16.71/10万）、肝癌（14.54/10万）、食管癌（12.70/10万）、子宫体癌（12.16/10万）、卵巢癌（7.81/10万）、甲状腺癌（7.38/10万），前10位占女性全部新发恶性肿瘤的80.15%。

数据显示，武威市恶性肿瘤发病率低于甘肃省平均水平，高于全国平均水平。其中武威市胃癌发病率最高，中标发病率高于甘肃省平均水平，远高于全国平均水平；女性乳腺癌、肺癌、结直肠癌中标发病率低于甘肃省平均水平，远低于全国平均水平；食管癌中标发病率高于甘肃省平均水平，远高于全国平均水平；肝癌、子宫体癌中标发病率高于甘肃省平均水平，低于全国平均水平；宫颈癌中标发病率低于甘肃省平均水平，高于全国平均水平。

二、恶性肿瘤死亡率现状

（一）全国恶性肿瘤死亡率现状

根据2022年全球癌症统计报告显示，我国癌症死亡病例数约为257.4万例（男性162.9万例，女性94.5万例），死亡率为182.3/10万（男性226.0/10万，女性136.8/10万）。

我国恶性肿瘤死亡率前10位中，肺癌仍居首位，死亡病例约73.3万，死亡率51.9/10万，占所有死亡癌症的28.5%。其他高死亡率的癌症依次为肝癌（22.4/10万）、胃癌（18.4/10万）、结直肠癌（17.0/10万）、食管癌（13.3/10万）、女性乳腺癌（10.9/10万）、子宫颈癌（8.1/10万）、胰腺癌（7.5/10万）、脑肿瘤（4.0/10万）、白血病（3.6/10万）等，前10位恶性肿瘤死亡人数约占全部恶性肿瘤死亡人数的80.8%。

男性恶性肿瘤死亡前10位中，最高的是肺癌（71.6/10万），其余依次是肝癌（31.9/10万）、胃癌（25.2/10万）、结直肠癌（19.8/10万）、食管癌（19.5/10万）、胰腺癌（8.5/10万）、前列腺癌（6.6/10万）、膀胱癌（4.5/10万）、脑肿瘤（4.4/10万）、白血病（4.0/10万），前10位恶性肿瘤死亡人数占全部恶性肿瘤死亡人数的86.6%。

女性恶性肿瘤死亡前10位中，最高的是肺癌（31.5/10万），其余依次是结直肠癌（14.1/10万）、肝癌（12.6/10万）、胃癌（11.4/10万）、乳腺癌（10.9/10万）、宫颈癌（8.1/10万）、食管癌（6.8/10万）、胰腺癌（6.6/10万）、卵巢癌（4.7/10万）、脑肿瘤（3.6/10万），前10位恶性肿瘤死亡人数占全部恶性肿瘤死亡人数的80.6%。

（二）甘肃省恶性肿瘤死亡率现状

根据甘肃省癌症中心2019年肿瘤登记数据显示，2019年甘肃省估计因恶性肿瘤死亡人数为3.38万人，恶性肿瘤死亡率为135.33/10万（男性169.96/10万，女性99.42/10万），男性恶性肿瘤死亡率高于女性。

0~45岁人群恶性肿瘤死亡率处于较低水平，45~岁年龄组以后发病率开始快速升高，80~岁组达到峰值。城市、农村地区男性和女性死亡率均在80~岁组达到峰值。

2019年甘肃省恶性肿瘤死亡率最高的是胃癌，死亡率为29.0/10万，占全部恶性肿瘤死亡的21.4%，其他恶性肿瘤死亡顺位依次为肺癌（28.5/10万）、肝癌（19.6/10万）、结直肠癌（9.2/10万）、食管癌（9.0/10万）、女性乳腺癌（5.6/10万）、胰腺癌（5.3/10万）、宫颈癌（4.9/10万）、前列腺癌（4.1/10万）、脑瘤（3.6/10万），前10位占全部恶性肿瘤死亡的82.3%。

男性死亡顺位前5位与男女合计一致，最高的也是胃癌（42.5/10万），其次是肺癌（39.2/10万）、肝癌（25.6/10万）、食管癌（13.2/10万）、结直肠癌（9.8/10万），后5位依次为胰腺癌（6.2/10万）、前列腺癌（4.1/10万）、脑瘤（4.0/10万）、白血病（3.2/10万）、胆囊癌（2.6/10万），前10位占所有恶性肿瘤的88.5%。

女性死亡率居首位的是肺癌（18.32/10万），占全部恶性肿瘤死亡的18.16%，其他恶性肿瘤死亡顺位依次为胃癌（20.60/10万）、肝癌（12.27/10万）、结直肠癌（7.46/10万）、乳腺癌（7.65/10万）、宫颈癌（5.00/10万）、食管癌（7.89/10万）、胰腺癌（4.93/10万）、胆囊癌（3.89/10万）、卵巢癌（4.32/10万），前10位占所有恶性肿瘤的81.8%。

（三）武威市恶性肿瘤死亡率现状

2018年武威市恶性肿瘤死亡病例数为2486例（男性1569例，女性917例），死亡率为131.38/10万（男性161.61/10万，女性99.53/10万），中标率为93.71/10万（男性119.45/10万，女性68.77/10万），男性死亡率高于女性。

2018年武威市恶性肿瘤死亡率最高的是胃癌（42.38/10万），其余为肝癌（20.82/10万）、肺癌（19.61/10万）、食管癌（11.05/10万）、结直肠癌（7.61/10万）、胰腺癌（4.81/10万）、女性乳腺癌（4.45/10万）、宫颈癌（3.91/10万）、脑及中枢神经系统肿瘤（3.81/10万）、胆囊癌（2.85/10万），前10位占全部恶性肿瘤死亡的90.35%。

男性死亡顺位前6位与男女合计一致，分别为胃癌（60.57/10万）、肝癌（25.44/10万）、肺癌（24.00/10万）、食管癌（15.55/10万）、结直肠癌（7.83/10万）、胰腺癌（5.67/10万），其余为脑及中枢神经系统肿瘤（2.99/10万）、骨和关节软骨恶性肿瘤（2.58/10万）、胆囊癌（2.58/10万）、白血病（2.06/10万），前10位占男性全部死亡恶性肿瘤的92.35%。

女性死亡顺位前3位与男女合计一致，分别是胃癌（23.23/10万）、肝癌（15.96/10万）、肺癌（14.98/10万），其余依次是结直肠癌（7.38/10万）、食管癌（6.30/10万）、脑及中枢神经系统肿瘤（4.67/10万）、乳腺癌（4.46/10万）、宫颈癌（3.91/10万）、胰腺癌（3.91/10万）、胆囊癌（3.45/10万），前10位占女性全部死亡恶性肿瘤的88.33%。

数据显示，武威市恶性肿瘤死亡率低于甘肃省和全国平均水平。其中武威市胃癌死亡率最高，死亡率高于甘肃省平均水平，远高于全国平均水平；女性乳腺癌、肺癌、食管癌、结直肠癌、胰腺癌、宫颈癌、脑肿瘤、胆囊癌死亡率低于甘肃省平均水平，低于全国平均水平；肝癌中标死亡率高于甘肃省平均水平，低于全国平均水平。

第二节　恶性肿瘤"三级"预防

一、一级预防——病因预防

（一）常见恶性肿瘤危险因素识别

根据目前的科学研究结论，通过保持健康生活方式和避免接触暴露于环境中的危险因素，大约一半的癌症病例都是可以有效预防的。国内外诸多研究结果表明，人类80%～90%的肿瘤都与环境因素密切相关。其中，食物/肥胖因素导致肿瘤的占比30%左右，吸烟导致肿瘤的占比同样在30%，感染因素导致肿瘤的占比在10%，其余生育/性行为等因素导致肿瘤的占比在7%，遗传因素导致肿瘤的占比在5%，不活动的生活方式等因素导致肿瘤的占比也在5%，职业因素导致肿瘤的占比在4%，饮酒导致肿瘤的占比在3%，环境污染导致肿瘤的占比在2%，离子射线导致肿瘤的占比在2%，高盐/食品添加剂导致肿瘤的占比在1%，药物/医疗过程等因素导致肿瘤的占比在1%。导致肿瘤的各种危险因素种类繁多且致病机制复杂，目前，已被世界卫生组织国际癌症研究机构确认的1类致癌物有121种，比如烟草、二手烟、酒精饮料、紫外线等。此外，被世界卫生组织国际癌症研究机构高度怀疑的致癌物（2A类和2B类致癌物）共有412种，包括红肉、超过65℃的热饮、生物质燃料燃烧产生的排放物以及某些环境污染物等。

1.胃癌

胃癌是受多种因素长期作用而引发的一种消化道恶性肿瘤，该疾病的发生与人们的消化道疾病史、遗传因素、生活与饮食习惯等多种因素息息相关。癌症发展过程是多步骤的，涉及癌前病变的许多阶段和类型，胃癌由慢性非萎缩性胃炎—萎缩性胃炎—肠上皮化生—低级别内瘤变—高级别内瘤变演变而来，其中环境在胃癌的发生发展过程中扮演着重要角色，以下将从各个角度对可能增加胃癌患病风险的危险因素进行分析与阐述。

（1）幽门螺杆菌感染

幽门螺杆菌（Helicobacter pylori，Hp）是一种与胃肠疾病发病有关的细菌，常寄生在胃黏膜组织中，感染后主要引起慢性胃炎和消化性溃疡等疾病，与胃癌、胃黏膜相关淋巴组织（MALT）淋巴瘤等疾病有密切的关系，被世界卫生组织确定为第1类生物致癌因子。

幽门螺杆菌可传染，一般通过消化道进行传播，目前认为感染者是唯一传染源，主要通过人与人之间的粪-口、口-口传染，保持饮食和环境卫生，避免"病从口入"。

幽门螺杆菌感染患者出现慢性上腹疼痛、饱胀、不适、反酸、嗳气、晨起恶心等消化道症状，提示幽门螺杆菌感染引起胃黏膜的炎症改变，即慢性胃炎。慢性胃炎在其他危险因素的影响下可逐渐发展为早期癌症。同时，幽门螺杆菌感染与功能性消化不良、Barrett食管、胃食管反流病、淋巴细胞性胃炎、增生性息肉等相关。

（2）消化道疾病史

消化道疾病史是导致胃癌发生的危险因素（$OR=3.611$，$P<0.05$），其中包括慢性胃炎、胃息肉、胃黏膜上皮内瘤变等诸多疾病，在多种因素的影响下有进一步发展为胃癌的可能。有研究显示，其中有慢性胃炎病史的发生胃癌的风险是无慢性胃炎病史的3.61倍，有胃溃疡史的发生胃癌的风险是无胃溃疡史的3.84倍，有胃食管反流病史的发生胃癌的风险是无胃食管反流病史的2.69倍。

有慢性胃炎的患者普遍会有上消化道出血的症状，病情往往难以根治，胃黏膜受损后患者可出现胃黏膜充血、溃烂等相关症状，消化道黏膜易受到各种致炎因子的侵袭，久而久之损伤胃肠功能，可能导致胃黏膜逐渐从正常胃黏膜—浅表性胃炎—萎缩性胃炎—肠上皮化生—非典型增生—胃癌这一病变进程中逐步恶化。

胃息肉是指胃黏膜表层长出的突起状、乳头状组织，以胃黏膜上皮细胞组织增生为典型特征，与胃癌起源于胃腺上皮的异型增生在病理上有着类似的机制，大多数时候是在胃肠钡餐造影、胃镜检查或其他原因手术时发现。常见的病理分型有腺瘤性息肉、增生性息肉、胃底腺息肉以及炎症性息肉等，其中腺瘤性息肉是众所周知的癌变率最高的息肉，如不及时诊治将会严重威胁人类的健康。

胃上皮内瘤变指胃腺上皮异型增生或非典型性增生，导致胃上皮细胞有可能向恶性肿瘤转变，但此时还不是癌，而是癌前病变状态。胃上皮内瘤变可以分为低级别和高级别。低级别的胃上皮内瘤变，属于良性的瘤变，高级别的胃上皮内瘤变属于恶性瘤变，很容易发生癌变。

（3）吸烟或吸二手烟

世界卫生组织提出：烟草相关疾病的发生是全球各地面临的最大公共卫生威胁之一。全世界大约每6s就有1人死于烟草所致的各类疾病，每年一共有近600万人死于烟草相关各种疾病。到2030年，预计每年死亡人数规模将持续上升到800多万人。吸烟有害健康已然成为公认的事实。我国是烟草生产与消费大国，自然也成了受烟草危害最大的国家。烟草早已被世界卫生组织国际癌症研究机构认定为1类致癌物，烟草燃烧时产生大量尼古丁、焦油等70多种有害化学物质，含有大量自由基，人体吸入后可损害细胞膜、破坏遗传基因，从而诱发癌症。此外，吸烟会降低人体的免疫力，使人体对其他致癌物的抵抗力下降，从而使吸烟者更易患癌。WHO提出：二手烟雾中含有大量有毒有害物质及致癌物质，非吸烟者暴露于二手烟后，多种恶性肿瘤的风险同样的会增加。

根据《中国吸烟危害健康报告 2020》结果显示，我国人群中有超过1/4的人吸烟，其中男性有近一半人吸烟，女性约有2.1%的人吸烟，农村吸烟率高于城市，高于2017年全球平均吸烟率。

Li等开展了包括338万多例研究对象的前瞻性研究进行Meta分析后发现，男性持续吸烟者发生胃癌的风险是非吸烟者的1.63倍，女性持续吸烟者发生胃癌的风险是非吸烟者的1.30倍；男性持续吸烟者发生胃癌的风险比女性持续吸烟者发生胃癌的风险高出30%左右；有二手烟接触史的人发生胃癌的风险是不接触二手烟者的1.57倍。及时戒烟有助于预防胃癌的发生危险性。

（4）饮食习惯

饮食习惯与胃的健康有着直接的关系，不科学的饮食习惯往往可能促进胃癌的发生发展过程，而科学、合理、健康的饮食习惯通常会抑制胃癌的演化过程。生活在不同地区的人们在饮食习惯上也往往存在着巨大的差异性，这些差异在胃癌的发生发展过程中起到了不同程度的影响与意义。

①高脂饮食。随着中国经济的日新月异，中国人民的生活水平也在逐渐改善，人们的饮食结构发生了重大转变，开始偏向西方化，大量高脂高热量食物的摄入是导致人群肥胖率增加的主要原因，而肥胖是造成癌症发病率和死亡率逐渐升高的重要危险因素之一，2008年一项来自韩国的研究显示，肥胖男性（BMI≥30kg/m²）的胃癌发病风险显著增高1.31倍。其引起胃癌发病率增高的原因可能是高脂饮食会诱发炎症，促进炎症发生发展，提高炎症因子活性。大多数疾病发生跟炎症息息相关，癌症是其中之一。

②高盐饮食。有研究报道，经常保持高水平食盐摄入量的人群比食盐摄入量保持在较低水平的人群胃癌发生的风险将增加1.68倍，而食盐摄入量保持在中等水平的人群比低水平人群胃癌发生风险增加1.41倍。在胃癌的发生发展过程中，高盐饮食结构有着不可忽视的影响力。长时间大量摄入高盐食物、泡菜、咸菜、腌制食物、熏烤类肉制品等食物可能会增加胃黏膜表面黏液屏障受损的可能性，从而增加胃黏膜组织对致癌物质的易感性，增加胃癌发病的风险。同时，高盐饮食也会为幽门螺杆菌在胃中的定植提供良好的环境。此外，高盐饮食还会影响胃正常功能的发挥，增加发生胃炎、胃溃疡甚至癌变的概率，并且食物中有确切致癌作用的亚硝酸盐、多环芳烃等物质含量较高，容易诱发胃黏膜上皮细胞异型增生及癌变可能性。

③饮酒。随着经济的发展，酒成为人们生活中的一个重要角色，但同时酒也成了严重威胁公众健康的原因之一。酒精可以直接损伤胃黏膜屏障使胃酸分泌减少，从而引起慢性炎症；如果饮酒者自身存在Hp感染，由于Hp可使胃黏膜内的ADH活性降低，乙醇代谢减慢，胃内乙醇浓度较长时间保持高水平，加重对胃黏膜的损伤。研究显示，大量摄入啤酒和含酒精饮料者较不饮酒者胃癌发病风险分别升高1.21倍和1.22倍，但白酒与胃癌风险的相关性则无明显统计学意义。

④不良饮食习惯。长期存在不良饮食习惯的人，其胃肠道经常遭受各种危险因素的刺激，可在一定程度上对胃黏膜产生损伤，甚至产生胃液分泌紊乱，从而导致胃黏膜的保护作用大大降低，刺激致癌因子的产生，增加了致癌物质致癌的风险。研究发现，进食时间不规律者的胃癌患病风险增加2.79倍，喜食滚烫食物的胃癌患病风险增加6.67倍，喜食硬食者胃癌患病风险增加1.97倍，喜食辣食者胃癌患病风险增加1.38倍，进餐速度快者胃癌患病风险增加1.27倍。

（5）胃癌家族史

肿瘤家族史通常是指家族中一级或二级亲属有患肿瘤的病史。研究发现，肿瘤家族史与胃癌的发生有高度相关性，具有肿瘤家族史的人群发生胃癌的可能性会升高，有肿瘤家族史者发生胃癌的风险是肿瘤家族史阴性的1.64倍，而有消化系统肿瘤家族史的人群发生胃癌的可能性会明显升高，消化系统家族史者发生胃癌的风险是家族史阴性者的1.69倍。有食管癌家族史者发生胃癌的风险是无食管癌家族史者的1.41倍；父亲患胃癌者发生胃癌的风险是父亲不患胃癌者的2.01倍，母亲患胃癌者发生胃癌的风险是母亲不患胃癌者的2.75倍，同胞患胃癌者发生胃癌的风险是同胞不患胃癌者的1.89倍。

（6）心理情绪状况

WHO在1989年提出了新的健康概念，即健康不仅是没有疾病，还包括躯体、心理健康以及社会适应良好和道德健康等四维健康观。当心理情绪失调时，身体的许多组织器官也会出现异常，进而引起某些疾病的发生。因此，在疾病治疗过程中，患者除了要严格遵医嘱治疗外，还要积极调整好自己的情绪状态。有研究显示，经常爱发脾气的人发生胃癌的风险是脾气随和的人的2.23倍，而经常生闷气的人发生胃癌的风险是不经常生闷气的人的1.84倍，遭受不幸事件的人发生胃癌的风险是没有遭受不幸事件的4.26倍。

（7）保护性因素

研究显示，生蒜或蒜苗高摄入量、经常锻炼、高频率食用豆制品、经常摄入新鲜水果及蔬菜、饮茶等均可降低胃癌的患病风险。

（8）预防措施和建议

①避免幽门螺杆菌感染。纠正不良饮食习惯，注意饮食卫生。聚餐时应采用分餐制，尽量避免使用公共餐具，如公共调味品瓶、公共碗筷等，定期进行幽门螺杆菌检查，有幽门螺杆菌感染者应早期行抗幽门螺杆菌治疗，可降低胃癌发病风险。

②饮食方面。平时尽量吃清淡食物，避免辛辣刺激的食物，能够避免对胃部产生刺激，增加新鲜蔬菜水果的摄入。

③定期体检。胃癌大多由于胃炎、胃溃疡等疾病引发，建议患者定期复查，及时发现病灶和干预，避免病情加重。建议40岁以上或有胃癌家族史、危险因素接触史者进行胃癌筛查。

④改变不良生活习惯。部分年轻人常熬夜、过度饥饿或吸烟、饮酒，可能会引发胃癌的情况，改变不良生活习惯也可达到预防胃癌发生的目的。

⑤保持精神愉快。精神因素是胃癌中不可忽视的危险因素，长期精神压抑、重大精神创伤史、家庭不和谐、情绪调节差等高级神经活动障碍，通过神经、免疫功能的影响对胃癌发生和发展起重要作用。因此，保持精神愉悦是胃癌良好的预防措施。

2.乳腺癌

根据WHO癌症研究所的最新报道，女性乳腺癌已成为全世界女性群体中发病率和死亡率均居首位的恶性肿瘤，严重威胁着女性生命健康。不同地区乳腺癌发病和死亡负担各不相同。乳腺癌发病呈现发达地区高于欠发达地区，城市高于农村的特点。在发达地区，乳腺癌的发病年龄相对较晚，而欠发达地区乳腺癌的发病年龄较早且呈现逐年上升趋势。乳腺癌的发生通常与家族遗传史密切相关，高发人群集中在40～60岁年龄段之间，其中绝经期前后的女性发病率达到最高峰。乳腺癌一般常发生在乳房腺上皮组织，是影响妇女身心健康甚至威胁生命的高发恶性肿瘤之一。乳腺癌的发病与内分泌因素、饮食因素、生活行为习惯、心理因素、环境因素及家族史等多种因素有关，加强人群危险因素识别与防控就显得尤为重要。

（1）超重及肥胖

WHO 将 BMI≥25kg/m² 定义为超重，BMI≥30kg/m² 定义为肥胖；亚太地区腰围＞90cm（男性）、＞80cm（女性）可作为肥胖标准。高 BMI 是目前影响中国乳腺癌疾病负担最重要的危险因素，且其暴露风险呈现逐年增加的趋势。它不仅影响乳腺癌的发病风险，更是影响乳腺癌预后的重要因素。世界癌症研究基金会（WCRF）和美国癌症研究所（AICR）的报告基于截至2017年的流行病学调查结果，强调了超重或肥胖可以降低绝经前乳腺癌风险的有力证据。绝经前的女性 BMI≥30kg/m² 的乳腺癌发病风险是 BMI<21kg/m² 的 0.78 倍，绝经前乳腺癌发病风险与 BMI 呈负相关。绝经后的女性 BMI≥30kg/m² 的乳腺癌发病风险是 BMI<21kg/m² 的 1.27 倍，绝经后女性乳腺癌发病风险与 BMI 呈正相关。

（2）吸烟与二手烟

吸烟与乳腺癌的关系是国内外医学界长期争论较多的话题，研究结果显示，吸烟会使绝经前女性发生乳腺癌的风险增加15%～40%。而随着女性吸烟时间越长、吸烟量越多、开始吸烟年龄越小，乳腺癌的发病率及死亡率随之逐渐升高。吸烟女性患乳腺癌风险为未吸烟女性的3.7倍，吸烟10年以上并且≥20支/d的女性，患 ER 阳性乳腺癌的风险为不吸烟患者的4.4倍。一项新疆地区女性乳腺癌高危因素研究显示，接触二手烟者患乳腺癌的风险为不接触二手烟者的1.54倍。烟草中含有大量尼古丁等有害物质，如果长期抽烟，会使血液中的尼古丁浓度过高，继而直接刺激乳腺细胞，可能会导致乳腺细胞出现基因突变、恶化，从而增加乳腺癌的发病率。

（3）肿瘤家族史

大量流行病学研究结果表明，其他肿瘤家族史和乳腺癌家族史与乳腺癌发病风险密切相关，乳腺癌发病情况呈现出家族聚集性。有乳腺癌家族史的乳腺癌发病风险是无家族史的2.37倍，有其他肿瘤家族史的乳腺癌发病风险是无家族史的1.61倍，有一级亲属肿瘤史的乳腺癌发病风险是无家族史的1.76倍。

（4）心理情绪状态

心理健康状态是影响女性乳腺癌发病的重要因素，过去1年有连续2周以上心情抑郁者的乳腺癌患病风险是心理健康的3.34倍，有2年以上大多数时间易怒者的乳腺癌患病风险是心理健康的1.93倍，经常生闷气者乳腺癌患病风险是心理健康的2.98倍。有工作负性事件者乳腺癌患病风险是无工作负性事件的4.57倍。

（5）长期口服避孕药史

长期口服避孕药可能导致机体雌激素代谢失衡，增加乳腺癌的患病风险，研究显示，有长期口服避孕药史者乳腺癌患病风险是无服药史的1.58倍。

（6）乳腺疾病史

乳腺增生、乳腺炎是常见的良性乳腺疾病，可能会导致乳腺癌。据估计，有20%～30%的女性会患上乳腺增生，而乳腺癌的发病率也会随着增生的增加而增加；乳腺炎可由细菌感染引起，也可能由乳房外伤、药物刺激等因素引起，乳腺炎会导致乳腺组织发炎和坏死，如果没有及时治疗，可能会增加患乳腺癌的风险。有乳腺良性疾病史者发生乳腺癌的风险是无乳腺良性疾病史的2.17倍。

（7）饮酒

有 Meta 分析结果显示，乳腺癌风险增加与酒精摄入增加呈轻微但清晰的线性关系，有饮酒史者的乳腺癌患病风险是不饮酒者的1.57倍。饮酒增加乳腺癌发病风险的原因可能是：饮酒后由于乙醇会在体内分解形成乙醛，长期喝酒会使体内乙醛大量蓄积，同时还可能会使女性患者体内雌激素水平增高，造成体内雌激素内分泌紊乱，从而诱导细胞出现基因突变，导致出现乳腺癌。

（8）生育与哺乳

未生育者或生育2胎以下者，其患乳腺癌的危险性相对较高。母乳喂养可降低乳腺癌发病的危险性，我们提倡母乳喂养，而且至少1年，哺乳的总时间与乳腺癌发病呈负相关，这是因为哺乳推迟了产后排卵和月经的重建，使乳腺组织发育完善，从而阻止了乳腺细胞发生癌变。

（9）雌激素的使用

长期使用性激素特别是雌激素者，患乳腺癌的危险性增加。雌激素作为替代疗法，常常被许多老年妇女使用以减轻绝经综合征。一些研究表明，长期（10年以上）使用可以增加患乳腺癌的危险性。

（10）放射性照射

长期接触放射线照射可以明显增加患乳腺癌的机会。在日本广岛和长崎也观察到二次世界大战时受到原子弹爆炸辐射影响的妇女，乳腺癌发病率明显增加。

（11）饮食因素

主要食物是脂肪特别是动物脂肪应该加以限制，因摄入过多的脂肪可以使体重增加引起肥胖。脂肪细胞可以产生雌激素，特别对于绝经后的妇女，高水平的雌激素可以增加患乳腺癌的危险性。

（12）保护因素

充足的睡眠时间、经常体育锻炼、哺乳、月经规律、月经初潮年龄＞13岁等是乳腺癌的保护性因素。

（13）预防措施与建议

①调整饮食。平时需要注意自身的饮食，少吃脂肪含量过高以及雌激素过高的食物，比如肥肉、炸串、蜂王浆等，以免给自身带来不利影响。避免大剂量服用外源性雌激素，因为补充雌激素的副作用之一便是诱发乳腺癌。

②改变不良生活习惯。避免暴饮暴食、戒烟戒酒，同时还要远离二手烟。作息要规律，保证充足的睡眠时间，避免熬夜。

③及时减压。要正确、科学地佩戴胸罩，为乳房减压，可以降低乳腺癌发病风险。

④避免多次人流。要防止多次人工流产，妊娠被多次突然中断，体内激素水平骤然下降，使乳腺复原不完全，也可以导致乳腺癌的发生。

⑤适时婚育。适时婚育及哺乳，也可以降低乳腺癌的发病率。

⑥及时检查。要学会乳腺自查技巧，争取每半月到一月自查乳腺一次，至少每年一次乳腺体检，争取发现乳腺的早期病变；有乳腺癌家族史，需做乳腺癌基因检测，可在分子水平上早期筛查，可早期采取预防措施，减少乳腺癌的发生。

⑦保持心情愉悦。预防乳腺癌，不仅要改变生活方式，还要保持身心健康。心情放松，健康生活，才能远离乳腺癌。

3.肺癌

肺癌是起源于肺部支气管黏膜或腺体的恶性肿瘤，是各恶性肿瘤中发病率和死亡率增长最快、疾病负担最重、对人群健康和生命威胁最大的恶性肿瘤之一。城市居民肺癌的发病率比农村高，这很有可能与城市大气污染和烟尘中含有致癌作用的有毒有害物质密切相关。肺癌发病的原因到目前为止尚不完全明确，大量相关资料表明肺癌的危险因素主要有吸烟（包括二手烟）、石棉、氡、砷、电离辐射、多环性芳香化合物、苯并[a]芘等多种因素共同作用的结果。

（1）吸烟

吸烟有害健康已是公认的事实。吸烟会产生60多种致癌物，会使多种恶性肿瘤的发病风险不断提高，尤其是肺癌。根据Chen等的研究发现，吸烟者中男、女性肺癌发病风险分别是不吸烟者的2.51和2.28倍。而且，肺癌患病概率与开始吸烟的年龄、吸烟量、吸烟时间均呈正相关，吸烟者开始吸烟年龄<20岁的肺癌患病风险是≥25岁的1.67倍，每天吸烟量≥25支的肺癌患病风险是<15支的1.89倍，吸烟年限≥40年的肺癌患病风险是<20年的4.37倍。二手烟暴露亦成为我国重大的公共卫生问题，2018年，不吸烟者的二手烟暴露率达到了68.1%，在一项研究中发现，肺癌人群中有近一半的为非吸烟人群，而非吸烟人群中有2/3的是非吸烟女性，其中多数人有被动吸烟史，被动吸烟者发生肺癌的风险是无接触者的2.11倍。长期吸烟可导致支气管黏膜上皮细胞增生，鳞状上皮增生诱发鳞状上皮癌或未分化小细胞癌，不吸烟者虽然也会患肺癌但腺癌相对较为常见，纸烟燃烧时释放含致癌物质，会增加肺癌患病风险。

（2）家族肿瘤史

研究显示，肺癌家族史是肺癌患病的危险因素，有家族史的癌症阳性率和肺癌阳性率分别是36.1%和28.0%，肺癌患者中亲属发生肺癌的危险度显著高于无肺癌家族史的人群。同时，该研究分析发现，一级亲属的肺癌阳性率高于二级与三级亲属，证明了肺癌的家族聚集性。

（3）呼吸系统疾病史

呼吸系统疾病史在肺癌的发生过程中有着举足轻重的影响力。根据国际肺癌协作组报道，有肺气肿、肺结核、肺炎患者患肺癌的危险分别为无以上疾病的2.44倍、1.48倍与1.57倍。有呼吸系统疾病史的患者，其支气管上皮在长期的慢性感染过程中，可能会化生为鳞状上皮而致使癌变。

（4）饮食因素

饮食因素对肺癌的发病风险有影响，其中饮食偏咸、吃腌制食品、酗酒等是肺癌发病的高危因素；饮食中摄入大量的偏咸食物后，会形成亚硝酸盐等多种致癌物质，从而增加肺癌发病的风险；饮酒者肺癌发病风险是不饮酒的1.56倍。

（5）生活环境及习惯

研究显示，燃煤取暖、做饭等煤烟的接触、做饭油烟的长期暴露、室内装修及通风条件等生活环境因素对肺癌发生风险有着重要的影响。同时居住环境附近长期空气污染也是导致肺癌发生的重要因素。在一项前瞻性队列研究分析中指出，睡眠也增加肺癌发生可能性。在护士队列研究中发现，夜班轮转超过15年的护士患肺癌的风险是没有夜班轮值的女性的1.28倍。工业废气、煤与汽油燃烧造成的大气污染，也是城市肺癌发病率高于农村的重要因素之一。

（6）职业有害接触

大量研究表明，肺癌的发病风险与职业接触史有关联，经常接触粉尘、煤尘等会影响肺癌发生；接触农药是增加农村肺癌患病风险的重要因素；同时柴油尾气、多环芳烃、煤焦油沥青等诸多职业性有毒有害物质将会增加肺癌患病风险。长期接触铀、镭等放射性物质及其衍化物，致癌性碳氢化合物，砷、铬、镍、铜、锡、铁、煤焦油、沥青、石油、石棉等物质均可诱发肺癌，其中最常见的是鳞癌和未分化小细胞癌。

（7）心理因素

随着现在生活及工作压力的增加，心理健康问题日益突出，心理健康对个人身体健康的影响亦不容忽视。研究显示，有工作强度大、性格急躁、缺乏解压途径等心理健康问题者肺癌发病风险分别是无以上心理健康问题的4.76倍、2.05倍及1.90倍。同时，爱生闷气、有精神创伤史也会增加肺癌的发病风险。

（8）保护因素

经常运动、经常摄入新鲜蔬菜、水果、饮茶等是肺癌的保护因素。

（9）预防措施与建议

①戒烟。吸烟是肺癌的主要高危因素，长期大量吸烟会增加患癌的概率。因此，预防肺癌首先需要戒烟，拒绝公共场所吸烟行为，远离二手烟伤害。

②做好职业防护。肺癌是职业癌的一种，有近10%原发性肺癌都有环境和职业接触史。如果工作环境中需要接触电离辐射、铝制品的副产品、石棉等物质，应严格遵照工作规定做好职业防护。

③积极治疗原发病。部分慢性肺部疾病也可能会反复破坏支气管上皮细胞DNA，导致细胞长期炎性浸润，并增加癌变可能。比如肺结核、支气管扩张症等，在慢性感染的过程中可能会化生为鳞状上皮并造成癌变。因此，确诊肺部疾病后，应尽早干预治疗。

④科学饮食。少吃烧烤、咸菜、腌制食品等，少饮酒，多吃新鲜蔬菜、水果等可以预防肺癌。

⑤定期进行肺部防癌筛查。建议有肺癌家族史、危险因素接触史及45岁以上男性进行肺癌早诊早治筛查，争取早发现、早诊断、早治疗。

4.食管癌

食管癌是最常见的上消化道恶性肿瘤，全世界每年约有30万人死于食管癌。世界各国食管癌发病率和死亡率差异较大。在我国食管癌是发病率最高的恶性肿瘤之一，其发病率表现为男性高于女性，年龄分布在40岁以上人群。食管癌的典型症状为进行性咽下困难，起初是难咽干的食物，继而是半流质食物，最后水和唾液也吞咽困难。食管癌与年龄、职业接触、地理位置、生活环境、生活饮食习惯、家族遗传性等有一定关系。经已有相关调查研究显示，食管癌的发生是多种因素联合作用所致的结果。

（1）饮酒

食管癌的发病风险与饮酒呈现正相关，食管癌主要发生于食管的上段和中段，其发病机制大概总结为大量饮酒后，酒精会加重肝脏的代谢负担，降低细胞的新陈代谢活动，从而导致机体解毒酶的活性大大降低，这会加剧对DNA的损害，以及对其他环境中的毒素敏感性增加，从而导致食管对各类危险因素的损伤更加显著，由此加剧了食管癌的发病风险。

（2）吸烟

众所周知，吸烟是恶性肿瘤重要的危险因素，食管癌当然也不能例外。吸烟除了本身能增加食管癌的患病风险外，还与饮酒有协同效应，并且似乎还表现出剂量效应关系。诸多研究已然表明，烟草中的致癌物众多，包括芳香胺、亚硝胺、多环芳烃、醛和酚等等，以上有毒有害物质通过食管表面黏膜渗入，可引起短暂的食管下括约肌松弛。吸烟者发生食管腺癌的风险是不吸烟者的1.96倍，发生食管胃交界性腺癌的风险是不吸烟者的2.18倍。研究分析表明，在女性群体中，在戒烟戒酒5～10年后，可以明显地发现其发生食管鳞状细胞癌的风险下降到从未饮酒或吸烟女性群体的水平。然而研究同时发现，在男性群体中戒烟行为并不能完全使食管鳞状细胞癌的发病风险下降至从未饮酒者或从未吸烟者的水平，虽然如此，但戒烟戒酒并非完全无效。研究发现，在男性群体中戒烟或戒酒后，其食管癌的发病风险较之前分别下降了2%和4%。总而言之，戒烟戒酒从任何时候开始都不晚，若能从此刻开始戒烟戒酒，食管癌的发病风险不但会停止上升，还会随着时间的推移逐渐降低。值得注意的是，与其他危险因素相比，吸烟是食管癌的高致病性的危险因素，更应当引起大家的重视。

（3）饮食

饮食是增加食管癌发病风险的一个潜在环境因素，且与每个人的生活密不可分。随着我国人民群众生活水平的不断提高，人们的饮食结构发生了巨大改变，也导致食管癌的发病风险居高不下，其中肥肉、腌菜及高盐饮食、脂肪、动物蛋白、加工肉类、胆固醇等摄入量过多会导致食管癌的发病风险逐渐上升。另外，不良饮食习惯也会增加食管癌的发病风险，如经常反复使用滚烫食物可能导致慢性食管炎，而食管慢性炎症过程中所形成的N-亚硝基化合物的释放也会促使食管癌的发展进程。研究发现，有饮用高温茶习惯的人群发生食管癌的风险比没有饮用高温茶习惯的人群高出5倍以上。此外，食管癌高发地区有一个共同特点是该人群整体缺乏维生素A、维生素B$_2$、维生素C、动物蛋白、新鲜蔬菜与水果的摄入。再者，不科学的食物储存方式所导致的食物被真菌感染，如黄曲霉毒素等都可能增加食管癌的发病风险。

（4）肥胖

肥胖是食管腺癌发生的危险因素，在肿瘤微环境中，脂肪细胞提供能量并支持肿瘤的生长和进展，会增加患腺癌的风险。肥胖很可能会直接增加胃食管反流的趋势，腹型肥胖会增加腹腔内部器官的压力，改变食管括约肌的压力和增加食管裂孔疝的可能性，使之进而增加了破坏食管的生理结构的可能性，在一定程度上发挥了促进了食管癌的发生的作用。腹部直径增加与食管腺癌风险增加之间联系紧密，腹部直径每增加1cm，食管癌发病的风险就会增加1/10，肥胖程度越高，食管癌发生的风险也就越高。有研究表明，食管癌的发病风险与增加的BMI之间存在剂量反应关系。

（5）食管疾病史

部分的食管疾病与食管癌的形成具有一定的关联，食管癌的癌前病变有慢性食管炎、贲门失弛缓症等。同时在食道癌高发区，食道炎症比例相对较高。研究显示，慢性胃食管反流的结果是食管鳞状上皮逐渐转化为特殊的肠柱状上皮，当食管和胃之间被特殊的肠柱状上皮取代后，就会发生食管上皮化生。食管鳞状上皮可能会发展到低级别或者高级别的增生，最后进展为食管腺癌，其中的危险因素包括急性胆汁反流及肥胖。食管鳞状上皮是食管腺癌的前体，通常发生在食管远端1/3和胃食管交界处，虽然食管癌恶性转化的机制目前尚不清晰，但有实验表明食管鳞状上皮会使患者发生食管腺癌的风险增加30～40倍。

（6）胃内容物反流

由于食管与胃相连，经常有胃内容物反流到食管下段，病人常有"烧心"感。受到胃内酸性食物、液体的刺激，食管黏膜可以发生增生性改变，久而久之，可以引起食管黏膜癌变。在这部分病人中，发生癌变的概率大约在7%，比正常人要高出50倍。在普查中或就诊患者中发现有食管炎、食管上皮增生。

（7）碱性液体误入

烧碱是工业和家庭常用的一种清洁剂，但是它的腐蚀性很强。发现儿童由于不慎意外误吞后，常常可以损坏食管黏膜。大约40年后，误服者很有可能发生食管癌变。

（8）食管失弛缓症

食管失迟缓症是由于食管下段的括约肌不能正常松弛，从而影响了食物的正常通过，大约6%的食管失迟缓症病人会发展成食管癌，因此患有食管失迟缓症者更需戒烟限酒，多吃水果、蔬菜，常喝牛奶和豆浆。

（9）胼胝症

胼胝症是一种很罕见的遗传性疾病。其表现为手掌和足掌部的皮肤过度生长、坚硬，这种人有很高的癌变概率，大约在40%。因此，需要尽早和定期做食管内窥镜筛查。

（10）食管蹼

食管蹼也称食管膜性网状闭锁，多发生于食管中部，较少见。表现为食管管腔内有异常突出组织，从而影响正常食物吞咽到胃。有时候这种病人还伴有贫血和舌、指甲、脾脏以及其他器官异常。通常称为普-文综合征，大约有10%的病人最终会发展为食管鳞状细胞癌。

（11）肿瘤家族史

根据家族聚集性研究的结果显示，食管鳞状细胞癌具有家族肿瘤遗传性。而中国以及其他食管癌发病率比较高的国家中也有相关研究表明，食管癌患者其一级及二级亲属中发生食管癌的可能性大于无食管癌家族史的患者。有其他几种癌症家族史的人群发生食管癌风险也会比无任何癌症家族史的人群高出许多，其中典型代表就有肺癌、前列腺癌、乳腺癌、宫颈癌、口腔癌和咽喉癌等等。

（12）心理因素

不良心理状态指长期处于一种焦虑、紧张、恐惧、不安、抑郁、愤怒、悲伤、痛苦等的状态中，机体长期处于这种状况下，并与其他危险因素协同或叠加，通过神经系统、内分泌系统、神经递质等降低免疫系统机能，引起免疫系统紊乱，从而引起食管癌的发生。有不良心理状态的人群发生食管癌的风险是无不良心理状态人群的11.97倍。

（13）保护因素

新鲜蔬菜水果、豆类食品是食管癌的保护因素。

（14）预防措施与建议

①戒烟酒。避免吸烟，不过度饮酒，远离二手烟。

②饮食建议。改变不良饮食习惯，避免长期吃过于粗糙的食物，不要过快进食；不吃过烫的食物；不吃霉变食物；少吃咸菜、咸肉等含有亚硝酸盐的食物；多吃新鲜蔬菜、水果；注意饮食卫生。

③治疗癌前疾病。积极治疗胃食管反流、贲门失弛缓症、胖胝症、食管蹼等与食管癌相关的疾病。

④定期进行食管癌筛查。生活在食管癌高发地区、年龄在40岁以上、有食管癌家族史等高危人群，应定期进行食管癌筛查，早发现、早诊断、早治疗。

⑤加强运动。要注意锻炼身体，如跑步、游泳等，可以增强身体抵抗力，避免细菌或病毒感染等。

⑥保持良好情绪。保持心情愉悦，避免心情过度焦虑、紧张等，可以在一定程度上预防食管癌。

5.肝癌

肝癌相比于其他恶性肿瘤发病率和致死率均较高。肝癌在发病早期往往无明显症状，难以发觉。当出现肝区疼痛、乏力、消瘦、肝脏进行性增大等明显症状时往往已处于晚期。肝癌早期可能治愈疗效尚好，中晚期治疗复杂，疗效因人而异。目前肝癌的具体发病机制尚不明确，常见致病原因有病毒性肝炎、肝硬化、黄曲霉素等。早期发现、早期诊断、早期治疗有利于肝癌的治愈。

（1）病毒感染

①HBV病毒感染。HBV感染是我国肝癌发病的重要危险因素。HBV感染可通过直接或间接机制促进肝癌的发生。一方面，HBV通过整合或诱导宿主基因突变，导致染色体重塑以及CTNNB1癌基因和TP53、Axin1、RB1等抑癌基因的异常表达；另一方面，HBV通过引起肝脏慢性炎症、抑制自然杀伤细胞活化、抑制巨噬细胞分泌抗病毒因子和在病毒特异性CD8+T淋巴细胞上过表达抑制受体（如PD-1、CTLA-4、CD244）等机制引起肝脏微环境的改变，进而促进病毒逃避免疫监

视，促使疾病从炎症演变成肿瘤。

②HCV病毒感染。多种机制可能导致HCV相关的癌变，包括端粒酶活性和HCV核心蛋白引起细胞凋亡通路的抑制、NS5B引起的细胞周期失调和NS3/4A引起的生长通路的激活。HCV感染患者一旦进展到肝硬化阶段，原发性肝癌的发病率为2%~4%。

（2）肝脏疾病史

肝纤维化、肝硬化是肝癌发生的重要危险因素，我国大多数肝癌患者都伴随肝硬化表现。除了上述肝炎病毒导致的慢性病毒性肝炎会进一步发展为肝硬化外，酒精性肝病、非酒精性脂肪肝也可能导致肝纤维化、肝硬化。

（3）生活习惯

①吸烟。我国一项纳入50万人的前瞻性研究显示，当前吸烟者患原发性肝癌的风险比从不吸烟者高28%。研究也显示，戒烟多年与原发性肝癌风险呈负相关，戒烟30年的人患PLC的风险与从不吸烟的人相似。

②饮酒。过度饮酒是公认的原发性肝癌发生的危险因素，酒精相关性肝硬化患者在1年、5年和10年随访时的原发性肝癌累积发病率分别为1%、3%和9%。大量饮酒（≥3杯/d）使普通人群的原发性肝癌发生风险增加16%。饮酒量越大、饮酒年限越长，原发性肝癌的患病风险越高；控制饮酒和减少饮酒年限有助于预防原发性肝癌的发生，特别是>30岁的人群和癌症高发人群应减少酒精的摄入。

（4）代谢相关危险因素

①糖尿病。对不同人群的研究表明，糖尿病（DM）患者发生原发性肝癌的风险是无DM的2~3倍，男性的发病风险明显高于女性。此外，DM与非酒精性脂肪性肝病（NAFLD）关系密切。研究显示，DM是NAFLD患者发展为原发性肝癌的重要代谢性危险因素。在NAFLD相关肝硬化患者中，DM患者的原发性肝癌发生风险较非DM患者升高4.2倍。

②肥胖。针对一般人群的Meta分析显示，肥胖使原发性肝癌的风险增加约2倍。腰围大（定义为男性≥110cm、女性≥90cm）的个体罹患原发性肝癌的风险增加2倍。除此之外，肥胖还可增加慢性肝病患者原发性肝癌的发生。一项针对慢性HBV患者的中国研究报告称，与非中心性肥胖相比，中心性肥胖（定义为腰围/身高>0.5）发生原发性肝癌风险增加1.63倍。此外，肥胖与NAFLD关系密切，共同促进原发性肝癌的发生。

③代谢综合征。代谢综合征（MS）是原发性肝癌的危险因素，包括腹部肥胖、高甘油三酯血脂、低高密度脂蛋白胆固醇血症、高血压以及高血糖。一项中位随访时间13.02年的前瞻性研究显示，MS患者发生原发性肝癌的风险是非MS患者的2.91倍。

（5）黄曲霉毒素

黄曲霉毒素是一类由黄曲霉、寄生曲霉等真菌产生的致癌物质，其中黄曲霉毒素B_1（AFB_1）的毒性最大，致癌性最强。一方面，黄曲霉毒素B_1可诱发急性肝坏死、导致肝硬化或原发性肝癌；另一方面，黄曲霉毒素B_1的代谢产物可通过环氧化物代谢结合DNA和烷基化碱基，诱导细胞周期紊乱和P53的基因突变，增加原发性肝癌的发生风险。

（6）保护性因素

多吃蔬菜、多饮茶、接种乙肝疫苗、抗病毒治疗是肝癌的保护因素。

（7）预防措施与建议

①预防乙肝和丙肝。乙肝病毒和丙肝病毒是导致肝癌的主要病因之一，接种乙肝疫苗、避免与乙肝、丙肝患者共用注射器、避免性行为传播病毒等都是预防肝癌的重要措施。

②控制饮酒。酗酒是肝癌的主要危险因素之一，长期过量饮酒会给肝脏造成严重损害，增加了患肝癌的风险。为了预防肝癌，建议限制饮酒量，男性每天不超过两杯，女性每天不超过一杯。

③健康饮食。摄取健康的饮食对预防肝癌至关重要，多摄取富含维生素、矿物质、纤维和抗氧化物质的食物，如水果、蔬菜、全谷物和蛋白质来源，同时减少高盐、高糖和高脂肪食物的摄入。

④维持健康体重。肥胖与肝癌的风险密切相关，保持健康的体重可以降低患肝癌的概率。通过合理饮食和适量运动，控制体重在正常范围内。

⑤戒烟。吸烟不仅会增加肺癌的风险，还与肝癌的发生有关，戒烟不仅对肺部健康有益，还有助于降低肝癌的危险。

⑥避免毒素。长期接触有毒物质和化学物质会增加患肝癌的风险，在工作和生活中要尽量避免与有害物质接触，同时遵循安全操作规范。

⑦合理用药。长期滥用药物，特别是对肝脏有损害的药物，会增加患肝癌的风险。在用药时要遵医嘱，不随意滥用药物。

⑧保持良好情绪。肝脏是情绪器官，保持心情愉悦，避免心情过度焦虑、紧张，不生闷气等，可以在一定程度上预防肝癌。

⑨定期体检。定期体检可以早期发现肝癌或其他健康问题，提高治疗成功率。特别是对于有肝病家族史或其他危险因素的人群，定期体检尤为重要。

6.结直肠癌

结直肠癌是一种常见的消化道恶性肿瘤，发病率一直居高不下，且近20年来结直肠癌的发病率在逐年增加，同时，发病年龄趋向老龄化。不同国家的发病率相差60倍。结直肠癌通常好发于直肠及直肠与乙状结肠交界处，占所有结直肠癌发病的六成以上。从人群年龄组成上看，60~70岁人群中结直肠癌比较高发，50岁以下人群占比不到1/5。从性别角度看，男性结直肠癌发病率是女性的2倍。结直肠癌发病与诸多因素有关，以下将从多个方面对结直肠癌的危险因素进行简要阐述。

（1）吸烟与二手烟

随着癌症防治意识的不断增强，越来越多的研究发现：吸烟史、二手烟接触史与结直肠癌的发病风险也息息相关，吸烟者发生结直肠癌的风险是不吸烟的2.89倍，目前正在吸烟者的结直肠癌风险比不吸烟者增加38%，而有过吸烟史者患结直肠癌的风险比不吸烟者增加18%。Meta分析显示，中国人群二手烟暴露者的结直肠癌患病风险是非暴露者的1.39倍。

（2）饮酒

酒精对恶性肿瘤的影响作用已经得到国际上的证实。饮酒者发生结直肠癌的风险是不饮酒者的1.13倍，对于饮酒的人来说，饮酒不仅与结直肠癌有密切的关系，而且还呈现出剂量反应关系。发生结直肠癌的风险与饮酒的年龄越早，饮酒的量越多均呈现出一个剂量反应，与不饮酒者相比，轻度、中度和重度饮酒者发生结直肠癌的风险分别是1.07倍、1.23倍和1.37倍。

（3）疾病史

①肠息肉。肠息肉发生结直肠癌的风险最大，为无肠息肉的8.73倍。直肠癌的发病与息肉紧密相关，有学者认为，直肠息肉是结直肠癌的癌前病变，尤其是家族性多发性腺瘤息肉病，发生癌变的风险极大；乳头状腺瘤性息肉，癌变的可能性也较大。

②慢性炎症。长期的慢性炎症刺激会导致直肠癌的发生，如血吸虫病、阿米巴痢疾、慢性非特异性溃疡性结肠炎、慢性菌痢等，可通过肉芽肿、炎性和假性息肉阶段而发生癌变。有超过10

年溃疡性结肠炎病程的患者容易演变成恶性肿瘤，且癌变的恶性程度较高，易于转移且预后较差；有关资料统计，结直肠癌的病人中，患结肠炎者发病率比未患结肠炎者高出8～10倍。

③其他疾病。有慢性便秘或腹泻史者发生结直肠癌的风险为无慢性便秘或腹泻史的6.44倍，有黏液血便史者发生结直肠癌的风险为无黏液血便的5.33倍，有慢性结直肠炎者发生结直肠癌的风险为无慢性结直肠炎的2.76倍。

（4）代谢综合征

①肥胖。目前研究显示，肥胖是结直肠癌的一个重要危险因素，在年轻人群中肥胖人数基数的增加是结直肠癌发病率增加的主要原因。研究发现，超重个体（BMI≥25kg/m²）发生结直肠癌的风险较体重正常个体明显增加了0.42倍，且随着BMI的增加，结直肠癌发生风险也逐渐增加；肥胖者（BMI≥30kg/m²）发生结直肠癌的风险比BMI正常者增加了近1倍。

②糖尿病。在研究结直肠癌与糖尿病之间相互关系时发现，患有2型糖尿病的患者发生结直肠癌的概率会大大增加，是正常人的2倍。若有肠癌家族史，糖尿病发生的时间可能更早。而已经罹患结直肠癌的患者，有很大可能会同时发生糖尿病，这二者之间可能有共同致病的因素，如肥胖和喜食红肉、高热量、高脂肪食物，不经常运动等与结直肠癌发生也息息相关。

（5）家族史

结直肠癌具有明显的遗传性，已被证明有结直肠癌家族遗传病史会使一级亲属发生结直肠癌的风险增加1倍。同时一项Meta分析结果显示，家族史和遗传因素在结直肠癌发病过程中起到近1/3的作用。这是因为正常细胞的基因组合发生变化，促进组织细胞异常增生，从而可能出现癌前病变，细胞遗传基因发生突变，变为具有肿瘤遗传特性的恶性细胞，表现为癌症的家族聚集性。

（6）久坐的生活方式

久坐不动的生活方式被发现为结直肠癌的一个最新的危险因素，研究发现，久坐不动会增加结直肠癌的发病风险，特别是直肠部位的患癌风险。诸多相关研究结果显示，在办公室工作的人患结直肠癌的风险明显高于爱好运动者及体力劳动者。世界卫生组织报道指出，全球范围内有近七成的疾病都与久坐不起、缺乏运动有密切的关联。其中，结直肠癌是其中之一，且是致死率很高的疾病。

（7）饮食习惯

饮食结构是影响到结直肠癌发生的一个重要原因，高脂肪、高热量、低纤维饮食和含硫微生物饮食很可能是引起结直肠癌发生的重要危险因素之一。加工肉类摄入量过高而蔬菜和豆类的摄入量较低很可能会诱发结直肠癌，其一方面原因是高脂饮食可以刺激胆汁分泌增多，另一方面会促进肠道内某些厌氧细菌的生长，胆醇和胆盐经厌氧菌分解成不饱和胆固醇，如脱氧胆酸和石胆酸等致癌物质，因此可增加直肠癌的发生风险。Meta分析显示，摄入油炸食品、腌制食品、烟熏食品、烧烤食品、红肉、动物油和饮食偏咸发生结直肠癌的风险分别是无以上饮食习惯的1.19倍、1.28倍、1.22倍、2.55倍、1.62倍、1.42倍和1.61倍。

（8）精神心理因素

不良情绪对机体免疫机能有抑制作用，从而减弱免疫系统识别和消灭癌细胞的免疫监视作用。有关研究显示，情绪自我调节能力差、精神创伤史发生结直肠癌的风险是无以上心理健康问题的1.77倍和2.61倍。

（9）保护因素

饮食方面：饮茶、奶制品、膳食纤维、鱼类水产品、葱蒜类食物、粗粮、蔬菜、水果等为结直肠癌的保护性因素。此外，轻体力活动也是结直肠癌的保护因素。

（10）预防措施与建议

①保持健康的饮食习惯。多吃含有丰富膳食纤维的食物，如粗粮、新鲜水果与蔬菜等，会增强排便，有助于肠道内毒素的排出。同时，尽量少吃油炸、熏制、高脂肪、高蛋白的食物，避免摄入腐败的食物，能够使较少有害因子进入人体。多喝牛奶，补充各类维生素，也有助于加强自身身体素质，提高免疫力。已经有证据表明，补充钙剂和维生素A、C、D、E能够降低患有结直肠癌的风险。

②保持健康的生活方式。适当锻炼身体，养成规律的生活习惯，戒烟戒酒，控制体重。

③积极治疗结直肠疾病。积极治疗结肠慢性炎症、结直肠息肉及其他疾病，及时复查肠镜，定期随访。

④加强运动。肥胖、久坐不动等与结直肠癌的发病风险密切相关，通过适量运动，提高身体免疫力，控制体重在正常范围内可在一定程度上预防结直肠癌。

⑤戒烟戒酒。吸烟对健康的危害很多，也会增加罹患结肠癌的风险；同时，酒精也是一个普遍的致癌风险因子，戒烟戒酒能有效预防结直肠癌的发生。

⑥重视疾病先兆。便血通常是结直肠癌病人的首发症状，其次是大便习惯改变，包括大便时间、次数的改变，以及便秘或不明原因的腹痛、腹泻等等。

⑦积极参加结直肠癌筛查。如有结直肠癌的高危因素存在，如家族性结肠癌或息肉病、溃疡性结肠炎、肠腺瘤等，应积极参加结直肠癌筛查，以期做到早发现、早诊断、早治疗。

7.宫颈癌

宫颈癌是女性群体最常见的恶性肿瘤之一，不仅是在女性生殖器官恶性肿瘤发病及死亡中位居首位，同时在女性各种恶性肿瘤中最常见。我国宫颈癌的发病率呈现出明显的地域差异，主要表现为高发区连接成片，各省宫颈癌相对高发的市、县也常常呈现出互相连接的现象。总的来说，宫颈癌发病表现出农村地区高于城市地区、山区高于平原的特点。从年龄分布上讲，我国宫颈癌发病主要集中在40岁以上年龄段人群，20岁以下年龄段人群中发病较少。为加强女性群众宫颈癌预防，降低宫颈癌发病率与死亡率，以下通过对宫颈癌的危险因素进行简要的阐述，为宫颈癌预防与控制提供理论参考。

（1）HPV感染

HPV是一组无包膜双链DNA病毒，广泛存在于自然界，主要通过性接触传播，有研究表示，全球共有4.5%的癌症发病可以归结于HPV感染，宫颈癌在其中占比达83%，HPV持续性感染是导致宫颈癌的重要因素，HPV感染后易引起上皮增殖，造成皮肤或黏膜产生疣甚至诱发恶性肿瘤。研究显示，HPV感染后发生宫颈癌的风险是无HPV感染的3.52倍。

（2）生殖因素

宫颈癌的发生与生育次数相关，焦国兰的一项甘肃省庆阳市农村妇女宫颈癌的研究显示，怀孕4次及以上的妇女发生宫颈癌的风险是怀孕小于4次的妇女的1.68倍，刘谈俊的研究显示，多次分娩的女性发生宫颈癌的风险是无多次分娩的1.84倍。有相关Meta分析结果表明，初次足月妊娠时尚未满17周岁的女性发生宫颈癌的风险比初次足月妊娠时达到25岁或25岁以上的女性高出77%，但本项研究中与首次足月妊娠年龄的关系仅限于宫颈鳞癌，与腺癌无关。

（3）性行为

发生初次性行为年龄过小是宫颈癌的一个重要危险因素，主要原因是20岁或18岁以下的年轻女性生殖系统发育尚未完全成熟，一些致癌物质、细菌或者是病毒等会侵袭宫颈黏膜，从而导致鳞状上皮化生、不典型增生、原位癌、浸润癌等的发生。性伴侣人数大于3人者发生宫颈癌的风险是性伴侣人数小于3人者的2.13倍，同时，性伴侣个数多、性生活不洁等因素都会增加女性感染HPV的概率风险。有文献报道，美国大约有一半的新发HPV感染发生在15~24岁的女性中。

（4）宫颈慢性炎症

慢性宫颈炎主要包含有宫颈糜烂、宫颈息肉、宫颈肥大、宫颈腺囊肿、宫颈黏膜炎等。这些炎症与癌前病变以及宫颈癌并存。宫颈慢性炎症会出现各种各样的细菌，而这些细菌在进入生殖道之后就会逐渐对人们的生活产生影响，炎症的刺激使得鳞状上皮被柱状上皮所替代，随着炎症的严重程度逐渐增加，宫颈癌发生的概率也在逐渐增大。

（5）其他生物学因素

沙眼衣原体、单纯疱疹病毒Ⅱ型、滴虫等病原体的感染在高危HPV感染导致宫颈癌的发病过程中有协同作用。

（6）服用避孕药

有证据表明长期服用口服避孕药会增加女性宫颈癌的风险，口服避孕药的使用可能也会影响宫颈HPV感染的可能性或影响感染的清除或持续性，从而影响宫颈癌前病变和宫颈癌的进展过程。

（7）有宫颈癌家族史

许多研究显示，癌症的发生具有遗传性，胡春霞等的一项宫颈癌发病影响因素的Meta分析结果显示，有肿瘤家族史的妇女宫颈癌的发病风险是无宫颈癌家族史的5.06倍，罗欣的一项武汉地区农村妇女宫颈癌发病的危险因素病例对照研究结果显示，有宫颈癌家族史的发生宫颈癌的风险是无宫颈癌家族史的16.87倍，揭示了宫颈癌的发生与家族史有强相关性。

（8）环境因素

经常使用手机或吹风机以及生活中经常接触噪声强光等会增加宫颈癌发病风险，也有研究指出，农药的使用可能造成宫颈癌发生的风险增高。长期工作在农场、工厂的妇女，如果经常接触有害化学物质，则会增加患子宫颈癌的危险性。有一些妇女，其母亲曾经服用过二乙甲苯酰胺（一种称为避蚊胺的药物），则本人患了宫颈癌的危险增加。

（9）吸烟

吸烟的危害众所周知，研究表明，吸烟是宫颈癌潜在的高危因素，且有可能会促进HPV的感染概率，在宫颈癌的发生、发展过程以及预后中均发挥着不良作用。其主要致病机制可能是长期吸烟的女性，大量的尼古丁在进入人体后会有一部分附着于宫颈黏液中，从而消耗大量郎格罕细胞，导致宫颈免疫力下降。相关统计发现，每天接触二手烟时间大于5h者，其发生宫颈癌的风险比不接触二手烟者增加11.8倍。

（10）精神心理因素

不良心理社会因素与宫颈癌的发生发展密切相关，心理因素中患有抑郁的妇女发生宫颈癌的风险是无抑郁的妇女的9.03倍，国内外许多研究证实离婚和丧偶对精神心理和生活有很大影响，婚姻状况对女性健康尤其有明显影响，同时亲人亡故的精神因素等是导致宫颈癌发生的主要原因。

（11）预防措施与建议

①注射HPV疫苗。由于90%左右的宫颈癌都是由高危型HPV病毒，即HPV 16和18型病毒感染所引起，因此女性通过注射HPV疫苗是当前预防HPV感染的重要方式，从而达到降低宫颈癌发病率与死亡率，减轻疾病负担的目的。无论是二价、四价还是九价HPV疫苗都可以有效预防高危型HPV病毒感染。四价和九价疫苗除了预防高危型HPV病毒以外，还对低危型HPV引起的尖锐湿疣具有一定预防作用。

②避免不洁性行为。临床上，绝大多数的宫颈癌都是由HPV病毒感染继发所引起，而HPV传播的最主要方式就是通过性接触传播。因此，为了有效避免宫颈癌的发生，患者首先需要避免不洁性行为，比如在进行性生活时佩戴安全套，要固定性伴侣，避免与多人发生性关系，避免没有保护措施的性行为，以尽可能降低感染HPV的概率，从而避免宫颈癌的发生。

③定期进行TCT和HPV检测。虽然宫颈癌的发生和高危型HPV病毒感染直接相关，但是还有少部分宫颈癌不是由HPV病毒感染引起。同时，部分女性在注射HPV疫苗以后，仍然有可能感染高危型HPV病毒。所以建议40岁以上的女性，每隔3~4年的时间进行1次TCT和HPV检测。TCT可以检测宫颈上皮内是否出现了异型细胞，从而早期发现宫颈高级别上皮内瘤变，避免进一步进展为宫颈癌。而HPV检测可以明确女性是否出现了HPV感染，同时监测HPV疫苗的预防效果，避免由于高危型HPV病毒感染导致宫颈癌的发生。

④晚婚晚育。如果女性出现早婚、早产或性生活过早会增加人乳头瘤病毒感染的概率，因此建议女性晚婚且优生以降低宫颈癌的发病机会。

⑤改善生活方式。规律的生活作息、健康的饮食习惯等都是预防宫颈癌的有效方法，避免熬夜、吸烟、酗酒等不良的生活习惯，可以降低宫颈癌的发病风险。

⑥积极治疗妇科疾病。患有慢性宫颈炎、阴道炎等妇科疾病的患者，需要积极进行治疗。这些疾病可能是宫颈癌的诱因之一，及时治疗可以预防病情恶化。

⑦防止宫颈损伤。预防宫颈裂伤。若出现宫颈裂伤，应及时进行修补，以防止感染。

⑧伴侣切除过长的阴茎包皮。如果配偶的阴茎包皮过长，建议进行手术切除过长的皱襞。这样可以防止性生活时包皮垢污染宫颈，引发阴道炎症和癌症，同时也可以预防男性外生殖器炎症的发生。

⑨注意精神卫生，保持心情舒畅。心理健康对于预防和治疗各种疾病都非常重要。应该注意保持良好的心态，避免过度焦虑、抑郁等情绪的影响。

⑩锻炼身体，增强体质。适当的锻炼可以增强体质，提高身体的免疫力。建议进行适量的有氧运动，如散步、慢跑等，以保持身体健康。

⑪定期体检。定期进行宫颈癌体检或参加妇女两癌健康筛查，争取早发现、早诊断、早治疗、早康复，减轻疾病负担。

8. 卵巢癌

卵巢癌是发病率较高的女性生殖系统恶性肿瘤之一，其病死率居高不下，情况不容忽视。卵巢癌临床病理类型较多，起病隐匿，扩散快，疗效不佳，且发病率呈上升趋势并逐渐年轻化。目前尚无有效的早期筛查与诊断标准，因此卵巢癌的早期预防与控制相对较难。目前，多数卵巢癌发现时已处于晚期阶段，治疗效果不甚理想。与其他恶性肿瘤如结肠癌或宫颈癌相比，尚无充足的组织学或血清标记物相关信息可供临床医生评估妇女卵巢癌发生的风险，因此目前卵巢癌发生的危险识别主要是基于流行病学研究，卵巢癌严重威胁着广大女性群众的健康。如何做好危险因素的识别与预防，远离高危因素，是当下降低卵巢癌的发病率及死亡率的重要方式，以下从各方面对卵巢癌危险因素进行简要的阐述。

（1）肿瘤家族史

肿瘤家族史是各恶性肿瘤的重要危险因素之一，卵巢癌也不例外。有肿瘤家族史者尤其是一级亲属患有卵巢癌的患病风险会更高。早在20世纪80年代初，Claus等在研究中提出，一级亲属中有患卵巢癌的女性较无卵巢癌家族史女性发生卵巢癌的风险增加了3.6倍，二级亲属中有患卵巢癌的女性较无卵巢癌家族史女性发生卵巢癌的风险增加了2.9倍。除此之外，卵巢癌危险因素的一项Meta分析结果显示，有其他恶性肿瘤家族史的卵巢癌患病风险是无恶性肿瘤家族史患病风险的3.59倍。

（2）生殖因素

①月经初潮年龄与痛经史。研究证实，月经初潮年龄过早会使卵巢癌发生的危险性增高，可能与卵巢上皮细胞过早接受排卵刺激有关。俞鸣等研究结果表明，月经初潮年龄＜13岁的发生卵巢癌的风险是初潮年龄≥13岁的1.58倍，有痛经史的发生卵巢癌的风险是无痛经史的2.67倍，月经周期＞30d的发生卵巢癌风险是≤30d的1.60倍，是卵巢癌的危险因素。

②孕产史。多项研究表明，女性卵巢癌的发生与女性孕产史有着密不可分的关联。相较正常孕龄产妇，低龄孕产妇发生卵巢癌的风险是1.88倍；有不孕史的发生卵巢癌的风险是无不孕史的3.90倍；有人工流产史的发生卵巢癌的风险是无流产史的1.53倍。

③激素。卵巢上皮细胞是一种对激素环境较为敏感的器官。其他相关研究表明，生殖激素水平可以直接在卵巢上皮细胞中具有强大的生物学效应，从而影响卵巢癌的发生。雌激素和雄激素可能对卵巢上皮细胞有刺激作用，增加卵巢癌发生的风险。

（3）疾病因素

①妇科炎症。妇科炎症在卵巢癌的发展进程中起到了不可忽略的影响力，已有研究证实，血清C-反应蛋白水平升高与卵巢癌发生有关。在一项前瞻性病例对照研究中发现，白细胞介素也与卵巢癌的发生密切相关。

②多囊卵巢综合征。在一项卵巢癌的病例对照研究中发现，卵巢癌患者中患有多囊卵巢综合征的人数是对照组中患有多囊卵巢综合征的2.5倍，意味着患多囊卵巢综合征人群患上皮性卵巢肿瘤的可能性高于对照人群。

③子宫内膜异位症。子宫内膜异位症被认为卵巢癌的重要危险因素，其致病机制尚无明确的报道，但有研究者认为，慢性炎症刺激可容易导致子宫内膜异位植入，导致恶性病变转化。子宫内膜异位症具有抗孕激素作用，因而降低潜在的激素保护功效，子宫内膜异位症相关的卵巢癌最常见的组织学类型是透明细胞癌和了宫内膜癌。

（4）生活因素

①吸烟。吸烟会导致各种癌症发病风险增加，卵巢癌也是其中之一。研究发现，有吸烟史的女性发生卵巢癌的风险较不吸烟女性高，虽然吸烟诱发卵巢癌目前并没有得到基础研究的证实，但吸烟产生的尼古丁及其代谢产物会随着吸烟年限增加逐渐附着于卵巢表面细胞，这些有害毒物会导致卵巢表面上皮细胞DNA损伤，进一步增加癌变风险。此外，在女性吸烟者血液中发现促性腺激素和雄激素水平较不吸烟人群高，这可能对卵巢产生不良影响。

②饮食。饮用咖啡会增加卵巢癌的风险，尤其表现在未绝经的妇女。研究结果显示，饮用咖啡与子宫内膜样卵巢癌之间存在阳性相关，饮用咖啡人群发生卵巢癌的风险是不饮用人群的3.01倍。高脂肪饮食是卵巢癌的高危因素，发达国家饮食结构中肉食较多，其卵巢癌发病率也较发展中国家高。研究数据也表明，食肉多与食肉少的女性相比，卵巢癌风险增加。

③运动。某研究发现，适度的体育运动会降低卵巢癌的发生风险。一项以卵巢癌妇女和健康妇女为研究对象的调查发现，中等水平的体育运动或体力劳动会降低妇女卵巢癌发生的可能性。其影响机制可能是体育运动或体力劳动会改变体内激素水平，从而导致女性排卵障碍，雌激素水平降低，促性腺激素水平升高，从而增加了卵巢癌发生的风险。

（5）其他因素

①职业或环境有害因素接触密切者。职业或环境有害因素在卵巢癌众多危险因素中占有不可

忽视的分量，在一些工业化比较发达的城市，卵巢癌的发生率较农村地区发病率高，这可能与工业污染排放大量致癌物，导致生活与工作场所中人群接触机会大大增加有关。其中，滑石粉就是一种容易导致卵巢癌的化学致癌物，它与石棉化学结构类似，且都存在于矿物质及粉尘中。对有过滑石粉接触史的卵巢癌患者卵巢组织取病理活检后发现，在近3/4的卵巢组织切片中发现了滑石粉颗粒植入。体外试验亦有报道，滑石粉能穿透在体外培养的上皮细胞，尤其加入二甲苯丙蒽后易诱发卵巢癌。主要原因可能是环境中滑石粉等有毒有害物质可通过生殖道进入子宫和输卵管等腹腔组织，进一步侵袭卵巢，增加了卵巢癌的发生风险。除此之外，干洗店工人、房屋装饰工人、绘图油漆工人及从事印刷业等的工种女性与从事其他职业的女性相比发生卵巢癌的风险会大大增加，可能也与接触有机粉尘、芳香胺和芳香族化学物等有害因素有关。

②肥胖因素。肥胖也被认定是卵巢癌的危险因素之一，BMI>30kg/m²肥胖人群和卵巢癌的发病息息相关，一项对49万余名妇女开展了长达16年的前瞻性队列研究结果报道，在对卵巢癌患者中肥胖人群和卵巢癌死亡率之间的关系分析中揭示，卵巢癌女性中肥胖人群与体重正常人群相比，卵巢癌的死亡率明显升高。肥胖的妇女在绝经前发生卵巢癌的危险性较正常体重者增加2倍。有研究者认为，肥胖诱发卵巢癌的机制主要是通过激素完成，因肥胖被认为会导致肾上腺雄激素分泌增加，与内源性雌激素增加有关。

③大便不规律史。俞鸣等研究结果表明，有大便不规律史的人群发生卵巢癌的风险为大便正常人群的2.65倍；冯丹等的Meta分析结果也证实了这一观点。具体致病机制目前尚不明确，但有人认为可能是因为大便不规律很容易导致便秘，而便秘可以引起很多疾病，例如胃肠功能的紊乱，而且会导致肥胖等症状的出现，严重者有可能会引起内分泌失调，从而间接引起卵巢癌的发生。

④精神心理因素。研究发现，精神心理因素与卵巢癌的发生有关，艾森克人格问卷中神经质、负性生活事件分值高者对各种刺激反应过于强烈，易产生焦虑、紧张、易怒、抑郁，一旦激发则难以平静。俞鸣等报道称，量表分高者发生卵巢癌的风险是低的3.15倍，负性生活事件分值高者发生卵巢癌风险是低的4.39倍。国内外多项研究表明，心理因素通过自主神经系统，下丘脑-垂体-肾上腺轴及免疫系统影响恶性肿瘤的发生。负性生活事件改变了人体皮质醇白天的变化节奏，并使夜间皮质醇水平显著增高，从而增加卵巢癌发病风险。因此，关注精神心理问题也是预防疾病的重中之重。

(6) 保护性因素

研究显示，足月妊娠史、多次结婚史、多孕多产史、哺乳史、多次服用避孕药史、放置节育环史等是卵巢癌发病的保护性因素。其主要原因是多孕多产和多次哺乳会缩短女性排卵时间，减少了卵巢上皮细胞受刺激的累积时间，从而降低了发生癌变的可能性。同时也有研究显示，妊娠次数与卵巢癌的发生呈负相关，怀孕次数大于7次的妇女发生卵巢癌的风险是无生育史女性的0.17倍，表明怀孕与生产次数越多的女性发生卵巢癌的风险越低。另外，放置宫内节育器可以在一定程度上阻止各种污染物进入阴道，进而侵袭卵巢，从而减少卵巢癌的发生风险。口服避孕药是国内外公认可以降低卵巢癌发病风险的因素，口服避孕药可使卵巢癌的发病风险降低40%以上，且与避孕药服药时间呈现负相关，其对卵巢癌的保护作用可能与抑制排卵和改变肿瘤发展进程等有关；多次结婚史对卵巢癌的保护作用目前国内外研究结论尚不统一；此外，输卵管结扎手术可以减少卵巢遭受各种有害物质的感染与侵袭，从而降低了卵巢癌的发病风险。

此外，增加新鲜蔬菜水果的摄入量、经常饮茶都会降低卵巢癌的发病风险，并且表现出明显的剂量关系，随着新鲜蔬菜水果摄入量的增加和饮茶时间的延长，其对卵巢癌的保护作用也越为明显；其他饮食因素如纤维素、胡萝卜素以及各种维生素等均可以起到预防卵巢癌发生的作用。

（7）预防措施与建议

①倡导健康的饮食习惯。高蛋白、富含维生素 A 的饮食可以有助于预防卵巢癌。例如，鸡蛋、鱼、牛奶等食品都是良好的蛋白质来源，而胡萝卜、菠菜、南瓜等蔬菜则富含维生素 A。同时，应避免高胆固醇食物的摄入，如油炸食品，这可能增加患卵巢癌的风险。

②定期检查身体。通过定期体检对健康情况有一定了解，对于某些部位出现的病灶可以及时发现，采取有效的控制手段。30 岁以上的妇女及高危人群，如具有家族病史或遗传倾向的女性，最好每半年就进行一次检查。同时，结合 B 超和肿瘤标志物的检测可以更有效地发现异常。

③出现妇科疾病马上治疗。部分小的妇科疾病没有引起重视会不断发展，进而增加治疗难度，甚至有一定的风险，出现恶性肿瘤的概率大。而要远离这种情况就应该养成好的习惯，病从浅中医，有小疾病也要及时处理，平时积极预防妇科疾病，卵巢保持健康状态，对恶性肿瘤预防有帮助。

④勤加运动增强体质。运动量充足对体质增强，严重疾病预防有帮助。很多人身体发胖，体内脂肪物质堆积，但是依然不锻炼，运动量过少体质会下降，还会在脂肪物质堆积后身体明显肥胖，肥胖过度会影响内分泌，内分泌失调也会导致某些妇科疾病出现。因此，在预防卵巢癌的过程中要勤加锻炼，通过运动充足来达到养护身体的目的。

⑤保持良好心态。远离卵巢癌还应该有良好的心态保持。很多人经常负面情绪出现，没有注意良好心态保持的重要性，处于焦虑、生气、紧张的状态中，而这些不良情绪出现身体容易受到刺激，还会干扰内分泌，卵巢又是分泌出雌性激素的重要器官，会受到不良心态的影响下功能异常。要更好预防疾病，需要控制个人情绪，才能有效增强抵抗力，维持内分泌正常。

9.膀胱癌

膀胱癌作为全球十大常见恶性肿瘤之一，同时也是泌尿系统最常见的恶性肿瘤。全球范围内，膀胱癌的发病率呈现出发达国家远高于发展中国家的规律，虽然我国膀胱癌发病率低于欧美等发达国家和地区，但近几十年来随着生活水平不断提升、人们健康意识的提高以及国家对于肿瘤筛查工作的不断推进，膀胱癌的发病率呈逐渐上升趋势。因此，如何早期、合理、有效地做好膀胱癌的防治工作成了当前社会及医学界普遍关注的话题。应当注意的是，膀胱癌的演变过程是多因素、长时间的，有研究表明膀胱癌的发生与环境、生活习惯、饮食结构、职业等因素密切相关，以下将从几个方面对膀胱癌的危险因素展开简单的分析与谈论。

（1）生活因素

①吸烟。研究表明，吸烟是诱发膀胱癌的重要危险因素之一，通过对比不吸烟者与吸烟者膀胱癌发病率时发现，吸烟者发生膀胱癌的风险是不吸烟者的 3 倍，而不间断的吸烟者发生膀胱癌的风险比既往吸烟者发生膀胱癌的风险增加 40% 以上。大量流行病学调查研究显示，吸烟与膀胱癌之间存在明显的相关性，膀胱癌危险性随着吸烟次数、吸烟时间的增加而显著增加，首次接触烟草的年龄以及戒烟与膀胱癌危险性呈负相关，约 50% 的男性膀胱癌和 30% 的女性膀胱癌可能与吸烟有关。另有研究表明，吸烟者仅在戒烟 2~4 年内患膀胱癌的危险性即可降低，且危险度的高低与初次吸烟年龄、数量、年限以及烟草种类等因素有关，吸含过滤嘴香烟者患膀胱癌的危险性较不含过滤嘴香烟者降低 20%~30%。

②饮酒。酒精可能是膀胱癌的危险因素之一，因为酒精及其代谢物均通过泌尿道排泄，尤其是乙醛，作为乙醇的第一级代谢产物，其已被国际癌症研究中心（IARC）列为 2B 类致癌物质。有研究显示，乙醛能够使造血干细胞中的 DNA 断裂，导致这些细胞发生染色体重排，永久性地改变

它们的DNA序列。酒精的致癌风险也与酒精摄入量有关，宋瑞祥等在分别比较中度饮酒（每日摄入酒精量＜37.5g）以及重度饮酒（每日摄入酒精量＞37.5g）与膀胱癌发病危险性的关系后发现，中度饮酒整合后的OR=0.98（95% CI：0.83～1.15），而重度饮酒整合后的OR=1.31（95% CI：1.09～1.58），认为重度饮酒可能是膀胱癌的危险因素。

（2）膳食因素

①蛋白质摄入量。动物蛋白摄入量增加与膀胱癌的患病风险正相关，是因为尿素是蛋白质代谢后经泌尿系统排泄的主要含氮代谢物，而高蛋白饮食会增加尿液中的尿素浓度。Liu等通过动物模型探讨了持续的高尿素刺激对尿路上皮细胞的影响，其研究结果显示：在高尿素浓度的刺激下，膀胱尿路上皮细胞会发生炎症反应、细胞周期阻滞和细胞凋亡通路的异常激活，为高蛋白饮食诱发膀胱癌提供了有力的证据。

②脂肪摄入量。研究发现高脂饮食会使膀胱癌的发生风险增加近40%，有研究者认为，大量高脂饮食的摄入会引起全身和局部变化，从而增加了膀胱癌的发生风险。

③肉类摄入量。食用大量加工肉类或红肉，会导致膀胱癌的发病风险分别增加近30%和40%，可能是因为加工肉类中亚硝酸盐含量较多，而亚硝酸盐在人体内会形成内源性亚硝胺，从而增加了膀胱癌的发生风险；红肉在高温烹饪时会产生杂环胺、多环芳烃等致癌物质，从而导致了膀胱癌的发生。

④咖啡。咖啡及各类液体摄入人体后会经尿液排泄，其中某些代谢成分长时间停留于膀胱内似乎会增加膀胱癌发病风险。虽然目前没有明确的证据证明咖啡对实验动物有致癌作用，但在1971年的一项膀胱癌病例对照研究发现膀胱癌与长期饮用咖啡有关。而此后30多项研究通过调查咖啡与膀胱癌的相关性，结果显示，饮用咖啡者发生膀胱癌的风险要高于不饮咖啡者。在美国开展的一项病例对照研究发现，经常饮用咖啡者与不饮咖啡者相比发生膀胱癌的风险是1.4倍。在经常饮用咖啡者中，膀胱癌发病风险与饮用量呈现正相关性。

（3）肿瘤家族遗传史

膀胱癌的发病存在明显的遗传倾向，通过进一步分析发现，膀胱癌患者的一级亲属罹患膀胱癌的风险将增加50%～100%，有明确泌尿道上皮癌家族史的人群，膀胱癌危险度增加2倍。

（4）其他因素

①超重/肥胖。超重/肥胖是膀胱癌患病的危险因素，肥胖者发生膀胱癌的风险是低体重者的1.37倍。肥胖相关肿瘤发生的生物学机制尚未得到很好的验证，但有学者已经提出了多种假设。高水平的脂肪组织与高水平的胆固醇有关，胆固醇是雄激素睾酮的前体，可刺激上皮细胞增殖。高脂肪水平也与血浆中高水平的VEGF和FGF_2有关，这两者均能刺激上皮细胞增殖。脂肪组织也会分泌瘦素，影响血管的相关功能和结构，可能促进肿瘤发展。

②药物。大量服用含非那西汀的止痛药与膀胱癌危险性增加相关，长期服用罗格列酮的2型糖尿病患者膀胱癌发病风险显著增加，长期服用噻唑烷二酮类药物具有更高的罹患膀胱癌的风险，应用环磷酰胺治疗非霍奇金淋巴瘤的患者发生膀胱癌的危险性增加。

③电离辐射。电离辐射包含核辐射、X射线、中子辐射等，其中人造辐射广泛应用于医疗、工业等领域。有流行病学研究表明，经过放疗的患者患膀胱癌的风险是未接触放射线人群的2～4倍，且危险性随着放射量和照射时间的增加而增长。

④血吸虫感染。目前存在于人体的血吸虫主要有日本血吸虫、埃及血吸虫和曼氏血吸虫3种，其中埃及血吸虫是国际癌症研究中心（IARC）确定的膀胱癌1类致癌因素，其感染者膀胱癌的危险度是非感染者的5倍。血吸虫致膀胱癌机制较复杂，有研究认为可能与血吸虫感染引起膀

胱细胞内氧自由基损伤染色体导致基因移位有关。Rambau等在一项关于坦桑尼亚西北部185例感染血吸虫的膀胱癌患者的回顾性研究发现，鳞状细胞癌占55.1%，约80%的患者镜检发现血吸虫卵。

⑤微量元素紊乱。Michaud等在一组病例对照研究中发现，硒与女性患者膀胱癌危险性呈负相关。砷是IARC确认的1类人类致癌物，目前关于砷诱发膀胱癌的机制尚不清楚，有研究表明砷可能与肿瘤抑制基因（P16，Rb）的失活有关。低至中等水平的砷接触可能增加患膀胱癌的风险，在排除吸烟、职业以及遗传等影响因素后发现不断增加的砷累积暴露与膀胱癌风险的增加有关，这可能与当地大量使用水井以及广泛使用含砷杀虫剂有关。另有观点认为，砷并不是独立的膀胱癌致癌因素，单独的低浓度砷不会增加膀胱癌的发生风险。

（5）职业因素影响

①芳香胺。芳香胺中以2-苯胺致癌力最强，联苯胺次之。研究表明，经常接触芳香胺的人群膀胱癌发病率较高。曲宝庆等在对我国重点染料生产厂的回顾性队列研究中发现，男性职工膀胱癌发病率显著高于同时期全国膀胱癌发病率及死亡水平，其中直接从事染料生产的工人占比更加突出。冯佩文等对全国生产和使用联苯胺的工厂作业人员进行调查研究，发现从业工人膀胱癌发病率是同时期上海市居民膀胱癌发病水平的26.1倍，说明我国联苯胺作业人员膀胱癌发病率较普通居民显著升高。

②多环芳烃。多环芳烃是煤、石油、木材等有机物不完全燃烧时产生的挥发性碳氢化合物。其中以苯并[a]芘为代表，已被国际癌症研究中心列为1类致癌物质。在对挪威铝厂工人的回顾性队列研究发现PAHs暴露工人膀胱癌的危险性显著增高且随着PAHs的累积暴露程度增加有增高的趋势。

③尾气。包括柴油尾气和汽油尾气，其中柴油尾气已被IARC确认为1类人类致癌物。柴油尾气主要包含一氧化碳、碳氢化合物、氮氧化合物、二氧化硫以及多种芳香族硝基化合物；汽油尾气主要由固体悬浮微粒、一氧化碳、二氧化碳、碳氢化合物以及硫氧化合物组成。研究发现，暴露于高浓度柴油尾气可能会增加膀胱癌的风险，而高浓度汽油尾气对于膀胱癌的发病无显著影响，暴露于柴油尾气超过10年的工人患膀胱癌的风险较一般工人增加约1.45倍。

④铅。铅是人类最早使用的金属之一，因其具有耐蚀性高、不易透过射线以及塑性好等优点而被广泛应用于化工、电缆、蓄电池等领域。通过对36名膀胱癌患者血液和膀胱癌组织中的铅浓度水平进行测量后发现，与正常人群相比铅在膀胱癌患者血液以及癌组织中的含量显著升高。

④染发剂。染发剂通常含有芳香胺和硝基化合物类物质，有研究显示频繁接触染发剂的理发师、染发师且工作超过10年以上者膀胱癌发病风险较普通人群提高5倍。通过研究还发现染发剂主要提高女性患膀胱癌的风险，特别强调重视初次使用染发剂的年龄、使用频率以及持续时间。平均每月使用1次染发剂并持续15年及以上者，其患膀胱癌的风险是其他人的3.3倍。

（6）疾病史

尿道感染和尿道结石等疾病史会对膀胱上皮细胞产生长期的刺激作用，增加了膀胱癌发生风险。在某些病例对照研究中发现膀胱炎及其他尿道感染等疾病与膀胱癌的发病有明显相关关系，多数研究认为（反复）尿道感染者的膀胱癌危险性约为2倍，并认为这可能在致癌过程的后期起作用。肾结石可使人类膀胱癌危险性轻度增加，这与对啮齿类动物的作用相同。

（7）保护性因素

大量的研究对水果及蔬菜的摄入与膀胱癌发生风险之间的关系进行了调查，发现蔬菜和水果的摄入量每增加200g/d，膀胱癌的发生风险会分别下降8%和9%。蔬菜及水果的摄入影响膀胱癌患病风险的原因，有研究认为因为水果及蔬菜含有丰富的矿物质、植物化学物质和抗氧化剂营养素，具有潜在的抗癌特性，从而影响膀胱癌的患病风险。Meta分析认为：血清或血浆中维生素A、总类胡萝卜素、α-胡萝卜素、β-胡萝卜素、叶黄素等是膀胱癌的保护因素。其他研究显示，酸奶也是膀胱癌的保护性因素，如每天至少食用2份发酵奶者发生膀胱癌的风险比不食用酸奶者降低近40%。另外，2013年发表的Meta分析报告称，煎鸡蛋的摄入使膀胱癌的发生风险增加了2倍。

（8）预防措施与建议

①戒烟。吸烟是导致膀胱癌最主要的危险因素之一。戒烟可以显著降低患上膀胱癌的风险。

②避免接触有害物质。如苯、染料、化学肥料等，这些物质与膀胱癌的发生率有一定关联。

③多喝水。饮用足够的水可以帮助稀释尿液中的有害物质，减少其对膀胱的刺激，从而降低患膀胱癌的风险。

④注意健康饮食。研究表明，摄入富含抗氧化物的食物，如水果和蔬菜，有助于降低患膀胱癌的风险。少吃肉类的食物，饮食不要过咸过辣，少吃高脂肪、油炸食品。

⑤职业保护。从事纺织、染料制造、药物制造、杀虫剂生产行业，需要注意职业保护。长期接触化学化工物质也是引发膀胱癌的一个危险因素。

⑥加强锻炼。根据本人的身体情况及爱好等因素，选择自己适合的运动项目，循序渐进，持之以恒，不宜从事激烈和对抗性强的体育项目。

⑦定期体检。坚持定期体检，发现身体不适应及时就诊，及时治疗相关疾病，做到早发现、早诊断、早治疗。

⑧保持良好心态。患者要保持乐观，树立战胜疾病的信心，遇到问题多请教医生，以获得专业指导。

10.胰腺癌

胰腺癌是癌中之王，发病率、病死率仍在持续上升，是威胁人类健康的重大公共卫生问题之一，其防治研究越来越受关注。胰腺癌为恶性程度较高、诊断与治疗难度均相对较大的消化道恶性肿瘤，胰腺癌患者5年内生存率低于1%，为愈后效果最差的恶性肿瘤之一。胰腺癌患者早期确诊率相对较低，手术后的死亡率也相对较高，且仅少数患者能够治愈。因此，加强胰腺癌一级预防是降低胰腺癌发病率与死亡率的重点工作，以下将从各个角度对可能增加胰腺癌患病风险的危险因素进行分析与阐述。

（1）疾病史

①糖尿病史。韩晓的研究结果表明，未调整年龄、性别、种族、BMI等混杂因素前，糖尿病人群患胰腺癌的风险是非糖尿病人群的2.67倍；调整相关混杂因素后，糖尿病人群患胰腺癌的风险是非糖尿病人群的2.00倍。马冬梅等的研究结果显示，有1型糖尿病病史的人群患胰腺癌的风险是无糖尿病史的1.89倍，有2型糖尿病病史的人群患胰腺癌的风险是无糖尿病史的2.11倍。

②胰腺疾病史。胰腺疾病史主要有急性胰腺炎、慢性胰腺炎、兼有急性胰腺炎与慢性胰腺炎。研究结果显示，有急性胰腺炎病史的人群发生胰腺癌的风险是无疾病史的5.27倍，慢性胰腺炎病史的人群发生胰腺癌的风险是无疾病史的17.34倍，兼有急性胰腺炎与慢性胰腺炎病史的人群发生胰腺癌的风险是无疾病史的4.79倍。胆石症、胆源性胰腺炎、胰腺慢性炎症等相关因素可能会不同程度地增加胰腺癌的发病风险。由于胰腺炎与吸烟、饮酒有一定关系，所以胰腺炎是否会直接增加胰腺癌的发病风险尚需要进一步开展有关研究。

③乙肝病毒感染。Hassan等人研究发现，既往感染过乙型病毒性肝炎和慢性乙肝患者发生胰

腺癌的风险有所上升，与血清 HBsAg 阴性的参与者相比，血清 HBsAg 阳性的参与者的胰腺癌发病风险升高 1.86 倍。虽然目前关于乙肝病毒如何导致胰腺癌的机制尚不清楚，但有学者猜测，乙肝病毒可能通过在胰腺内增殖引起胰腺内部的免疫和慢性炎症反应，调控 PI3K/AKT 通路促进胰腺癌的发生和增殖。

（2）胰腺癌家族史

癌症的家族遗传性已成为各界共识。有相关研究报道，10% 的胰腺癌患者有肿瘤家族史，若一级亲属中有胰腺癌患者，其胰腺癌发病风险是普通人的 2 倍。一级亲属中有其他恶性肿瘤家族史（如结直肠癌、乳腺癌等）的，胰腺癌发病风险也会呈不同程度地增加。王小磊发表的胰腺癌发生相关危险因素的 Meta 分析结果显示，有胰腺癌家族史的发生胰腺癌风险是无胰腺癌家族史的 2.22 倍，也进一步证实了这一观点。

（3）心理情绪状况

目前已有研究证明，癌症的发生不仅仅是身体各种因素导致的，也与心理因素有着明显的关系。根据国外的统计数据，近 40% 的癌症患者有明显的心理应激反应或心理障碍，其中近 20% 的患者被诊断有抑郁症。胰腺癌和神经内分泌有密切关系，受情绪的影响非常明显。

（4）保护性因素

为了有效改善胰腺癌所导致的公共卫生问题，许多研究者把目光投向了增加胰腺癌可控的保护因素来降低胰腺癌发病率。大量研究证实，摄入水果和蔬菜是胰腺的有效保护因素。研究者提出，可能是水果和蔬菜中的抗氧化剂，如维生素 C 等有效抑制了胰腺癌的发生。叶亚芳等开展的 Meta 分析结果提示，维生素 C 摄入是胰腺癌的保护因素，较高剂量维生素 C 摄入者比较低剂量摄入者胰腺癌发病风险降低 33%。

（5）预防措施与建议

① 养成健康饮食习惯。戒烟戒酒，控制体重，减少高热量、高胆固醇、刺激性食物，适当食用高蛋白、高维生素的食物，每天新鲜蔬菜和水果必不可少，苹果、橙子、哈密瓜、西红柿、土豆、卷心菜中都富含类胡萝卜素和维生素 C，这些抗氧化剂可以清除代谢中产生的氧自由基，减少患病风险。研究发现，患胰腺癌的危险随着水果和蔬菜的摄取量的增加而减少。

② 加强锻炼。坚持锻炼身体，增加有氧运动，比如慢跑、爬山、游泳等，每天应该锻炼 0.5～1h。

③ 预防疾病。针对部分慢性疾病，如糖尿病等进行及时治疗。10 年以上的糖尿病患者要做好胰腺癌筛查工作，每年可进行一次 CT 增强扫描。此外，有胰腺癌病史的患者，定期到医院进行肝、胆、胰、脾、双肾超声检查，及时排除微小病灶。引起慢性胰腺炎的疾病及时处理，包括胆囊结石，部分人会反复引起胆源性胰腺炎，建议及早胆囊摘除，减少胰腺炎概率，慢性胰腺炎是胰腺癌的癌前病变。

11. 前列腺癌

前列腺癌（Prostatic Cancer，PCa）目前已成为世界范围内常见癌症，发生率排第四位，同时也是第二大男性癌症，并有逐渐增加的趋势。近年来的前列腺癌研究发现，其发生及发展与种族、年龄、家族遗传病史等存在明显的关联性，与其他许多不确定因素存在具有争议性的关联，如血脂、糖尿病、吸烟、饮酒等。

（1）生活因素

① 吸烟。2016 年的一项纳入了 897 021 名欧洲及美国成年男性的研究显示，经过 12 年的随访研究发现，与不吸烟者相比，吸烟可以增加前列腺癌的发病率。2022 年另一项纳入了 351 488 名成

年男性的研究却得出吸烟与前列腺癌发生无关的结论，但从当前多数国内外的研究结果可知，尽管吸烟是否影响前列腺癌存在争议性，但越来越多的数据支持吸烟与更差的肿瘤预后相关，其致癌机制或许与多环芳香烃和烟草烟雾中的致癌物相关。

②饮酒。生物学理论认为，经常饮酒或酗酒可能通过产生乙醛等致癌代谢物、增强氧化应激反应、加速致癌物质溶解吸收以及抑制DNA甲基化等方式增加发生前列腺癌的风险。2016年的一篇Meta分析结果显示，与轻度饮酒者（≤36g/周）相比，重度饮酒者（>168g/周）患前列腺癌的风险要增加1.46倍。

③肥胖。近年来国内外研究发现，前列腺癌的发生与肥胖存在密切的相关性。Vidal AC等对多例根治性前列腺切除术（RP）患者的临床数据进行回顾性分析，结果显示，超重和肥胖与前列腺癌的特异性死亡率存在显著相关性。屈颖伟等的研究发现，前列腺癌患者中高龄的肥胖患者尤为突出，前列腺癌组与非前列腺癌组患者BMI比较差异显著。将BMI纳入多因素分析，发现其为前列腺癌的独立危险因素。

（2）饮食因素

补充维生素A可能造成前列腺癌发病率上升，基线循环视黄醇浓度越高，前列腺癌风险越高。前列腺锌离子浓度与恶性前列腺细胞的发生、发展有密切关系。相关研究已证实硒在前列腺中的作用，在前列腺增生和前列腺癌中硒的水平都高出约60%。饮食中的致癌物质，如过熟肉类中的杂环胺和性激素，特别是雌激素，是前列腺癌的候选病因。牛奶、钙和乳制品中的钙摄入量一直与前列腺癌的风险增加有关，高钙摄入与重度前列腺癌风险增加89%相关。

（3）环境因素

西班牙欧洲癌症和营养前瞻性调查（European Prospective Investigation into Cancer and Nutrition，EPIC）公布了双酚A与前列腺癌发生相关性的研究结果显示，双酚A与前列腺癌发生呈显著正相关性。同时，研究结果显示在接受钡剂灌肠及骨盆X线检查的患者中，5年后发生前列腺癌的风险明显升高，OR值分别为2.06和2.23。一项针对越南老兵的队列研究发现有"橙剂"暴露史会增加前列腺癌发病风险（OR：2.19，95% CI：1.75~2.75）。

（4）家族史

家族史与前列腺癌具有明确的相关性。对美国男性进行的一项随访时间长达16年的前瞻性研究结果显示，具有前列腺癌家族史的成年男性，前列腺癌发病率增加68%。另一项研究也表明，当一名成年男性的兄弟或父亲被诊断患有前列腺癌时，该男子本人罹患前列腺癌的风险比正常成年男性高出2~4倍。其他研究结果显示，当一级家属患前列腺癌时，本人患前列腺癌的风险增加了1.48倍，而当有2个或2个以上一级家属患前列腺癌时，本人患前列腺癌的风险升高3.39倍。

（5）雄激素与雌激素

雄激素与雌激素与前列腺癌的发生具有密切的关系。在前列腺的发育、成熟和维持方面，雄激素起到了十分重要的作用，影响着前列腺管腔上皮的增殖和分化状态。雄激素有助于男性前列腺癌的进展，临床上通常通过阻断雄激素的产生来治疗晚期或转移性前列腺癌，也有文献提及睾丸不发育或幼年阉割者不会发生前列腺癌，此外，雌激素与前列腺癌的发展也密切相关，目前普遍认为雌激素对前列腺癌发生的影响是通过抑制前列腺上皮细胞的生长来实现。

（6）炎症与感染

目前临床大多数研究支持炎症和感染是前列腺癌的危险因素之一。研究发现淋球菌感染可以引起前列腺炎症、增生、肥大，进而有可能导致癌变。前列腺穿刺组织中可见炎性因子的成年男性，其前列腺癌的发病风险是非炎症患者的1.78倍。前列腺炎与前列腺癌发生存在正相关（OR：

1.59），致病机制主要考虑炎症刺激可诱导多种趋化因子和细胞因子产生，从而通过促血管生成、抑制DNA损伤修复等多种途径促进肿瘤细胞的生长。

（7）性行为

现有的诸多研究表明，男性前列腺癌发病可能与性伴侣数量有关。Meta分析表明，男性患前列腺癌的风险与性伴侣数量呈现正相关，其发生前列腺癌的相对危险度（*OR*）为1.10。一项病例对照研究发现，性伴侣数量大于7个的男性发生前列腺癌的风险比性伴侣数量小于3个的男性发生前列腺癌的风险高1倍。

（8）其他因素

有研究表明，从事有经常倒夜班工作的人发生前列腺癌的风险高于不经常倒夜班的人，而固定夜班工作的人发生前列腺癌的风险与其他人一致。可能是由于经常日夜不规律的轮换工作促使激素分泌发生紊乱。长期接触农药可能会导致前列腺癌的发病风险增高，经常接触农药的农民比不接触农药的农民发生前列腺癌的风险高1.2倍。

（9）保护性因素

流行病学证据表明，他汀类药物、二甲双胍和非甾体类药物具有预防癌症的作用。他汀类药物降低前列腺癌发病风险的结论尚存争议，但大多数证据支持其可降低前列腺癌的发病风险。病例对照研究发现二甲双胍可以降低前列腺癌发病风险。随机对照试验表明，规律服用阿司匹林是前列腺癌的保护性因素，可明显降低其发病风险。

（10）预防措施与建议

①合理饮食。减少高脂肪食物的摄入，增加大豆蛋白类食物和绿茶的摄入量，多食用含硒或维生素E的食物。

②戒烟。吸烟与前列腺癌有关，因此戒烟是重要的预防措施。

③限酒。过量饮酒会增加患癌风险，建议限制酒精摄入量。

④规律生活。保持规律的作息时间和饮食习惯，避免不良的生活方式。

⑤管理情绪。避免过度紧张和长期忧愁，保持愉快的情绪和正常的精神状态。

⑥合理锻炼。适当的体育锻炼可以提高免疫功能和抗病能力，降低癌症的发病率。

⑦定期体检。重视定期健康体检，早发现、早诊断、早治疗，特别是对于中年及以上人群和有肿瘤家族史的人。

12.白血病

白血病是血液系统常见的恶性肿瘤，以血液和骨髓中成熟白细胞及其前体不受控制的恶性增殖为特征。白血病可根据病程、临床特征和细胞形态学来分类：按病程和临床特征分为急性白血病和慢性白血病；按细胞形态学分为急性淋巴细胞性白血病（急淋）和慢性非淋巴性白血病（非急淋），后者又分为急性粒细胞性白血病（急粒）和急性单核细胞白血病（急单）。目前白血病的病因及发病机制尚不完全明确，但诸多研究表明，放射性电离辐射、某些化学物质、病毒和遗传因素等都会增加白血病的发病风险。白血病预后较差，5年生存率较低，且与多种危险因素相关，降低白血病的各种危险因素的暴露水平，可显著降低白血病的发病率。同时白血病治疗费用高昂，给社会和家庭带来了沉重的经济负担。以下通过对白血病的危险因素进行简要阐述，以期为白血病的防治提供参考与依据。

（1）环境因素

①电离辐射。电离辐射是白血病重要的危险因素，常见的电离辐射主要是指核武器爆炸时或核设备产生的核辐射。其中，职业性电离辐射是重中之重，我国调查显示，临床X线工作者白血

病发病率是一般工作人员的3~4倍。另外，放射性电离辐射在对儿童白血病的发生有着不可忽略的影响。孕妇在怀孕期间受到电离辐射的照射后，胎儿出生后发生白血病的危险性将大大增加。同时，一些研究还发现，父亲在母亲受孕前接触过电离辐射，同样会增加儿童发生白血病的风险，不过，母亲在受孕前遭受电离辐射照射并不会增加儿童白血病患病风险。

②化学物质。许多化学物质对造血系统有害，有的可诱发白血病。如苯及它的衍生物、汽油、油漆、染发剂（含苯胺）等，因此，从事油漆工、汽车相关的工人、机械师及理发师等人群发生白血病的风险将大大提升。此外，以上职业从业人员的子女发生白血病的风险也高于普通人群。引起该结果的原因可能包括有毒有害化学物质使父亲精子基因发生改变、跨胎盘的垂直暴露、婴幼儿时期直接暴露于父母亲衣物上的化学物质以及通过母乳的间接暴露。再者，长期生活在含有苯、三氯乙烯和四氯乙烯的污染空气中也会导致儿童白血病的发生。

③其他因素。其他影响白血病发生风险的因素包括酒精、烟草以及药物等。有研究显示，母亲在怀孕期间饮酒会导致婴幼儿发生白血病的风险大大增加。另外，药物如氯霉素、保泰松等，还有一些治疗癌症的烷化剂和细胞毒类药物都有可能导致白血病。

（2）遗传因素

在以一对单卵双生儿童为研究对象的研究结果显示，一个儿童在7岁以前发生白血病，则另一个发生白血病的风险是健康儿童的2倍。其致病机制可能与基因多态性有关。此外，儿童白血病也与某些遗传病有关，例如Fanconi贫血、Bloom综合征、共济失调毛细血管扩张症、Down综合征、Shwachman综合征等等。Fanconi贫血病人及其家族中白血病发病率较高；先天性血管扩张红斑症发生急性白血病的危险性高达50%；Down综合征急性淋巴细胞白血病和急性粒细胞白血病的发生率比一般人群高20倍。有白血病史者其亲属发生白血病的风险是一般人群的10余倍。属于近亲结婚的父母，其子女发生急性淋巴细胞白血病的可能性也非常高。这些疾病因遗传因素导致的DNA修复缺陷、染色体数量异常以及结构异常等，均可诱发白血病。

（3）感染

人类T淋巴细胞病毒感染后，在接触其他危险因素的情况下，会诱发白血病。这是因为在遭受病毒的多次感染后，会使得机体免疫功能下降。另外，机体内的病毒基因可以改变机体正常细胞的功能，增加白血病的发病风险。也有研究发现，2～5岁是儿童感染的高发年龄与白血病的高发年龄，两者在发病年龄上基本吻合。

（4）病毒因素

在动物实验中发现，动物在遭受RNA病毒感染后发生白血病的机会大大增加，这类病毒所致的白血病多属于T细胞型。

（5）预防措施和建议

同其他癌症一样，白血病目前虽然尚不能做到完全控制，但针对其危险因素，采取必要的防控措施，降低暴露风险，也可以达到预防白血病的良好效果。

①避免放射线损伤。对于从事放射工作的人员，务必要做好个人防护，加强预防措施，定期检测放射剂量，定时体检，发现身体异常要及时调离当前岗位，以防止对身体造成损伤。婴幼儿及孕妇对放射线比较敏感，容易受到伤害，孕妇要避免接触过多的放射线，以此避免白血病发病风险增高。不过偶尔的、医疗上的X线检查，剂量较小，基本上不会对身体造成影响。

②不要滥用药物。使用氯霉素、细胞毒类抗癌药、免疫制剂等要小心谨慎，必须有医生指导，切勿长期使用和滥用。

③减少职业接触。要尽量减少对苯及其衍生物、汽油、柴油、工业油漆、染发剂（含苯胺）

等有毒有害物质的接触，这些有毒有害物质可能会造成人体的造血系统损伤，从而引起人白细胞、血小板数量减少，进而诱发白血病。从事以有毒有害物质及致癌物质生产加工及其相关行业的工人，一定要加强劳动保护，减少职业暴露，加强健康监测，从而降低白血病的发生风险。

④加强营养。多食用富含维生素C的蔬菜水果、高蛋白的食物、草莓、无花果等。研究表明白血病和感染有一定关系，富含维生素C的蔬菜水果可以增强机体局部基质抵抗力，从而达到预防白血病的作用。另外，富含草莓胺有抗癌作用，可以预防白血病。富含维生素A、维生素D及其他营养物质的食物，可以抑制亚硝胺合成，并能分解体内的亚硝胺从而起到预防白血病的作用。

13.恶性淋巴瘤

恶性淋巴瘤是一种起源于淋巴造血组织的实体瘤。淋巴网状系统由三部分组成，即骨髓的干细胞、中枢淋巴样器官、周围淋巴组织。中枢淋巴样器官包括胸腺以及人体相当于鸡胚腔上囊的器官；周围淋巴组织主要由淋巴结、脾脏、鼻咽环、胃肠道和呼吸系统的淋巴滤泡等组成。淋巴组织中含有淋巴细胞、浆细胞、巨噬细胞、网状细胞等，其主要功能是利用吞噬与免疫防御机制，消灭体外侵入的细菌、病毒等微生物以及体内与抗原发生变异的细胞。临床上将恶性淋巴瘤分类为霍奇金病和非霍奇金病两大类。

人体内的淋巴细胞主要来源于胸腺、淋巴结、脾脏、腔上囊和其他淋巴细胞集结处，是高等动物最主要的免疫活性细胞。淋巴细胞按其来源可分为两大类：一类为胸腺依赖性淋巴细胞，称为T淋巴细胞，在正常人体内发挥细胞免疫功能；另一类为B淋巴细胞，主要发挥体液免疫功能。T和B淋巴细胞分别在淋巴结的副皮质区和淋巴滤泡中，经特定抗原刺激后才逐步转化成不同类型的淋巴细胞的。淋巴细胞有时可以在血液中发现，但更多见于实质性的淋巴组织和器官中，在病人身上常常可以触到没有肿痛的肿大的淋巴结。发病原因主要有病毒、细菌感染，免疫功能障碍，环境污染，遗传因素等。下面对淋巴瘤的危险因素进行简要阐述与分析。

（1）感染

研究发现，感染或其他原因导致的免疫功能失调在淋巴瘤发生中起重要作用。曾发现EBV（一种DNA疱疹病毒）与伯基特（Burkitt's）淋巴瘤有密切关系。EBV主要引起B淋巴细胞恶性病变。在这类病人中，80%以上血清EBV抗体滴度明显增高，而在非伯基特淋巴瘤病人中抗体滴度增高仅14%。另一类病毒性疾病即传染性单核细胞增多症也被认为与霍奇金病有一定关系；HIV感染使淋巴瘤发病危险增加10~300倍已被多个研究证实。人类T细胞淋巴瘤/白血病病毒-1（HTLV-1）可引起人类T细胞发生瘤样转化而导致成人T细胞淋巴瘤/白血病。HTLV-1具有地区性，主要发生在日本、加勒比地区和中非，男性更常见。胃幽门螺杆菌感染往往导致胃溃疡和/或胃炎，也增加了个人患淋巴瘤的机会。Hp感染通常出现在儿童时期，发展中国家最常见，随着社会经济状态改善其感染率逐渐降低。有溃疡性结肠炎和Crohn病者罹患淋巴瘤的危险性也会增加。

（2）免疫功能障碍

恶性淋巴瘤发病与自身免疫性疾病，如系统性红斑狼疮、类风湿性关节炎等有一定关系。一种叫作Sjogren综合征和Hashimoto甲状腺炎，可使大细胞性淋巴瘤发病率增加60倍。当发生自身免疫性疾病时，人体会出现免疫功能低下，也会增加淋巴瘤患病概率。有研究显示，感染艾滋病的人发生恶性淋巴瘤的可能性是未感染艾滋病者的50倍以上。此外，接受肾移植长期使用免疫抑制剂时，由于自身免疫功能障碍，增加了个人患淋巴瘤的危险性。

（3）化学物质

接触环境中污染的一些可溶性化学物质，如杀虫剂、除草剂以及水中污染的硝酸盐类等，都可能增加患淋巴瘤的危险性。

（4）电离辐射

受到电离辐射后也会诱发淋巴瘤。在第二次世界大战中，日本广岛和长崎遭受到原子弹辐射影响的人群中淋巴瘤性和组织细胞性淋巴瘤的发病率明显增加。

（5）遗传因素

调查中发现，恶性淋巴瘤也有明显的家族集聚性。如兄弟姐妹可同时或先后罹患淋巴瘤。在白基特淋巴瘤病人中，观察到染色体^{14}C长臂异常。

（6）预防措施及建议

①增强免疫力。根据自身情况，适度加强身体锻炼，增强机体免疫力，合理膳食、充足睡眠、增强体质，避免相关的病毒感染。

②重视食品卫生。生活、饮食要规律，不饮酒，不吃霉变食品，少吃腌制、煎炸以及高脂食物，戒烟（包括二手烟）；增加新鲜水果蔬菜摄入，控制脂肪摄入量，加强营养，提高身体免疫力。

③净化生活环境。居室装修采用环保的材料，生活中减少手机、电脑等使用频率，降低电离辐射对身体的伤害。

④避开有害化学物质。如条件允许，可不用或少用染发剂；在购买新鲜蔬菜水果等农产品后，要及时进行清洗，减少其农药等化学物质残留。

⑤减少职业放射接触。放射与化学相关从业人员，要做好自我防护，减少或避免电离辐射及有害化学物质接触。

⑥适度日光浴。日光浴对淋巴瘤有着明显的预防作用，但不能过分暴晒，反之会引发皮肤癌的可能。

14.甲状腺癌

甲状腺癌是内分泌系统较为高发的恶性肿瘤之一，主要包括乳头状癌、滤泡状癌、未分化癌和髓样癌4种病理类型，其中乳头状癌最为常见。除髓样癌外，甲状腺癌多数起源于滤泡上皮细胞。大量流行病学研究显示，甲状腺癌的发病率与地区分布、种族差异、性别差异等均有一定关系。在对甲状腺癌进行分析发现，人群中女性群体整体发病率较高，男、女性发病率比值为1：3左右。从年龄分布上分析，甲状腺癌在任何年龄段均可发病，但其中青壮年发病率最高。近几年来全球范围内甲状腺癌发病率呈现明显上升趋势，尽管甲状腺癌多数以乳头状癌及滤泡状癌为主，预后良好，但是对人体健康仍造成较大影响。近年来甲状腺癌发病率的快速上升已引起学术界高度关注，普遍认为是由于检查技术进步和过度诊断导致的结果。但是过度诊断并不能完全解释甲状腺癌的发病上升，研究显示，除了直径<1cm的微小癌发病率明显上升外，直径>4cm的甲状腺癌发病率也明显增加，说明存在导致甲状腺癌发病风险增高的危险因素。甲状腺癌病因还不明确，生活习惯、生理因素和环境暴露等都可能对甲状腺癌的发病产生影响。以下将对甲状腺癌的危险因素进行简要阐述与分析。

（1）电离辐射

电离辐射是甲状腺癌较明确的危险因素，在发生过核事故的地区，甲状腺癌发病率上升，尤其是事件发生时年龄小于15岁的儿童发病风险更大，辐射可能引起RET、BRAF、RAS基因位点的突变导致癌变的发生。病例对照研究发现，与无头部放射暴露史的人群相比，有头部放射暴露史人群发生甲状腺癌的风险更高（$OR=1.92$，95% CI：$1.03\sim3.60$），因此认为有头部放射暴露史是甲状腺癌发生的危险因素。其他Meta分析结果显示，多次暴露于牙科X线与甲状腺癌风险增加相关（$RR=1.87$，95% CI：$1.11\sim3.15$）。病例对照研究多因素分析结果显示，接受CT检查3次及以上者比未接受CT检查者甲状腺癌发病风险增加。

（2）碘摄入量

碘摄入量与甲状腺癌的关系是当前研究热点之一。张润晓等分析甲状腺癌与碘水平关系的研究中，多因素分析结果显示，相比于低碘摄入人群，高碘摄入人群发生甲状腺癌的风险更高，碘过量是甲状腺癌的危险因素。陆凤等研究发现，相比于基本不食碘盐个体，较常食碘盐个体患甲状腺癌的风险降低，适量碘的摄入是甲状腺癌发病的保护因素。这与姚锡宇等的研究结果一致。姚锡宇等对福建沿海地区甲状腺癌危险因素研究多因素分析结果显示，食用适量高碘食物（紫菜和海带）是甲状腺癌发病的保护因素。其中具体机制可能是适量碘摄入情况下，减少了脑垂体过度分泌促甲状腺激素，以减少甲状腺滤泡上皮细胞的增生从而减少甲状腺癌的发生。以上的研究均说明，碘摄入量过低或者过高都可能与甲状腺癌的发生有关。由于该项研究仅通过问卷调查藻类食物的食用频率，没有从分子水平检测碘的情况，暂时无法判断研究对象体内碘水平与甲状腺癌的相关性，今后研究有必要进一步增加分析体内碘水平和甲状腺癌的关系。

（3）促甲状腺激素（TSH）慢性刺激

血清促甲状腺激素水平增高，会诱导甲状腺产生结节性甲状腺肿。而且临床研究表明，促甲状腺激素抑制治疗在分化型甲状腺癌手术后的治疗过程中发挥重要的作用，但TSH刺激是否是甲状腺癌发生的致病因素仍有待证实。

（4）性激素

由于甲状腺癌女性发病率明显高于男性，故此性激素与甲状腺癌的关系成了研究热点，有人研究发现，甲状腺组织中存在雌激素受体（ER）和孕激素受体（PR），由此提示甲状腺癌的发生与性激素水平有着密切的联系，但目前性激素对甲状腺癌的影响尚存争议。

（5）生甲状腺肿物质

生甲状腺肿物质是指能干扰甲状腺激素合成而产生甲状腺的物质，其中包括木薯、萝卜、卷心菜、过氯酸钾、钴、锂盐等食物和药物，以及其他含硫碳氢化物、钙、氟过多的饮用水。

（6）其他甲状腺疾病

一些甲状腺良性疾病如结节性甲状腺肿、甲状腺增生、甲状腺功能亢进症疾病史者发生甲状腺癌可能性会增加。

（7）肥胖

关于肥胖与甲状腺癌关系的研究较多，一项研究分析了2003—2008年351 402名体检人员的资料，发现随着BMI的增加，患甲状腺癌的风险也在增加。同时，在前瞻性研究中发现，肥胖与发生甲状腺癌的风险增加相关，过度肥胖是甲状腺癌的独立危险因素。多因素分析结果显示，与体重正常者（$18.5kg/m^2 \leqslant BMI \leqslant 25.0kg/m^2$）相比，超重或肥胖者甲状腺癌的发病风险更高。

（8）肿瘤家族史

有研究表明，家族史是甲状腺癌的危险因素，大约5%的患者具有相同类型的甲状腺癌家族史，家族性甲状腺癌比散在发生的甲状腺癌预后差。姚锡宇等的研究调查了一、二级亲属患甲状腺癌的比例，发现病例组一级亲属患甲状腺癌的比例显著高于对照组，多因素分析结果显示，一级亲属甲状腺癌病史是甲状腺癌发病的危险因素。

（9）生活行为方式

①吸烟。有研究表明，吸烟可能与甲状腺癌有关。对5项前瞻性研究进行了综合分析，结果发现，吸烟与甲状腺乳头状癌风险降低30%~40%有关，并且可能还与滤泡性甲状腺癌相关。在一项Meta分析中发现吸烟对甲状腺癌的发病率起到一定的保护作用。以医院为基础进行的一项病例

对照研究结果发现，被动吸烟≥1d/周是甲状腺乳头状癌患病的危险因素。

②饮酒。饮酒与甲状腺癌之间的关系也存在一定的争议。有研究认为酒精的摄入量与甲状腺癌发病风险呈负相关。在康涅狄格州的一项关于饮酒与甲状腺癌风险的病例对照研究，结果发现饮酒与甲状腺癌风险降低有关，而且开始饮酒的年龄越小，饮酒时间越长，患甲状腺癌的风险也越低且呈剂量–反应关系。但一项旨在评估急性、高剂量和长期终生酒精暴露和暴露方式对分化型甲状腺癌发展影响的研究中虽然发现轻度与中度饮酒会降低分化型甲状腺癌发病的风险，然而急性重度饮酒与从不饮酒者相比，男性和女性发生分化型甲状腺癌的风险都增加了，提示饮酒是分化型甲状腺癌的重要危险因素，并且急性高剂量饮酒和长期饮酒的阈值效应与分化型甲状腺癌风险的增加有关。

③体力劳动。在意大利南部卡塔尼亚进行的一项病例对照研究发现此地区的体力活动很少，与甲状腺癌的风险无关，但发现每天步行至少60min可以降低患甲状腺癌的风险。Constance等合并了在古巴和法国东部的两项病例对照研究，结果发现参加休闲体育运动的受试者患甲状腺癌的风险略有降低，每周频率（h/周）似乎比持续时间（年）更相关，认为从小进行长期的娱乐性体育锻炼可以降低分化型甲状腺癌的发病风险。由于体育活动的频率往往随着年龄的增长而减少，尤其是在老年人中，但对于体力活动降低甲状腺癌风险的机制尚不清楚。

（10）其他因素

①文化程度。文化程度也可能是影响甲状腺癌发生的一个重要因素，多因素分析结果显示，相比于低文化程度人群，高文化程度人群发生甲状腺癌的风险较低，其原因可能与个人健康防护意识较高和对癌症的认识较深入有关。

②化学物质。化学物质也是导致甲状腺癌发生的重要因素，染发剂等试剂中含有大量的苯元素，长期接触会对甲状腺的功能造成影响，有苯剂等接触史的人发病风险更高。

③压力。压力与甲状腺癌关系的研究报道不多。压力大会直接或间接地影响机体的免疫系统，降低机体对肿瘤的抵御能力。陆凤等的研究结果表明，经常感到有压力是甲状腺癌的危险因素。陈芳等报道，不良情绪、压力大、焦虑与甲状腺癌发生的风险有关。

④女性生理及生育史。女性生理及生育史与甲状腺癌关系的研究结论存在较大差异。美国的队列研究表明，女性月经初潮年龄、绝经年龄和产次与甲状腺癌无关，绝经后雌激素疗法增加发病风险。也有研究发现，怀孕次数增加是甲状腺癌发病的危险因素。女性多因素分析结果发现，相对初潮年龄＞13岁者，初潮年龄≤13岁者发病风险增加，但是样本量偏少，结论还需进一步研究证实。

（11）预防措施与建议

①调整饮食结构。导致甲状腺癌的主要因素之一是碘，日常应注意控制碘的摄入量，避免过多摄入含碘量高的食物，如海带、紫菜、海参、海蜇皮等海产品，建议适量食用，以免刺激甲状腺，增加甲状腺癌的患病风险。

②调整生活习惯。应注意保持良好的生活习惯，避免长期熬夜，保持充足的睡眠，控制好自己的情绪，避免长期处于紧张、焦虑、抑郁的状态，以及避免压力过大，可以适当进行运动，如散步、打羽毛球、爬山等，合理进行锻炼，可以促进身体的新陈代谢，提高身体的抵抗力，从而预防甲状腺癌。

③定期体检。建议每半年左右做一次甲状腺彩超检查，及时发现甲状腺内的病变情况，如果有可疑病变，应及时进行处理，做到早发现、早治疗，从而预防甲状腺癌。

④保持心情愉悦。建议注意保持良好的心情，避免长期处于紧张、焦虑、抑郁的情绪中，不

良情绪可能会导致内分泌失调，从而诱发甲状腺癌。

⑤其他措施。甲状腺癌的发病还可能与电离辐射、遗传等因素有关，应注意避免电离辐射，尽量避免进行X光、CT等检查，有助于预防甲状腺癌。

15.脑肿瘤

原发脑肿瘤又分髓内与髓外，髓内肿瘤主要有胶质细胞瘤、神经细胞瘤和类胚叶间质肿瘤，髓外肿瘤主要有间质类肿瘤、上皮类肿瘤、畸胎瘤和松果体瘤等。我国脑肿瘤的发病率为4.2/10万~5.4/10万，不同地区间略有差异。许多学者提出了脑肿瘤的危险因素，诸如脑外伤、电离辐射、微波、铅、石棉、苯、润滑油及N-亚硝基化合物等，但只有少数得到了肯定。此外，脑肿瘤也与饮食因素有关，以下将探讨食物营养素及相关因素与脑肿瘤的关系，为提倡合理膳食、预防脑肿瘤提供理论依据与参考。

（1）吸烟

近年来，吸烟与脑胶质瘤发生关系的研究逐渐得到重视。动物实验提示，烟草在燃烧过程中产生的亚硝胺混合烟雾是一种强烈的致癌物质，长期作用可以显著增加啮齿类动物及猴子的脑瘤发生风险。针对烟草消费与脑胶质瘤发生危险方面的流行病学研究显示，吸烟可以显著增加患脑肿瘤的风险（$OR=2.12$），但也有研究中发现吸烟与脑瘤间不存在明显的相关性。Meta分析结果显示，脑胶质瘤组与对照组人群中吸烟人数的优势比$OR=1.03$（$95\% CI$：$0.95 \sim 1.11$，$P=0.53$），差异无统计学意义。因此，吸烟与脑肿瘤的相关性有待进一步研究与验证。

（2）饮酒

吴敏等的Meta分析结果显示，饮酒与颅内肿瘤关系的合并OR值为0.76，差异有统计学意义，表明饮酒是颅内肿瘤的保护因素，但敏感性分析的结果不支持这一结论。究其原因，可能是纳入研究的有关饮酒与颅内肿瘤关系的文献只有3篇（包含4项研究），进行敏感性分析的文献只有2篇（3项研究），样本含量过小，使结果不稳定，所得结论可靠性较差。此外，本研究纳入的饮酒与颅内肿瘤关系的研究均为国外的调查结果，而国外饮酒以红酒居多，有研究表明红酒有抗癌的作用；国内许镇等在进行脑胶质瘤危险因素的研究中，单因素分析观察到饮白酒可增加脑胶质瘤发病的危险性，多因素分析无统计学意义。因此，饮酒与颅内肿瘤的关系尚待进一步研究。

（3）化学因素

①N-亚硝基化合物。N-亚硝基化合物（NOC）是对动物具有较强致癌作用的一类化学物质，分N-亚硝胺和N-亚硝酸胺，广泛存在于咸鱼、咸菜、腌制及熏制肉类等食物中。许镇等研究显示，N-亚硝基化合物摄入量在$15 \sim 25\mu g$时，发生脑肿瘤的风险为无摄入的7.05倍，摄入量>$25\mu g$时，发生脑肿瘤的风险为无摄入的10.46倍，表明脑肿瘤发生风险随N-亚硝基化合物摄入量的增加而增加。

②化学物质职业接触。有研究指出，长期接触塑料、橡胶制品会导致脑肿瘤的发病率明显增加。也有研究显示从事暴露于砷、汞及石油产品等相关职业的男性脑胶质瘤的发病风险也会显著升高。此外农村地区人群大量接触杀虫剂、除草剂等化学物质可能会增加脑胶质瘤的发病风险。

（4）物理因素

①微波和电磁波。目前，国内许多研究都证实电离辐射是诱发脑肿瘤的重要危险因素之一，国外的研究也发现，脑肿瘤的发生与输电及通讯工业有关，从事设计、制造、安装、维修电气电子设备等行业的工作人员发生脑肿瘤的危险性要明显高于不从事以上行业的人群。而Susan等也发现长期生活在高磁场地区的儿童发生脑肿瘤的风险是非高磁场地区儿童的4倍。

②放射线。大量动物实验研究证明，经放射线照射的动物发生脑膜瘤和纤维肉瘤的可能性大

大增加，大剂量放射性照射会引起染色体严重损伤，可加快肿瘤的形成过程，缩短联合化疗诱发肿瘤的潜伏期，随着分次剂量增加，诱发肿瘤的发生率也会增高。

③头部外伤。从生物学的角度来说外伤后常会引起受伤部位强烈的胶质增生，从而使该部位发生肿瘤的机会增大，故在一些流行病学的研究中颅脑损伤被认为是脑肿瘤潜在的危险因素。诸多病例对照研究的结果表明颅脑损伤会增加脑膜瘤风险，且在男性中头部外伤后脑膜瘤的发病更为常见。

（5）肿瘤家族史

胶质瘤患者的家族成员似乎比普通人群更易罹患胶质瘤，但Malmer等人的另一队列研究显示，在不是夫妻的一级亲属中脑肿瘤的发病风险会明显增高，因而，遗传特性可能在脑肿瘤的家族性聚集中扮演着重要的角色。无论是队列研究还是病例对照研究都证实了脑肿瘤的确存在家族的聚集性，只是胶质瘤因其亚型不同而在家族的聚集性上有一定的差异，而脑膜瘤家族聚集性的证据还略显薄弱，有待更多的研究进一步加以证实。

（6）癫痫发作

有癫痫发作的患者被确诊为脑肿瘤更为常见，相关研究也证实了癫痫发作会增加脑肿瘤发病风险的观点。有癫痫发作史的发生胶质瘤的风险是无癫痫发作史的6.55倍，但同时如果病人仅存在癫痫症状且这一症状持续的时间越长，则患脑瘤的风险反而呈下降趋势，而这恰恰暗示着癫痫发作可能只是脑肿瘤的一个早期症状，正是由于癫痫发作而增加了病人的就诊机会从而提高了脑肿瘤的检出率，而癫痫本身并不是脑肿瘤的危险因素。

（7）保护性因素

①性别与激素。在脑肿瘤发病情况分析中发现，男性胶质母细胞瘤发病率高于女性，究其原因可能是女性性激素对胶质母细胞瘤的发展有保护作用。在一项关于女性性激素和胶质瘤发病率的综述中表示，月经晚期和更年期晚期妇女罹患脑胶质瘤的风险增加，口服激素避孕和激素替代疗法使用者罹患脑胶质瘤的风险降低。

②非甾体抗炎药物（NSAIDs）服用史。研究发现使用非甾体抗炎药后多形性胶质母细胞瘤风险降低20%，此外，使用非甾体抗炎药物至少6个月与发生胶质瘤的风险呈反比关系。研究结果报道，非甾体抗炎药物在脑肿瘤中的潜在保护作用可能是由于对前列腺素E_2（PGE_2）合成的抑制作用，前列腺素可能在直接诱变效应、肿瘤生长、侵袭、转移、免疫抑制和血管生成中发挥作用。此外，PGE_2水平升高与恶性脑肿瘤相关的潜在作用由手术切除恶性脑肿瘤后PGE_2水平的降低得到证实。

（8）预防措施与建议

①避免接触致癌物质。要避免接触有害的化学物质，比如二手烟、甲醛等。如果需要在工作中接触，还要做好防护措施。

②远离香烟。远离香烟是预防脑瘤的重要手段之一。香烟的摄入和脑瘤的发病有着极为密切的联系，相关研究表明烟龄越长、吸烟量越大的人受到脑瘤这种肿瘤疾病侵害的概率会更高，而且吸烟会使得脑瘤患者的病情出现加重的现象，因此远离香烟对于脑瘤的防治来说十分重要。

③饮食健康安全。长期使用高热量食品、煎炸食品、辛辣食物等不健康食物的人群是脑瘤的高发病率人群之一，由此可见个人的饮食和脑瘤的发病是有着紧密关联的，保证饮食的安全卫生、健康以及营养均衡不仅可以预防脑瘤，同时还可以提高机体的抗病能力。

④坚持锻炼。每天坚持进行适度的体育运动锻炼可以帮助人们消耗体内多余的脂肪和热量，同时还可以有效促进内一些代谢废物的排出，防止身体肥胖的情况发生，这是预防脑瘤的一种

重要措施。

⑤保持积极乐观的心态。个人的心态将会对自身的身体健康带来直接的影响，长期被不良心理情绪所困扰的人群不仅容易面临各种精神问题，还会受到各种器质性疾病的侵害，因此保持良好的心态也可以起到预防脑瘤的效果。

⑥预防头部损伤。使用安全帽、安全带等个人防护装备，注意避免头部受到外力冲击。

⑦管理慢性疾病。积极管理高血压、糖尿病等慢性疾病，这些疾病与脑瘤的发生有关。

⑧定期体检。建议定期到医院进行体检，了解身体状况。如果存在脑部肿瘤，可以及时发现并治疗。

16. 肾癌

肾脏肿瘤多数为恶性，预后不良，临床上以肾癌最为常见。肾癌即肾细胞癌，起源于肾小管上皮细胞，可发生于肾实质的任何部位；其次为肾盂移行细胞癌和肾母细胞癌。由于肾脏的位置深藏和隐蔽，故发生肿瘤时，如病人缺乏警惕性，一般很难早期发现。肾癌发生的原因与生活方式、工作环境以及遗传背景有关。

（1）吸烟

吸烟可增加患肾细胞癌的危险性，从30%~100%不等。大约男性肾癌中的1/3和女性肾癌中的1/4都与吸烟有关。吸烟的人可吸入烟草中的有害化学物质，这些物质通过血液过滤进入尿中，而尿液是在肾脏中形成的。因此，有害的化学物质可引起肾脏细胞损害发生癌变。停止吸烟可以降低个人患癌的危险性。

（2）肥胖

肥胖的人可能会增加患肾癌的机会，这种概率大概在20%。由于肥胖可以引起体内雌激素水平发生变化，而激素则控制着身体各器官组织的正常生长、发育及其活动，一旦激素水平发生变化，就有可能导致肾癌的发生。另一方面，好的饮食习惯则大有裨益。每天保持足够量的水果、蔬菜，则可以降低肾癌发病的危险性。

（3）职业接触

由于职业原因或者是在工作环境中经常接触石棉、镉以及气溶剂，特别是三氯乙烯等，都可能增加肾癌发病的危险性。

（4）高血压

许多队列研究发现，有高血压者发生肾癌的危险性会显著增高。血压高于160/100mmHg的人发生肾癌的危险性是正常血压者发生肾癌的2倍。同时也有研究发现，服用利尿剂和高血压药物者发生肾癌的危险性也会增加。

（5）保护性因素

①体力活动。根据队列研究结果发现体力活动会降低肾癌发生的危险性，体力活动主要通过降低体重和体质指数，进而降低血压，提高了胰岛素敏感性，最终通过减少慢性炎症发病和氧化压力等实现。

②饮食种类。众所周知，新鲜蔬菜水果是恶性肿瘤的保护因素，增加新鲜蔬菜、水果的摄入量可在一定程度上降低泌尿系肿瘤的发病风险。通过动物实验证明，维生素摄入量不足可以使细胞反分化和化生因而导致了癌症的发生概率大大增加。同样，维生素C、E也被认为具有降低癌症发生风险的作用。

③液体摄入量。通过大量饮水可稀释尿液中的代谢废物，并增加排泄频率，从而降低了致癌物在膀胱内的潴留时间，避免了与膀胱上皮细胞的接触时长，因而降低了对膀胱的危险性。

（6）预防措施与建议

①健康饮食。在日常饮食中，要注意食物的多样性，以植物性食物为主，如新鲜的蔬菜、水果、豆类和粗粮等。这些食物富含维生素、矿物质和膳食纤维，有助于维持身体健康。避免食用烧焦的食物，烤鱼、烤肉时应避免肉汁烧焦。直接在火上烧烤的鱼、肉及熏肉只能偶尔食用，最好煮、蒸、炒食物。腌制食品和霉变食品中含有大量的亚硝酸盐和黄曲霉素等有害物质，这些物质会增加癌症的风险。因此，要尽量避免食用这些食品。

②控制体重。保持适当的体重对于预防肾癌非常重要。超重或过度肥胖会增加肾癌的风险，因此要避免体重过重或过轻。

③戒烟。吸烟是肾癌的主要危险因素之一。戒烟可以显著降低患肾癌的风险。

④养成良好的生活习惯。良好的生活习惯可以促进身体健康，增强免疫力，预防疾病的发生。应该养成早睡早起、规律作息、适量运动、保持心情愉悦等良好的生活习惯。每天坚持进行适度的体育运动锻炼可以帮助人们消耗体内多余的脂肪和热量，同时还可以有效促进体内一些代谢废物的排出，防止身体肥胖的情况发生，这是预防肾癌的一种重要措施。

⑤避免接触各类致癌的化学物品。致癌的化学物品可能对肾脏造成损害，增加患肾癌的风险。应该避免接触这类化学物品，如某些化学合成的染料、橡胶等。

⑥规律体检。定期进行体检可以帮助早期发现肾脏疾病，及时采取措施进行预防和治疗。

17.口腔癌

口腔癌主要是指发生在口腔黏膜上的上皮癌。因部位不同而分别称为舌癌、颊黏膜癌、牙龈癌、口底癌和硬腭癌。口腔癌的发病因素涉及吸烟、饮酒、口腔卫生、细菌感染、慢性刺激、营养缺乏等多个方面。

（1）吸烟

研究显示，70%~90%的口腔癌发病与吸烟有关。有吸香烟、雪茄和口嚼烟块、槟榔习惯的人群患病率明显增加，吸烟者的发病率是不吸烟者的6倍。在吸烟者中，在首发癌治愈后仍吸烟者大约有37%发生了口腔癌，相比较戒烟者中只有6%。不论是吸烟还是口嚼烟块、槟榔等，都可以严重刺激口腔黏膜，引起细胞癌变。

（2）饮酒

饮酒是口腔癌发病的另一个危险因素。饮酒同时又吸烟者，其危险性更高。有烟酒嗜好者的发病率是无嗜好者的15.5倍。酒本身无致癌性，但有促癌作用。酒精可能作为致癌物的溶剂，促进致癌物进入口腔黏膜。

（3）口腔卫生差

口腔卫生习惯差，为细菌或真菌在口腔内滋生、繁殖创造了条件，从而有利于亚硝胺及其前提物的形成。加之慢性口腔炎、口腔溃疡，一些细菌处于增生状态，增加了对致癌物的敏感性，这些因素都可以促进口腔癌的发生。有20%~30%的口腔癌病人发现伴有人乳头状病毒感染，但是在正常黏膜上也发现有10%的感染率。目前认为，有20%的口腔癌与人乳头状病毒感染有关。

（4）异物长期刺激

牙齿残根或锐利粗糙的牙尖、不适合的假牙或填充物等，长期刺激口腔黏膜，产生慢性溃疡乃至癌变。

（5）食物和营养

有研究显示，营养不良或营养缺乏都可以增加口腔癌发病的危险性，如维生素A缺乏可以引起口腔上皮黏膜增生、增厚、角化过度。

（6）预防措施与建议

①口腔卫生。特别要保持口腔的清洁卫生，饭后漱口，并且按时刷牙，则可以非常有效地预防口腔癌发生。

②生活习惯。一定要有良好的生活习惯，尽量戒烟、禁酒，尽量避免长期熬夜，并要保持充足的睡眠。

③饮食因素。建议尽量清淡饮食，少食用辛辣刺激的食物。同时，一定要注意尽量少嚼槟榔，由于嚼槟榔反复地刺激口腔黏膜，有可能会导致口腔癌的发生。

④定期检查。发现口腔有疼痛、发炎，要及时就医，力争做到口腔癌的早发现、早诊断、早治疗，并坚持定期复查。

18.鼻咽癌

鼻咽癌发生位置为鼻咽腔，位于咽喉的上端及鼻腔正后方，属于呼吸道之区域。由于鼻咽腔位置较深，故一旦发生病变时通常难以自我察觉，必须借助鼻咽内窥镜等来检查确诊。鼻咽癌属于鳞状上皮细胞所衍生的未分化（或低分化）肿瘤细胞。导致鼻咽癌发生的原因尚未完全明了，但发现下列因素与鼻咽癌的发病有关。

（1）EB病毒感染

鼻咽癌高发区EB病毒不仅感染范围广，而且感染年龄小，并与鼻咽癌发病呈正相关。研究发现，鼻咽癌的组织中含有大量的EB病毒的颗粒，发现鼻咽癌肿瘤细胞中含有EB病毒的基因及蛋白质，病人的血清中抗EB病毒的抗体指数亦很高。EB病毒的感染和鼻咽癌的发生关系密切。但并非受到EB病毒感染就一定会得鼻咽癌，因此在EB病毒感染高发区，如果受到EB病毒感染不要过分紧张，积极治疗即可。

（2）遗传因素

一些研究提示，具有某些遗传基因类型的人患鼻咽癌的概率增加。在世界各地，鼻咽癌有明显的种族及家庭集聚现象，如居住在其他国家的中国南方人后代仍保持着较高的鼻咽癌发病率。最新研究发现，决定白细胞抗原（HLA）的某些遗传因子与鼻咽癌发病相关，家族中若有人患鼻咽癌，则其他人的罹患率较常人高出2~3倍；另外，鼻咽癌高发家族外周血淋巴细胞染色体畸变也与鼻咽癌遗传易感性有关。

（3）饮食

居住在我国南方、东南亚、北非和北极地区的人群，常食用咸鱼、鱼露等腌制食品，鼻咽癌的发病危险性增加，且与食用咸鱼的年龄、食用时间长短、频度以及烹调方法有关，因这些腌制食品中含有亚硝胺类致癌物。在广东省调查发现，鼻咽癌高发区的大米和水中的微量元素镍含量较低发区高，鼻咽癌病人头发中的镍含量也高。同时，动物实验表明，镍可以促进亚硝胺诱发鼻咽癌。

（4）生活方式与行为因素

①吸烟。在我国南方及其他国外等地展开的研究中发现，吸烟会使鼻咽癌的发病风险增加2~6倍。除了主动吸烟，接触二手烟者发生鼻咽癌的风险也会明显增加。同时研究发现，吸烟与鼻咽癌发病风险之间存在着显著的剂量反应关系，随着开始吸烟年龄越小、吸烟年限越长、每日吸烟量越多，发生鼻咽癌的风险则会随之越高。香烟中的尼古丁会诱导鼻咽黏膜上皮细胞发生癌变。此外，研究发现吸烟与EB病毒抗体以及EB病毒DNA载量之间呈正相关，提示吸烟可能通过激活EB病毒而增加鼻咽癌的发病风险。

②饮酒。目前，饮酒是否会增加鼻咽癌发生风险的结果尚且存在较大争议。有研究者指出，饮酒与鼻咽癌发病之间关系并非完全的线性相关，他们发现大量或过量饮酒会导致鼻咽癌发病风险大大增加，但少量饮酒反而会使鼻咽癌发病风险逐渐降低。此外，有其他一些相关研究分析发现，不同种类的酒与鼻咽癌发病的关系也不尽相同，发现葡萄酒和黄酒会降低鼻咽癌的发病风险。然而，世界卫生组织最近发布的研究显示，饮酒会增加各类癌症的发病风险，无论饮酒量多少。因此饮酒与鼻咽癌的相关关系还需要更多的研究去论证。

（5）职业暴露与环境污染

研究发现，经常接触木屑的木工发生鼻咽癌的风险比不经常接触木屑的明显增高，且存在一定的线性关系：即鼻咽癌的发病风险随着木屑的暴露时间和暴露量的增加而增加。其主要致病机制可能是木屑在通过呼吸道进入人体，且主要聚集在鼻咽部，引起呼吸道慢性炎症，而长期的炎性刺激会诱发上皮细胞癌变。此外，接触棉尘的纺织工人发生鼻咽癌的风险比不接触人群高一倍，其主要致病机制除了棉尘对鼻咽的直接刺激作用外，棉尘颗粒中吸附的细菌内毒素等物质也会对鼻咽细胞产生有害作用。经常暴露于甲醛含量较高的环境中也会增加鼻咽癌发病风险，其主要机制可能是甲醛具有致癌性、细胞毒性和致突变性，长期接触甲醛可引起组织细胞及DNA损伤，因此可能引发包括鼻咽癌在内的其他各种肿瘤。此外，职业接触其他有害化学品或刺激因素，如氯酚、烟雾、高温等也会增加鼻咽癌患病风险。

（6）保护性因素

①新鲜蔬菜、水果。众所周知，摄入大量的新鲜水果和蔬菜能显著降低癌症的发病风险，鼻咽癌也不例外。

②中草药。在我国进行的一项病例对照研究发现，中草药有降低鼻咽癌的发病风险的作用。此外，其他一些研究也进一步分析了特定种类的中草药的作用，其中发现百合、西洋参等多种中药会降低鼻咽癌发病风险。

③其他饮食因素。大量经常饮用牛奶、茶和咖啡均可以有效降低鼻咽癌的发生风险，这可能与这些饮品中的某些活性成分（如茶多酚等）具有抑制癌细胞增殖、肿瘤血管生成以及EB病毒活性的作用息息相关。

（7）预防措施与建议

①注重饮食习惯。不吃或少吃咸鱼、烧烤及腌制类食物，注意清淡饮食，保持营养丰富，以容易消化的食物为主，平时要少食多餐，注意食物卫生。增加摄入富含维生素的新鲜水果和蔬菜，如柠檬、番茄、胡萝卜、莲藕、白萝卜、柑橘、山楂等，可以起到预防鼻咽癌发生的作用。

②运动预防。经常注意头颈、面部肌肉锻炼。注意预防慢性咽炎，多喝水、注意口腔卫生。

③定期体检。属于鼻咽癌高危人群者，应注意鼻咽部定期检查，如出现不适症状，应及时就医。早期就诊不仅能增加治愈率，也可以降低医疗费用。

（二）膳食营养支持与预防

1.膳食营养摄入不当

食物与癌症的关系是复杂的，也是重要的，摄入不当会增加癌症发病风险。国内外研究表明，由环境因素导致的恶性肿瘤占所有人类恶性肿瘤的80%~90%，而其中35%左右是与饮食有关的。它的致病机制非常复杂，主要表现在两个相反的方面：一方面某些食物能够促进癌症的发生，而另一方面一些食物能够预防癌症的发生。食物作为能够促进癌症发生的一种危险因素，主要体现在：营养素缺乏，营养不均衡，营养过剩，有害物质的掺杂，不恰当的饮食习惯和烹饪方法的影响，以及某些食物本身含有的致突变及致癌物质等。

（1）硝酸盐与亚硝酸盐

在加工肉类食品中，为了防止肉质腐败和保持肉质色泽，在火腿、香肠、咸肉、肉类罐头等各种肉类制品中加入硝酸盐等食品添加剂是不可避免的，这也是加工类食物中存在亚硝酸盐的主要原因之一。此外，生长在土壤中的农作物在施用了硝酸盐化肥后，会导致硝酸盐含量也明显增加。另外，在一些如芹菜、甜菜、菠菜、胡萝卜、莴苣、甘蓝等食物中天然存在着硝酸盐。人体通过以上途径摄入硝酸盐后，会被口腔和胃内的细菌还原成亚硝酸盐，亚硝酸盐在胃内可以和蛋白质新陈代谢的产物——胺发生亚硝基化反应，进而生成强致癌物——亚硝胺，从而诱发细胞的癌变进程。

（2）真菌毒素

粮食如储存不当，会引起真菌污染。真菌在玉米、小麦等食物中极易生长、繁殖和产生毒素，像黄曲霉、青霉、毛霉等产生的黄曲霉毒素 B_1 就是一种很强的致癌物质。除了粮食以外，像北方居民腌制的酸菜，或熟食放置不当，都极容易产生真菌。

（3）熏烤煎炸食品

肉类食物在熏、烤、煎、炸的过程中会产生多环芳香类化合物，其中的苯并[a]芘就是一种极具代表性的致癌物质。经常食用经过熏制、烧烤、煎炸等方式烹饪的肉类会使癌症的发病风险明显增高。

（4）农药、化肥残留物

农药在农业种植过程中可以起到防治真菌、昆虫以及草类鼠害等方面的作用，但几乎所有的农药都可能含有某些致癌性化学物质，如二氯甲烷、氯乙烯等，因此随着现代农业的大规模发展，大量农药的使用也可能会对粮食以及环境造成不同程度的污染，使得现代人群疾病种类及发病率逐渐上升。某些化肥的长期大量施用，会使土壤以及农作物中硝酸盐含量增加。总的来讲，农药、化肥的污染是普遍存在的，其危害性也不容忽视，但以目前情况来看，其也是无法完全避免的，因此在生活中个人应该认真清洗水果蔬菜，养成良好的生活饮食习惯，能够在一定程度上起到预防农药及其残留物的作用。

（5）高脂饮食

流行病学调查发现，世界上不同国家、不同地区人群中乳腺癌与结肠癌的发病风险都与高脂肪饮食息息相关，动物脂肪的大量摄入会大大增加这两种癌的发病率及死亡率，且存在明显的剂量关系。研究发现，蛋白质摄入量较高、膳食纤维摄入量较低的人群结直肠癌发病率较一般人群显著增高，而乳腺癌的发病率也与高脂肪饮食有着显著的关系。有国外研究发现，北美洲男性的前列腺癌死亡率较高的原因与大量摄入脂肪息息相关。我国几大城市的乳腺癌、结肠癌等的发病率近年来不断上升，主要是与脂肪的消耗逐年增加密切相关的。脂肪的大量摄入会刺激胆囊大量分泌胆汁，同时还会导致大肠内厌氧菌数量大大增加，从而导致需氧菌数量降低；胆汁在进入肠道后被厌氧菌转化为胆酸、中性胆固醇及其分解代谢产物等，而这些物质均可以诱发机体癌变。此外，脂肪在加热过程中产生具有致癌作用的过氧化物和环氧化物，增加细胞的癌变风险；另外，许多致癌物都是脂溶性的，机体脂肪含量增多后，会大大增加机体对致癌物质的吸收率，从而增加癌症危险因素的暴露风险。高脂肪饮食还可能提高血液中雌激素的浓度，而雌激素会增加乳腺癌、卵巢癌和子宫体癌的发生风险。高脂膳食还可增加胆汁的排泄，而胆汁酸具有潜在的致癌作用。食物中脂肪主要来源于肉类食品，因此要限制肉类的摄入量，尤其肥肉。

为了保持健康，警惕脂肪的过量摄入非常必要。脂肪的摄入量一般不要超过总热量的30%，最好控制在总热量的20%左右。饮食中需限制动物性脂肪、油炸食品、含油脂较高的各类食物的摄入量。我国地域宽广，经济发展水平差异较大，生活饮食习惯也各有不同，在大城市及沿海经济发达地区，应注意限制脂肪的摄入量，同时要增加膳食纤维的摄入量。而在偏远贫困的农村、山区地区人群应号召多食豆制品等高蛋白食物及新鲜蔬菜。此外国人应继续保持以谷物为主的传统饮食习惯，通过控制饮食结构，减少食物中脂肪摄入，可以有效预防结肠癌与乳腺癌的发生。严格限制高热量和高脂肪食物的摄入量，增加低热量、低脂肪食物的摄入量，是预防癌症的基本饮食原则。大量摄入高热量、高脂肪食物可增加肥胖概率，研究发现多种癌症的发生与肥胖密切相关，因此，通过控制饮食来控制体重也不失为预防癌症的重要方式之一。根据日常营养需求，每天应补充足够的蛋白质，尤其是优质蛋白和人体必需的氨基酸，多吃水果、蔬菜，对增强体质、提高免疫力、预防癌症都是十分有利的。

（6）高盐饮食

在河南省的一项研究发现，高盐饮食会增加食管癌及胃癌的发病和死亡风险。其致病机制主要是高盐饮食可促进胃酸分泌，大量胃酸分泌会损害胃黏膜，从而破坏了胃黏膜的屏障作用，增加了亚硝胺吸收率；同时，胃酸大量分泌，为亚硝胺的合成提供了适宜的酸性条件。咸鱼、咸肉中含有丰富的酰胺，使得亚硝胺在胃内很容易合成，增加了胃癌的患病风险。

（7）营养缺乏

在全球各个国家，有近25%的癌症与营养缺乏和肥胖有着密切的关系。营养缺乏主要是指摄入的食物中维生素、微量元素和无机盐等的含量严重不足以维持机体的代谢需求。其中，维生素是维持人体生命活动所必需的营养物质，维生素在人体内一般不能合成，需要从外界食物中获取，因此保持营养物质的摄入充足显得尤为重要。大多数维生素是人体内酶系统中合成辅酶或辅基的重要组成成分，缺乏或不足时，会使人体内某些酶合成不足，进而引起活动失调，导致功能代谢障碍，引发一系列疾病。

为了维持机体的免疫状态，需要有各类维生素的参与。多种维生素具有抗氧化作用，能帮助身体清除体内的自由基，具有抗癌防癌的重要作用。同时，硒、锌、镁、碘等微量元素具有预防癌症的作用，而有些微量元素，如镉、铅等摄入过量可能会促进癌症的发生。

（8）水污染

根据20世纪70—80年代的调查，江苏省、上海市、广西壮族自治区等地农村饮用宅沟水、溏水者肝癌死亡率明显高于饮用井水者，其中饮用深井水者肝癌的死亡率最低。上海市黄浦江江水被污染后当地饮用者的肝癌死亡率也明显升高。俞顺章教授等课题组30年研究发现，水污染导致癌症的主要机制是藻类植物中含有致癌的毒素节球藻和促癌毒素微囊藻毒素。而有研究表明，同样纯度的微囊藻毒素与眼镜蛇具有相当水平的毒性。

2004年6月3日台湾媒体报道，岛内学者发表首篇饮用水库水的藻毒素研究报告。报道称在调查的9座水库中都发现了具有肝脏毒性的微囊藻毒素。

微囊藻毒是由微囊藻产生的肝脏毒素，它也是一种促癌因子，会诱发急性肝炎进一步导致肝癌。近年来随着科学技术的不断发展，发现被污染的水中含有100多种致癌与致突变物。截至当前，美国研究者发现饮用水中含有超过2100种化学污染物，其中有97种已被确认为致癌物或可疑致癌物，另外有133种被认为是致突变或有毒污染物。随着人们对水污染的不断关注，发现水中的致癌因子主要是来源于工业废水的违规排放、生活污水未经处理随意排出、农业生产中化肥和农药的污染等。

①工业废水。工业废水是指工业生产过程中排出的废水，包括工艺过程用水、机器设备冷却水、设备和场地清洗水等。很多工业部门都产生工业废水，主要有造纸、农药、电镀、电解、制

革、冶金、石油、化工、电力、化肥等。工业废水中有很多的致癌物质可以诱发肿瘤。

②生活污水。生活污水主要来自家庭、工作场所、商业和城市公共设施等场所产生的污水，其中包括粪便和洗涤污水。多年来，随着各类含磷洗涤剂的大量使用，污水中磷元素的含量逐渐升高。除了磷元素之外，氮元素的大量排放也导致其在水中的含量飞速增加。氮、磷元素污染的水的大量排放，导致江河湖泊等各类水体中一些蓝、绿藻类植物迅速生长，使水体颜色变绿，同时这些植物还能产生一类叫藻类毒素的物质，导致大量鱼类死亡，加速了水体的污染。

③农业污水。农业污水是栽培作物、饲养牲畜、加工农产品等过程排出的污水。我国的农业生产从原始的封建式耕种方式向现代化农业转变后，大量施用化学肥料、杀虫剂，不仅使生态平衡遭到了破坏，还严重污染了农村水资源。

（9）水中成分

水是生命产生、存在、发展繁殖的基本前提。肉眼看起来清澈见底的水，其中含有丰富的各类物质。研究证明，水中所含的可溶解性固体的含量高低，会直接影响人体的健康状况。一般认为，喝含有各类无机盐含量高的水的人群死于心脏病、癌症和各类慢性病的风险比喝含有各类无机盐含量低的水要低得多。水中含有的无机盐包括钙和镁、锌、铜、铬、硒等。一般所谓水硬的地方，水中所含无机盐的含量较高。同时其他研究者也发现，饮用二氧化硅含量高的水会降低癌症的发生风险；而饮用硬度偏高的水时，也会降低癌症的发病风险。此外，偏酸性的水会溶解金属水管上的各类重金属与化学物，这会大大增加癌症死亡率和心血管病发病率。因此，硬度偏高、溶解性固体含量相对较多、偏碱性的水，是健康的饮用水。动物实验也证实了这一结论，可能是因为硬水会束缚住有害成分，减少了它们在人体内的吸收率，从而阻止了有毒有害物质在身体中发挥作用。

2.合理的膳食营养补充

常吃蔬菜、水果等具有一定的抗癌作用，但这种作用到底有多大呢？实践证明，通过一些化学物质的介入，可以阻断癌细胞生长，从而达到预防的目的。研究指出，蔬菜及水果中的某些维生素及各种营养成分能对致癌物质和促癌因子起到明显抑制作用。经过大量的研究和实验，专家们筛选出多种对癌症有显著抑制作用的蔬菜、水果及其他食物。

（1）牛奶

现代营养学认为，牛奶中含有乳铁蛋白、维生素等多种抗癌因子，有预防癌症发病的作用。同时各种相关研究均认为，牛奶不但能起到强身壮骨的功效，还可以有效预防结肠癌的发生。芬兰研究人员进行的一项长达24年的队列研究发现，牛奶的摄入量与结肠癌的发病风险呈现出反比关系。通过研究发现，牛奶预防癌症的主要机制可能是与牛奶中含有的一种乳糖有关，该乳糖能有效抑制癌细胞的生长。虽然该研究没发现牛奶及奶制品预防直肠癌的作用机制及直接关系，但在被调查者中发现，吃黄油最多的人发生直肠癌的风险较一般人群显著增加。同时，研究人员通过调查研究对象的饮食习惯、疾病史及生活习惯发现，在持续追踪24年后，其中有30余人发生结直肠癌。而在这部分调查人群中，喝牛奶（以全奶为主）最多的人发生结直肠癌的风险比其他人低1/2，经常吃乳制品的人发生结直肠癌的概率比一般人降低一半以上。此外，国外其他国家的研究发现，每天摄入3杯以上牛奶的女性，发生乳腺癌的概率比不喝牛奶的人降低50%。因此，为了降低癌症的发病风险，增强身体免疫力，建议女性每天喝300mL奶制品。

（2）红薯

俗称番薯、地瓜，根据美国生物学家的发现，红薯中含有氢表雄酮，其具有降低结肠癌和乳腺癌发病风险的作用；日本对20多万人的一项调查研究中发现，经常食用红薯的人群癌症发病率低于不经常摄入红薯的人群。通过科学的实验分析证明，红薯的抗癌性超过了人参的抗癌功效，高居于抗癌蔬菜之首。从古代的相关记载文献中查阅可知，红薯性味甘平，有补脾胃、养心神、益气力、活血化瘀、清热解毒等功效，食用红薯对人体新陈代谢具有良好的作用。现代祖国医学研究认为，健脾益气是增强人体免疫功能的重要方法；而解毒、化湿、清热则有"扶正固本"的含义。红薯具备以上两个功效，是生活中理想的健康食品。

红薯的防癌、抗癌作用有独到之处，与其中的某些营养成分密不可分。红薯中除含有蛋白质、糖类、维生素和无机盐等人体必需的营养成分外，还含有具有防癌功效的脱氢表雄甾酮、多糖胶原蛋白、赖氨酸、胡萝卜素、维生素C等多种营养物质。红薯含有丰富的胡萝卜素、维生素C、赖氨酸等。胡萝卜素在进入人体后能够转变为维生素A。而维生素A能够有效阻止和抑制癌细胞的生长与增殖，从而达到了预防癌症的作用；此外，维生素A与维生素C和维生素E之间具有协同作用，能够使体内致癌的化学氧化剂失去效果，阻碍了致癌物质发挥作用。维生素C能够促进纤维组织生长，往往能在肿瘤周围布置"天罗地网"，从而达到阻止肿瘤扩散的目的。此外，维生素C具有良好的抗病毒作用，这对于肝癌、宫颈癌等因病毒感染所致的肿瘤具有良好的预防作用。同时，其中独有的脱氢表雄甾酮是一种类似于人体内肾上腺所分泌激素的类固醇物质，大量试验证实，该物质能在一定程度上起到抑制乳腺癌和结肠癌的发生与发展过程的作用。

（3）豆类及豆制品

20世纪80年代初，在当时河南省胃癌高发区济源市对30岁以上4万多成年人进行了5年的前瞻性观察，结果表明，经常吃豆类食品的人患食管癌、胃癌的机会减少77%。说明豆类食品有很好的防癌作用。

豆类中植物蛋白含量丰富，还含有大量的纤维、无机盐、维生素和生物活性物质。许多实验研究提示黄豆像蔬菜和水果一样，是人类预防肿瘤确切有效的健康食品。日常生活中，只要每餐都能吃些豆类食品，人体便可增加纤维的吸收，减少体内脂肪，增强身体免疫力，降低患病（特别是癌症）的机会。大豆的抗癌功效来源于大豆所含的一种特殊物质——异黄体酮。此外大豆还含有硒、钙、钼、植物雌激素、胡萝卜素等抗癌防癌物质。大豆中的硒元素能防止致癌物质与正常细胞的脱氧核糖核酸结合，从而起到防癌作用。

美国癌症研究院研究发现，大豆含有的异黄体酮类是正常细胞和肿瘤细胞内信息传递酶的强有力抑制剂，能抑制多种人类和啮齿动物的癌细胞生长，使癌细胞向成熟型细胞分化。异黄体酮可以通过破坏致癌物质，预防肝癌等。异黄体酮具有抗雌激素样作用，又可增强肝脏合成激素结合球蛋白，减少血液中游离的有活性的性激素。大豆中含的植物雌激素可以抑制前列腺癌与乳腺癌。异黄体酮可阻断新的血管形成，断绝为癌细胞提供营养的渠道，将癌细胞"饿死"。亚洲人喜欢吃大豆及豆制品，这也许是亚洲人较少患前列腺癌与乳腺癌的原因。科学家已发现，在吃大量蚕豆、小扁豆、豌豆和某些果干的人群中，前列腺癌少见。日本在20世纪80年代曾对25万多日本人进行调查研究显示，每天吃豆腐脑的人患胃癌的危险性远较不吃豆腐脑的人低。

在中国人的饮食习惯中，喝豆浆已经成为早餐中不可取代的重要饮品，许多人认为，喝豆浆的确是能够防治癌症的。豆浆中含有丰富的各种营养素，味道鲜美可口，富含人体代谢所必需的优质植物性蛋白质以及8种人体所需的必需氨基酸、多种维生素及钙、铁、磷、锌、硒等微量矿物元素，不含胆固醇，并且含有大豆皂苷等可降低人体胆固醇的物质。鲜豆浆易于被机体消化吸收，经常喝豆浆能起到预防冠心病、高血压、糖尿病、动脉粥样硬化及骨质疏松等等各种慢性疾病的作用。同时经常饮用豆浆者还可以防癌抗衰老、降血糖血脂、平补肝肾、增强机体免疫力等。豆浆含有5种具备抗癌效果的元素，其中，大豆异黄酮对前列腺肿瘤和乳癌肿瘤的扩散具有抑制作用，同时，豆浆中含有的丰富纤维素能够降低乳腺癌的发病风险。此外，豆浆中含有丰富的大豆蛋白、大豆卵磷脂以及硒、钼等元素也具备显著的抗癌和治疗效果。然而，若食用豆浆的方式不恰当，可能对身体健康产生负面影响。因此，在食用豆浆时必须特别留意：首先需要确保豆浆已经完全煮熟。以免引发恶心、呕吐、腹泻等中毒症状。其次，中医学认为，豆浆性属偏寒而清利，因此如果有胃寒症状者，饮用豆浆后会出现闷胀、恶心、嗳气、反酸的相关症状。同时，如果是脾虚易腹泻、腹胀的人，以及夜尿次数多、遗精肾亏的人，均不宜饮用豆浆，否则可能会加重以上病情或影响治愈可能性。另外，不宜一次过量饮用豆浆。一次过量饮用豆浆，容易引起蛋白质消化不良症，出现腹胀、腹泻等不适症状。

（4）蜂胶

蜂胶是动植物的精粹，富含自然的抗菌成分，并且其化学构造相当复杂。它包含了30多种芳香酸、30多种黄体酮类化合物（如黄体酮、黄体酮醇和黄烷醇）以及如铁、钙、硒、镁、锌、铜、锰、银、锂、锶等30多种对人体至关重要的微量元素；此外，还含有20余种氨基酸、10余种芳香酸、萜烯类化合物、蜂蜡酸类、脂肪酸和脂肪酸酯；数种类固醇类、糖类、醇类、酮类、醛类化合物；以及多种维生素以及其他具有生物活性的各类有机化合物。毫无疑问，蜂胶就如同一个"微型药库"，具有良好的杀菌效果和防腐作用。类黄体酮同时具有净化血液，强化细胞膜，抗过敏、消炎、止血、镇痛等作用。蜂胶最核心的作用主要来源于其中含量丰富的黄体酮类和萜烯类物质，蜂胶许多特有的生物学作用主要来源于该物质。蜂胶成分丰富多样，作用包罗万象，各成分之间配合神工天巧，深深震撼了许多科学家，即便在科技高度发达的当下，人类也无法人工合成与蜂胶具相同效果的物质。蜂胶所含的有益成分具有抗氧化与抗肿瘤、减少动脉粥样硬化的作用，可补充身体内制造抗氧化原料，并具有清除自由基的能力。

（5）粗杂粮

所谓的"粗杂粮"是相对于"精米白面"而言的一种俗称，主要包括大豆、高粱、玉米、荞麦、燕麦、小米及各种豆类、薯类等在内的杂粮产品。根据中医古籍《黄帝内经》记载："五谷为养，五果为助，五畜为益，五菜为充。"不同种类的粮食，其内所含的营养物质也各有不同。如燕麦中含有丰富的蛋白质，小米中含有丰富的胡萝卜素、色氨酸等，豆类中含有丰富的优质蛋白质，高粱中含有丰富的铁和脂肪酸，薯类含有丰富的维生素C和胡萝卜素。此外，粗粮中含有丰富的膳食纤维，膳食纤维虽不能被人体消化吸收，但能起到促进排便的作用。相比"精米白面"来说，粗杂粮当中的维生素B_1含量更丰富，主要原因是稻谷、麦子等当中的维生素B_1主要分布于谷粒的外层，在进行加工过程中会损失大量的维生素等营养元素，加工越精细的米面维生素B_1损失越多。

此外，研究发现，粗粮中含有一种能阻止皮肤癌扩散、抑制肝癌和结肠癌生长的酶类抑制剂。玉米中含有丰富的胡萝卜素，被人体消化后能转化为维生素A，对肺癌、胃癌、食管癌均有抑制作用；大豆中含强抗氧化剂、绿原酸、异黄体酮和微量元素钼，都具有抑制癌细胞产生的作用。

（6）茶叶

茶叶被公认为是癌症保护性因素，主要是因为茶叶中所含有的有益的化学成分。其中有益于身体的有机化学成分有：茶多酚类、植物碱、维生素、果胶素、有机酸、脂多糖、酶类、色素等；除此之外还有无机矿物元素，如：钾、镁、钴、铁、钠、锌、铜、氮、磷、硒。茶中的诸多有效成分可以通过抑制癌细胞的生长来达到预防癌症的目的。

研究显示，红茶和绿茶对预防皮肤癌均有着极其明显的作用。动物实验证明，红茶和绿茶中的茶多酚在紫外线强烈照射后，能够抑制老鼠皮肤癌细胞的增殖。经过17年的茶叶防癌作用机制的实验室研究和近些年人群流行病学调查发现，茶叶中的化学成分不仅能够预防口腔癌，还对肺癌等多种恶性肿瘤细胞的生长具有抑制作用。主要与茶叶中的茶多酚、茶色素和儿茶素等成分所具有的抗氧化抗癌作用有关。此外，饮茶对吸烟诱导的氧化损伤也有明显抑制作用，而氧化损伤易导致包括癌症在内的多种疾病。

诸多研究证明，无论何种茶叶，都可有效清除体内自由基，而自由基具有致癌作用。茶叶中的天然抗氧化剂通过清除自由基达到了防癌、抗癌的作用，因此受到了人们的重视与欢迎。尤其在中国南方地区，喝茶似乎成了人们日常生活、商务会谈、朋友聚会等各种场合最主要的饮品之一。

（7）酸奶

近几年，酸奶似乎更受广大消费者的喜爱。主要由于酸奶通过乳酸菌的发酵作用后，其中的营养成分比牛奶更加完善，也更容易消化吸收，尤其对乳糖不耐受者，酸奶成了纯牛奶的重要替代品。牛奶中含有丰富的乳糖，其制成酸奶后会被分解为葡萄糖和半乳糖，不仅为机体代谢提供能量，还能为婴儿生长发育提供必需氨基酸。牛奶经过乳酸菌的发酵后，蛋白质中的氨基酸更易于吸收。酸奶中含3%的脂肪，脂肪球易于消化，其代谢吸收率高于牛奶。酸奶中的钙更容易吸收，发酵后的酸奶，钙会被转化为水溶形式，更易于被吸收利用。癌症的发生主要是由于细胞异常增殖引起。许多动物试验证明，酸奶具有抑制癌细胞增殖作用，对防治癌症有一定的效果。

（8）蘑菇汤

喝蘑菇汤能提高机体免疫力，这是因为蘑菇是一种营养丰富的食用菌。用蘑菇做成的汤或菜，味道鲜美，可以说是食中佳品。香菇营养丰富，干香菇中含蛋白质18.64%、脂肪4.8%、糖类71%，香菇中除了含有8种人体必需的氨基酸外，还含有多种维生素与无机盐及粗纤维等物质，对于身体中新陈代谢具有重要作用。中医认为，蘑菇味甘性平和，有益气、增进食欲、治疗小便失禁等作用。近代医学研究发现，蘑菇里所含的香菇多糖类物质，具有抗血脂、调节免疫、抗血小板凝集、抗肿瘤、护肝、抗基因突变、抗艾滋病等作用，对防治心血管疾病和癌症具有良好的效果。经常食用蘑菇，对增进健康、预防癌症很有帮助。可食用的蘑菇，以白色或棕黑色、肉质较软、菌盖表面比较光滑有光泽者为好。有毒的蘑菇，一般颜色比较鲜艳，菌盖和菌柄上有斑点、裂沟和生泡，菌盖肉质薄且呈薄片形。因此，食用蘑菇要注意鉴别，防止误食有毒的蘑菇。

（9）坚果类食物

坚果类食物中含有丰富的维生素E，而维生素E具有保护细胞免受氧化破坏的作用，对癌细胞有较强的抵抗能力。另外，维生素E可加速白细胞的生长，能进一步提高机体免疫力。

①榛子。榛子为落叶灌木或小乔木桦木科植物的果仁，榛子种仁每100g含蛋白质16.2～18g，脂肪50.6～77g（多由不饱和脂肪酸组成）、糖类16.5g、磷556mg、铁8.3mg、胡萝卜素0.13mg、维生素B_1 0.2mg、维生素B_2 0.2mg，有"坚果之王"的美称。榛子性味甘平，具有补益脾胃、滋养气血、明目的功效。常吃榛子具有开胃、降压、抗癌、延年益寿、美容、保健的作用。

②板栗。又称栗子，是我国特产，在中国民间有着"干果之王"的美誉。栗子的营养丰富，其中主要的营养物质为糖和淀粉，含量占整个果实的70%，而蛋白质占7%。栗子中维生素C的含量比西红柿还要高，更是苹果的十几倍。除此之外，栗子中含有钾、锌、铁等丰富的矿物质。

③核桃。核桃是一种营养丰富的食物，同时也是一种常用的中药材。现代药理研究结果显示，核桃中含有大量的锌、镁以及各类维生素等有助于预防及治疗癌症的营养物质。经常食用核桃能够有助于健康人强壮身体、养神益智，对于癌症病人也能起到防癌抗癌、延长寿命的作用。

④葵花子。葵花子中含有丰富的不饱和脂肪酸和优质蛋白质，以及钙、钾、铁、镁、磷和维生素A、维生素B、维生素E、维生素P等物质，均是身体新陈代谢所必需的重要元素。经过动物实验证明，葵花子中所含的氯原酸对大鼠肝癌具有良好的预防作用。因此，葵花子既是优质的营养食品，又是良好的抗癌防癌食物。

⑤巴旦木。巴旦木，又称大杏仁，原产于美国加利福尼亚州。动物模型实验的早期结果显示，巴旦木具有显著的预防结肠癌的作用。美国加州大学的研究人员通过动物实验研究发现，巴旦木可降低老鼠癌症前期病变或畸变病灶的数量。在对有先天遗传癌症并患有肠内多发瘤的老鼠进行的追踪研究中发现，巴旦木膳食显著地激活了5种抗肿瘤扩散基因，而控制膳食组只激活2种抗扩散基因。抗扩散基因数目的增加证明巴旦木可以预防结肠癌。

（10）水果

①梨。中医古籍记载，梨具有生津、润燥、清热、化痰等的功效，是中国古代中医学家多用于治疗食管癌、贲门癌和胃癌的重要良方。主要是由于梨中含有丰富的维生素C、维生素B₂、胡萝卜素等多种营养素都具有一定的防癌抗癌作用，因而梨适合于鼻咽癌、喉癌、肺癌等病人食用。

②杏。杏子是所有水果当中维生素B₁₇含量最丰富的一种水果，而维生素B₁₇是非常有效的一种增强免疫力物质，对癌细胞具有杀灭抑制作用，因而，杏子常常被用于患有各种癌症的病人食用。

③橘子。凡芳香科柑橘属的一大类水果，诸如橙子、橘子、柑子、柚子、金橘、柠檬等均含有丰富的维生素C。而维生素C被公认具有抗氧化作用，可以有效阻止强致癌物亚硝胺的形成，适合食管癌、胃癌、肺癌、喉癌的病人食用。

④苹果。俗话说："一天一苹果，疾病远离我。"众所周知，苹果是富含膳食纤维的水果之一。经常吃苹果的人，其肠道内胆固醇含量会大大降低，同时会增加肠道内粪便排出的速度，因而起到了预防直肠癌的作用。另外，苹果内含有丰富的果胶，而果胶能够破坏放射性气体，从而起到预防癌症发生的作用。

⑤山楂。山楂具有消食健胃，行气散瘀，化浊降脂的功能。山楂中维生素C含量非常丰富，可以在一定程度上起到预防癌症的作用。同时，中医学认为山楂具有活血化瘀、善消内积的功能，又能抑制癌细胞的生长，所以，更适合多种癌症病人食用。尤其是对消化道恶性肿瘤及妇女生殖系统恶性肿瘤病人食欲缺乏时，更为适宜。

⑥猕猴桃。猕猴桃是富含维生素C的水果。近几年研究发现，猕猴桃中含有一种能够阻断人体内致癌物亚硝胺生成的活性物质，因而表现出良好的抗癌效果。

⑦大枣。大枣中含有丰富的各种维生素以及胡萝卜素等营养物质，其中又以维生素C和维生素P的含量最多。众所周知，维生素具有防癌抗癌的功效，因此大枣也通常被当作一种抗癌果品出现在人们的餐桌上。国外学者研究发现，大枣中除了维生素具有抗癌作用外，其中含有的三萜类化合物及环磷酸腺苷等物质也具有抗癌作用。在民间，不少肿瘤病人在手术后、放疗或化疗后常常食用大枣粥，或用黄芪煨大枣食用，每日用大枣10个、生黄芪30g共煨煮，具有良好的提高身体免疫功能、增强体质、预防肿瘤的复发及转移的功效。

⑧草莓。草莓具有润肺止咳、生津止渴、利咽润喉的功效，适宜鼻咽癌、扁桃体癌、喉癌、肺癌病人食用，可以起到缓解放、化疗反应、减轻病症、帮助康复的功效。

⑨香蕉。根据中国古代医学典籍记载，香蕉味甘、性寒，具有清热、通便的功效，是患有大肠癌的病人的首选果蔬。根据研究结果显示，香蕉中含有丰富的具有预防癌症的作用微量元素镁。

（11）蔬菜

蔬菜中含有多种抗癌、抗氧化的化学成分。深绿色蔬菜（如菠菜、芹菜等）中含有丰富的抗氧化剂，而且其抗癌效果随着蔬菜的绿色越深而越强，表现出强烈的正向相关。葱、蒜等刺激性蔬菜中含有大量能够抑制癌生长的化学物质，分析表明，辣椒等辣味蔬菜中含有的辣味素能够抑制一种名叫二甲基亚硝胺的化学物质，因而有效阻止了细胞的癌变进程，被现代研究者认为是一种潜在的抗癌物质，具有较大的研究价值和应用前景，为癌症的预防扩宽了新的道路。芹菜等当中膳食纤维含量丰富的蔬菜大量摄入后，在肠道内能够促进排便，从而大大缩短了食物中有毒物质在肠道内停留的时间，对预防大肠癌极为有益。

①胡萝卜。胡萝卜中含有丰富的维生素 B_2、胡萝卜素、叶酸等具有防癌、抗癌作用的营养成分。研究发现，大量使用胡萝卜或胡萝卜汁，可以有效降低血压，起到预防肺癌的功效，经常食用胡萝卜者能够抑制因吸烟而导致的癌症发病风险增高。国外研究发现，胡萝卜中含有多种能够抑制乳腺癌细胞生长繁殖的物质。动物实验证明了饲喂洋白菜和胡萝卜的新患有乳腺癌的白鼠，其自然生命周期较不饲喂洋白菜和胡萝卜的白鼠延长了35%。这是因为洋白菜和胡萝卜等蔬菜中含有丰富的具有抗氧化作用的物质，如维生素A、维生素C、维生素E以及β-胡萝卜素等，这些物质具有降低自由基数量的作用，从而抑制了癌细胞生长与增殖，延长了病人的生命周期。除自由基水平降低外，能杀伤癌细胞的淋巴细胞数量增加。南瓜、西红柿、苹果等蔬菜和水果都含有大量的胡萝卜素，它在人体内转变成抑制乳腺癌、肺癌的维生素A，能很好地维持上皮组织的正常功能，发挥抗癌抗衰老作用，对人体保健十分重要。

②番茄。番茄中含有丰富的具有防癌、抗癌作用的物质——番茄红素，它能够促进细胞素的分泌，激活淋巴细胞对癌细胞的溶解作用。同时其强烈的抗氧化作用能够杀死人体内的自由基，从而达到预防癌症的作用。番茄红素具有优异的抑制癌细胞增殖的功效。番茄红素在各个品种和不同成熟度的番茄中的含量也不尽相同，随着番茄的不断成熟，番茄中番茄红素的含量也不断升高，最高时达到每100g含有番茄红素40mg以上。番茄红素在番茄中70%～80%的部分主要存在于番茄果皮中。番茄红素属于脂溶性物质，其在人体内吸收较为困难，因此在烹饪番茄时要加一定量的食用油并加热，这样不仅可以加速番茄红素的释放，也可以提升番茄红素在肠道内的吸收率。适量摄入番茄红素可以起到预防前列腺癌、乳腺癌、胃癌、肺癌等癌症的作用。

③黄瓜。中医学认为，黄瓜具有清热、生津、解毒的功效。黄瓜中所含有的细纤维素可大大加速肠道中食物的排泄，有效减少肠道内有毒有害的残留物质与肠道的接触时间，从而起到预防结肠癌的作用。此外，黄瓜中含有丰富的胡萝卜素和维生素C都能够起到良好的防癌、抗癌作用。日本的一项研究结果报道，经常吸烟者、酗酒者及经常摄入腌菜、咸菜等高盐分饮食的人容易罹患食管癌，而经常食用黄瓜可以有效降低以上行为导致的食管癌的发病风险。

④冬瓜。中医学认为，冬瓜性凉，味甘淡，有清热、解毒、化痰、利水作用。根据近年来研究结果发现，冬瓜具有诱导干扰素生成的作用，大量干扰素的生成起到了抗癌防癌的功效，因此冬瓜被普遍认为是一种良好的抗癌蔬菜。

⑤茄子。茄子是一种营养丰富的日常蔬菜，其中富含多种营养成分。是含有丰富维生素P的蔬菜之一，同时也是维生素 B_7 含量最高的蔬菜，远超其他各种蔬菜。经常食用茄子，可以防治高血压、冠心病、动脉粥样硬化以及出血性紫癜等各种疾病。此外，茄子还具有清热活血、止痛消肿的功效。茄子果实和种子中均含有丰富的龙葵碱，尤其种子中含量最高，能起到良好的抗癌作用。

⑥韭菜。中医学认为，韭菜具有健脾开胃、抗炎镇痛的功效，古人常用来防治食管癌、贲门

癌、胃癌等恶性肿瘤。同时现代研究发现，韭菜里所含有的挥发性酶能够激活巨噬细胞，可以起到预防癌细胞转移和癌症复发的作用。

⑦芦笋。芦笋含有维生素A和维生素C等多种预防癌症的重要成分，其含量比番茄中的含量高出1倍有余，其内还含有1种能够抑制癌细胞生长增殖的组织蛋白；另外还含有大量的叶酸、硒等物质，能够起到癌细胞生长与增殖的作用，可有效阻止癌细胞的转移与扩散。美国一些生化学家和医学家认为，芦笋尤其适宜淋巴结肿瘤、膀胱癌、皮肤癌、霍奇金病、乳腺癌、白血病、食管癌等病人食用。

⑧莴笋。莴笋又称为莴苣，莴笋中含有多种人体必需的微量元素，每500g莴笋含铁约12mg，此外，还有很丰富的钙、脂肪和叶酸。儿童常吃莴笋对长牙、换牙很有帮助。莴笋的茎叶中含有一种叫莴亚油的莴苣素和天然叶酸，能够分解食物中的亚硝胺等致癌物质，从而阻止了癌细胞的形成，尤其是对肝癌、胃癌、结直肠癌等消化系统癌症有一定预防作用。

⑨黄花菜。黄花菜又名金针菜，是一种深受人们喜爱的蔬菜。其中含有天门冬素、秋水仙碱、花粉、多种维生素等多种具有抗癌、抑癌的营养物质。健康人群经常食用，能起到预防肿瘤发生的效果。肿瘤病人经常服食，有助于缓解病情，控制肿瘤的生长和发展进程。

⑩山药。根据中医古籍记载，山药性味甘平，具有补肺益气、健脾补虚、固肾益精、养心安神的功效，也可以起到扶正抗癌的作用。山药可用于各种癌症病人手术后及放、化疗后的最佳补品。现代研究发现山药含有植物蛋白原、9种氨基酸，还含有锌、锰、钴等多种微量元素，营养价值较高。不仅如此，山药能够诱导干扰素，从而促进干扰素生成和T细胞的增殖，起到抑制肿瘤细胞生长的作用，是防癌抗癌的重要食物之一。

⑪黑木耳。根据中医古籍记载，黑木耳性平，味甘，能益气、养阴。近代科学研究发现，黑木耳中含有一种多糖体，具有一定的抗癌活性。主要是通过提高人体的免疫力，起到预防癌症的效果，这也符合中医当中的扶正祛邪等。建议患有各种癌症的病人在手术后及放疗、化疗后适度食用，可降低癌症复发与转移的风险。

⑫海产类蔬菜。主要包括海带、紫菜、海藻等生长于海洋之中的蔬菜。根据中医古籍记载，海带具有化痰、软坚、散结的功效，是中医中常用来治疗肿瘤的药物之一，多用于瘿瘤、噎膈、瘰疬、痰核等疾病，相当于现代医学中的甲状腺癌、食管癌、胃癌、乳腺癌、淋巴系统肿瘤等的各种良性或恶性肿瘤，是一味理想的抗癌防癌食品。紫菜性寒，味甘咸，有清热、软坚、化痰的功效，亦是癌症病人的理想抗癌食品之一，适宜脑肿瘤、乳腺癌、甲状腺癌、恶性淋巴瘤，以及各种肿瘤伴有淋巴结转移者经常服食，这对抑制肿瘤生长、缩小肿块、缓解病情的发展有一定效果。

（12）"黑色食物"

"黑色食物"主要是指以鳖、乌梅、海参、黑木耳、乌贼墨等为代表的呈现黑色的营养物质。研究发现，鳖（又名甲鱼）体内存在着大量的酶，在其血液中的白细胞含量惊人。在一项动物实验中发现，给接种了癌细胞的老鼠每天饲喂甲鱼粉，一个月后老鼠体内癌细胞肿块减少了30%。同时研究人员还发现，甲鱼壳同样也具有抗癌的效果，很适合肿瘤病人食用。

乌梅、海参、黑枣等黑色食物中含有各种有益成分，可以增强机体免疫力，能够起到预防各种癌症的作用，非常适合患有各种恶性肿瘤病人食用，是一种良好的补品。

黑米中维生素B_2、维生素B_{12}、铁元素等营养物质的含量是普通大米中以上成分的7倍多，钙、磷、硒、镁、铜、锌等微量元素也远高于普通大米。此外，紫黑粒小麦中钙、磷、赖氨酸、硒、维生素K等多项营养因子的含量超过普通小麦的3倍多。

黑荞麦的营养也很丰富，其中油酸和亚油酸含量相当高。此外还富含各种维生素以及微量元素，尤其铜的含量位居各种粮食之中的首位。因其中富含油酸和亚油酸，有降低血脂、防止脑出血的作用。另外还含有叶绿素和芦丁以及烟酸等可以扩张小血管和降低胆固醇的作用的营养物质，对于身体大有裨益。临床还用黑荞麦治疗高血压病、控制糖尿病、增强视力、防治白内障和视网膜炎等。

黑豆中含有丰富的维生素B_2和维生素E，经常食用能够对人体起到良好的防癌、抗衰老、美容养颜、增强生命与活力的效果。

黑芝麻是各种植物中所含维生素E含量最高的植物之一。能有效抑制细胞内自由基的积聚，有抗癌、延缓衰老之功效。此外还有减少血液凝块，具有防治动脉粥样硬化和冠心病的作用。

黑玉米中含有丰富的黑色素。据检测，黑玉米与黄玉米相比，其中蛋白质含量高1.23倍，脂肪含量高1.3倍，粗纤维含量高16.36%，铜、锰、锌含量高8倍，钾、钙含量高3倍，营养性抗癌剂硒含量高8.5倍。并且其中氨基酸成分高于黄玉米，是营养学家们强烈推荐的健康食品。

根据日本学者的研究，证实黑色食品中的色素与亚硝酸的比例为1∶3时，可以抑制99%的亚硝酸致癌物的产生。这一发现强有力地表明，黑玉米的黑色素具有出色的抗肿瘤作用。近几年人们对于各类保健食物的追捧，从侧面也反映出居民对于自身的营养、保健有了更高的追求。然而，即便黑色食品具有丰富的营养，有助于身体体质的改善，但也仍然需要其他色系的食物一起进行合理的搭配，例如通过摄入白色的大米、面粉等满足身体对蛋白质、热量的需求。在日常饮食中通过将不同颜色的食物搭配食用，杜绝偏食或挑食，才能更有利于健康保健与延年益寿。

3. 正确的营养膳食模式

近20年来，随着中国经济的飞速发展，人民群众的收入也持续增加，生活水平也在不断提高，而生活水平的提高最直观地体现在人们的饮食上，人们对于吃的需要不再是吃饱，而是吃好。日常饮食中，肉类、糖类和脂肪类食品的摄入量逐步增加，肥胖人增长速度惊人。根据1992年全国营养学会人口普查资料，从1982年至1992年10年间，肥胖发生率增长了50%，根据2002年全国营养调查的结果，我国成人超重率为22.8%，肥胖率为7.1%，估计人数分别为2.0亿和6000多万；与1992年相比，10年间我国居民的超重和肥胖患病率分别上升了38.6%和80.6%，由于超重和肥胖与心血管病、糖尿病和癌症等众多慢性疾病有因果关系，其潜在的健康问题难以估量。因此，改变营养膳食模式，养成良好的生活习惯，控制体重已成为当前亟待解决的重要问题。

中国营养学会根据我国居民实际情况提出适合中国人群的居民膳食指南，形象地把膳食营养结构比喻成一座宝塔，宝塔分五层：第一层即宝塔底层为谷类食物，这是人们食物的基础，轻体力劳动者建议每天500g；第二层是蔬菜和水果，一般正常人建议每天吃400~500g蔬菜、100~200g水果；第三层是鱼、肉、蛋等动物性食物，一般是鱼200g、肉50~100g、蛋20~50g；第四层是奶及奶制品，一般人建议每天喝250~500mL；第五层是盐和糖，建议每天的食盐量不超过6g，糖不要吃太多。

近几年，随着人们经济水平的提高，人们的健康意识也在逐渐增强，许多人也逐渐开始关注自身健康问题。但近几年调查研究发现，虽然人们开始关注自身健康，但多数人群依然存在缺乏健康养生的知识，因此出现了"矫枉过正"的现象。此外，当前市面上出现了大量的各种保健品，导致许多人错误地大量使用保健品，把维生素当成补品大剂量滥用或不正确服用，从而对身体产生了不利影响。由于缺乏科学的健康知识，许多人错误地认为，维生素是营养物质，不会对身体造成危害。其实维生素如大量不当摄入也会对机体产生损伤作用，如过量摄入维生素A可能会损害手臂和腿部的关节，引起头疼脑涨甚至死亡；维生素D服用过多则可能引起口渴、眼睛发炎、皮肤瘙痒、呕吐、腹泻、尿频等症状；维生素E过量使用会引起血小板聚集、血栓形成等；过量服用B族维生素，也会引起许多问题，如过多的维生素B可以使人体神经中毒；太多的维生素C可以引起胃痛和肠功能失调，还可影响红细胞的产生，使人身体虚弱、疲劳。所以应保持合理膳食和营养均衡，纠正偏食、挑食习惯，每日保证足够量的蔬菜、水果、肉、蛋等营养物质，这样全面均衡饮食可以不必额外补充维生素。

怎么样才算健康的饮食呢？无非是三餐正常，不偏食，从各种天然新鲜的食物摄取均衡的营养，如此而已。近年来，有不少女性为了瘦身而吃素，多摄取蔬菜水果，少吃肉类食物。每个人的饮食习惯、活动量以及营养需求各有不同，模仿别人的饮食习惯，未必对自己有好处，甚至有害健康。一般来说，活动量较少的人，平时可吃六分饱；活动量较大者，可吃八九分饱。

4.预防癌症的膳食准则

为做好预防癌症膳食营养支持，1997年9月，由美国癌症研究所的世界癌症研究基金会联合推出了一本名为《食物、营养与癌症预防》的专著，该书由8个国家的16位著名营养学、肿瘤学专家花了3年时间集体编写而成，书中提出了一套全球性的预防癌症的14条膳食准则，简单介绍如下：

（1）主食应以植物性食物为主。主要是豆类和加工度比较低的谷类。

（2）保持体重。避免体重过低或超重。

（3）坚持体力活动。每天应坚持进行1h中等强度的体育运动或体力活动。

（4）多吃蔬菜和水果。每天保持摄入400～800g新鲜蔬菜与水果。

（5）其他植物性食物：每天应坚持摄入各种粗加工的谷类、豆类、根茎类食物700g左右。

（6）含酒精饮料：建议不饮酒或不过量饮酒。

（7）肉类：每日红肉的摄取量限制在80g以内，适度摄入鱼类、禽类等肉类代替红肉。

（8）总脂肪和油类：限制动物性油脂的摄入量，摄入适量的植物油。

（9）限制食盐摄取量。成人每天6g以下。

（10）食物妥善储存。避免摄入储存时间过长或受到霉菌污染的食物。

（11）保持食物的新鲜度。易腐败食物，如不能及时吃掉，应冷冻或冷藏。

（12）建立对食品添加剂、农药残留量以及其他化学污染物的监测和控制措施。

（13）改变烹调方式。减少烧烤、油炸等烹调方式，尽量避免将肉和鱼烧焦，尽量少吃火焰上直接熏烤的食物，鼓励用比较低的温度烹调食品。

（14）鼓励从天然食物中获取营养，没必要用膳食补充剂，膳食补充剂对减少癌症危险性有害无益。

（三）精神与心理健康预防

世界卫生组织对健康下的定义是："健康不仅仅是没有疾病，而是身体上、心理上和社会适应上的良好状态。"随着人们的生活水平不断提高，对健康的认识和要求也越来越明确了。医学模式从生物医学向生物-心理-社会医学模式的转变，使我们对人类健康的理解也应该更加深刻和全面，即健康的完整概念应该是躯体健康、心理健康和对社会的良好适应状态。

健康的五大支柱是合理膳食，适量运动，戒烟限酒，充足睡眠，心理平衡。人的心理健康是战胜疾患的良药，也是获得身体健康、延年益寿的秘方。那么，怎样才算心理健康呢？

1.心理健康的内容

心理健康的标准有五个方面：一是智力正常，二是情绪健康，三是人际关系和谐，四是社会适应正常，五是人格完整。

（1）智力正常

智力水平的正常程度是学习、生活和工作的基本心理基础，同时也是适应周围环境变化所必需的心理保障。因此，在评估智力时，关键是看是否能够正常和充分地发挥其作用，即是否具有强烈的求知欲。

（2）情绪健康

情绪状态健康的整体表现为情绪表达是否相对稳定和心情是否愉快。具体来说体现在：愉快情绪状态多于负性情绪状态，乐观开朗，朝气蓬勃，对生活充满希望；情绪较稳定，善于控制与调节自己的情绪状态，既能克制又能合理化宣泄，情绪反应与环境相适应。

（3）人际关系和谐

良好和谐的人际交往，是个人良好发展与幸福生活的重要前提条件。主要表现为：与人和谐相处，既有广泛的人际交往关系，又有真挚的朋友；在交往中保持相对独立又完整的人格；能实事求是地评价别人和自己，善取长补短，宽以待人，乐于助人，积极主动的交往态度多于消极被动的态度，交往的目的端正。

（4）社会适应正常

社会适应正常是指个体与客观现实环境保持良好稳定的秩序。通过理性客观的观察，可以对现实环境获得准确的认识与了解，进而可以采取行之有效的措施来面对现实生活环境中的各种困难与挑战。还要根据当前现实环境的具体特征和自我意识的实际情况努力进行协调，或改变现实环境来满足个体需求，或改变自身以此适应现实环境。

（5）人格完整

人格完整是指拥有健全完善的个人人格，即个人的所想、所说、所做都是协调统一的，人格结构的各重要因素完整统一；具有独立的自主意识，能够以积极进取的人生观作为人格的价值核心，并以此为中心把自己的需要、理想目标和实际行动统一起来。

2.心理、情绪状态对健康的影响

（1）认清自己

心理健康的人能认清自身的潜在价值，做到全面认识自己、接受自己，有自知之明，即对自己的个人能力、性格特征和优缺点都能作出恰当、客观的评价；对自己不会提出过分苛刻及不切实际的期望与要求；对自己的生活目标和理想也能够定得更加符合实际，因此对自己整体满意。不断努力发展自身的内在潜能，哪怕对自身难以补救的缺陷，也能坦然接受。做到接受现实，适应现实，进而改变现实，而不是选择自我逃避。对周围事物和环境能作出客观的认识和评价，并能与现实环境保持良好的接触；既有高于现实环境的理想目标，又不会沉溺于不切实际的幻想与奢望之中。同时，对自己的能力有充分的信心，对生活、学习和工作中的各种困难和挑战能够妥善处理。

心理健康的人，其人格结构包括气质、能力、性格和理想、信念、动机、兴趣、人生观等各领域能均衡稳定地发展。人格作为人的整体的精神风貌能够完整、协调、和谐地表现出来；思考问题的方式是适中合理的，待人接物能采取恰当灵活的态度，对外界刺激不会有偏颇的情绪和行为反应，能够与社会和谐发展，也能和集体融为一体。

心理健康的人能珍惜和热爱生活，积极投身于现实生活中，并在生活中尽情享受人生的乐趣，而不会认为人生是重负。他们在工作中尽可能地发挥自己的个性和聪明才智，并从工作的成果中获得满足和激励，把工作看作是乐趣而不是负担，同时也能把工作中积累的各种有用的信息、知识和技能储存起来，便于随时提取使用，以解决可能遇到的新问题，克服各种问题使自己成为一个有益于社会和人民的人。

（2）性格与健康

近年来有关性格与癌症的研究越来越多，随着 A 型性格与冠心病的研究取得极大的成功之后，C 型性格与癌症的研究越来越受到了各国科学家们的重视。有研究表明，这种性格的中心表现为"息事宁人"。美国哈佛大学医学院的专家们研究发现：喜欢抑制烦恼、绝望或悲痛情绪的个性；害怕竞争、逃避现实，企图以姑息的办法来达到虚假和谐的个性；遇到困难时并不出击，到最后却做困兽犹斗等悲观的个性的人，比较易患癌症，人们把这些人格特征称为"癌症性格"。

由于每个人的性格各异，对事情的应对能力即心理承受能力也会截然不同。当生活事件发生时，不同的人可以有不同的反应。这些截然不同的反应，看起来微不足道，但它却对机体和心理产生着完全不同的影响。

在一项"癌症病人情绪反应状况"的研究中，对癌症病人在入院前进行情绪反应状况调查，将病人的情绪反应状况分成4组。随访5年后发现，当年评定为积极乐观的一组病人，其5年生存率达到了75%，而当年评定为悲观绝望的病人5年生存率仅有25%。这也再次证明了癌症病人的情绪反应状况对预后有着不可忽视的影响力。

（3）情绪与健康

情绪是指一个人对待客观事物的态度体验，简而言之，他面临的客观事物能不能够满足他的需要。如果一旦满足了他个人的某些需要，他的情绪就是良好的。一旦不能够满足他的需要，他的情绪就可能是比较差的。积极情绪对健康有益，消极情绪会影响身心健康。

我国自古以来一直强调情绪与健康之间的关系，有着"喜伤心""怒伤肝""思伤脾""忧伤肺""恐伤肾"之说。这表明祖国医学非常重视人的情绪与健康的紧密联系。每当人的情绪发生变化时，通常会伴随着身体的生理变化。以恐惧为例，会引起瞳孔扩大、口渴、出汗、脸色苍白等一系列变化。这些生理变化在正常的情况下具有积极的作用，可以使身体各部分积极地动员起来，以适应外界环境变化的需要。过度的消极情绪，长期不愉快、恐惧、失望，会抑制胃肠运动，从而影响消化功能。

良好的情绪，如快乐、愉悦、乐观、恬静等可使人体内环境保持平衡，给人带来健康，有利于疾病预防和治疗。而不良的情绪，特别是紧张、焦虑等则会威胁人的健康，导致疾病，甚至引起人格特征的变化。现代社会由于生活节奏的加快，工作压力的增加，使情绪相关疾病越来越多。以乳腺癌为例，两千多年前，古罗马的盖伦医生就发现患乳腺癌的妇女常患有抑郁症。现代医学已经证明了这点，抑郁消极的情绪可使催乳素分泌过多，从而引发乳腺癌。

中医认为，乳腺癌的发病原因在于心理压力过大，导致经络阻滞、肿块形成。肝癌患者往往有受到严重愤怒伤害肝脏的经历，而胃癌患者则常常忍受着郁闷的情绪。俗话说"人的疾病大多与情绪有关"，所有疾病的根源都来自于心理问题。治疗疾病必须治愈心灵。不良情绪和忧郁心境对人体健康的伤害远远超过细菌和病毒。情绪可以置人于死地，也可以拯救人生。良好的情绪犹如一剂良药，对癌细胞有强大的杀伤力，是任何药物所不能代替的。马克思曾经说过："一种美好的心情比十服良药更能解除生理上的疲惫和痛楚。"

医学研究发现，精神压力会削减免疫的机制而引发癌症。严重抑郁症的病人若同时抽烟的话，则会降低体内自然杀伤细胞（NK）的活性，这种 N 细胞是免疫系统用来杀菌灭癌细胞的。那些平常抽烟的与不抽烟的人群都有同样的 NK 细胞活性。但是如果抽烟的人又患有严重抑郁症时，那他们的 NK 细胞活性就要比有抑郁症而不吸烟者来得低。引起癌症的原因很多，大量的临床实践和科学实验证明，不良的心理-社会刺激因素也是一种强烈的"促癌剂"。

（4）笑一笑，十年少

笑对人们的身心健康是十分有益处的，这一点是毋庸置疑的。《黄帝内经》中指出："喜则气和志达，荣卫通利。"说明精神乐观可使气血和畅，则生机旺盛，而有益于身心健康。"笑口常开，青春常在"，"生气催人老，笑笑变年少"。可见，情绪乐观，笑颜常驻，是人体健康长寿不可缺少的条件，是人体的生理需要。现代生理学研究证明，笑是一种独特的运动方式，对机体来说是最好的体操。

笑实际上就是呼吸器官、胸腔、腹部、内脏、肌肉等器官做适当的协调运动。笑对呼吸系统有良好作用，它能使肺扩张，在笑声中不自觉地进行深呼吸，清理呼吸道，使呼吸通畅；笑能增强消化液的分泌和加强消化器官的活力；笑能消除神经和精神上的紧张，调节人的心理活动，消愁解烦，振奋精神，笑能调节神经系统和心血管系统的功能，促进血液循环；笑能增强肌体活动能力和对疾病的抵抗能力，起到某些药物所不能起到的作用；愉快的心情可影响内分泌的变化，使肾上腺分泌增加，使血糖增高，糖类代谢加速，新陈代谢旺盛，因此能促进身体健康。自古以来，笑就被看作治病之良药，健身防病之法宝。

（四）免疫预防

癌症的免疫预防指的是通过调整宿主的免疫应答去控制癌症的起始和发展，而疫苗接种策略可能是实现免疫干预的最佳选择。疫苗是将病原微生物（如细菌、立克次氏体、病毒等）及其代谢产物，经过人工减毒、灭活或利用基因工程等方法制成的用于预防传染病的自动免疫制剂。疫苗保留了病原菌刺激动物体免疫系统的特性。当动物体接触到这种不具伤害力的病原菌后，免疫系统便会产生一定的保护物质，如免疫激素、活性生理物质、特殊抗体等；当动物再次接触到这种病原菌时，动物体的免疫系统便会依循其原有的记忆，制造更多的保护物质来阻止病原菌的伤害。诸多研究结果显示，肝癌、宫颈癌的发生与乙型肝炎病毒（HBV）及人乳头状瘤病毒（HPV）感染密不可分，因此，加强疫苗接种是预防肝癌和宫颈癌的重要措施之一。

1.乙肝疫苗接种

乙肝疫苗是一种预防乙型肝炎的疫苗，适用于所有易感人群，包括新生儿、儿童和青少年等。全程接种乙肝疫苗可以刺激机体免疫系统产生特异性免疫力，预防乙型肝炎病毒感染，保护率可达到95%以上。肝癌主要病因有乙型肝炎病毒（hepatitis B virus，HBV）感染，HBV基因型可分为A、B、C、D、E、F、G、H型，我国HBV基因型以B型和C型居多，其中北方最多见的是C型，南方为B型，西藏等少数民族地区只有D型，青海地区主要的HBV基因型为C型。多项研究证实，与HBV的B基因型不同，C型基因在肝硬化、肝癌患者中表达明显，它可促进慢性HBV患者的病情发展，加快肝硬化、肝癌的形成，这与基因C型感染免疫清除期时间较长，常不伴有血清学HBeAg转换有关。

2.HPV疫苗接种

在女性恶性肿瘤中，宫颈癌的发病率仅次于乳腺癌，大多数宫颈癌是由HPV感染所致。已分离出的HPV达100多型，其中至少14型可导致宫颈癌或其他恶性肿瘤。全球范围内，大多数的宫颈癌中可测出高危型HPV16和18亚型，其中HPV16亚型诱发癌变的潜力最大。低危型HPV6和11亚型则与绝大多数生殖器尖锐湿疣和几乎所有复发性呼吸道乳头状瘤相关。HPV基因型的分布因地理区域而不同，但在所有区域中占主导地位的致癌基因型均为HPV16亚型。HPV预防性疫苗主要以具有天然空间结构的合成 L_1 晚期蛋白病毒样颗粒作为靶抗原，诱发机体产生高滴度的血清中和性抗体，以中和病毒，并协助肿瘤特异性杀伤T淋巴细胞清除病毒感染。目前对HPV疫苗的研究主要针对高危型HPV，包括预防性疫苗和治疗性疫苗两大类，预防性疫苗主要通过诱导有效的体液免疫应答即中和抗体的产生来抵抗HPV感染，而治疗性疫苗则主要通过刺激细胞免疫应答以清除病毒感染或已变异的细胞。

基于疫苗的癌症免疫预防的优点显而易见：①相对于化学预防的每日服药，疫苗诱导的免疫应答具有记忆性，能够长期或者终生保护；②相对于癌症治疗的巨大经济花费，癌症预防的花费低。虽然有如此预期优势，癌症预防性疫苗研究过去几十年却进展十分缓慢，目前尚处于一个早期的阶段，其主要原因是缺乏能够达到"有效和绝对安全"要求的候选抗原。

20世纪90年代，为研发癌症的治疗性疫苗，鉴定了很多TAA抗原。但TAA治疗性疫苗几乎全部失败。TAA抗原诱导的免疫应答不足以打破已成癌症强大的免疫耐受，是这些治疗性疫苗无法临床获益的关键原因。但这些治疗性疫苗是否可以作为预防性疫苗，是否具有预防癌症的效果，没有展开相关的临床试验尝试，主要是由于癌症免疫预防和免疫治疗的临床决策策略不同造成的。

癌症预防性疫苗突破的难点是建立一个癌症免疫预防成功的范例，这有助于增强社会对癌症免疫预防观念和癌症预防性疫苗的接受，并增强学术界和制药工业界对其认可。任何预防策略的临床试验设计都非常具有挑战性，其药物的批准过程比治疗性药物要慢得多。

过去100多年的流行病学和遗传学研究已经发现了大量具有癌症风险的人群，如大量接触致癌原的人群（如吸烟者）、具有癌前病变的病人、具有遗传倾向的人群（如具有微卫星不稳定或BRCA突变的个体）等。对这些病人，通过疫苗加强宿主的免疫监视能力，可能实现生命的无癌症状态。因此，利用疫苗预防疾病的策略，也许是扭转人类与癌症斗争中长期处于被动局面的制胜法宝与新的希望。"路漫漫其修远兮，吾辈当上下求索。"癌症的免疫预防是当前人类与癌症斗争的重要路线，这需要每一个医务人员与医学科研者不断探索，刻苦钻研。

（五）体育运动与疾病预防

体育运动是在人类发展过程中逐步开展起来的有意识地对自己身体素质培养的各种活动。采取了各种走、跑、跳、投以及舞蹈等多种形式的身体活动，这些活动就是人们通常称作的身体练习过程。

运动，不仅是大家公认的健康生活方式，更逐渐成为一种时尚行为。如今，很多人都将运动当作业余爱好之一，尤其在中老年群体当中，散步、慢跑、跳广场舞等成为中老年群体的主要运动方式。

众所周知，体育运动对心血管健康、精神健康有诸多好处，那体育运动能不能预防癌症呢？以下将对运动与癌症的关系进行分析与阐述。

1. 运动与癌症的关系

根据大量人群研究发现，体育锻炼能显著降低癌症的发生风险。而且无论性别、年龄、胖瘦或是否吸烟，运动都能明显降低患癌的风险。科学家们通过汇总大量研究，总结出的体育锻炼与降低癌症风险的关系，结果显示：经常锻炼的人患癌症的风险比不常锻炼的人低，其中，经常锻炼者比不经常锻炼者膀胱癌发病风险降低13%～15%、乳腺癌发病风险降低12%～21%、结肠癌发病风险降低19%、子宫内膜癌发病风险降低20%、食管癌发病风险降低21%、肾癌发病风险降低23%、胃癌发病风险降低19%。

2. 运动降低癌症发病风险的机制

经过长时间的体育锻炼，可使得细胞免疫和体力免疫功能提高，增强防止各种感染性的疾病，降低肿瘤的风险，运动也能促进能量的消耗，导致机体热能负平衡，减少身体的脂肪，经过运动也能够减少末梢血管的阻力，降低血压，维持正常的血压，经过运动对血压有好处，对心脑血管系统有良好的影响。运动也能增强健康相关的身体素质，包括五大素质，即心肺耐力、身体成分、肌肉力量、肌肉的耐力和柔韧性，这样有助于减少多种非传染性疾病的发生，特别对心脑血管更有益。运动也能改善心理状态，有助于消除焦虑，焦虑的时候抵抗力会下降，而减少心理的压力，对抵抗力都有提高作用。运动也可以防止减肥过程中体重减少，也就是能增加肌肉的量，运动本身可以降低血清胰岛素，提高胰岛素的敏感性，防止表现出糖代谢的紊乱，因为血糖增高抵抗力会下降，经过运动改善胰岛素抵抗，能有助于提高抵抗力。

体育锻炼对人体生理和心理的影响非常复杂，其降低癌症发病风险的具体机制仍需进一步研究揭示，目前有4种主流的假设性学说。

（1）改变激素水平

运动能减少人体脂肪，降低与癌症有关的性激素水平，从而降低乳腺癌发病风险。同时，运动可以调节胰岛素和胰岛素样生长因子Ⅰ（IGF-Ⅰ）水平，从而降低多种癌症的发病风险。

（2）提高人体免疫力

体育锻炼可以通过调节人体内中性粒细胞、嗜酸性粒细胞、淋巴细胞等免疫细胞的数量与活性，提高身体免疫力，从而使人体更不容易患癌。

（3）减少体内炎症

经常进行中等强度的运动，能减少体内炎症，降低活性氧（ROS）水平，增强人体的抗氧化能力，降低癌症的发病风险。

（4）调节新陈代谢

运动能调节胆汁酸的新陈代谢，减少食物在消化道滞留的时间，从而减少胃和肠道暴露于食物中可能存在的致癌物质的时间，降低发生癌症的风险。

3.科学运动的建议

（1）成年人

成年人每周应该进行至少150～300min中等强度或75~150min剧烈强度的有氧体育锻炼，或是满足上述运动量的不同强度组合的运动。

（2）儿童和青少年

①学龄前儿童（3～5岁）

全天尽可能多地活动以促进身体生长和发育；家长应鼓励学龄前儿童在玩耍时尽可能动起来，可以做一些听口令的动作，像站立、爬行等。

②学龄儿童、青少年（6～17岁）

中高强度的有氧运动：鼓励6~17岁的儿童、青少年进行室外有氧活动，保证每天运动时间达到60min或者更长时间，例如快走、跑步、球类运动、跳绳等中等强度的有氧运动，每次须达10min以上。

高强度的肌肉强化训练和骨骼强化训练：儿童通常不需要正规的肌肉强化程序，但最好每周至少进行3次，例如长跑、游泳、俯卧撑、跳跃、仰卧起坐及引体向上等，以增强体能。

室内运动：如果不进行室外活动，可以利用室内有限条件，在安全的场地，积极开展身体活动。建议上午、下午和晚上各进行15～20min的居家运动，例如进行家务劳动、广播操、拉伸运动等项目，不仅对儿童青少年的身体健康很重要，而且对大脑发育也很重要。

此外，运动的同时，也要保证充足的睡眠和营养。

（3）孕妇

每周应该进行至少150min中等强度的有氧锻炼，并且要搭配有氧肌肉拉伸运动。此外，孕妇运动要注意运动强度与运动方式，必要时要谨遵医嘱。孕妇最好是每天在晚餐之后，天气比较好的情况下到室外散步15～30min，不仅有利于胎儿的正常发育，还能使孕妇的身体健康，心情愉悦。

（4）老年人或特殊人群

世界卫生组织建议老年人应该限制久坐时间，代之以进行各种强度的身体活动（包括轻微强度）都能带来健康收益。老年人或有基础疾病的其他特殊人群，应在自身能力允许范围内坚持多运动。世界卫生组织建议老年人应该每周进行至少150～300min的中等强度有氧活动，或至少75～150min的剧烈强度有氧活动，还可以将等量的中等强度和剧烈强度的身体活动相结合等方式。

在每周身体活动中，老年人应进行多样化的身体活动，侧重于中等或更高强度的功能性平衡和力量训练，每周3d或3d以上，以增强功能性能力，防止跌倒。

二、二级预防——癌症早诊早治筛查

癌症防治的唯一出路为"三早"，即：早期发现、早期诊断、早期治疗。世界卫生组织明确指出：早期发现是提高癌症治疗率的关键。只要早期发现，90%的癌症完全可以治愈。认真做好癌症的早期发现、早期诊断及早期治疗工作，则癌症的死亡率可减少约1/3。

肿瘤只有早期发现，才能早期诊断，进而早期治疗。早期肿瘤的症状、体征不明显，或者只是有一些缺乏特异性的一般表现，主要通过筛查才能发现，而肿瘤相关物质是早期发现肿瘤重要线索。为了发现和识别癌症高危人群，实现癌症早发现、早诊断、早治疗，国家成立重大公共卫生服务专项，先后在全国范围内展开癌症早诊早治筛查项目。

根据国家癌症中心最新发表的2019年肿瘤登记年报显示，我国胃癌发病率位于所有癌种发病顺位第4位，而武威市胃癌发病率是全国平均水平的3倍，除此之外，武威市其他癌种发病率也居高不下，因此癌症早诊早治筛查项目落地武威市成了群众翘首以盼的重大民生工程，在这个历史和人民需要的关口，甘肃省武威肿瘤医院的前身——武威县肿瘤防治办公室在武威落地生根。

（一）癌症筛查的发展历程

我国的癌症早诊早治筛查工作开展较早，20世纪50年代末就已从点到面，从县到省，逐步推向全国。20世纪80年代后期，随着我国从计划经济向市场经济转轨，肿瘤高发现场工作和早诊早治工作因经费和人员问题陷于停滞。随后以政府为主体加以领导，加大各方面投入；制定早诊早治控制癌症的具体措施，积极进行以高发区现场基地为"点"的示范，取得经验后逐步推广等措施的实施使癌症早诊早治工作取得重大突破。2006年起，国家重大公共卫生服务专项"农村上消化道癌早诊早治项目"实施，即在农村癌症高发地区开展上消化道癌高危人群内镜筛查。为扩大项目覆盖面，使更多上消化道癌高危人群受益。

1974年，武威县肿瘤防治办公室成立，拉开了武威肿瘤防治与筛查的序幕。1978年成立武威县胃癌防治研究所，为武威市胃癌防治与筛查奠定了基础。2002年，甘肃省武威肿瘤医院、甘肃省武威肿瘤研究所、武威医学科学研究院成立。2007年，在于中麟教授的带领下，北京友谊医院、兰大二院和甘肃省武威肿瘤医院共同合作，在武威市胃癌高发区开展了胃癌筛查。2009年武威市被卫生部确定为中央财政转移支付项目胃癌早诊早治筛查点，2010年被确定为食管癌/贲门癌早诊早治筛查点，2012年被确定为上消化道癌早诊早治筛查点，自此，武威开始了持续性的上消化道癌早诊早治筛查工作。2012年10月，国家科技惠民计划项目"武威市恶性肿瘤高发区防控模式示范"在甘肃省武威肿瘤医院开展。2021年武威市承接城市癌症早诊早治筛查任务。自开展筛查以来，发现了一大批上消化道癌患者，也尽其所能地通过动员活动，对这些癌症患者进行了医治。在实现癌症筛查的惠民利民的同时，也培养了一批专业技术队伍，有效推动了医院医疗人才队伍的建设，为武威市医疗水平的提升起到了一定的促进作用。

（二）农村癌症早诊早治筛查项目实施情况

2018年武威市恶性肿瘤中标发病率稍高于2016年全国平均水平，死亡率略低于全国平均水平。武威市恶性肿瘤疾病负担仍然很重，消化道癌、肺癌、乳腺癌仍是武威市高发癌种。癌症早发现、早诊断、早治疗是降低武威市癌症高发病率与高死亡率的重要途径，甘肃省武威肿瘤医院自2009年承接甘肃省农村上消化道癌早诊早治筛查项目以来，经过多年的努力学习、不断探索，终于取得了优异的成绩，10多年来先后多次被国家癌症中心、甘肃省癌症中心评为优秀项目单位，多名内镜、影像等专业技术人员被评为上消化道癌早诊早治项目优秀个人，下面对甘肃省武威肿瘤医院最近几年项目筛查情况进行简要分析阐述。

2019年，甘肃省武威肿瘤医院上消化道癌早诊早治项目完成筛查2605人，其中包括随访人数133人、初筛人数2472人。共取活检1546人，活检率62.54%。发现阳性病例57例，检出率为2.19%，其中包括食管早期癌9例、贲门早期癌10例、胃早期癌38例。发现早期病例44例，早诊率为77.19%。

2020年，甘肃省武威肿瘤医院上消化道癌早诊早治项目共完成筛查2503人，包括随访120人、初筛2383人。取活检1818人，活检率为72.63%。发现阳性病例52例，检出率为2.08%，其中胃癌43例、食管癌9例。早期病例45例，其中包括胃早期癌37例、食管早期癌8例，早诊率为86.54%。

2021年，甘肃省武威肿瘤医院上消化道癌早诊早治项目共完成筛查2501人，包括随访190人、初筛2311人。取活检2045人，取检率为81.77%。发现阳性病例57例，包括食管癌12例，贲门癌9例，胃癌27例（进展期2例），胃、贲门癌9例，检出率为2.27%。其中早期病例55例，早诊率为96.49%。

2019年，武威肿瘤医院吴正奇教授等研究发表的2010—2017年武威市凉州区早期癌症筛查结果显示，自2010年10月1日—2017年6月30日武威肿瘤医院共筛查9054人，其中男4327人、女4817人，平均年龄（55.42±8.91）岁。检出胃癌134例，胃癌检出率为1.48%。早期胃癌103例，早诊率为76.86%。103例早期胃癌患者平均年龄（59.05±7.06）岁，其中高级别上皮内瘤变患者平均年龄（58.79±6.93）岁，腺癌患者平均年龄（59.45±7.36）岁，印戒细胞/黏液腺癌患者平均年龄（56.00±3.00）岁。

通过对比2010—2017年及2019—2021年间结果显示，武威市上消化道癌筛查阳性检出率呈现上升趋势，表明经过多年的人群筛查，人群上消化道癌筛查水平得到一定程度的提高。另外，早期癌症病例数从2010—2021年逐渐增加，早诊率呈现明显上升趋势，表明通过筛查，真正实现了早发现、早诊断、早治疗的目的，为降低癌症死亡率，减轻人群疾病负担作出了显著贡献。

癌症部位统计结果显示，43.27%的早期胃癌发生于贲门，27.88%发生于胃体，16.35%发生于胃窦，而12.50%发生于胃角，各病理类型与检出部位间无显著差异。早期胃癌Hp感染率为65.05%，其中男性为68.18%、女性为40.00%，不同性别之间感染率有显著差异。不同病理类型的早期胃癌在不同性别之间Hp的感染率无显著差异。对早期胃癌不同年龄段Hp感染率进行分析，结果显示，40～49岁、50～59岁和60～69岁早期胃癌患者Hp感染率分别为63.64%、66.67%和67.80%，无显著差异。

通过近几年的上消化道癌早诊早治项目的系统培训和学习国家癌症防治相关政策、癌症高危人群识别与判定、临床筛查及早诊早治技术、序贯筛查早诊流程和健康管理策略等，参加专题讲座、手把手带教、培训考核等形式的早癌筛查的学习，医院在消化道早癌诊断上有了很大提高。进入项目点以来，医务人员对早癌的认识有了很大提高，早癌检出率也明显提高，带动了内镜下手术，开展了ESD等四级手术，并且逐年增多。

早发现、早诊断、早治疗才是延长上消化道癌患者生存期的关键，也是提高中国消化道肿瘤防治水平的关键点。以"发现一例早癌，拯救一个生命，幸福一个家庭"为工作目标，以提高癌症的早诊率、治愈率为落脚点，为群众的身心健康保驾护航。

（三）城市癌症早诊早治筛查项目实施情况

2012年，由财政部和卫生部新增的国家重大医改专项、国家重大公共卫生专项城市癌症早诊早治项目正式推行，该项目以研究和评估城市中五大高发癌症（肺癌、乳腺癌、大肠癌、上消化道癌、肝癌）高危人群筛查和早诊早治适宜技术为目标，旨在降低城市癌症发病率、复发率、致残率和死亡率。

在城市癌症早诊早治项目的普及和推广过程中，中国学者就高危人群评估模型能否应用于中国人群、能否高效发挥作用进行了研究。如2020年，罗小虎等采用多层整群随机抽样的方法研究城市癌症早诊早治项目中肺癌高危风险评估模型的评估效果，该研究通过个体癌症风险综合评估体系对徐州市区28个社区居民进行高危风险问卷调查及风险评估，结果显示，评估为肺癌高风险的病人肺癌发生率高于非高风险病人，且高危预警模型在肺癌发病预测中的敏感度为35.29%，特异度为81.70%。由此可见，利用城市癌症早诊早治项目建立的肺癌高危风险评估模型对发现癌症高风险人群有一定作用。

2021年11月，甘肃省武威肿瘤医院开始承接甘肃省城市癌症早诊早治项目，为武威市城区人群癌症早诊早治筛查提供了机会。城市癌症早诊早治项目筛查启动以来，武威市城区居民筛查参与率日益高涨，参与积极性高。

2022年，甘肃省武威肿瘤医院城市癌症早诊早治项目完成筛查了5500人次，完成率为100%，参与评估4123人，人群总体高危率为80.06%。参与筛查的居民中，仅1个癌种高危的1248人（占30.27%），2个癌种高危的1010人（占24.50%），3个癌种同时高危的714人（占17.32%），4个癌种均高危的281人（占6.82%），5个癌种同为高危的48人（占1.16%）。其中，肺癌筛查1650人次，肝癌筛查275人次，乳腺癌筛查1650人次，结直肠癌筛查825人次，上消化道癌筛查1100人次。检出癌症病例42例次，检出率为0.76%；检出其他阳性病例1397例次，检出率为25.40%。各部位阳性病变检出率分别为肺63.33%，肝13.45%，乳腺27.88%，结直肠3.29%，上消化道1.21%。

2023年，甘肃省武威肿瘤医院城市癌症早诊早治项目完成临床筛查1381人，完成任务数3000人次，完成率为100%。从数据来看，检出病例29例（癌前病变18例+癌11例），检出率为2.10%。其中早期癌7例，早诊率为63.64%。

从人群性别特征分析，参与问卷风险评估的居民男女性别比为1:1.90，全国整体水平为1:1.19；参与各癌种相应筛查的居民男女性别比为1:1.84，全国整体水平为1.40:1。甘肃省武威市开展城市癌症筛查结果显示，男性参与筛查的积极性不如女性，人群高危率年龄组是55～59岁组，提示在今后的工作中应制定有针对性的宣教方案，加强男性人群和55岁以上人群的参与性。

三、三级预防——临床预防与治疗

癌症三级预防主要是建立在癌症基础病因、病理学研究的发展、临床诊疗技术的突破以及癌症临床诊疗经验获取等多面的基础之上。癌症三级预防即对已经确诊的癌症患者进行积极的医学治疗，争取获得最佳的疗效，即便是晚期患者，也可以帮助他们减轻痛苦，改善生活质量，延长患病之后的存活时间。三级预防建立在对患者的"人道主义"关爱基础之上，根据癌症患者的癌症类型、所处阶段、心理状态等多方面的具体情况，运用包括外科手术、化学治疗、放射治疗、免疫治疗和现代姑息治疗在内的临床诊疗手段定制一套最符合患者具体情况的治疗方案，以实现延长患者生存期和提高患者的生活质量，并有效控制恶性肿瘤的复发和转移。逻辑层次上，纯癌症医学研究为癌症的三级预防奠定了理论和诊疗技术的物质基础，而三级预防也为一级病因预防和二级前期筛查的开展提供了临床经验保障。

综合治疗是癌症第三级预防的重点。第三级预防策略，特别是包含放疗、化疗、细胞免疫疗法、激素疗法等内容的辅助疗法主要目的是在患者接受完根治性手术或放射治疗之后，预防疾病的局部复发和远处转移的预防策略。第三级预防策略，很难同癌症的治疗分开。但是，相较临床治疗，辅助治疗通常有非常清楚的定位，即在患者术前或术后不等时间内介入，达到消灭体内残余癌细胞、抑制癌症复发的目的。

（一）放疗

放射肿瘤学是通过电离辐射作用，对良、恶性肿瘤和其他一些疾病进行治疗的临床专科学科。肿瘤放射治疗的目标是尽可能地控制或杀灭肿瘤而降低正常组织的并发症概率，提高患者的长期生存率和生活质量。自1895年德国物理学家伦琴发现具有穿透力的X射线，1902年X线用于治疗皮肤癌，放射肿瘤学已经建立和发展了100余年，放疗理论、设备、技术和疗效等已经有了很大的突破，但也面临着众多挑战，很多未知的领域等待我们去探索、思考。

55%的恶性肿瘤是可以治愈的，其中手术治愈占49%、放疗治愈占40%、化疗治愈占11%。有约70%的肿瘤患者在病程中需要放疗，放疗是恶性肿瘤的主要治疗手段之一。近年来，放射治疗设备和精确照射技术取得了长足的发展。放射治疗设备由原来的光子发展到质子、重离子等多种放射治疗方式并存。光子放射治疗已有百年历史，技术成熟，治疗经验丰富，目前已经逐步走向智能化。而质子、重离子治疗为代表的治疗技术起步相对较晚，整个行业处于快速发展之中。

1.质子治疗

与光子相比，质子经过组织时只有很低的入射能量，而且可以在很短的距离内释放出大部分的能量，然后高能量Bragg峰过后的组织则几乎没有能量。鉴于这种物理特性，质子可以更好地保护靶区后的正常组织。目前质子治疗技术主要有两种，一种为被动散射质子治疗（PSPT），通过调制器、准直器和补偿器等获得质子扩展布拉格峰；另一种为调强质子治疗（IMPT），利用不同能级的能量，结合点扫描技术。与光子容积调强（VAMT）和PSPT治疗计划相比，IMPT适形性更好。而且IMPT不需要限光筒或补偿器等，节省了制作或更换辅助工具的时间和病人等待治疗的时间。

大量的临床证据表明，对于不可切除或因邻近重要器官或组织而不能完全切除的局部侵犯性肿瘤，质子治疗的效果较光子的要好。然而，现在大多数肿瘤质子放疗的疗效还需要大量前瞻性、随机性临床试验来验证。尽管目前质子治疗体现出设备小型化、技术不断成熟、成本下降、临床经验日益丰富等优势，但质子治疗能否形成对光子治疗的颠覆尚需时间证明。

2.重离子治疗

所谓重离子就是指重于2号元素氦并被电离的粒子，通常包含带电的碳及氖离子等。如碳^{12}、氖^{22}、钙^{45}、铁^{56}、氙^{84}和铀^{238}等。通过大型加速器加速这些重离子至接近光速，使其处于高能状态，就是所谓的重离子射线了。

重离子放射线治疗肿瘤是当代国际上公认的21世纪最理想的肿瘤放射治疗技术，特别适宜用于外科手术、化疗、常规放疗无效或易复发的难治肿瘤病例，适用于全身实体肿瘤的放射治疗。这是由重离子射线独特的物理特性和生物特性所决定的。

物理特性：碳离子和其他带电重粒子一样，具有倒转剂量分布的特性。重离子在贯穿物质时主要是通过与靶原子核外电子的碰撞损失能量，随着离子能量的降低，这种碰撞的概率增大。在离子进入人体的大部分射程里，巨大的初始能量使离子穿过组织速度很快，因而损失的能量较小，形成一个相对低能量的坪区；在射程的末端，随着能量的损失，离子运动速度减慢，与靶电子碰撞的概率增大，最终在射程末端形成一个陡峭的高剂量（能量损失）峰，即Bragg峰，其后剂量迅速跌落。Bragg峰位的深度可以通过改变入射离子的初始能量来调节。治疗时把展宽的Bragg峰精确地调整并套住整个肿瘤靶区，使周围正常的组织只受到很小剂量的照射。利用重离子的带电性，实现栅网扫描技术引导束流对肿瘤实行精确断层扫描的"适形治疗"。此外重离子的散射比质子和光子小，对精确的剂量分布也非常有利。

生物特性：重离子射线直接对DNA双链进行不可修复的破坏，对于普通光子射线不敏感的乏氧癌细胞，重离子射线同样可以破坏其DNA双链，导致不可以修复。

基于这两种特性，重离子治疗肿瘤时具有定位准确、精确度高、生物学效应显著、对肿瘤周围正常组织损伤较小、对癌细胞杀伤效果好、患者日常活动不受影响、疗程短、无痛苦、几乎没有副作用等明显优势，由此可见重离子放射治疗的医学价值非常巨大，未来会成为肿瘤癌症的主要治疗手段之一。

重离子治疗适用于肺癌、乳腺癌、食管癌、肝癌、胰腺癌、胆囊癌等诸多胸腹部肿瘤，眼部恶性肿瘤、鼻咽癌、口腔癌、咽癌等头颈部肿瘤，脑膜瘤、垂体瘤、脑胶质瘤等中枢神经系统肿瘤，前列腺癌、膀胱癌、宫颈癌、卵巢癌、结肠癌、直肠癌等盆腔肿瘤以及骨与软组织肿瘤等的几乎所有实体肿瘤。不适用于白血病等血液系统癌症，已经发生全身转移的癌症，空腔脏器肿瘤评估后穿孔概率大者，小于14周岁儿童患者及其他临床医生判断不适合重离子治疗的情况。

武威重离子中心装备首台中国重离子治疗系统，经过10年的建设，于2020年3月26日正式开诊治疗，截至目前，已完成来自欧洲和中国北京、上海、广州、台湾、香港等国内外1600余例患者的治疗，均取得良好的结果，治疗癌种有50余种。武威肿瘤医院也将借助这台国之重器，立足西北，辐射全球，更好地为全中国乃至全世界的肿瘤防治贡献自己的力量。

（二）化疗

手术和放疗作为一种局部性的癌症治疗方法，对已经扩散进入浸润期的癌症的治疗效果有限。化疗作为一种全身性治疗手段通过化学药品深入血液和身体来杀死癌细胞达到癌症治疗的目标，一定程度上弥补了放疗和手术在临床治疗上的不足，也是肿瘤治疗的重要手段之一。

氮芥（Mustine）是最早用于临床并取得突出疗效的抗肿瘤药物。1942年，耶鲁大学路易斯·古德曼（Louis Goodman）和阿尔弗雷德·吉尔曼（Alfred Gilman）发现氮芥中潜在的白血病和淋巴癌免疫细胞。1948年，切斯特比蒂研究所（The Chester Beatty Research Institute）所长亚历山大·哈德（Alexander Haddow）在《自然》杂志上发表了题为《不同卤代烷酰胺对肿瘤的影响》（*Effects upon tumours of Various Haloalkylarylamines*）的文章，介绍了氮芥在阻击癌症细胞生长方面的作用，同时哈德教授还发现通过化学药剂的减毒处理可以保证其抗癌效果的科学方法，为化疗在英国癌症的临床治疗作出了积极贡献。

自20世纪40年代开始，一次一药原则成为化疗应用于癌症临床治疗的黄金法则。受美国60年代一次多药的综合化疗方案成功应用于癌症临床治疗的影响，英国也在尝试通过联合化疗新方法达到降低癌症复发、延长患者寿命的三级预防目的。

多年的临床证明，联合化疗不仅为治疗霍奇金氏淋巴癌找到了新的方法，还重塑了肿瘤医学在英国话语体系中的地位。肿瘤学在20世纪70年代的癌症治疗话语中并不独立存在，多数情况下，肿瘤学只是当时癌症预防、诊断和治疗复杂环节中的一部分。但是，马尔帕斯和费尔利却认为肿瘤学只有和外科学、儿科学一样成为一个独立的学科门类，才能更好地为抗击癌症服务。

（三）基因治疗

20世纪70年代以来，基因理论、内分泌疗法和临床诊疗中的人道主义思潮重新塑造了癌症的病因、病理和临床治疗、预防的思路框架，对癌症的第三级预防造成了深远的影响。

基因疗法是指通过将正常基因序列外围导入靶细胞，从而修复以及基因序列异常或紊乱造成的疾病，实现治疗的目的。癌症的基因治疗是20世纪癌症临床治疗的新生事物，通过基因检测发现癌症高危个体并采取预防措施是癌症第三级预防的重要手段。20世纪50年代以后，随着分子遗传学的发展，尤其是沃森和克里克提出DNA双螺旋结构以后，人们进一步认识了基因的本质。70年代，分子遗传学也开始深刻影响着癌症病因学解释路径。1984年，卡罗尔·普里夫斯（Carol Prives）发现P53、T53蛋白中基因编码顺序，P53蛋白以转录因子的身份，负责将基因转化为对DNA损伤的反应。普里夫斯的发现让P53蛋白拥有了"基因组守护者"的美誉，即P53蛋白可以通过抑制癌细胞增长来实现癌症控制的目的。

1984年，J.唐恩沃德（J.Downward）在《自然》杂志上发表的文章称，"VerbB病毒蛋白是一种可以诱发鸡类肿瘤生成的蛋白质"，专家发现其结构或功能与表皮生长因子受体（epidermal growth factor receptor）非常相似，因此，研究人员认为表皮生长因子受体可能在人体肿瘤生成过程中与VerbB扮演相同的作用。表皮生长因子受体的发现让医学界认识到人类自身的蛋白质和基因中就存在潜在的致癌因素，肿瘤生成理论开始发生由外向内的转向。表皮生长因子受体被发现后广泛应用于各种类型的癌症前期细胞筛查项目中，极大提升了癌症前期的预警效果，也推动了癌症预防事业的发展。

（四）内分泌治疗

内分泌辅助治疗是癌症第三级预防的重要内容。内分泌治疗即激素疗法，其通过调节患者体内的激素水平，实现对靶细胞和靶组织促发或抑制。激素疗法在控制乳腺癌术后复发方面成效显著，其中新药他莫昔芬（Tamoxifen）被广泛应用于乳腺切除手术之后的瘤体复发现象。他莫昔芬的药物原理类似打入锁孔的一个楔子，其可以有效阻止正常钥匙（雌激素）和门锁内部结构的匹配过程，从而阻止了癌细胞的生成。医学界将这种定位精准的治疗方法称之为靶向治疗（Targeted Therapy）。

回顾历史，他莫昔芬一开始并非作为治疗乳腺癌的药物而问世，而是作为紧急避孕药首次投入市场销售。但是，他莫昔芬在紧急避孕上效果上却差强人意。1971年6月，Mary P.Cole等学者在《英国医学杂志》上发表的名为《晚期乳腺癌的一种新型抗雌激素剂：ICI46474的早期临床评估》（*A New Anti-oestrogenic Agent in Late Breast Cancer: An Early Clinical Appraisal of ICI46474*）的文章，证实了ICI46474抗雌性激素剂对晚期乳腺癌治疗的效果。借此研究，他莫昔芬药物也开始重新受到肿瘤医学界的重视。

激素治疗虽然可以促成患者在术后几年甚至十几年的时间内减缓癌细胞扩散增殖，一定程度上缓解患者临床症状，但是大多数病人还是会出现病情的复发。因此，如何让无法治愈的癌症晚期病人减轻病痛，安详度过最后时光，也是肿瘤第三级预防的重要部分。

（五）姑息治疗

尽管化疗与激素疗法等成为肿瘤临床预防医学青睐的方法，但是其癌症治愈率上的成效却遭受了普遍的质疑。在外科医生和化疗专家在癌症治愈方面遭遇瓶颈时，学界也开始注意到术后康复和临终关怀在癌症预防控制中的抚慰作用。

塞西莉·桑德斯（Cicely Saunders）是英国临终关怀运动的奠基人，也是姑息疗法最早的实践者。1948 年，桑德斯在照顾罹患癌症的波兰裔犹太人大卫·塔斯曼（David Tasma）时，与塔斯曼萌生情愫。在直接目睹了癌症患者在病房里经受死亡与病痛的折磨，个人尊严遭到无视的现状。鉴于此，桑德斯发明了姑息疗法（Palliative Treatment），通过止痛药和镇静剂的方式缓解他们在肿瘤恶化的过程中所承受的焦虑与绝望，缓解中晚期癌症患者在临床治疗过程中承受的痛苦，在抗癌之路满目疮痍之下，面对没有治愈可能的患者，留下其在生命最后阶段的尊严便成了姑息疗法和临终关怀努力的方向。

（胡军国）

参 考 文 献

[1] 东轩居士.卫济宝书[M].北京:人民卫生出版社,1989.

[2] 高鹏翔.中医学[M].8版.北京:人民卫生出版社,2013.

[3] 王琦,靳琦.亚健康中医体质辨识与调理[M].北京:中国中医药出版社,2012.

[4] 马洪莲.九种体质养生[M].天津:天津科学技术出版社,2020.

[5] 王琦.中医体质学研究与应用[M].北京:中国中医药出版社,2012.

[6] 王琦,盛增秀.中医体质学说[M].南京:江苏科学技术出版社,1982.

[7] 慈艳丽.九种体质养生全书[M].北京:北京联合出版公司,2016.

[8] 李静.八种体质中医辨证养生演义[M].沈阳:辽宁科学技术出版社,2013.

[9] 唐丽丽.中国肿瘤心理临床实践指南 2020[M].北京:人民卫生出版社,2020.

[10] 中国肿瘤营养治疗指南 2020[M].北京:人民卫生出版社,2020.

[11] 黄晓琳,燕铁斌.康复医学[M].6版.北京:人民卫生出版社,2018.

[12] 王庭槐.生理学[M].9版.北京:人民卫生出版社,2018.

[13] 陈立典,陶静.中西医结合康复指南[M].北京:人民卫生出版社,2021.

[14] 刘宁飞.淋巴水肿:诊断与治疗[M].2版.北京:科学出版社,2021.

[15] 寄婧.乳腺癌术后常见临床问题的康复解决方案[M].兰州:兰州大学出版社,2022.

[16] 凌昌全,李柏.肿瘤康复指南[M].北京:人民卫生出版社,2021.

[17] 郑彩娥,李秀云.康复护理指南[M].北京:人民卫生出版社,2021.

[18] 赫捷.2019年全国肿瘤登记年报[M].北京:人民卫生出版社,2019.

[19] 廖彩捷,周岱翰.《临证指南医案》治疗噎膈反胃的用药规律及辨治特色[J].中医肿瘤学杂志,
    2020,2(04):7-10.

[20] 王园园,刘培民,段海瑞,等.《临证指南医案·噎膈反胃》辨治浅析[J].中国民族民间医药,2021,
    30(09):96-98.

[21] 陈林,杨力强.陈士铎辨治癥瘕学术特色刍议[J].国医论坛,2022,37(06):65-67.

[22] 方妍,李柳,程海波.基于湿毒病机探讨祛湿解毒法在恶性肿瘤防治中的应用[J].江苏中医药,
    2023,55(08):60-63.

[23] 黄娅,杨懿,付西,等.基于"火与元气不两立"论肿瘤恶病质[J].北京中医药大学学报,2022,45
    (03):320-324.

[24] 高治理,郝宇,贺娟.从"阳虚阴盛"论肿瘤病机[J].环球中医药,2019,12(03):437-439.

[25] 罗钺,黄蓉,王璐瑶,等.基于血与火的关系探讨调火治血法治疗恶性肿瘤[J].中医药导报,2022,
    28(03):202-205.

[26] 黄琬晴,郑轶枫,王能,等.基于情志致病理论的肿瘤病机与中医药干预研究[J].中华中医药杂

志,2021,36(09):5441-5444.

[27] 吴小燕.心理护理对乳腺癌根治术患者疼痛感及生活质量影响[J].中华肿瘤防治杂志,2019,26(S1):187-188.

[28] 韩思佳,付广威,于淼,等.积聚从痰瘀论治质疑[J].江西中医药,2023,54(03):12-15.

[29] 吴新鸿,邓海滨.扶正治癌法治疗肺癌的理论及研究进展[J].中西医结合研究,2022,14(01):45-47.

[30] 崔久嵬.肿瘤防治中"上医治未病"理念的实施与挑战[J].医学与哲学,2021,42(11):5-10.

[31] 郭姗姗,黄敏,金成强,等.浅谈《黄帝内经》"四时养生"观对提高人体自身防病能力的意义[J].基层医学论坛,2023,27(31):114-116.

[32] 胡君,姜涌斌,徐小炮,等.健康体检和健康管理一体化对城市职业人群慢性病防治意义的探讨[J].中国临床保健杂志,2023,26(01):70-73.

[33] 冯娜,贺娟,王琦.气郁体质相关差异基因研究[J].中国中医基础医学杂志,2011,31(1):48-51.

[34] 王明磊,王松涛,曹崇威,等.早期镜像治疗对脑肿瘤术后偏瘫患者上肢运动功能的影响研究[J].上海医药,2023,44(02):28-30,39.

[35] 刘佳玲.磁共振功能成像在脑肿瘤诊断中的应用研究[J].影像研究与医学应用,2019,3(14):73-74.

[36] 国文文,张可睿,周天,等.中药穴位贴敷治疗化疗相关性呕吐的组方规律分析[J].现代中西医结合杂志,2021,30(36):4039-4043.

[37] 潘玉琴,高燕,刘永芳,等.心理痛苦温度计的层级式心理疗法在乳腺癌放化疗患者的应用及对心理痛苦、知觉压力及应对方式的影响[J].中国健康心理学杂志,2023,31(07):1020-1024.

[38] 刘玉琴,丁高恒,袁浩冉,等.2017年甘肃省肿瘤登记地区恶性肿瘤发病与死亡分析[J].中国肿瘤,2022,31(02):88-97.

[39] 高彩云,叶延程,张雁山,等.2018年甘肃省武威市恶性肿瘤流行特征及2010—2018年变化趋势分析[J].中国肿瘤,2023,32(07):503-510.

[40] 王辰,肖丹,池慧.《中国吸烟危害健康报告2020》概要[J].中国循环杂志,2021,36(10):937-952.

[41] 李宜臻,郑怡,邓玉皎,等.1990—2019年中国女性乳腺癌疾病负担及危险因素研究[J].中国循证医学杂志,2021,21(08):876-881.

[42] 贾漫漫,陈元立,郑荣寿,等.家庭二手烟暴露与城市女性结直肠癌的相关研究[J].中国肿瘤,2017,26(05):355-360.

[43] 姚锡宇,相智声,马晶昱,等.福建沿海地区甲状腺癌危险因素配对病例对照研究[J].中国慢性病预防与控制,2022,30(11):816-820.

[44] 朱吉颖,周红蔚.八段锦治疗肿瘤患者癌因性疲乏的效果观察[J].中国社区医师,2022,38(1):144-146.

[45] 陆乙萱.基于数据挖掘探讨《中医方剂大辞典》中治疗妇科癥瘕的用药规律[D].哈尔滨:黑龙江中医药大学,2023.

[46] 王若凡.基于数据挖掘的中医古籍中治疗食管癌用药规律研究[D].郑州:河南中医药大学,2022.

[47] 邓润培.中医药治疗前列腺癌的中医证候和方药规律分析[D].广州:广州中医药大学,2021.

[48] 王宏宗.甘肃省肿瘤登记地区肺癌流行特征与高危人群评估模型的建立[D].兰州:甘肃中医药大

学,2022.

[49] 焦国兰.甘肃省庆阳市农村妇女宫颈癌危险因素病例对照研究[D].兰州:兰州大学,2019.

[50] 隋月皎,卞镝,樊旭,等.浅析《黄帝内经》四时养生理论[C].北京:中华中医药学会养生康复分会第十二次学术年会暨服务老年产业研讨会,2014.

[51] 中华中医药学会.肿瘤中医诊疗指南[S].北京:中国中医药出版社,2008.

[52] Darnall B D.Pain Psychology and Pain Catastrophizing in the Perioperative Setting：A Review of Impacts，Interventions，and Unmet Needs[J]. Hand Clinics，2016,32(1):33-39.

[53] McLean，C. P.，& Foa，E. B. Prolonged exposure therapy for post-traumatic stress disorder：a review of evidence and dissemination[J]. Expert Review of Neurotherapeutics,2021,11(8),1151-1163.

[54] Jai C,Gershon S,Kate G,et al. Hospital Anxiety and Depression Scale Cannot Reliably Differentiate Anxiety and Depression Following Traumatic Brain Injury[J]. Archives of Physical Medicine and Rehabilitation, 2022, 103(12):e65-e65.

[55] S M A,K S P,Alessia L,et al. Cardiovascular health-related quality of life in cancer：a prospective study comparing the ESC Heart and EORTC QLQ-C30 questionnaire[J]. European journal of heart failure,2023,25(9): 1635-1647.

[56] Jennifer S,Adam H,Hanna A,et al. Regulation of stress-induced sleep fragmentation by preoptic glutamatergic neurons[J]. Current Biology,2024,34(1):12-23.e5.

[57] Hi K P,Haneul L,Young E P,et al. Effects of an urban forest healing program on cancer-related fatigue in cancer survivors[J].Supportive Care in Cancer,2023, 32(1):4-6.

[58] Maatoug R,Gorwood P.The psychometrics of the Hospital Anxiety and Depression Scale supports a shorter -12 item- version[J]. Psychiatry Research, 2019,27(4):372-376.

[59] Maryam B B,Mahshid F,Nasibeh Z,et al. Psychometric properties of modified MOS social support survey 5-item（MSSS-5-item）among Iranian older adults[J]. BMC geriatrics,2021,21(1):409-409.

[60] Yaoyao L,Shaoju X,Qinghua L,et al. The experiences of adjuvant endocrine therapy for women breast cancer survivors：A literature review[J]. Medicine,2023,102(51):e36704.

[61] Liang Y,Behnam S,Meixuan L,et al. Management of chronic pain secondary to temporomandibular disorders：a systematic review and network meta-analysis of randomised trials.[J]. BMJ（Clinical research ed.）,2023,38:e076226-e076226.

[62] Irene N,Gina L,Lauren F,et al.Impact of Income on Physical Concerns，Help Seeking，and Unmet Needs of Adult Cancer Survivors.[J]. Physiotherapy Canada. Physiotherapie Canada,2023,75(4):339-347.

[63] Hyuna S,Jacques F,L. S R,et al. Global Cancer Statistics 2020: GLOBOCAN Estimates of Incidence and Mortality Worldwide for 36 Cancers in 185 Countries[J]. CA: A Cancer Journal for Clinicians,2021,71(3):209-249.

[64] Fang X,Wei J,He X,et al. Landscape of dietary factors associated with risk of gastric cancer：A systematic review and dose-response meta-analysis of prospective cohort studies[J]. European Journal of Cancer,2015,51(18):2820-2832.

[65] Xin Y,Yi C C P,Adeline S,et al. Association between family history and lung cancer risk among

Chinese women in Singapore[J]. Scientific Reports, 2021,11(1):21862.

[66] J S E, Griselda C, E F D, et al. Alterations to the Esophageal Microbiome Associated with Progression from Barrett's Esophagus to Esophageal Adenocarcinoma.[J]. Prevention, 2019,28(10):1687-1693.

[67] Qiaorui W, Hung C K, Kexiang S, et al. Tobacco smoking and solid fuels for cooking and risk of liver cancer: a prospective cohort study of 0.5 million Chinese adults[J]. International journal of cancer, 2022,151(2):181-190.

[68] Mengmeng S, Tong L, Hai L, et al. Association between metabolic syndrome, Creactive protein, and the risk of primary liver cancer: a large prospective study[J]. BMC Cancer, 2022,22(1):853.

[69] Liu M, Li M, Liu J, et al. Elevated urinary urea by high-protein diet could be one of the inducements of bladder disorders[J]. Journal of Translational Medicine, 2016,14(1):1-17.

[70] Lin H Y, Wang X, Tseng T S, et al. Alcohol Intake and Alcohol - SNP Interactions Associated with Prostate Cancer Aggressiveness[J]. Journal of Clinical Medicine, 2021,10(3):553.

[71] Barbra, A., Dickerman, et al. Alcohol intake, drinking patterns, and prostate cancer risk and mortality: a 30-year prospective cohort study of Finnish twins[J]. Cancer Causes & amp; Control, 2016,27(9):1049-1058.

[72] Vidal A C, Howard L E, Sun S X, et al. Obesity and prostate cancer-specific mortality after radical prostatectomy: results from the Shared Equal Access Regional Cancer Hospital (SEARCH) database [J]. Prostate Cancer and Prostatic Diseases, 2017,20(3):72-78.

[73] Salamanca-Fernández E, Rodríguez-Barranco M, Amiano P, et al. Bisphenol-A exposure and risk of breast and prostate cancer in the Spanish European Prospective Investigation into Cancer and Nutrition study[J]. Environmental Health, 2021,20(1):1-12.

[74] Szymon G, Maria C A, Donata S, et al. Epidemiology of Glioblastoma Multiforme - Literature Review [J]. Cancers, 2022,14(10):2412.

[75] Nascimento G R, Souza F D C, Alison C. Eicosanoids and cancer[J]. Clinics (Sao Paulo, Brazil), 2010,10(3):181-193.